北医三院
呼吸疑难与危重症病例解析

Selected Cases of Respiratory and Critical Care Medicine in Peking University Third Hospital

顾　问　赵鸣武　姚婉贞　贺　蓓

主　编　孙永昌　周庆涛

副主编　朱　红　沈　宁　陈亚红　梁　瀛

编　者（按姓氏汉语拼音排序）

常　春　程　秦　丁艳苓　杜毅鹏　盖晓燕
郭晨霞　李秋钰　刘贝贝　刘颜岗　路　明
任佳琦　宋　祝　孙丽娜　孙晓燕　王　飞
王建丽　王　蒙　伍　蕊　闫　崴　杨　薇
张　静　张立强

北京大学医学出版社

BEIYISANYUAN HUXI YINAN YU WEIZHONGZHENG BINGLI JIEXI

图书在版编目（CIP）数据

北医三院呼吸疑难与危重症病例解析 / 孙永昌，周庆涛主编．—北京：北京大学医学出版社，2023.10
ISBN 978-7-5659-3003-4

Ⅰ. ①北… Ⅱ. ①孙… ②周… Ⅲ. ①呼吸系统疾病－疑难病－病案 ②呼吸系统疾病－急性病－病案 ③呼吸系统疾病－险症－病案 Ⅳ. ① R56

中国国家版本馆 CIP 数据核字（2023）第 192922 号

北医三院呼吸疑难与危重症病例解析

主　　编：孙永昌　周庆涛
出版发行：北京大学医学出版社
地　　址：（100191）北京市海淀区学院路 38 号　北京大学医学部院内
电　　话：发行部 010-82802230；图书邮购 010-82802495
网　　址：http://www.pumpress.com.cn
E-mail：booksale@bjmu.edu.cn
印　　刷：北京信彩瑞禾印刷厂
经　　销：新华书店
责任编辑：高　瑾　**责任校对：**靳新强　**责任印制：**李　啸
开　　本：787 mm×1092 mm　1/16　**印张：**18　**字数：**448 千字
版　　次：2023 年 10 月第 1 版　2023 年 10 月第 1 次印刷
书　　号：ISBN 978-7-5659-3003-4
定　　价：118.00 元

本书由

北京大学医学出版基金资助出版

前　言

呼吸系统疾病大多是临床常见病，随着我国进入人口老龄化社会，以及受到吸烟、新发呼吸道传染病等因素影响，多种疾病呈明显增长趋势，例如慢性阻塞性肺疾病、支气管哮喘、肺癌、肺部感染、肺纤维化等。而在临床上，呼吸系统疾病中不乏“疑难病”和罕见 / 少见病，这些疾病的诊疗过程，需要严谨的临床思维、精准的诊疗策略和多学科团队协作。

呼吸危重症是呼吸与危重症医学的重要组成部分。呼吸危重症的救治不仅需要扎实的临床基本功，还需要掌握并合理使用各种有创和无创的诊疗、救治技术。对于危重病例救治过程的总结和分析，有助于开阔思路、把握关键问题、合理使用新技术、强调细节管理，从而提高救治成功率。

北京大学第三医院（简称北医三院）是集医疗、教学、科研、预防、康复和健康管理为一体的三级甲等综合医院，是国家卫生健康委员会推动公立医院高质量发展首批试点单位，要求在疑难危重症诊断治疗方面发挥牵头作用。呼吸与危重症医学科是国家临床重点专科，门诊和住院患者来自全国各地，疑难病和危重症病例资源丰富，在临床诊疗和救治过程中，既有成功的经验，也有“走弯路”的“教训”。对病例资料进行总结分析，是提高临床诊疗水平必不可少的工作，有鉴于此，我们组织编写了这本《北医三院呼吸疑难与危重症病例解析》。

本书共选入 50 个病例，既有常见病诊疗中的特殊问题，又有罕见病的认识过程；既有对疑难病的抽丝剥茧，又有对危重症的精准施治。对每个病例的描述分为“病例重现”“病例解析”和“要点提示”三部分。“病例重现”是对临床诊疗或救治过程的回顾，重点突出诊治经过；“病例解析”是对诊治经过的总结和分析，有哪些经验值得借鉴，有哪些问题需要关注，有的还结合文献对某一临床问题进行阐述；“要点提示”即“Clinical Pearls”，用几句话把诊治过程中最有临床价值的东西提炼出来。

临床工作强调规范、合理，做到十全十美则为不易。本书采用的病例，诊疗过程上难免存在不足之处，分析和讨论难免管窥之见，此为临床经验和认识的局限性。错误和不当之处，恳请同行不吝指正。

孙永昌　周庆涛

缩略词表

AAV	ANCA 相关小血管炎
ABPA	变应性支气管肺曲霉菌病
A/C	辅助 / 控制（通气模式）
ACT	活化凝血时间
AE-COPD	慢性阻塞性肺疾病急性加重
AEP	急性嗜酸粒细胞性肺炎
AFP	甲胎蛋白
AHI	睡眠呼吸暂停低通气指数
ALB	白蛋白
ALT	丙氨酸转移酶
ANA	抗核抗体
ANCA	抗中性粒细胞胞质抗体
APTT	活化部分凝血活酶时间
ARDS	急性呼吸窘迫综合征
AST	天冬氨酸转移酶
AT	抗凝血酶
BALF	支气管肺泡灌洗液
BE	碱剩余
BMI	体重指数
BNP	脑钠肽
BUN	尿素氮
CA	糖蛋白
cANCA	胞质型抗中性粒细胞胞质抗体
CAP	社区获得性肺炎
CEA	癌胚抗原
CK	肌酸激酶
CKMB	肌酸激酶同工酶 MB
CMV	巨细胞病毒
COP	隐源性机化性肺炎
COPD	慢性阻塞性肺疾病
CPAP	持续气道正压（通气）
Cr	肌酐
CR	完全缓解
CRP	C 反应蛋白
CT	计算机断层成像
cTNT	肌钙蛋白 T
CTPA	CT 肺动脉造影
CYFRA 21-1	骨胶素 CYFRA21-1
DAD	弥漫性肺泡损伤
DAH	弥漫性肺泡出血
D-dimer	D- 二聚体
D_{LCO}	一氧化碳弥散量
dsDNA	双链脱氧核糖核酸
DVT	深静脉血栓形成
EBV	Epstein-Barr 病毒
ECMO	体外膜氧合
EGPA	嗜酸性肉芽肿性多血管炎
ENA	抗可溶性抗原
EPAP	呼气压力
ESBL	超广谱 β 内酰胺酶
ESR	红细胞沉降率
FDP	纤维蛋白原降解产物
FeNO	呼出气一氧化氮
$FEV_{1.0}$	第一秒用力呼气容积

FiO_2	吸入氧分数
FVC	用力肺活量
G 试验	1,3-β-D 葡聚糖检测
GM 试验	半乳甘露聚糖检测
GPA	肉芽肿性多血管炎
HAART	高效抗逆转录病毒治疗
HCO_3^-	碳酸氢根离子
HFNC	经鼻高流量湿化氧疗
HGB	血红蛋白
HIV	人类免疫缺陷病毒
HP	过敏性肺炎
HPS	噬血细胞综合征
HRCT	高分辨 CT
IC	免疫复合物
IL	白细胞介素
ICU	重症监护治疗病房
IE	感染性心内膜炎
INR	国际标准化比值
IPA	侵袭性肺曲霉病
IPAP	吸气压力
Lac	乳酸
LAM	淋巴管平滑肌瘤病
LDH	乳酸脱氢酶
LVEF	左心室射血分数
MALT	黏膜相关的淋巴组织
MIC	最低抑菌浓度
MMPH	多灶性微小结节样肺细胞增生
mNGS	宏基因组二代测序技术
MPA	显微镜下多血管炎
MPLC	多原发肺癌
MPO	髓过氧化物酶
MRI	磁共振成像
MRSA	耐甲氧西林金黄色葡萄球菌
MSSA	甲氧西林敏感金黄色葡萄球菌
NET	中性粒细胞胞外陷阱

NSE	神经元特异性烯醇化酶
NSIP	非特异性间质性肺炎
NT-proBNP	氨基末端脑钠肽前体
OP	机化性肺炎
p-ANCA	核周型抗中性粒细胞胞质抗体
$PaCO_2$	动脉二氧化碳分压
PaO_2	动脉氧分压
PAS	过碘酸希夫染色
PASM	六胺银染色
PASP	肺动脉收缩压
PC	压力控制（通气）
PCD	原发性纤毛运动不良症
PCR-TB	结核菌核酸检测
PCT	降钙素原
PE	肺栓塞
PEEP	呼气末正压
PET	正电子发射断层显像
PET-CT	正电子发射计算机断层显像
Pi	吸气压
PJP	耶氏肺孢子菌肺炎
PLT	血小板
PPD	结核菌素试验
PR3	蛋白酶 3
proGRP	胃泌素释放肽前体
PSA	前列腺特异性抗原
PT	凝血酶原时间
RICU	呼吸重症监护治疗病房
RSIE	右心感染性心内膜炎
SCC	鳞状上皮细胞癌抗原
SIRS	全身炎症反应综合征
SLE	系统性红斑狼疮
SOP	继发性机化性肺炎
SpO_2	脉氧饱和度
SpUAT	肺炎链球菌尿抗原检测法
SS	干燥综合征

S/T	双水平气道正压（通气）
SUV	标准摄取值
T-Bil	总胆红素
TLC	肺总量
TNI	肌钙蛋白 I
TP	总蛋白
TSC	结节性硬化症

TSC-LAM	结节性硬化症相关性淋巴管肌瘤病
T-SPOT	结核感染 T 细胞斑点试验
TTP	血栓性血小板减少性紫癜
UCG	超声心动图
VTE	静脉血栓栓塞症
WBC	白细胞
WHO	世界卫生组织

检验项目参考值

项目检验	参考范围	单位
血常规		
WBC	3.5 ～ 9.5	10^9/L
RBC	3.8 ～ 5.1	10^{12}/L
HGB	115 ～ 150	g/L
PLT	125 ～ 350	10^9/L
淋巴细胞百分比	20 ～ 50	%
淋巴细胞绝对值	1.1 ～ 3.2	10^9/L
中性粒细胞百分比	40 ～ 75	%
中性粒细胞绝对值	1.8 ～ 6.3	10^9/L
嗜酸性粒细胞百分比	0.4 ～ 8.0	%
嗜酸性粒细胞绝对值	0.02 ～ 0.52	10^9/L
嗜碱性粒细胞百分比	0 ～ 1	%
嗜碱性粒细胞绝对值	0 ～ 0.06	10^9/L
单核细胞百分比	3 ～ 10	%
单核细胞绝对值	0.1 ～ 0.6	10^9/L
T 淋巴细胞亚群		
$CD3^+$	60.8 ～ 75.4	%
$CD4^+$	29.4 ～ 45.8	%
$CD8^+$	18.2 ～ 32.8	%
血生化		
ALT	9 ～ 50	U/L
AST	15 ～ 40	U/L
T-Bil	3.4 ～ 23.3	μmol/L
TP	65 ～ 85	g/L
ALB	40 ～ 55	g/L
BUN	3.6 ～ 9.5	mmol/L
Cr	62 ～ 115	μmol/L

（续表）

项目检验	参考范围	单位
尿酸	208 ～ 428	μmol/L
CK	38 ～ 174	U/L
CKMB	≤ 25	U/L
LDH	120 ～ 250	U/L
甘油三酯	＜ 1.7	mmol/L
胆固醇	＜ 5.18	mmol/L
凝血功能		
PT	8.8 ～ 12.8	秒
凝血酶原活动度	80 ～ 150	%
INR	0.8 ～ 1.2	
纤维蛋白原	2 ～ 4.4	g/L
FDP	≤ 5	μg/ml
APTT	28 ～ 42	秒
D-dimer	0 ～ 0.3	μg/ml
肿瘤标志物		
CEA	0 ～ 5	ng/ml
SCC	≤ 1.5	ng/ml
CYFRA21-1	0 ～ 3.3	ng/ml
NSE	0 ～ 17	ng/ml
pro-GRP	≤ 70	pg/ml
CA 125	0 ～ 35	U/L
CA 19-9	0 ～ 39	U/L
AFP	≤ 20	ng/ml
脑脊液检查		
总蛋白	12 ～ 60	mg/dl
氯	120 ～ 130	mmol/L
葡萄糖	2.2 ～ 3.9	mmol/L
免疫球蛋白		
IgA	0.7 ～ 3.8	g/L
IgE	≤ 100	IU/ml
IgG	6.94 ～ 16.18	g/L
IgM	0.6 ～ 2.63	g/L
κ - 轻链	574 ～ 1276	mg/dl

（续表）

项目检验	参考范围	单位
λ - 轻链	269 ～ 638	mg/dl
补体 C3	0.85 ～ 2	g/L
补体 C4	0.12 ～ 0.40	g/L
其他		
CRP	≤ 0.8	mg/dl
快速 CRP	0 ～ 10	mg/L
ESR	0 ～ 15	mm/h
G 试验	＜ 70	pg/ml
GM 试验	＜ 0.5	ODI（光密度指数）
曲霉菌抗体 IgG	＜ 80	AU/ml
过敏原总 IgE	0 ～ 60	kU/L
烟曲霉（m3）过敏原 IgE	0 ～ 0.35	kU/L
IL-1 β	≤ 12.4	pg/ml
IL-6	≤ 5.4	pg/ml
IL-8	≤ 20.6	pg/ml
Lac	0.5 ～ 1.6	mmol/L
NT-proBNP	0 ～ 150	pg/ml
PCT	＜ 0.1	ng/ml
cTNT	0 ～ 0.1	ng/ml
TNI	＜ 0.023	ng/ml

目　录

病例 1　诊治过程复杂的肺炎链球菌肺炎……1
病例 2　突出表现为小脑受累的军团菌病……5
病例 3　肺炎支原体肺炎所致塑型性支气管炎……9
病例 4　肺隐球菌病伴脑膜脑炎……15
病例 5　原发性肺球孢子菌病……23
病例 6　慢性阻塞性肺疾病合并侵袭性肺曲霉病……28
病例 7　艾滋病合并马尔尼菲篮状菌血流感染……32
病例 8　非霍奇金淋巴瘤合并播散性诺卡菌病……37
病例 9　骨髓纤维化合并宛氏拟青霉肺部感染……42
病例 10　血行播散型肺结核继发噬血细胞综合征……48
病例 11　肺放线菌病伴小细胞肺癌……55
病例 12　SERPINC1 基因突变-抗凝血酶缺乏-肺栓塞伴下肢静脉血栓……59
病例 13　以咯血为主要表现的肺静脉血栓栓塞……65
病例 14　表现为发热和“间质性肺炎”的肺栓塞……70
病例 15　发热伴肺部阴影、胸腔积液、房间隔缺损……76
病例 16　血管型 Ehlers-Danlos 综合征……81
病例 17　多灶性微小结节样肺细胞增生……86
病例 18　结节性硬化症相关肺淋巴管肌瘤病伴多灶性微小结节样肺细胞增生……91
病例 19　以咯血为主要表现的子宫内膜异位症……97
病例 20　复发性多软骨炎……100
病例 21　以弥漫性肺泡出血为主要表现的嗜铬细胞瘤……106
病例 22　静脉药瘾者右心感染性心内膜炎……113
病例 23　先天性角化不良合并淋巴瘤、继发巨细胞病毒肺炎……118

病例 24　急性嗜酸性粒细胞性肺炎……124
病例 25　原发性纤毛运动不良症……129
病例 26　ANCA 阴性肉芽肿性多血管炎……134
病例 27　黄甲综合征伴盖尔森基兴诺卡菌感染……142
病例 28　干燥综合征合并肺部结节和多发囊状影……147
病例 29　表现为重症肺炎的隐源性机化性肺炎……152
病例 30　表现为双侧胸腔积液的结节病……157
病例 31　支气管扩张和咯血——变应性支气管肺曲霉病……161
病例 32　类风湿关节炎合并变应性支气管肺曲霉病……166
病例 33　支气管哮喘合并气管支气管淀粉样变性……170
病例 34　Chiari 畸形Ⅰ型合并阻塞性睡眠呼吸暂停和中枢性肺泡低通气……175
病例 35　表现为双肺多发气囊样病变的肺腺癌……181
病例 36　恶性肿瘤模拟血管炎……187
病例 37　原发于气管支气管黏膜相关淋巴组织（MALT）淋巴瘤……193
病例 38　表现为高热伴皮疹的间变性大细胞淋巴瘤……198
病例 39　以乳糜胸首发的淋巴瘤……204
病例 40　多次经皮穿刺未明确诊断的肺部占位……208
病例 41　同时性多原发肺癌……214
病例 42　鹦鹉热衣原体肺炎并发重度 ARDS……220
病例 43　甲型流感并发重度 ARDS、消化道出血、横纹肌溶解症……227
病例 44　肺炎克雷伯菌肝脓肿致脓毒性肺栓塞……232
病例 45　严重肥胖低通气综合征合并重症肺炎……239
病例 46　重症肺炎并发横纹肌溶解症和急性肾损伤……244
病例 47　系统性红斑狼疮所致弥漫性肺泡出血……249
病例 48　巨细胞动脉炎伴耶氏肺孢子菌肺炎、呼吸衰竭……254
病例 49　吉非替尼相关肺损伤……259
病例 50　吸脂术后肺脂肪栓塞致 ARDS……264

病例 1 诊治过程复杂的肺炎链球菌肺炎

一、病例重现

患者男性，52 岁。因“发热、咳嗽、咳痰 2 日，伴呼吸困难 1 日”入院。2 日前患者劳累、受凉（挖地铁隧道时淋冷水）后出现发热，最高体温 39℃，咳嗽、咳痰，痰色黄，量多。伴右侧胸部隐痛，深呼吸时明显，伴头痛、乏力。无畏寒、寒战、腹痛、腹泻。自服“感冒药”无好转。1 日前出现呼吸困难，平地走路 200 m 即感气短。为求进一步诊治来我院。自发病以来，食欲稍差，尿量较平日少（具体不详）。

既往史和个人史：既往体健。工人，近期修地铁。吸烟 20 余年，3 ～ 5 支 / 日，偶尔饮酒。

查体：体温 38.8 ℃，脉搏 120 次 / 分，呼吸 32 次 / 分，血压 108/52 mmHg，SpO_2 77%（未吸氧）。神清，呼吸急促，口唇发绀。右下肺可闻及湿啰音。心率 120 次 / 分，律齐，各瓣膜区未闻及杂音。腹软，无压痛，肝脾肋下未触及。四肢末梢皮温暖，双下肢无水肿。

辅助检查：血常规 WBC 5.0×10^9/L，中性粒细胞 80.1%，HGB 140 g/L，PLT 202×10^9/L。尿常规潜血（＋），蛋白（2 ＋）。血 ALT 64 U/L，AST 210 U/L，ALB 35 g/L，T-Bil 14.1 μmol/L，BUN 30.95 mmol/L，Cr 291 μmol/L，CK 73 U/L，Na^+ 132 mmol/L，K^+ 3.85 mmol/L，脂肪酶 555 U/L，淀粉酶 91 U/L。PCT 65 ng/ml。动脉血气分析 pH 7.48，$PaCO_2$ 25 mmHg，PaO_2 43 mmHg，HCO_3^- 18.6 mmol/L，乳酸 2.9 mmol/L。胸部 CT 显示右肺下叶实变，可见支气管充气征，右侧少量胸腔积液（图 1-1）。

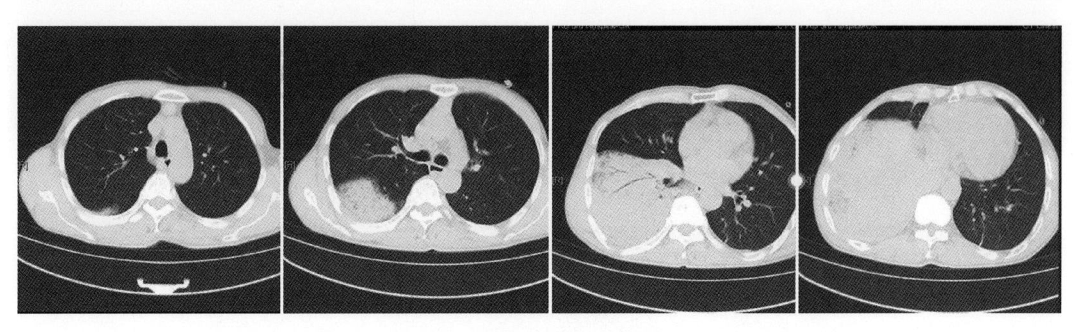

图 1-1 胸部 CT（入院当日）

入院主要诊断：社区获得性肺炎；Ⅰ型呼吸衰竭；急性肾损伤

入院后诊疗经过

入院后给予鼻导管吸氧 5 L/min，SpO_2 可维持于 95%，快速静脉补液，莫西沙星静脉输液抗感染。住院当日即行各种病原学检查，包括痰涂片、痰培养，血支原体、衣原体、军团菌抗体检测。快速尿抗原检测，显示尿肺炎链球菌抗原（＋），尿军团菌抗原（－）。当晚患者呼吸困难加重，呼吸频率 42 次 / 分，血压 86/48 mmHg，上调鼻导管吸氧为 10 L/min，SpO_2 80% ～ 85%。后换用无创通气，持续气道正压模式，压力 8 cmH_2O，FiO_2 60%，SpO_2 维持于 95%。继续快速补液，血压上升至 100/60 mmHg，夜间尿量 2000 ml。次日血培养报警为革兰氏阳性球菌。血支原体、衣原体、军团菌抗体均（－）。继续莫西沙星静脉输液抗感染。住院第 3 日仍发热，并出现谵妄，表现为定向力障碍、烦躁不安、拒绝抽血、不吸氧、摘面罩、打人。查体：颈抵抗阳性，凯尔尼格（Kernig）征可疑阳性。考虑细菌性脑膜炎，同时不除外莫西沙星副作用，转入 RICU。此时血培养回报肺炎链球菌（对四环素之外的所有抗菌药物均敏感）。更换抗菌药物为头孢曲松（2 g/d）。行腰椎穿刺，测颅压 90 mmH_2O。脑脊液无色透明，脑脊液常规示细胞总数 38/mm^3，白细胞数 2/mm^3；脑脊液总蛋白 30.4 mg/dl，葡萄糖 3.7 mmol/L，氯 126.8 mmol/L。脑脊液涂片找细菌和细菌培养均阴性，肺炎链球菌抗原和新型隐球菌抗原检测均（－）。患者脑脊液检测结果与细菌性脑膜炎不符，结合病史考虑为脓毒症相关性脑病。住院第 7 日仍发热，体温最高可达 38.5℃，仍谵妄。心率 80 次 / 分，呼吸 23 次 / 分，血压 110/55 mmHg，面罩吸氧 5 L/ 分，SpO_2 95% ～ 100%。血常规示 WBC 16.53×10^9/L，中性粒细胞 91.7%；PCT 7.05 ng/mL。血生化 ALT 45 U/L，AST 45 U/L，ALB 26.7 g/L，T-Bil 8.8 μmol/L，BUN 13.82 mmol/L，Cr 124 μmol/L。脂肪酶＞ 2000 U/L，淀粉酶 341 U/L。患者无腹痛。查体：腹软，无压痛。行胰腺增强 CT 示未见胰腺水肿或胰周渗出积液。继续头孢曲松静脉输液。住院第 9 日体温较前下降，咳嗽、咳痰、呼吸困难好转，神志好转，定向力恢复，对答切题，颈抵抗阴性。鼻导管吸氧 5 L/ 分，SpO_2 95% ～ 100%。复查胸部 CT，右下肺实变较前有所吸收（图 1-2）。继续头孢曲松静脉输液，住院 3 周后痊愈出院。出院诊断：重症社区获得性肺炎，链球菌肺炎；肺炎链球菌血流感染；脓毒症，急性肾损伤，脓毒症相关脑病，脓毒症相关胰腺损伤。

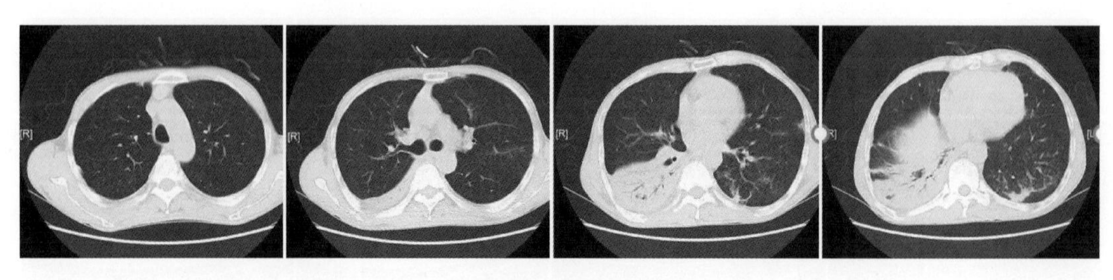

图 1-2 胸部 CT（入院后 2 周）

二、病例解析

（一）尿肺炎链球菌抗原在社区获得性肺炎病原学精准快速检测中的重要性

肺炎链球菌是引起社区获得性肺炎（community acquired pneumonia，CAP）最重要病原体之一，但由于高质量的下呼吸道标本难以获得、送检延迟、采样前抗菌药物应用，以及肺炎链球菌是一种苛养菌，营养要求高等问题，使得传统培养法的病原检出率较低。肺炎链球菌尿抗原检测是通过检测患者尿液中肺炎链球菌细胞壁 C 多糖成分而进行的诊断试验，其最大的优势在于不受之前抗菌药物治疗的影响，而且特异性很高。以合格痰链球菌培养为金标准，肺炎链球菌尿抗原检测具有中度的敏感性（57.9%），但特异性高达 96.6%[1]。肺炎链球菌尿抗原作为一种可溶性抗原，在不同患者中的水平，取决于肺炎链球菌的感染时间、感染的严重程度以及机体产生的抗原量。国外研究报道阳性率为 29% ～ 35.5%，而我国住院 CAP 患者中肺炎链球菌尿抗原检测总体阳性率仅为 3.3%，与我国成人 CAP 住院患者轻症比例高有关。研究显示，当 CAP 患者血清 PCT ＞ 2 ng/ml 或血 BUN ＞ 7 mmol/L 时患者肺炎链球菌尿抗原检测的阳性率可分别为 21.1% 和 22.6%；反之，当患者无全身炎症反应综合征表现时，肺炎链球菌尿抗原检测阳性率仅为 1.9%。

因此，鉴于肺炎链球菌尿抗原检测方法对于诊断肺炎链球菌肺炎的高度特异性，其阳性结果可有力支持肺炎链球菌感染的快速诊断，临床医生应更有信心应用窄谱（如二代头孢菌素），而没有必要使用广谱抗菌药物治疗中重症肺炎链球菌肺炎。建议对住院 CAP 患者有选择性地进行肺炎链球菌尿抗原检测，特别是 CURB65 评分（用于评估 CAP 轻重程度的标准）≥ 3 分的 CAP 患者或 PCT ＞ 2 ng/ml 或 BUN ＞ 7 mmol/L 的患者。轻症、无全身炎症反应综合征表现的成人 CAP 患者可不必进行肺炎链球菌尿抗原检测。

（二）脓毒症时胰酶升高，可能是脓毒症相关胰腺损伤，并非急性胰腺炎

中国急性胰腺炎诊治指南指出：当临床上符合下述 3 项标准中的 2 项时，可诊断为急性胰腺炎：①急性、突发、持续、剧烈的上腹部疼痛，可向背部放射；②血清淀粉酶和（或）脂肪酶活性至少高于正常上限值 3 倍；③增强 CT/MRI 呈急性胰腺炎典型影像学改变（胰腺水肿或胰周渗出积液）。

胰酶升高在脓毒症休克患者中常见，但患者通常无明显腹痛症状，影像学检查无胰腺损伤的形态学改变，因此临床并不符合急性胰腺炎的诊断标准。脓毒症相关胰腺损伤机制不明，可能与脓毒症导致的缺血、缺氧引起的胰腺损伤有关。研究发现脓毒性休克患者淀粉酶和脂肪酶比对照组明显升高，但临床并不符合急性胰腺炎诊断标准，尸检并未显示急性胰腺炎的病理改变。无急性胰腺炎临床证据的血清胰酶升高通常无需特殊治疗，无需严格禁食、水和静脉营养，预后尚好，不影响危重患者死亡率，但胰腺外分泌功能不全，影响患者营养支持，延长 ICU 住院时间[2]。

（三）脓毒症相关脑病

脓毒症相关脑病（sepsis associated encephalopathy，SAE）曾被称为感染中毒性脑病，

具体发病机制不详，可能与脓毒症急性期时脑组织缺血缺氧、血脑屏障受损、神经递质调节异常有关。轻者可仅表现为易激惹、注意力和定向力损害，睡眠节律紊乱，精神行为的异常，严重者可出现谵妄、幻觉、昏迷。其中谵妄是最具特征性的症状，还可出现脑膜刺激征样表现，类似中枢神经系统感染，但患者通常缺乏中枢神经系统感染的临床和实验室证据，如颅压不高、脑脊液检测无明显异常等，头颅影像学检查通常无特异性发现。因此，SAE 是一个排他性诊断，在诊断脓毒症的基础上，有明显的脑功能异常，同时无中枢神经系统感染证据，并排除其他疾病后方可诊断[3]。

出现感染中毒性脑病，多提示预后不佳。此外，急性期出现谵妄等意识障碍，在恢复期也可能会长期存在认知障碍，甚至与远期痴呆相关。治疗方面，SAE 急性期时缺乏特异性有效治疗，以针对原发病治疗为主。应避免使用苯二氮䓬类和阿片类药物。氟哌啶醇和齐拉西酮不能缩短谵妄持续时间和降低死亡率[4]。小样本研究显示与劳拉西泮相比，α-2 激动剂右美托咪定可缩短脓毒症患者谵妄天数、缩短机械通气时间和降低死亡率[5]。是否需应用脱水药物降颅压，亦尚无足够证据。

三、要点提示

（1）肺炎链球菌尿抗原检测阳性对于重症 CAP 患者，可有力支持肺炎链球菌肺炎的快速诊断，有助于临床医生更有信心应用窄谱抗菌药物。

（2）脓毒症是一种全身多器官受累性疾病，包括肺、肾、血液，以及脑、胰腺等。

（3）脓毒症相关胰腺损害在脓毒症休克患者中常见，通常只表现为胰酶升高，临床无腹痛症状，亦无急性胰腺炎的相关影像证据。此类患者通常无需严格禁食、水和静脉营养。

参考文献

[1] Zhou F，Gu L，Qu JX，et al. Evaluating the utility of Binax NOW Streptococcus pneumoniae urinary antigen test in adults with community acquired pneumonia in China. Clin Respir J，2018，12（2）：425-432.

[2] Chaari A，Abdel Hakim K，Bousselmi K，et al. Pancreatic injury in patients with septic shock：A literature review. World J Gastrointest Oncol，2016，8（7）：526-531.

[3] Chung HY，Wickel J，Brunkhorst FM，et al. Sepsis-associated encephalopathy：from delirium to dementia？ J Clin Med，2020，9（3）：703.

[4] Girard TD，Exline MC，Carson SS，et al. Haloperidol and ziprasidone for treatment of delirium in critical illness. N Engl J Med，2018，379（26）：2506-2516.

[5] Pandharipande PP，Sanders RD，Girard TD，et al. Effect of dexmedetomidine versus lorazepam on outcome in patients with sepsis：an a priori-designed analysis of the MENDS randomized controlled trial，Crit Care，2010，14（2）：R38.

（路明　张碧莹　沈宁）

病例 2

突出表现为小脑受累的军团菌病

一、病例重现

患者男性，69 岁。因“纳差 2 周，腹泻 1 周，发热、共济失调步态、言语不利、全身不自主震颤 3 日”入院。患者于 2 周前去长江三峡坐游轮旅游，回京后出现纳差、乏力。1 周前出现腹泻，褐色稀水便，每日 2～3 次，伴恶心、非喷射性呕吐。3 日前发热，体温最高 39.3℃，伴头痛、不能站立行走、言语不利、头部和四肢不自主抖动。无咳嗽、咳痰、咯血。来我院急诊查外周血 WBC 19.1×10^9/L，中性粒细胞 88%。尿常规隐血（3＋），蛋白（1＋）。血 ALT 52 U/L，BUN 10 mmol/L，Cr 137 μmol/L，Na^+ 128 mmol/L，CK 6893 U/L，CKMB 241 U/L，cTNT 正常。4 h 后复查 CK 12 631 U/L，CKMB 300 U/L，cTNT 正常。心电图未见异常 Q 波和 ST-T 改变。超声心动图显示心脏结构大致正常，未见室壁节段性运动异常，左心室射血分数 65%。血 PCT 1.9 ng/ml。D-dimer 1.28 μg/ml。动脉血气分析（未吸氧）示 pH 7.53，PaO_2 59 mmHg，$PaCO_2$ 25 mmHg，HCO_3^- 21 mmol/L。行头颅 CT 未见异常。肺动脉 CT 显示：右肺下叶大片实变影，食管裂孔疝，双肺动脉未见充盈缺损（图 2-1，图 2-2）。为求进一步诊治收入 RICU。

既往史和个人史：高血压 5 年。饮酒 40 年，每日饮白酒 100 g。否认吸烟史。否认食物、药物过敏史。

入院查体：体温 38.7℃，脉搏 120 次 / 分，呼吸 22 次 / 分，血压 130/80 mmHg。神志不清，查体不能配合，四肢和头部不自主震颤。说话含糊不清，构音困难。眼球无震颤。颈软，无抵抗。皮肤黏膜无皮疹，浅表淋巴结未触及肿大。颈软无抵抗。右下肺可

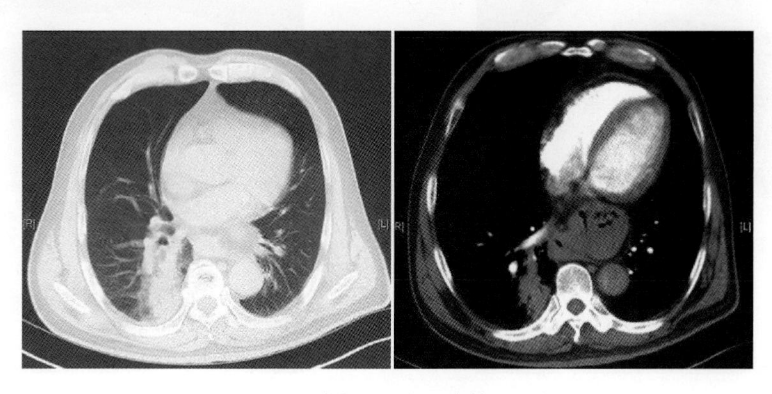

图 2-1 胸部 CT（入院前 2 日）

闻及少许湿啰音。心界不大，心率 120 次 / 分，律齐，各瓣膜听诊区未闻及病理性杂音。腹部未见异常。双下肢无水肿，四肢肌张力高。双侧病理征阴性。

入院诊断：社区获得性肺炎；急性脑炎；急性肾衰竭；横纹肌溶解

入院后诊疗经过

给予莫西沙星联合阿奇霉素静脉滴注。同时给予补液、水化碱化尿液，并维持水、电解质平衡。查痰、血、大便培养均（－）。血清支原体抗体、衣原体抗体、军团菌抗体均（－）。血清自身免疫抗体和肿瘤标志物均（－）。腰椎穿刺，测压力正常，抽取脑脊液清亮，细胞数为 0/ml，蛋白 640 mg/L，糖和氯离子正常，细菌培养和墨汁染色均（－）。行支气管镜检查，各气道未见异常，右肺下叶后基底段支气管肺泡灌洗液军团菌核酸检测（＋），细菌培养（－）。

入院第 7 日，患者临床症状无明显改善，体温 37.5 ～ 39.2℃、心率 90 ～ 140 次 / 分，说话仍含糊不清，肌阵挛无减轻。复查肾功能较前恶化，BUN 32.7 mmol/L，Cr 269 μmol/L。但血象、肌酶、PCT 下降，WBC8.8×10^9/L，CK 485 U/L，PCT 0.5 μg/L。鼻导管吸氧 3 L/min，动脉血气 PaO_2 79 mmHg。此外，痰培养回报泛耐药鲍曼不动杆菌，复查胸部 CT 右下肺实变影较前进展（图 2-2）。于是，在莫西沙星和阿奇霉素基础上加用替加环素和美罗培南静脉滴注，同时给予甲泼尼龙（40 mg，1 次 / 日）和人免疫球蛋白（20 g，1 次 / 日）静脉滴注 3 日。住院 14 日时，患者体温逐渐降至 37.5℃，心率降至 90 次 / 分。全身不自主抖动基本消失，但言语仍含糊不清。肾功能逐渐恢复正常。行头颅 MRI 示脑白质脱髓鞘，余未见明显异常。复查病原学：尿军团菌抗原（－），痰军团菌聚合酶链反应（PCR）（＋），血军团菌抗体 IgM（＋），IgG（＋），嗜肺军团菌 6 型 1∶100，7 型 1∶100（间接免疫荧光法）。入院第 18 日，患者体温心率完全正常，言语较前清楚，全身肌阵挛基本消失，四肢肌张力基本正常，可床上自主活动，但无法下地行走。血象、肝肾功能、肌酶正常。停用美罗培南和替加环素，继续莫西沙星和阿奇霉素治疗，定期监测心电图，QT 间期无明显延长，转出 RICU 至呼吸科普通病房。入院第 26 日，复查血清嗜肺军团菌抗体 6 型 1∶1000，7 型 1∶640，肺 CT 显示右下肺炎较前吸收好转（图 2-3）。

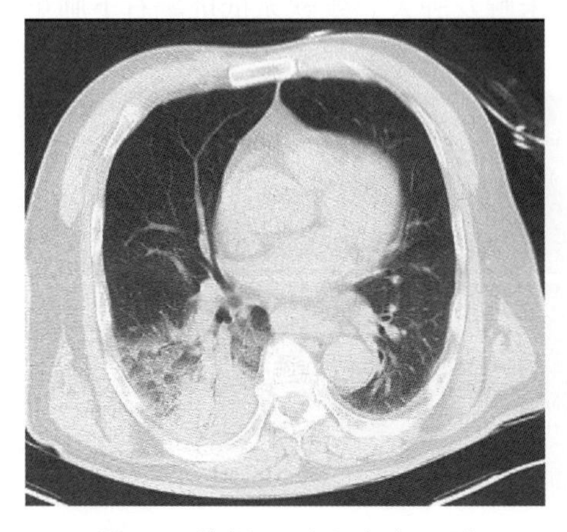

图 2-2 胸部 CT（入院后 7 日）

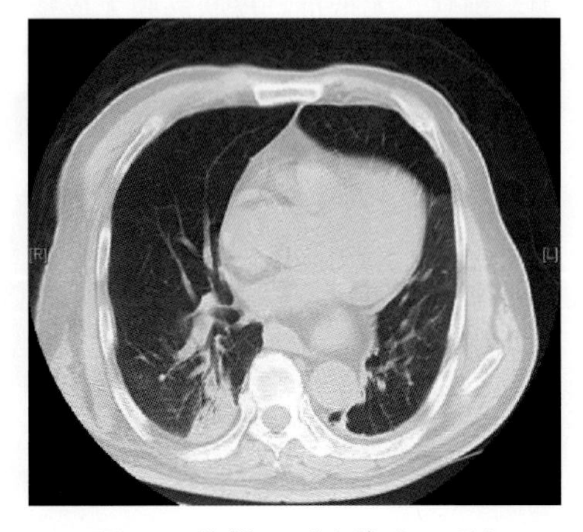

图 2-3 胸部 CT（入院后 26 日）

入院第 35 日，患者言语基本恢复正常，个别字词发音仍欠清晰，经搀扶可下地行走，但仍有共济失调步态。停用抗生素出院。出院 1 个月后门诊随访，患者精神好，步态稳健，口齿伶俐。复查肺 CT 右下肺仍有少许纤维索条（图 2-4）。最终诊断：重症军团菌病（嗜肺军团菌血清型 6 型和 7 型混合感染），合并神经（小脑为主）、肺、肾、肌肉多器官受累。

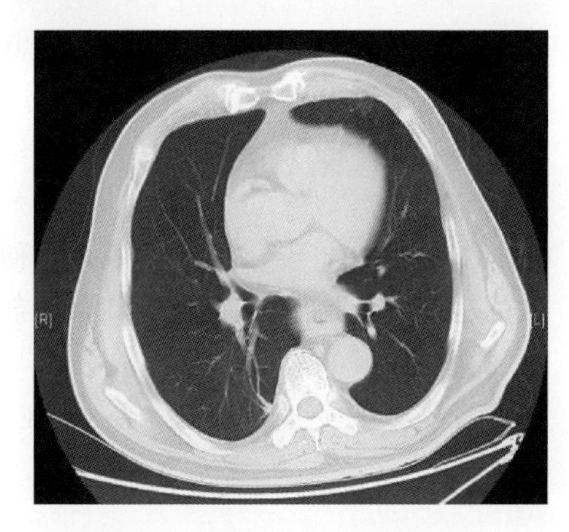

图 2-4 胸部 CT（出院后 30 日）

二、病例解析

（一）军团菌病小脑受累的临床特征

众所周知，伴有多器官受累，尤其是神经系统受累是军团菌病的一个重要特征。Johnson 等回顾了 912 例军团菌病患者，伴有小脑受累者约占 3.7%[1]，提示军团菌病小脑受累者临床少见。我们经文献复习共检索到成人军团菌病小脑受累患者共 23 例[2]，其中男性 15 例，平均年龄为 47.5 岁。78% 的患者既往体健，与免疫抑制无明确相关性。43% 的患者发病前有外出旅行或者水源、空调接触，提示是军团菌感染的危险因素。

小脑是维持躯体平衡、共济运动和肌肉张力的重要枢纽，共济失调步态和构音障碍是军团菌病小脑受累最常见的神经症状，此外还可有眼球震颤、辨距障碍和定向运动障碍、不自主运动和震颤等[2]。小脑受累的同时，还常伴有其他中枢或外周神经病变，包括意识模糊、定向力障碍、昏迷，以及复视、吞咽困难、面瘫、肢体麻木无力、双眼凝视、外展神经麻痹、大小便失禁、颈强直、流涎等。大多数患者的小脑受累症状（78%）在肺炎起病 3 ～ 15 日后出现，也可与肺炎症状同时起病。除了神经系统受累之外，所有患者均患有肺炎，以及不同程度的消化道、肝、肾、肌肉受累以及低钠血症。

军团菌病小脑受累患者的另一个重要临床特征表现为，虽然有中枢神经系统感染表现，但脑脊液和头颅影像学检查大多正常[2]。仅少数患者头颅 MRI 显示胼胝体压部高信号，和脑脊液淋巴细胞或蛋白轻度升高。所有患者脑脊液病原学检测均阴性。这些均表明军团菌病小脑受累可能与神经毒素产生和感染介导的自身免疫反应间接累及神经系统有关，而不是病原体直接侵犯感染神经系统。

（二）军团菌病神经系统受累的治疗

虽然红霉素一直是多年来治疗军团菌感染的首选药物，但近年来研究显示阿奇霉素是最有效的大环内酯类，喹诺酮类也具有很好的抗菌活性。其他有效药物还包括四环素类和利福平。目前尚缺乏嗜肺军团菌耐药的系统性研究报道。从文献报道以及临床经验来看，即使初始治疗选用了针对军团菌的有效药物，治疗过程也并不像普通社区获得性肺炎那样顺利，这本身就是军团菌病的临床特征之一。我们的病例汇总结果显示，仅 13% 的患者在起病 1 周内快速好转，大多数（74%）的患者在治疗 1 周至 1 个月后症状缓慢好转，而且半数以上（57%）的患者在3个月后仍有言语和步态异常，这表明军团菌病神经系统受累者，临床见效慢，疾病恢复慢，远期可能遗留言语和步态异常[2-3]。本病例带给我们的启示是，即使我们给予了正确的抗生素，军团菌病的治疗过程也未必顺利。

军团菌病神经系统受累是否应该使用糖皮质激素，目前尚无定论，但有激素治疗有效的若干个案报道，换算成甲泼尼龙剂量从1 mg/（kg · d）至1000 mg冲击不等，也有通过血浆置换成功治疗的病例报道，这也提示军团菌病神经系统受累可能和感染介导的免疫反应有关。临床经验显示，在正确的抗生素覆盖前提下，给予小剂量的激素并非禁忌。

三、要点提示

（1）伴有多器官受累，尤其是神经系统受累是军团菌病的一个重要特征。

（2）共济失调步态和构音障碍是军团菌肺炎伴小脑受累最常见的神经症状，此外还可有眼球震颤、不自主震颤等。可在军团菌肺炎起病后出现，也可与肺炎症状同时起病，临床容易误诊为脑血管病或中枢神经系统感染。

（3）临床表现为突出的神经系统症状，而脑脊液和头颅影像却呈阴性结果，临床恢复缓慢，可能会使诊断陷入困难，但这也正是军团菌病神经系统受累的特点。再加上同时伴有肺炎等其他多器官受累表现，往往可为军团菌病的诊断提供线索。

（4）即使初始治疗选用了针对军团菌的有效药物，治疗过程也并不像普通社区获得性肺炎那样顺利，这本身就是军团菌病的临床特征之一。

（5）在正确的抗生素覆盖前提下，军团菌病神经系统受累时，给予小剂量的激素并非禁忌。

参考文献

[1] Johnson JD，Raff MJ，Van Arsdall JA. Neurologic manifestations of Legionnaires' disease. Medicine（Baltimore），1984，63（5）：303-310.

[2] 路明，沈宁，姚婉贞. 表现为小脑功能不全的军团菌病一例并文献复习. 中华结核和呼吸杂志，2020，43（2）：126-131.

[3] Shelburne SA，Kielhofner MA，Tiwari PS. Cerebellar involvement in legionellosis. South Med J，2004，97（1）：61-64.

（路明　沈宁）

病例 3

肺炎支原体肺炎所致塑型性支气管炎

一、病例重现

患者，女性，17 岁。因“发热、咳嗽 8 天，呼吸困难 4 天”入院。患者 8 天前劳累受凉后出现发热，体温最高 42℃，之后每日体温波动在 38 ～ 40℃，伴畏寒、寒战、头痛、乏力、全身肌肉酸痛，偶有咳嗽，咳少量白黏痰，不易咳出。就诊于北京某三甲医院，查血常规白细胞不高（具体不详），甲型及乙型流感病毒阴性，予以中成药口服 2 天（具体不详）无效。5 天前再次就诊于上述医院行胸部 CT 检查示“左下肺炎”，给予阿奇霉素静点 1 天，体温无下降，咳嗽加重，以干咳为主，偶有少量白黏痰。4 天前就诊于我院急诊，查血常规 WBC 6.82×10^9/L，中性粒细胞百分比 77.3%，考虑“肺炎”，予阿奇霉素联合头孢他啶静点 2 天无效，仍高热，咳嗽较前加重并出现活动后呼吸困难，腹泻水样便。2 天前再次就诊于我院急诊，行胸部 CT 检查示“左下肺实变影”，更换为亚胺培南-西司他丁静点 2 天，体温仍无下降，咳嗽及呼吸困难同前，腹泻缓解，为进一步诊治收入我科。

既往史和个人史：既往体健。否认近期拔牙及醉酒史，曾有青霉素皮试阳性，否认食物过敏史。否认特殊物质接触史，否认长期药物应用史。

入院查体：体温 40℃，脉搏 120 次 / 分，呼吸 35 次 / 分，血压 85/54 mmHg。神志清楚，急性病容，口唇及甲床无明显发绀，全身浅表淋巴结未及肿大。左下肺叩诊浊音，呼吸音低，未闻及干、湿啰音。右肺叩诊清音，呼吸音清，未闻及干、湿啰音。心律齐，各瓣膜听诊区未闻及杂音。腹软，肝脾肋下未触及，无肌紧张，肠鸣音正常。双下肢无明显水肿。

辅助检查：血常规 WBC 5.35×10^9/L，中性粒细胞百分比 88.0%，HGB 92 g/L，PLT 268×10^9/L。CRP 9.17 mg/dl，ESR 69 mm/h，PCT 0.13 ng/ml ↑。血军团菌抗体、支原体抗体、衣原体抗体及 EB 病毒 IgM 抗体均（－）。血气分析（未吸氧）：pH 7.48，$PaCO_2$ 26.2 mmHg，PaO_2 58.1 mmHg，BE － 1.3 mmol/L。生化：K^+ 3.13 mmol/L；Na^+ 131.2 mmol/L 余肝肾功能、心肌酶、葡萄糖未见异常。胸部 CT（图 3-1）：左侧胸腔积液伴左下肺膨胀不全，左肺散在斑点索条影。右肺散在小斑片模糊影，右侧极少量胸腔积液。

初步诊断：社区获得性肺炎、Ⅰ型呼吸衰竭、低钾血症、低钠血症

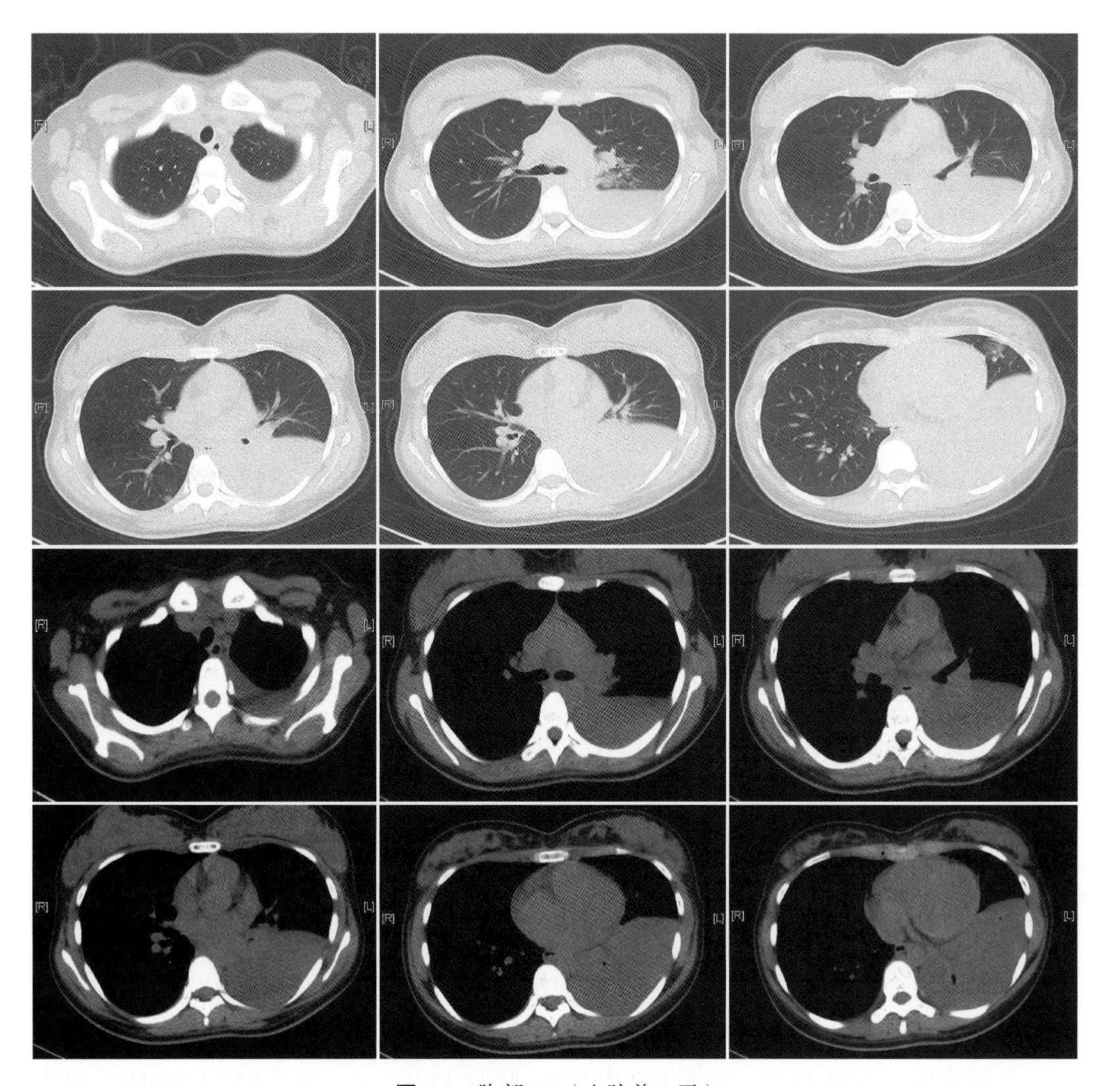

图 3-1 胸部 CT（入院前 2 天）

入院后诊疗经过

入院复查生化：CK 1001 U/L、CKMB 10 U/L、LDH 517 U/L、TP 54.1 g/L、ALB 24.6 g/L。痰呼吸道病原体核酸（肺炎链球菌、金黄色葡萄球菌、肺炎克雷伯菌、铜绿假单胞菌、鲍曼不动杆菌、嗜麦芽窄食单胞菌、流感嗜血杆菌）均（－），肺炎支原体抗体 1∶40，衣原体、军团菌抗体、结核菌抗体均（－），T-SPOT（－）、G 试验（－）、GM 试验（－），痰涂片找细菌、真菌、结核菌（－），痰细菌、真菌培养（－），血培养（－），血巨细胞病毒、EB 病毒 DNA 及抗体（－）。ANA 和 ENA 谱（－）。入院给予厄他培南 1 g 1 次 / 日、莫西沙星 400 mg 1 次 / 日静点，仍高热，体温 40℃，咳嗽、乏力、纳差、呼吸困难无缓解。予吸氧 5 ～ 10 L/min，外周血氧饱和度波动于 85% ～ 93%。次日转入 RICU 进一步诊治。

入 RICU 后行胸腔超声：双侧胸腔积液，左侧液深 8.9 cm，右侧液深 1.4 cm。先后 3 次行胸腔穿刺，胸腔积液送检结果如表 3-1 所示，考虑为肺炎旁胸腔积液。

表 3-1　胸腔积液检验结果

日期	2019-10-30	2019-11-01	2019-11-11
量（ml）	590	940	195
性状	黄色略混浊	黄色略混浊	淡红色
比重	1.029	1.025	1.029
WBC（/μl）	4686	372	248
多核细胞（%）	52	65	92
单核细胞（%）	48	35	8
LDH（U/L）	1593	924	318
葡萄糖（mmol/L）	7.2	4.9	5.7
总蛋白（g/L）	37.1	37.0	49.4
腺苷脱氨酶（U/L）	23	19	17

入 RICU 后更换为经鼻高流量吸氧（吸氧浓度 50%），患者外周血氧饱和度波动于 95% ～ 98%，调整抗感染方案为亚胺培南-西司他丁 0.5 g 3 次 / 日、莫西沙星 400 mg 1 次 / 日、替加环素 50 mg 2 次 / 日静点，加用奥司他韦 75 mg 2 次 / 日口服及丙种球蛋白静点。

次日行支气管镜检查，发现左下叶背段、基底段各段黏膜明显充血、水肿，管腔中填塞棕黄色分泌物致开口堵塞，分泌物黏稠无法吸出，经活检钳钳出后管腔通畅，钳出的分泌物为支气管样塑型物（图 3-2），管腔内未见新生物。分泌物病理检查报告：送检物为大量的中性粒细胞及纤维素等炎性渗出物，未见特异性病变。支气管镜检查后，患者诉呼吸困难明显减轻，血氧饱和度较前明显改善，SaO_2 100%（经鼻高流量吸氧浓度

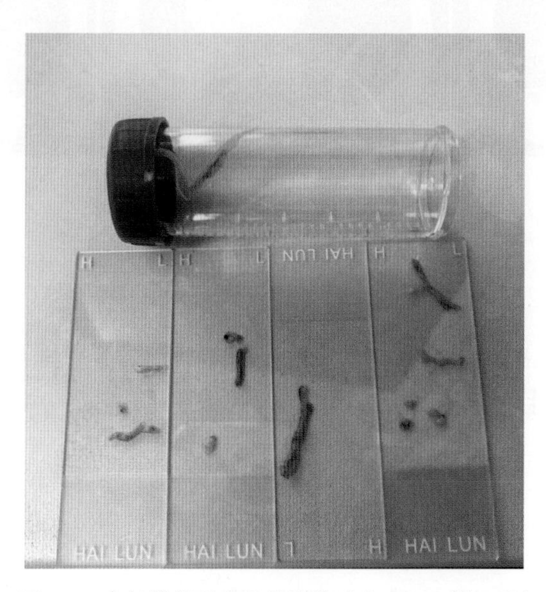

图 3-2　支气管镜吸出的分泌物（入 RICU 第 3 天）

50%）。停用经鼻高流量吸氧，改为鼻导管吸氧 3 L/min。

入 RICU 第 4 天，胸腔积液 mNGS 结果回报：肺炎支原体 总序列数百分比（total reads percent）99%，总序列数（total reads）73；入 RICU 第 5 天，支气管镜下抽吸痰 mNGS 结果回报：肺炎支原体 总序列数百分比 99%，总序列数 4701。

根据临床过程和上述检查结果，诊断考虑纤维素性支气管炎（炎性细胞浸润型）、重症支原体肺炎、肺炎旁胸腔积液诊断明确，停用亚胺培南、奥司他韦、替加环素，改为莫西沙星 400 mg 1 次 / 日 静点、阿奇霉素 500 mg 1 次 / 日 静点。2 天后患者体温明显好转，体温波动在 36.8 ～ 37.5℃。再次进行支气管镜检查，可见左肺下叶黏膜弥漫充血水肿，基底段可见较多黄色黏稠分泌物，经支气管镜吸出并用活检钳钳出分泌物，予局部气道冲洗并吸出分泌物，后管腔通畅。4 天后体温降至正常。咳嗽、呼吸困难症状明显好转，复查动脉血气分析（不吸氧）：pH 7.48，PaO_2 91 mmHg，$PaCO_2$ 32 mmHg，BE 0.8 mmol/L。转入呼吸普通病房。

入院第 14 天复查胸部 CT（图 3-3）较前明显好转，患者无发热、呼吸困难，生命体征平稳，出院。

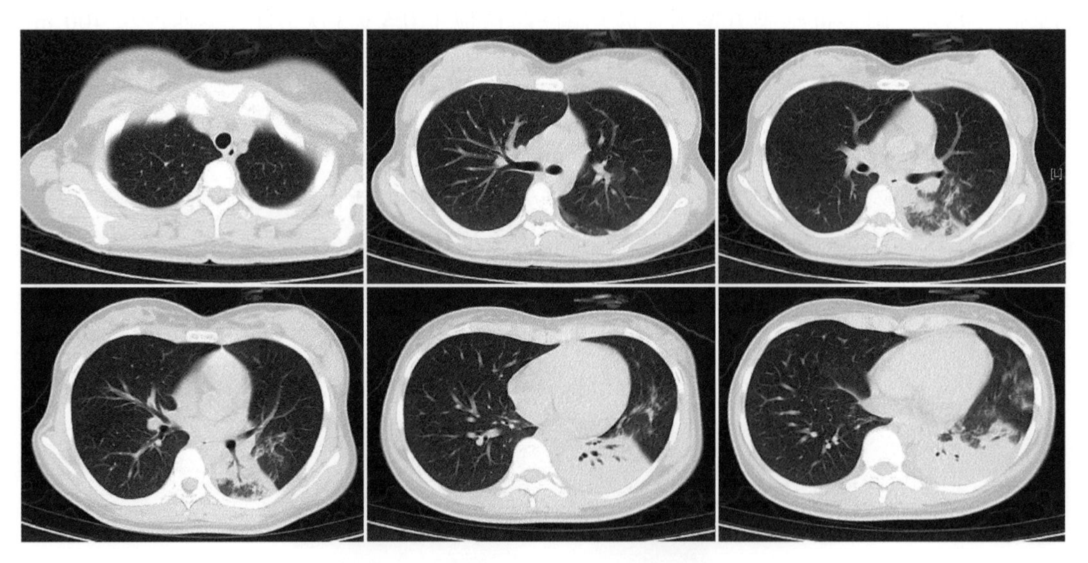

图 3-3 胸部 CT（入院后第 14 天）

二、病例解析

（一）塑型性支气管炎是一种罕见而危重的疾病，持续高热的肺炎支原体肺炎患者应警惕发生塑型性支气管炎

塑型性支气管炎又名纤维蛋白性支气管炎、管型支气管炎等，该病由 Shaw 于 1951 年首次报道，是一种发生于呼吸系统的罕见而危重的疾病，好发于儿童。由内生的分支管型局部或广泛性堵塞支气管，导致肺部分或全部通气功能障碍，致呼吸衰竭甚至死亡[1]。由于起病早期症状缺乏特异性，容易引起误诊、漏诊。诊断主要依靠支气管镜检查，镜下

可见呼吸道黏膜充血、水肿、分泌物增多，支气管管腔被痰栓堵塞，通过灌洗、吸引或活检钳取出堵塞物浸于生理盐水中展开，呈“树枝样”具有韧性的塑型物改变[2]。

在感染所致的塑型性支气管炎中，常见的病原包括细菌（如流感嗜血杆菌、肺炎克雷伯菌）和病毒（如流感病毒、腺病毒），但近年来肺炎支原体在塑型性支气管炎中的作用逐渐被重视，被认为是除病毒外的主要病原体[3]。一项纳入 198 例难治性肺炎支原体肺炎患儿的研究中有 47 例（23.7%）合并塑型性支气管炎[2]。近年来，关于难治性肺炎支原体肺炎及重症肺炎支原体肺炎报道逐渐增多，有研究表明合并塑型性支气管炎可能是肺炎支原体肺炎治疗困难的重要因素之一[4]。肺炎支原体感染机体后引起炎性细胞浸润和细胞因子释放[5-6]，通过直接侵袭与间接免疫作用对宿主细胞造成损害，病理变化包括肺泡壁和肺泡间隔内中性粒细胞和单核细胞浸润，支气管黏膜细胞出现坏死、脱落并有中性粒细胞浸润，导致黏膜糜烂、坏死黏膜脱落及塑型性支气管炎[7]。本例患者支气管镜下左下叶背段、基底段黏膜明显充血、水肿，管腔中填塞棕黄色分泌物，钳出的分泌物为支气管样塑型物，富有弹性，同时患者病情进展迅速，呼吸困难加重出现呼吸衰竭，应用胸腔积液及抽吸痰行 mNGS 检测回报病原学均为肺炎支原体，考虑患者肺炎支原体肺炎导致的塑型性支气管炎诊断明确。

塑型性支气管炎的临床表现与重症肺炎相似，多有发热、咳嗽，缺乏特异性，可迅速出现呼吸困难、低氧血症，甚至呼吸衰竭，其呼吸困难的程度主要视支气管内塑型物阻塞气道的程度和范围而定[8]。此外，塑型性支气管炎最突出的症状为持续高热，支原体本身作为病原体可刺激机体产生白细胞介素 IL-6、IL-8、肿瘤坏死因子 -α 等多种细胞因子，严重的支原体感染患者细胞因子持续处于高水平状态，造成超高热。本例患者体温最高至 42℃，在行支气管镜检查前体温维持在 39℃以上。提示临床医生遇到持续高热的肺炎支原体肺炎患者，应警惕发生塑型性支气管炎。

（二）经支气管镜取出支气管塑型分泌物栓是治疗塑型性支气管炎的有效方法

塑型性支气管炎为气管支气管内生塑型致病，因此胸部影像学常提示肺实变或肺不张[9]，肺实变、肺不张以及胸腔积液三者关系密切。早期经支气管镜及时取出塑型性内生异物既是诊断本病的关键，也是本病最有效的治疗方法[10]。一项包括 22 例儿科患者的研究认为，气管镜下管型清除是唯一有效的治疗方法[11]。对影像学有大片肺不张或实变的支原体肺炎患者，早期行支气管肺泡灌洗有利于肺部病变吸收，缩短住院时间，改善预后。经首次支气管镜取出内生异物后，因内生异物不断从远端支气管向近端生长，会逐渐引起支气管重新堵塞，部分患者需要反复多次取出新的内生异物。本例患者在行第一次支气管镜钳取塑型物后呼吸困难的症状明显改善，血氧饱和度明显好转，提示支气管镜下治疗效果显著，但考虑到单次支气管镜清除塑型物效果可能不理想且在感染控制前塑型物可再次产生，遂再次予支气管镜下治疗，患者体温及呼吸道症状显著改善，复查胸部 CT 肺实变明显吸收。

除支气管镜钳取塑型物外，积极精准的抗感染治疗必不可少。本例患者病情进展迅速，在常规病原学检测不能明确的情况下，及时应用二代测序技术明确病原学，及时调整为喹诺酮类联合大环内酯类药物治疗，患者体温及呼吸道症状明显好转，因此精准明确病原学是此例患者治疗成功的关键。

三、要点提示

（1）肺炎支原体感染导致的塑型性支气管炎是一种有潜在致命危险的疾病，多以高热、咳嗽起病，可迅速进展，出现呼吸困难甚至呼吸衰竭。塑型性支气管炎诊断主要依靠患者可咳出或支气管镜下可取出支气管树样塑型物而明确。

（2）在积极抗感染、支持治疗基础上，早期行支气管镜检查取出内生异物是塑型性支气管炎最有效的治疗方式。

参考文献

［1］Rubin B K. Plastic Bronchitis. Clin Chest Med，2016，37（3）：405-408.

［2］华军．儿童难治性肺炎支原体肺炎发生塑型性支气管炎的危险因素分析．中华实用儿科临床杂志，2019，34（16）：1219-1222.

［3］焦安夏，马渝燕，饶小春，等．儿童肺炎支原体肺炎细菌性肺炎所致塑型性支气管炎 15 例临床分析．中国循证儿科杂志，2010，5（4）：294-298.

［4］Xu Q，Zhang L，Hao C，et al. Prediction of bronchial mucus plugs formation in patients with refractory mycoplasma pneumoniae pneumonia. J Trop Pediatr，2017，63（2）：148-154.

［5］Li W，Liu Y J，Zhao X L，et al. Th1/Th2 Cytokine profile and its diagnostic value in mycoplasma pneumoniae pneumonia. Iran J Pediatr，2016，26（1）：e3807.

［6］Zhang Y，Zhou Y，Li S，et al. The clinical characteristics and predictors of refractory mycoplasma pneumoniae pneumonia in children. PLoS One，2016，11（5）：e0156465.

［7］史晓云，栾海丽，张晗，等．儿童难治性肺炎支原体肺炎的支气管镜下特征及支气管肺泡灌洗液中炎症因子水平的研究．国际儿科学杂志，2017，44（12）：867-871.

［8］江李莉，万姣，索风涛，等．肺炎支原体塑型性支气管炎 5 例临床分析．临床儿科杂志，2019，37（4）：273-276.

［9］代学杨，胡晓丽，董汉全，等．儿童塑型性支气管炎的 CT 表现．中国医学影像学杂志，2021，29（3）：229-230，232.

［10］Pérez Ruiz E，López Castillo M C，Caro Aguilera P，et al. Management and treatment of pediatric plastic bronchitis［J］. Arch Bronconeumol，2017，53（8）：467-468.

［11］Dabo L，Qiyi Z，Jianwen Z，et al. Perioperative management of plastic bronchitis in children. Int J Pediatr Otorhinolaryngol，2010，74（1）：15-21.

（刘贝贝　杨薇　伍蕊）

病例 4 肺隐球菌病伴脑膜脑炎

一、病例重现

患者，女，55 岁，湖南省岳阳市人。因“发现血肌酐升高 21 个月，发现肺部阴影变化 2 周”于 2018-12-14 入院。

患者于 21 个月前因头晕就诊于当地医院，测血压 180/110 mmHg，血生化示血肌酐 135 μmol/L，诊断为“高血压肾损害”，予以降压治疗后好转，后规律复查血肌酐波动于 130 ～ 145 μmol/L。9 个月前患者因出现恶心、呕吐就诊于当地医院，入院查体发现臀部皮疹，查血肌酐 152.4 μmol/L，抗 dsDNA 175 IU/L，抗组蛋白抗体（＋），诊断为“系统性红斑狼疮、狼疮性肾炎”，予以 2 次糖皮质激素冲击治疗（具体不详），定期复查肌酐无明显下降。7 个月前再次在当地医院就诊，复查抗核抗体 1∶80（颗粒型），抗 dsDNA 抗体（－），进一步行皮肤活检结果提示为“病毒疹”，予以盐酸伐昔洛韦抗病毒治疗，定期监测肌酐较前显著升高，停用伐昔洛韦，后复查肌酐较前好转。期间患者出现咳嗽咳痰，不伴发热、咯血，不伴胸闷、胸痛，胸部 CT 提示“右上肺多发结节”，影像诊断考虑“慢性支气管炎、支气管扩张、双侧少量胸腔积液”，临床诊断为“狼疮性肺炎”，予以甲泼尼龙（24 mg，1 次 / 日）、吗替麦考酚酯（具体不详）治疗，应用激素期间患者出现乏力症状，呈进行性加重。6 个月前为明确肌酐升高原因就诊于北京某医院，查抗组蛋白抗体（＋），诊断为“系统性红斑狼疮、狼疮性肾炎不除外”，建议继续激素治疗；后为进一步明确病因就诊于我院肾内科（2018-06-30 至 2018-07-17），肾穿刺活检提示为亚急性肾小管间质性病变，考虑高血压肾损害及盐酸伐昔洛韦所致药物性肾损害可能性大，狼疮性肾炎证据不足。复查胸部 CT 显示“双肺多发小结节，双肺尖胸膜增厚”。嘱患者继续口服甲泼尼龙（24 mg，1 次 / 日），定期复诊规律减量，吗替麦考酚酯（250 mg，2 次 / 日），每周减量 1 片至减停，后患者未规律复诊，吗替麦考酚酯减停后仍口服甲泼尼龙（24 mg，1 次 / 日）。

本次入院前 2 周，患者自觉乏力较前明显加重，遂复诊于我院肾内科门诊，复查胸部 CT 显示“右肺下叶不规则高密度影，结节影，左肺上叶舌段少许淡片模糊影，双肺多发小结节，部分增大，部分缩小”。为明确乏力、肺部阴影性质收入我科。患者诉自应用激素治疗以来，饮食睡眠可，精神极差，记忆力渐减退，烦躁，大小便如常，体重无明显增减。

既往史和个人史：高血压 15 年，服用苯磺酸氨氯地平（5 mg，1 次 / 日），血压波动于 120/80 mmHg 左右。个人史无特殊。

入院查体： 体温 36℃，脉搏 82 次 / 分，呼吸 15 次 / 分，血压 130/78 mmHg。神清，精神委靡，言语交流迟缓，对答尚切题，查体欠合作。满月面容。双肺呼吸音粗，未闻及啰音及胸膜摩擦音。心律齐，各瓣膜听诊区未闻及病理性杂音，未闻及心包摩擦音。腹部查体未见明显异常。臀部可见水疱样皮疹，大小约 3 cm×3 cm，有压痛，压之不褪色。双下肢指凹性水肿，病理征未引出。

辅助检查： 血常规 WBC 8.09×10^9/L，中性粒细胞百分比 88.9%，HGB 91 g/L。PCT 0.51 ng/ml。Cr 202 μmol/L，Na^+ 129 mmol/L，K^+ 3.74 mmol/L，ALB 33 g/L。胸部 CT 见图 4-1。

初步诊断： 肺部阴影待查

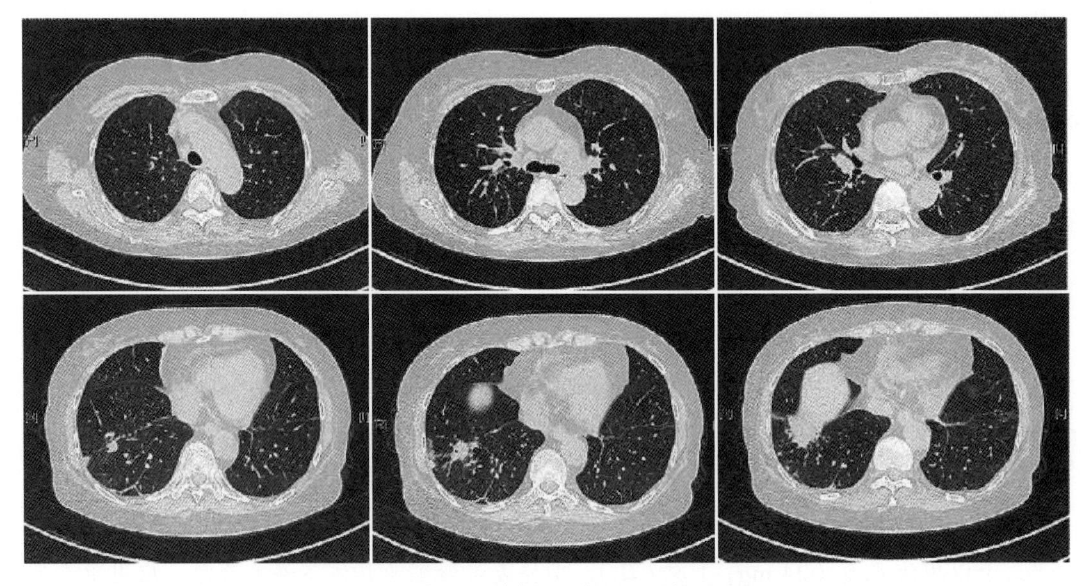

图 4-1 胸部 CT（2018-12）

入院后诊疗经过

入院后查血 T、B 淋巴细胞亚群：$CD3^+$ 88%，$CD3^+CD4^+$ 18.9%，$CD3^+CD8^+$ 63%。血新型隐球菌抗原阳性。肺炎支原体抗体、衣原体抗体、军团菌抗体均（－）；EB 病毒、巨细胞病毒核酸均（－）；G 试验、GM 试验（－）；T-SPOT（－）；ANA（－）、抗组蛋白抗体弱阳性（±）、ANCA（－）；肿瘤标志物（－）。

结合患者长期服用免疫抑制药物，$CD4^+$淋巴细胞比例降低，双肺多发结节影，新型隐球菌抗原阳性，诊断考虑隐球菌病。进一步行支气管镜检查，肺泡灌洗液送检新型隐球菌抗原阳性，墨汁染色可见隐球菌菌体（图 4-2）。腰椎穿刺脑脊液压力 22 cmH_2O，细胞数总数 41/μl，白细胞 3/μl，氯 117.4 mmol/L，葡萄糖 2 mmol/L，TP 48 mg/dl，脑脊液新型隐球菌抗原（＋），墨汁染色可见隐球菌菌体，脑脊液培养新型隐球菌（＋＋＋）。头颅 MRI 提示“双侧大脑、小脑多发异常信号，小脑为著”（图 4-3）。诊断肺隐球菌病、隐球菌脑膜脑炎。

诊断明确后予以两性霉素 B 联合氟康唑抗感染治疗；因患者肾功能异常，故两性霉

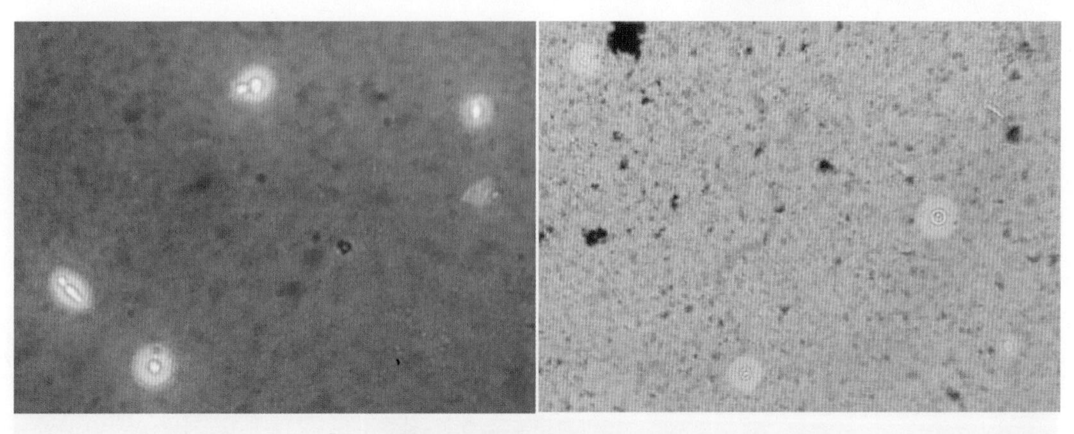

图 4-2 新型隐球菌墨汁染色

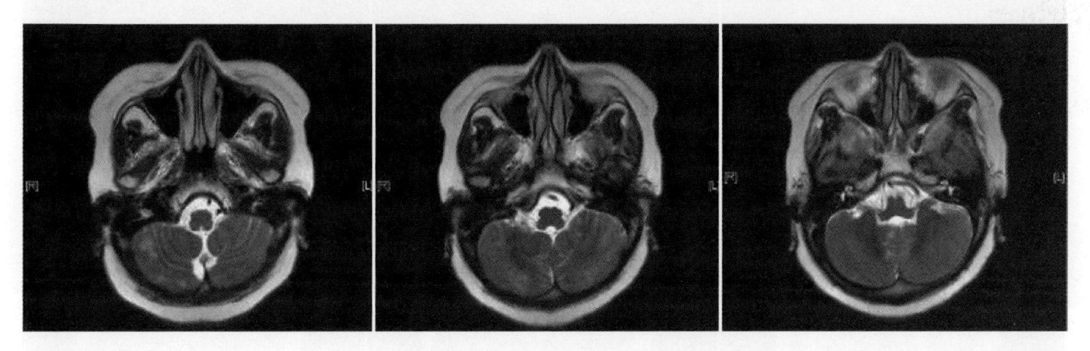

图 4-3 头颅 MRI（2018-12）

素 B 逐渐加量至 30 mg/d［即 0.6 mg/（kg · d）］维持 6 周，氟康唑 200 mg/d，予甘露醇脱水降颅压，定期复查腰椎穿刺（复查脑脊液结果见表 4-1）、血常规及生化。治疗 23 天

表 4-1 脑脊液常规生化及病原学结果

日期	2018-12-19	2018-12-28	2019-01-10	2019-02-15	2019-02-27	2019-03-07	2019-03-21	2019-04-02	2019-04-29
压力（cmH_2O）	22	19	18	＞32	6	16.5	6.5	23	10.5
颜色	无色	无色	无色	淡黄	红色	无色	无色	无色	无色
细胞总数（/μl）	41	155	18	36	32124	32	46	18	14
白细胞（/μl）	3	155	4	32	124	16	6	8	2
多核细胞（/μl）	/	64	/	1	24	2	/	/	/
单核细胞（/μl）	/	36	/	31	76	14	/	/	/
糖（mmol/L）	2	2	2	1	5	3	2	2	3.6
蛋白质（mg/dl）	48	96	57	137	230	57	44	49	39.2
氯化物（mmol/L）	117.4	112.6	107.3	112.5	108.7	122.1	115	118.7	123.3
墨汁染色	＋	＋	＋	－（荧光染色＋）	－	－	－	－	－
真菌培养	＋＋＋	＋＋＋	＋	－	－	－	－	－	－

后，患者精神状况开始逐渐好转，治疗 40 天时出现四肢颤抖，四肢近端肌力下降，复查头颅 MRI 提示颅内病灶较前好转（图 4-4），经神经内科会诊后考虑长期卧床引起下肢肌无力。治疗 59 天后，复查头颅 MRI 提示较前好转（图 4-5），复查腰椎穿刺墨汁染色均未见隐球菌，考虑总体病情好转，进入巩固期治疗。予以两性霉素 B 减量，加用氟胞嘧啶 2.5 g/d，联合氟康唑 400 mg/d 治疗。患者共住院治疗 138 天，于 2019 年 5 月 1 日病情好转出院。出院后继续氟康唑联合氟胞嘧啶口服治疗。

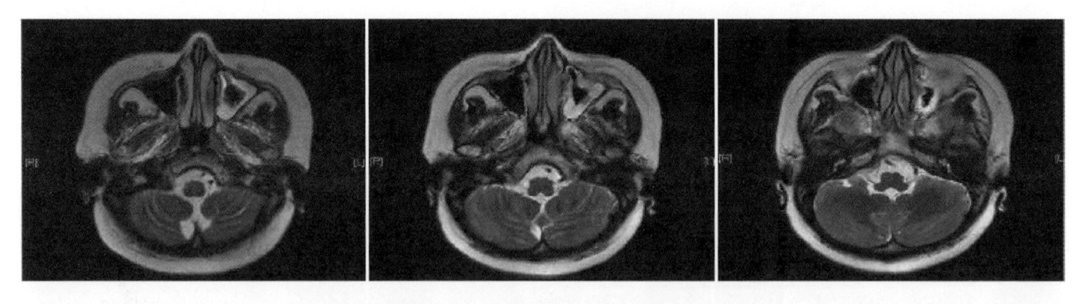

图 4-4 头颅 MRI（2019-01）

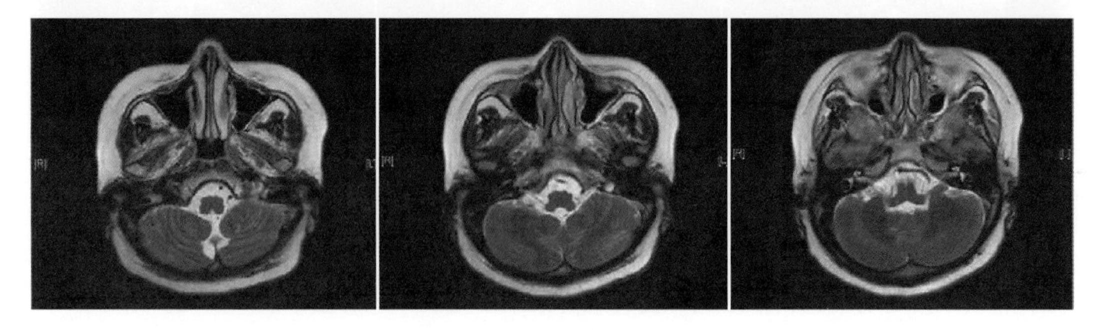

图 4-5 头颅 MRI（2019-02）

二、病例解析

（一）隐球菌是免疫抑制人群常见的机会性感染病原体之一

隐球菌病通常与免疫抑制宿主有关，但在免疫功能正常个体中也常见到[1]。通常与人类感染有关的两种隐球菌是新型隐球菌和格特隐球菌。世界范围内广泛存在，流行于热带和亚热带地区[2]，我国南方更多见。最常见的接触形式包括接触土壤和鸟粪。隐球菌可以感染人体的任何组织和脏器，最常见的部位是中枢神经系统、肺部和皮肤[3]。肺部影像表现通常分为单发或多发结节块状影、片状浸润影和弥漫混合病变等三种类型[3]。此例患者长期接受激素和免疫抑制剂治疗，结合影像表现为多发结节，可想到肺隐球菌病可能。血清隐球菌抗原阳性、支气管肺泡灌洗液墨汁染色阳性证实肺隐球菌病，为后续诊治及评估奠定了基础。对于非 HIV 感染患者来说，所有肺部感染（除无症状、非弥漫性病变的免疫正常宿主[4]且血清隐球菌抗原阴性或低滴度者外）及肺外隐球菌病的患者，均建议进行腰椎穿刺检查以排除伴发中枢神经系统感染的可能[3]，并尽早开始腰椎穿刺，研究表明腰椎穿刺延迟与患者预后不良有独立相关性[5]。此例患者脑脊液结果及头颅 MRI 支持脑膜脑炎的诊断。

（二）隐球菌性脑膜脑炎治疗

1. 抗真菌治疗　美国感染协会指南[6]对 HIV 感染患者、器官移植患者、非 HIV 非器官移植患者三组人群分别进行推荐。诱导治疗均以两性霉素 B 或两性霉素 B 脂质制剂联合氟胞嘧啶为首选推荐，而器官移植患者部分有肾功能问题，故以不良反应更小的两性霉素脂质制剂为首选。诱导治疗的替代治疗也有多种选择，巩固和维持治疗以氟康唑为主，剂量和疗程略有不同（表 4-2，表 4-3，表 4-4）。我国专家共识[7]将人群分为艾滋病患者和非艾滋病患者（表 4-5）。对于非艾滋病患者隐球菌性脑膜脑炎，诱导期推荐首选低剂量两性霉素 B［0.5 ～ 0.7 mg/（kg · d）］联合氟胞嘧啶［100 mg/（kg · d）］分

表 4-2　HIV 感染患者隐球菌性脑膜脑炎的抗真菌治疗推荐（2010 美国感染病协会指南）

治疗方案	疗程	证据
诱导治疗		
AmBd［0.7 ～ 1.0 mg/（kg · d）］＋氟胞嘧啶［100 mg/（kg · d）］[a]	2 周	A，Ⅰ
AmB 脂质体［3 ～ 4 mg/（kg · d）］或 ABLC［5 mg/（kg · d）］（有肾功能问题）＋氟胞嘧啶［100 mg/（kg · d）］[a]	2 周	B，Ⅱ
AmBd［0.7 ～ 1.0 mg/（kg · d）］或 AmB 脂质体［3 ～ 4 mg/（kg · d）］或 ABLC［5 mg/（kg · d）］（氟胞嘧啶不能耐受者）	4 ～ 6 周	B，Ⅱ
诱导治疗替代治疗[b]		
AmBd［0.7 mg/（kg · d）］＋氟康唑（800 mg/d 口服）2 周，随后氟康唑（800 mg/d 口服）至少 8 周	—	B，Ⅰ
氟康唑（≥ 800 mg/d 口服，1200 mg/d 最好）＋氟胞嘧啶［100 mg/（kg · d）口服］	6 周	B，Ⅱ
氟康唑（800 mg ～ 2000 mg/d 口服），单独使用建议≥ 1200 mg	10 ～ 12 周	B，Ⅱ
伊曲康唑（200 mg，2 次 / 日，口服），但不建议应用	10 ～ 12 周	C，Ⅱ
巩固治疗：氟康唑（400 mg/d）	8 周	A，Ⅰ
维持治疗：氟康唑（200 mg/d）[a]	≥ 1 年[c]	A，Ⅰ
维持治疗替代治疗[b]		
伊曲康唑（400 mg/d）[d]	≥ 1 年[c]	C，Ⅰ
AmBd（每周 1 mg/kg）[d]	≥ 1 年[c]	C，Ⅰ

注：ABLC，两性霉素 B 脂质复合物；AmB，两性霉素 B；AmBd，两性霉素 B 脱氧胆酸盐

[a] 在开始最初的抗真菌治疗 2 ～ 10 周后开始进行高效抗逆转录病毒治疗（HAART）。

[b] 在无法实施主要推荐的特殊临床情况下，可考虑采用替代方案，但不鼓励采用替代方案。

[c] 成功进行 HAART 后，CD4 细胞计数≥ 100/μl，低病毒载量或检测不到病毒载量 3 个月，至少接受 1 年的抗真菌治疗。

[d] 劣于主要推荐

4次服用，具有较好的疗效和安全性，也可以联合氟康唑治疗；也可单用两性霉素B作为替代治疗方案。而对于有肾功能不全等基础疾病患者，或两性霉素B治疗失败患者，建议采用高剂量氟康唑（600～800 mg/d）治疗，也可选用伊曲康唑或伏立康唑基础上联合或不联合氟胞嘧啶。诱导期治疗4周以上。病情稳定后进入巩固期治疗，首选高剂量氟康唑（600～800 mg/d），具有较好疗效，还可以联合氟胞嘧啶治疗；肾功能不全患者，氟康唑推荐剂量为400 mg/d。

表4-3　器官移植患者隐球菌脑膜脑炎的抗真菌治疗推荐（2010美国感染病协会指南）

治疗方案	疗程	证据
诱导治疗[a]		
AmB脂质体［3～4 mg/（kg·d）］或ABLC［5 mg/（kg·d）］＋氟胞嘧啶［100 mg/（kg·d）］	2周	B，Ⅲ
诱导治疗替代治疗		
AmB脂质体［6 mg/（kg·d）］或ABLC［5 mg/（kg·d）］	4～6周	B，Ⅲ
AmBd［0.7 mg/（kg·d）］[b]	4～6周	B，Ⅲ
巩固治疗：氟康唑（400～800 mg/d）	8周	B，Ⅲ
维持治疗：氟康唑（200～400 mg/d）	6～12个月	B，Ⅲ

注：ABLC，两性霉素B脂质复合物；AmB，两性霉素B；AmBd，两性霉素B脱氧胆酸盐

[a] 免疫抑制治疗可能需要序贯或逐步减量。

[b] 移植患者已应用AmBd获得成功治疗；然而，钙调神经磷酸酶抑制剂的肾功能不全问题很重要，且有效剂量并不精确

表4-4　非HIV感染、非器官移植患者隐球菌性脑膜脑炎的抗真菌治疗推荐（2010美国感染病协会指南）

治疗方案	疗程	证据
诱导治疗		
AmBd［0.7～1.0 mg/（kg·d）］＋氟胞嘧啶［100 mg/（kg·d）］	≥4周[ab]	B，Ⅱ
AmBd［0.7～1.0 mg/（kg·d）］[c]	≥6周[ab]	B，Ⅱ
AmB脂质体［3～4 mg/(kg·d)］或ABLC［5 mg/(kg·d)］＋氟胞嘧啶，如有可能[d]	≥4周[ab]	B，Ⅲ
AmBd［0.7 mg/（kg·d）］＋氟胞嘧啶［100 mg/（kg·d）］[e]	2周	B，Ⅱ
巩固治疗：氟康唑（400～800 mg/d）[f]	8周	B，Ⅲ
维持治疗：氟康唑（200 mg/d）[b]	6～12个月	B，Ⅲ

注：ABLC，两性霉素B脂质复合物；AmB，两性霉素B；AmBd，两性霉素B脱氧胆酸盐

[a] 无神经系统并发症，无明显基础疾病或免疫功能抑制，治疗2周后脑脊液培养阴性的脑膜脑炎患者治疗4周，在治疗的后2周，使用AmB脂质体剂型代替AmBd治疗。

[b] 诱导治疗后使用氟康唑200 mg/d预防复发，推荐巩固治疗。

[c] 不能耐受氟胞嘧啶的患者。

[d] 不能耐受AmBd的患者。

[e] 治疗失败低风险的患者，低风险定义为依据病史早期诊断，没有未控制的基础疾病或重度免疫功能抑制，初始2周的抗真菌联合治疗获得很好的临床疗效。

[f] 如使用了2周的诱导治疗且肾功能正常，推荐使用较大剂量的氟康唑（800 mg/d）

表 4-5 隐球菌脑膜脑炎抗真菌治疗方案（中华医学会感染病学分会专家共识）

病程	抗真菌药物	疗程
非艾滋病患者		
诱导期	首选	≥ 4 周
	两性霉素 B［0.5 ～ 0.7 mg/（kg · d）］＋氟胞嘧啶［100 mg/（kg · d）］	
	次选	≥ 4 周
	两性霉素 B［0.5 ～ 0.7 mg/（kg · d）］＋氟康唑（400 mg/d）	
	两性霉素 B［0.5 ～ 0.7 mg/（kg · d）］	
	氟康唑（600 ～ 800 mg/d）± 氟胞嘧啶［100 mg/（kg · d）］	
	伊曲康唑注射液（第 1 ～ 2 天负荷剂量 200 mg，每 12 h 1 次，第 3 天开始 200 mg，1 次 / 日）± 氟胞嘧啶［100 mg/（kg · d）］	
	伏立康唑（第 1 天负荷剂量 6 mg/kg，每 12 h 1 次，第 2 天开始 4 mg/kg，每 12 h 1 次）± 氟胞嘧啶［100 mg/（kg · d）］	
巩固期	首选	≥ 6 周
	氟康唑（600 ～ 800 mg/d）± 氟胞嘧啶［100 mg/（kg · d）］	
	两性霉素 B［0.5 ～ 0.7 mg/（kg · d）］± 氟胞嘧啶［100 mg/（kg · d）］	
	次选	≥ 6 周
	伊曲康唑口服液（200 mg，每 12 h 1 次）± 氟胞嘧啶［100 mg/（kg · d）］	
	伏立康唑（200 mg，每 12 h 1 次）± 氟胞嘧啶［100 mg/（kg · d）］	
艾滋病患者		
诱导期	首选、次选均同非艾滋病患者	≥ 4 周
巩固期	首选、次选均同非艾滋病患者	≥ 6 周
维持期[a]	首选 氟康唑 200 mg/d	≥ 1 年
	次选 伊曲康唑 400 mg/d	≥ 1 年

注：[a] 艾滋病患者还需有一维持期，维持期如果进行抗逆转录病毒治疗患者 $CD4^+$ T 淋巴细胞计数＞ 100/μl，且连续 3 个月人类免疫缺陷病毒 RNA 低于检测下限或非常低，可以停止维持治疗（抗真菌疗程至少 12 个月）；如果 $CD4^+$ T 淋巴细胞计数＜ 100/μl，需重新开始维持治疗

我国专家共识[7]特别提到，采用低剂量［0.5 mg/（kg · d）］与标准剂量［0.7 mg/（kg · d）］两性霉素 B 治疗，脑脊液隐球菌转阴率、10 周病死率，差异均无统计学意义。另一研究采用低剂量、长疗程治疗［两性霉素 B 平均剂量 0.5 mg/（kg · d），中位总量 2036 mg，中位疗程 101 日］，总有效率为 74.2%，随访 1 年时的全因病死率为 10%，且均为非隐球菌性脑膜脑炎相关性死亡。所以低剂量两性霉素 B［0.5 ～ 0.7 mg/（kg · d）］联合氟胞嘧啶［100 mg/（kg · d）］对于非艾滋病患者隐球菌性脑膜脑炎可取得较好疗效。此外，有免疫功能低下基础疾病患者、脑脊液隐球菌涂片持续阳性、隐球菌特异多糖荚膜抗原检测持续高滴度，以及头颅 MRI 示脑实质有异常病灶者疗程均宜相应延长。疗程通常 10 周以上，长者可达 1 ～ 2 年以上。

2. 颅内压处理 及时有效控制颅内高压是决定隐球菌性脑膜脑炎结局最为关键的因素之一。升高的脑脊液压力水平通常与脑脊液内高真菌负荷有关，除积极抗真菌治疗外，指南还推荐了要积极降颅压治疗。常用降颅压方法有药物降压、腰椎穿刺引流、腰大池置管引流、留置 Ommaya（贮液囊）、侧脑室外引流、脑室-腹腔分流术等。临床常用的方法是药物降压和反复腰椎穿刺引流。

三、要点提示

（1）隐球菌是免疫功能抑制人群常见的机会性感染病原体之一。最常见的感染部位是中枢神经系统、肺部和皮肤。肺部影像表现通常分为单发或多发结节块状影、片状浸润影和弥漫混合病变等三种类型。隐球菌病一旦明确，无论患者有无中枢神经系统临床表现，都需尽早完善腰椎穿刺明确有无颅内感染。

（2）脑膜脑炎抗真菌治疗分诱导治疗、巩固治疗和维持治疗，诱导治疗均以两性霉素 B 或两性霉素 B 脂质制剂联合氟胞嘧啶为首选推荐，诱导治疗的替代治疗也有多种选择，巩固和维持治疗以氟康唑为主，剂量和疗程略有不同。我国专家共识推荐诱导治疗以低剂量两性霉素 B［0.5 ～ 0.7 mg/（kg · d）］联合氟胞嘧啶［100 mg//（kg · d）］为首选方案。

（3）重视颅内高压的处理，临床常用的方法是药物降压和反复腰椎穿刺引流。

参考文献

［1］Campbell GD. Primary pulmonary cryptococcosis. Am Rev Respir Dis，1966，94（2）：236-243.

［2］Ohnishi YO，Pantoja ASL，Abraão LSO，et al. Cryptococcal meningitis in patients with and without acquired immunodeficiency.Acta Trop，2021，227：106228.

［3］《中国真菌学杂志》编辑委员会 . 隐球菌感染诊治专家共识 . 中国真菌学杂志，2010，5（2）：65-68.

［4］Baddley JW，Perfect JR，Oster RA，et al. Pulmonary cryptococcosis in patients without HIV infection：factors associated with disseminated disease. Eur J Clin Microbiol Infect Dis，2008，27（10）：937-943.

［5］Armaghan-E-Rehman Mansoor，Jesse Thompson，Arif R Sarwari. Delays in lumbar puncture are independently associated with mortality in cryptococcal meningitis：a nationwide study. Infect Dis（Lond），2021，53（5）：361-369.

［6］John R Perfect，William E Dismukes，Francoise Dromer，et al. Clinical practice guidelines for the management of cryptococcal disease：2010 update by the infectious diseases society of america. Clin Infect Dis，2010，50（3）：291-322.

［7］中华医学会感染病学分会 . 隐球菌性脑膜炎诊治专家共识 . 中华传染病杂志，2018，36（4）：193-199.

（刘颜岗　伍蕊　朱红）

病例 5

原发性肺球孢子菌病

一、病例重现

患者，男，21 岁，因“间断发热伴咳嗽、咳痰 1 月余”入院。患者 1 个月前无明显诱因出现发热，体温最高 38.0℃，伴咳嗽、咳痰，咳嗽剧烈，痰为白色黏痰，无痰中带血，伴吸气性左侧胸部针刺样痛，就诊于当地医院完善胸部 CT 提示“肺炎”（图 5-1），予以莫西沙星静脉输液 7 日，用药 2 日后体温降至正常，患者出院前复查 CT（图 5-2）提示病变较前吸收，院外继续口服莫西沙星 1 周，仍诉间断出现咳嗽，伴咳白黏痰，频率较前减少，多于傍晚起病，睡前加重，伴夜间盗汗明显，每日监测体温未见异常。2 日前患者无诱因出现乏力，就诊于我院，测体温 37.7℃，血常规提示 WBC 10.7×10^9/L，中性粒细胞绝对值 6.51×10^9/L，胸部 CT 提示左下肺实变影伴厚壁空洞形成，考虑肺脓肿可能，予以莫西沙星 0.4 g 每日一次，共计 3 日，用药 1 日后体温降至正常，但咳嗽咳痰同前，为行进一步治疗，由门诊收治我院，患者自发病以来，精神可，食欲可，睡眠欠佳，大小便同前，体重无明显变化。

既往史和个人史：体健。否认糖尿病、肿瘤病史，否认食物、药物过敏史。个人史及家族史无特殊。

入院查体：体温 37.4℃，脉搏 78 次 / 分，呼吸 18 次 / 分，血压 132/72 mmHg。双肺呼吸音清晰，未闻及干湿啰音，未闻及胸膜摩擦音。心脏、腹部查体无异常。双下肢无水肿。

辅助检查：血常规 WBC 10.7×10^9/L。胸部 CT（图 5-1 与图 5-2）：左下肺片状渗出、实变，边界不清。经过抗感染治疗后复查左下肺渗出性病变面积明显减小、密度减低。入院前 2 日胸部 CT（图 5-3）：左下肺片状渗出、实变较前次增多，空洞形成。

初步诊断：肺部空洞性病变性质待查，肺脓肿？

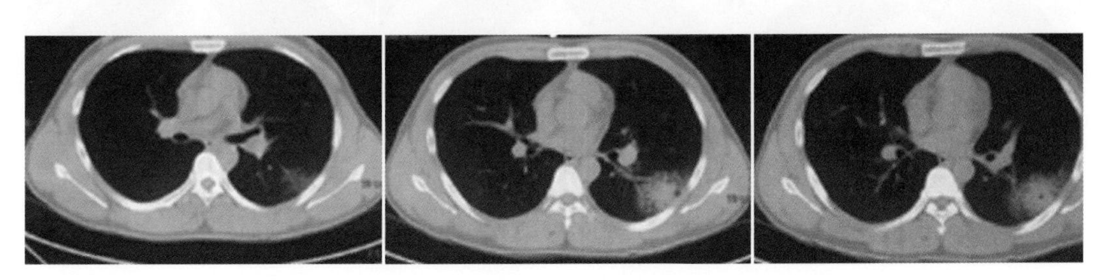

图 5-1 入院前 1 个月外院胸部 CT

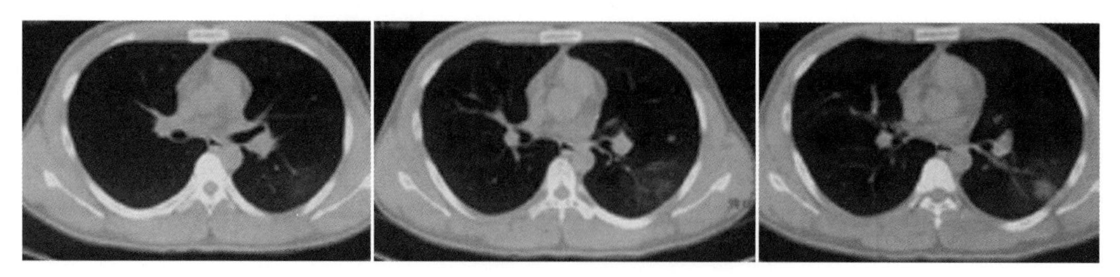

图 5-2 外院治疗 1 周后复查胸部 CT

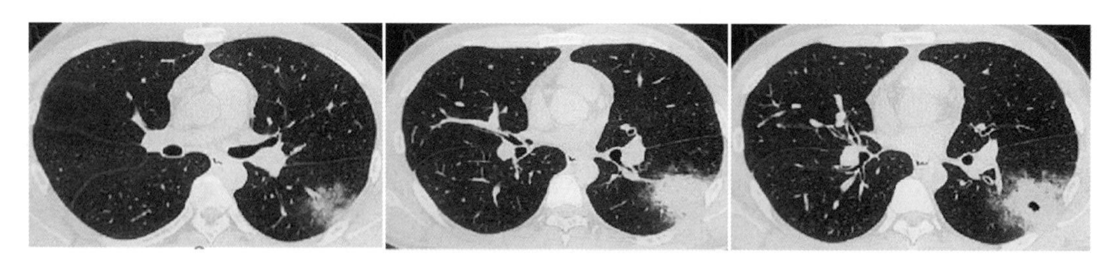

图 5-3 入院前 2 日胸部 CT

入院后诊疗经过

入院后，考虑肺脓肿可能，给予哌拉西林舒巴坦 5.0 g 每 8 小时一次，抗感染治疗，同时完善相关检查。血常规：WBC 6.44×10^9/L，HGB 138.0 g/L，PLT 185.0×10^9/L，中性粒细胞百分比 52.2%，嗜酸性粒细胞百分比 8.4%；尿、便常规：大致正常；血气分析（未吸氧）：pH 7.39，$PaCO_2$ 41.1 mmHg，PaO_2 94.9 mmHg；ESR 9 mm/h；PCT 0.056 ng/ml；生化大致正常；糖化血红蛋白 A1c 5.1%；D-dimer ＜ 0.15 μg/ml；支原体、衣原体、军团菌抗体（－）；G 试验（－）；GM 试验（－）；新型隐球菌抗原（－）；痰培养（－）；痰涂片找细菌、真菌（－）（3 次）；痰涂片找抗酸杆菌（－）（3 次）；T-SPOT（－）；ANCA（－）；ANA、ENA、抗 dsDNA（－）；免疫球蛋白（－）；肿瘤标志物均（－）。

患者入院后体温正常，曾有两次痰中带血丝，未予特殊处理，之后患者未再出现咯血；建议患者行支气管镜检查进一步明确病原学诊断，患者拒绝。抗感染治疗 2 周后（入院第 14 日）复查胸部 CT（图 5-4）提示左下肺空洞增大，未见液平，表明抗感染治

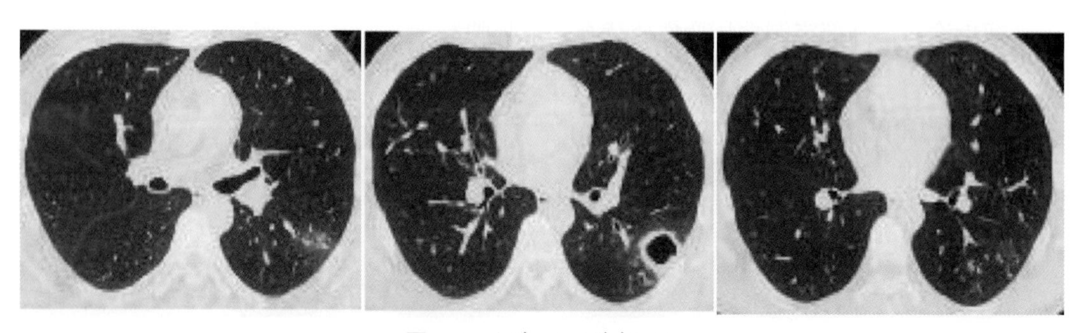

图 5-4 入院 14 日胸部 CT

疗效果不佳。追问病史，患者 1 年前居住于美国亚利桑那州，平素居住于郊区，1 个月前从亚利桑那州回国。美国亚利桑那州是球孢子菌病的流行区域，考虑原发性肺球孢子菌病可能。

入院第 15 日，患者再次发热，体温最高 40℃，伴有畏寒、寒战，化验提示血象正常，PCT 升高不显著，结合既往流行病学史，考虑不除外球孢子菌感染引起发热可能，加用氟康唑 400 mg，1 次 / 日，抗真菌治疗。

为寻找病原学证据，再次建议患者行支气管镜检查，患者同意。支气管镜下见左肺下叶背段黏膜稍充血水肿，少量白色稀薄痰液，管腔通畅，未见新生物；对左肺下叶背段刷检，涂片提示可见真菌菌丝。左肺下叶背段抽吸痰约 2 ml，送细菌和真菌培养，结果可见球孢子菌菌落生长。

最终诊断：原发性肺球孢子菌病。口服氟康唑 400 mg，1 次 / 日治疗。用药后 1 个月复查胸部 CT（图 5-5）左下肺病变明显吸收好转，空洞变小。

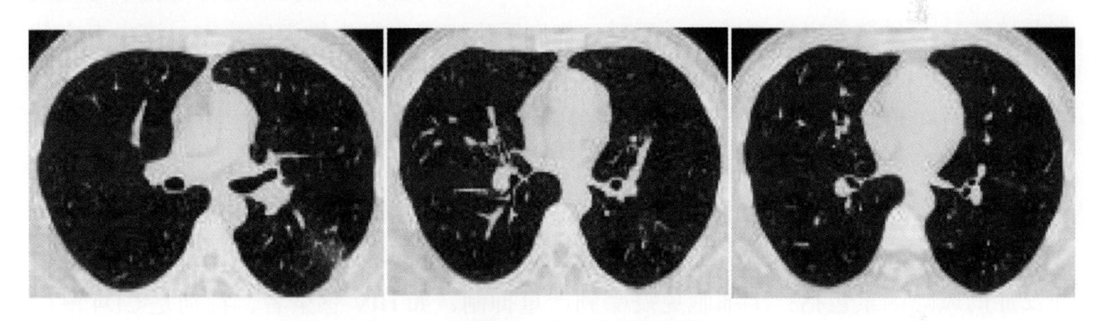

图 5-5 氟康唑治疗 1 个月后胸部 CT

二、病例解析

（一）球孢子菌的生物学特点

球孢子菌病是由双相型真菌球孢子菌属所致的感染，包括两个种：粗球孢子菌和波萨达斯球孢子菌[1-2]。一种球孢子菌的菌株主要分布在美国加利福尼亚州，称为粗球孢子菌。另一种球孢子菌则分布在美国亚利桑那州、犹他州、得克萨斯州和西半球各处的其他流行地区，现在称为波萨达斯球孢子菌。球孢子菌在沙漠土壤表面以下数厘米呈丝状生长。在干燥条件下，菌丝体变得非常脆弱，即使是轻微的空气扰动也容易使其断裂成单细胞孢子（节分生孢子），约为 3 ～ 5 μm，可以长时间在空气中悬浮。这两种球孢子菌种所致疾病的表现难以区分。

（二）原发性肺球孢子菌病的流行病学特点

球孢子菌在西半球某些海拔较低的沙漠呈地区性流行，包括美国亚利桑那州南部、加利福尼亚州南部和中部的山谷、新墨西哥州西南部和得克萨斯州西部，在墨西哥、中南美洲的部分地区也有发现。流行地区的暴露风险为季节性，通常在雨季后的干旱时期最高。例如，亚利桑那州的高发期为每年 5—7 月，然后是每年 10—12 月初。

（三）原发性肺球孢子菌病的诊断和治疗

怀疑感染的条件：若已知或疑似暴露于某一流行地区，且患者存在以下任一情况，应怀疑为原发性肺球孢子菌病：①呼吸道疾病存在≥1周，胸部X线片有浸润，尤其是上叶受累或肺门或纵隔淋巴结肿大；②推定为社区获得性肺炎且经适当经验性抗生素治疗后仍持续存在肺部症状；③新发弥漫性对称性关节痛或皮疹，尤其是符合结节性红斑或多形性红斑时；④其他提示球孢子菌病的检查结果，包括盗汗、明显的疲劳或不明原因的外周血嗜酸性粒细胞增多。

诊断性试验：在大多数患者中，通过血清学检测来诊断原发性球孢子菌感染。应尽可能首先采用酶联免疫测定（EIA）进行针对IgM和IgG的血清学检测。当EIA初始结果为阳性时，通常进行免疫扩散试验以支持诊断。然而，在早期疾病患者中，可能需要培养中分离出球孢子菌来确诊，因为有时需要数周才能形成抗体。对于重度/存在广泛疾病（如，弥漫性网状结节性肺炎）的患者，可行支气管肺泡灌洗，进行细胞学检查或真菌培养[3]。送培养以检测球孢子菌时，临床医生应警告微生物学实验室，该患者有球孢子菌感染可能，需要采取恰当的生物防护措施。

大多数免疫功能正常的原发性肺球孢子菌病的患者不需要抗真菌治疗，重症患者以及发生播散或并发症风险较高的患者需要抗真菌治疗。重症病例的常用评定指标包括：①无论有哪些症状，浸润累及单侧肺的一半以上或浸润双侧肺；②盗汗等症状持续＞3周；③体重下降＞10%；④抗球孢子菌补体结合抗体的浓度≥1∶32。发生播散或并发症的风险因素包括：①细胞免疫受到严重抑制，如HIV感染者，特别是CD4淋巴细胞计数＜250/μl者[4]；接受实体器官移植者或造血细胞移植者[5]；接受免疫抑制药物者，如大剂量糖皮质激素（如泼尼松≥20 mg/d或其等量药物）[6]和抗肿瘤坏死因子（TNF）-α治疗；②血液系统恶性肿瘤；③与细胞减少相关的癌症化疗；④在中期或晚期妊娠或产后立即发病的孕产妇；⑤非裔或菲律宾裔，因为这些人群发生肺外并发症的风险增加；糖尿病患者，因为这些患者发生肺部并发症（包括空洞）的风险较高；年老体弱者。对于大多数非妊娠患者，推荐使用氟康唑（400 mg/d）或伊曲康唑（一次200 mg，2次/日），两性霉素B仅考虑用于最严重的患者。一旦患者病情稳定，可改为口服唑类药物序贯治疗，这类患者通常总疗程≥1年。

三、要点提示

（1）球孢子菌病有特殊的流行地域，因此当临床上遇到治疗效果欠佳的空洞性病变，追问完整的流行病史非常关键。

（2）病原学是确诊球孢子菌病的金标准，在考虑可能存在球孢子菌感染的情况下，应积极寻找病原学证据。

参考文献

[1] Fisher MC，Koenig GL，White TJ，et al. Molecular and phenotypic description of Coccidioides posadasii sp. nov.，previously recognized as the non-California population of Coccidioides immitis. Mycologia，2002，94（1）：73-84.
[2] Umeyama T，Sano A，Kamei K，et al. Novel approach to designing primers for identification and distinction of the human pathogenic fungi Coccidioides immitis and Coccidioides posadasii by PCR amplification. J Clin Microbiol，2006，44（5）：1859-1862.
[3] DiTomasso JP，Ampel NM，Sobonya RE，et al. Bronchoscopic diagnosis of pulmonary coccidioidomycosis. Comparison of cytology，culture，and transbronchial biopsy. Diagn Microbiol Infect Dis，1994，18（2）：83-87.
[4] Fish DG，Ampel NM，Galgiani JN，et al. Coccidioidomycosis during human immunodeficiency virus infection. A review of 77 patients. Medicine（Baltimore），1990，69（6）：384-391.
[5] Hall KA，Sethi GK，Rosado LJ，et al. Coccidioidomycosis and heart transplantation. J Heart Lung Transplant，1993，12（3）：525-526.
[6] Rutala PJ，Smith JW. Coccidioidomycosis in potentially compromised hosts：the effect of immunosuppressive therapy in dissemination. Am J Med Sci，1978，275（3）：283-295.

（王飞　杜毅鹏　孙永昌）

病例 6

慢性阻塞性肺疾病合并侵袭性肺曲霉病

一、病例重现

患者，男性，69 岁。因“反复咳嗽、咳痰 7 年，活动后气短 1 年，加重 3 天”入院。患者 7 年前开始出现咳嗽、咳痰，白黏痰为主，无咯血、胸痛、呼吸困难，多于秋冬季节发作，每次持续 2 ～ 3 个月，未诊治。1 年前开始出现活动后气短，于外院检查肺功能诊断为“慢性阻塞性肺疾病、肺功能Ⅲ级”，给予支气管扩张剂吸入治疗 1 个月后，患者自行停药。后活动后气短逐渐加重，平地行走 100 米即有气短，间断自行口服泼尼松（每日 5 ～ 10 mg）。3 天前受凉后出现咳嗽、咳痰、呼吸困难加重，伴发热，体温最高 38.5℃，自服“感冒药”，症状无好转。1 天前就诊于急诊，检查血常规：WBC 15.43×10^9/L，中性粒细胞百分比 90.3%；动脉血气分析：pH 7.23，$PaCO_2$ 66 mmHg，PaO_2 52 mmHg，SaO_2 85%；胸部 X 线片显示双肺纹理增多。给予厄他培南、甲泼尼龙治疗，同时给予无创通气治疗。患者逐渐出现嗜睡，复查血气分析：pH 7.16，$PaCO_2$ 86 mmHg，PaO_2 96 mmHg，遂行气管插管、机械通气治疗，为进一步诊治收入 RICU。

既往史和个人史：高血压、陈旧性脑梗死（无后遗症）。吸烟 30 余年，10 支 / 天，未戒烟。

入院查体：体温 38.1℃，脉搏 90 次 / 分，呼吸 22 次 / 分，血压 138/85 mmHg。镇静状态，双侧瞳孔等大等圆，直径 3 mm，对光反射灵敏。桶状胸，肋间隙增宽，双肺叩诊过清音，双肺呼气相延长、散在呼气相哮鸣音。心律齐，各瓣膜听诊区未闻及杂音。腹软，肝脾肋下未触及，无肌紧张，肠鸣音正常。双下肢无水肿。

初步诊断：慢性阻塞性肺疾病急性加重，呼吸衰竭Ⅱ型

入院后诊疗经过

入院后继续机械通气支持，厄他培南 1 g 静脉输液 1 次 / 日，甲泼尼龙 40 mg 静脉输液 1 次 / 日。行床旁支气管镜检查，可见气管及各级支气管黏膜充血水肿，吸出少量淡黄色黏稠分泌物，于右中叶行支气管肺泡灌洗术，送病原学检查。

入院第 3 天，患者体温正常，呼吸衰竭纠正，拔除气管插管，序贯无创通气治疗。

入院第 4 天，患者再次出现发热，体温 38.5℃，痰量增多，呼吸困难加重，复查血常规：WBC 19.23×10^9/L，中性粒细胞百分比 90.7%。PCT ＜ 0.05 ng/ml。复查床旁胸部 X 线片显示双肺透过度较前减低，肺纹理增多、增粗，两肺新发淡片状模糊影沿肺纹

理分布，右肺为著（图 6-1），进一步行胸部 CT 检查，可见双肺散在多发淡片状阴影、实变影，边缘模糊，内见含气支气管影，并空洞形成（图 6-2）。病原学检查结果发现，GM 试验（＋），为 1.5 ODI，气管内抽吸痰涂片可见曲霉菌丝，抽吸痰培养生长烟曲霉（3＋），支气管肺泡灌洗液定量培养生长烟曲霉（＞ 10^5 cfu/ml）。

临床诊断为侵袭性肺曲霉病，停用厄他培南和糖皮质激素，给予伏立康唑静脉输液，首日 400 mg 2 次 / 日，之后 200 mg 2 次 / 日，体温恢复正常，咳嗽咳痰、呼吸困难减轻。2 周后复查 GM 试验为 0.5 ODI，将伏立康唑改为口服治疗 200 mg 2 次 / 日。2 个月后复查胸部 CT 双肺病变较前吸收。口服伏立康唑治疗 10 个月后，复查胸部 CT 双肺病变基本吸收，停用伏立康唑。

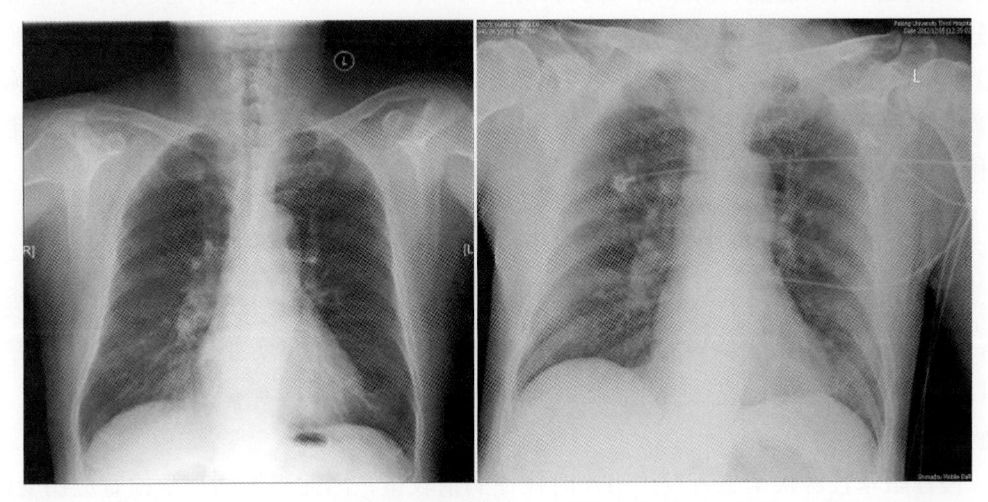

图 6-1 （左）入院时胸部 X 线片：双肺纹理增多；（右）入院第 4 天胸部 X 线片：双肺透过度较前减低，肺纹理增多、增粗，两肺新发淡片状模糊影沿肺纹理分布，右肺为著

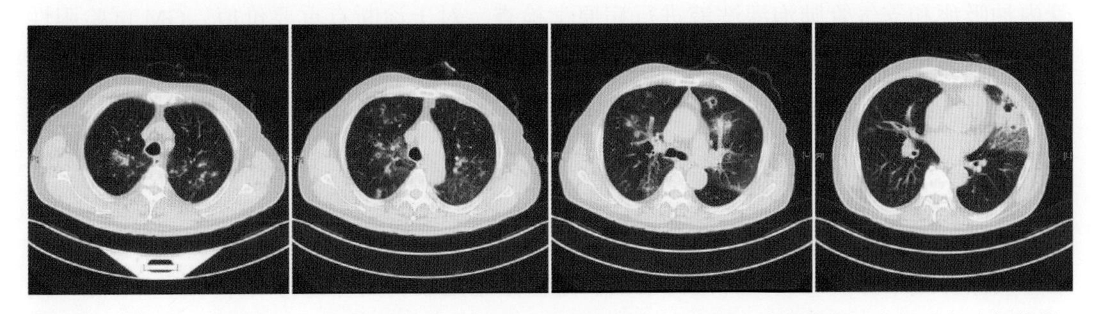

图 6-2 入院第 4 天胸部 CT：可见双肺散在多发淡片状阴影、实变影，边缘模糊，内见含气支气管影，并空洞形成

二、病例解析

（一）慢性阻塞性肺疾病是侵袭性肺曲霉病的危险因素

侵袭性肺曲霉病（invasive pulmonary aspergillosis，IPA）是由曲霉（主要是烟曲霉）

导致的肺实质炎症浸润和坏死，临床诊治困难，病死率高。免疫功能受损是导致IPA的主要原因，传统的危险因素包括粒细胞减少症、造血干细胞移植和实体器官移植、长期使用大剂量糖皮质激素、血液系统恶性肿瘤、化疗、艾滋病晚期等。近年来发现，慢性阻塞性肺疾病和危重症患者也是IPA的高危个体[1]。慢性阻塞性肺疾病患者合并IPA并不少见，住院期间合并IPA的发生率超过10%。大剂量、长时间使用糖皮质激素是IPA的重要危险因素，尤其是前3个月使用糖皮质激素累积超过700 mg泼尼松或等量的其他激素。使用广谱抗生素3种以上和抗生素治疗时间超过10天、入住ICU、慢性心力衰竭等也是罹患IPA的危险因素。

慢性阻塞性肺疾病本身也是IPA的高危因素，尤其是重度肺功能下降者。通常情况下，人体的防御功能能够清除吸入的曲霉孢子，其中第一道防线是纤毛运动，可清除大部分吸入的孢子；第二道防线是吞噬系统，包括巨噬细胞杀灭分生孢子和中性粒细胞消灭菌丝和芽孢；此外其他免疫细胞，如自然杀伤细胞等也发挥一定的保护功能。但慢性阻塞性肺疾病患者由于吸烟、反复感染和上皮损伤等原因而导致气道结构破坏，纤毛运动和炎症细胞的防御功能受损，故容易罹患IPA。

（二）慢性阻塞性肺疾病患者发生IPA多依靠临床诊断

慢性阻塞性肺疾病患者合并IPA确诊困难，微生物学和血清学检查有助于早期发现IPA。IPA影像学早期无特异性表现，病情进展后胸部CT可见实变、结节、空洞、晕征等具有一定特征性的表现。因此，需结合临床表现、微生物学结果，以及GM试验、G试验进行综合判断[2]。

慢性阻塞性肺疾病患者发生IPA时往往病情较重，因此组织病理学检查应用受限，确诊困难。由于临床表现并无特异性，故常规行痰涂片镜检和真菌培养、住院期间定期复查有助于及时发现IPA。气管插管机械通气的患者应积极行支气管镜检查，并留取气管内抽吸痰和支气管肺泡灌洗液进行病原学检查，对于诊断有重要价值。GM试验阳性提示曲霉感染，可在临床感染表现之前出现，有助于早期诊断IPA。但不同研究中GM试验对IPA诊断的敏感性和特异性差别较大，因此GM试验结果应该和微生物学检查结果以及临床表现结合起来综合分析。

（三）痰标本中发现真菌需结合临床进行全面分析

痰涂片或培养发现真菌，是污染菌、定植菌还是致病菌应进行具体分析，不能一概而论。由于痰标本获得时经过口腔，易受到污染，因此只有合格痰的结果才能在临床诊断时使用。合格痰标准为痰直接涂片光镜下检查，每低倍镜视野鳞状上皮细胞≤10个，白细胞＞25个；或鳞状上皮细胞：白细胞≤1：2.5。如果痰标本不合格，则结果应考虑为污染菌。如果痰标本合格，而临床没有感染表现，则应考虑为定植菌。如在合格痰标本中发现真菌，而且临床有感染表现，尤其是抗细菌治疗无效时，不能轻易认定其为定植菌，而应该引起重视，如有条件还应留取下呼吸道标本（支气管肺泡灌洗液、保护性毛刷刷检、气管内抽吸痰）做定量培养，有助于临床诊断真菌感染。同时应进一步做血清学检查和胸部 CT 检查。本例患者就诊后及时留取了下呼吸道标本行真菌培养并进行了血清学检查，为诊断曲霉菌感染提供了依据。

三、要点提示

（1）慢性阻塞性肺疾病（慢阻肺）是 IPA 的危险因素，且合并发生 IPA 后病情往往较严重，有时可与慢阻肺急性加重混淆。

（2）慢阻肺合并 IPA 确诊不易，应结合临床表现、微生物学、血清学和胸部 CT 结果进行综合分析。

（3）下呼吸道标本中培养出曲霉是及时诊断 IPA 的重要环节，尽早治疗是改善慢阻肺合并 IPA 患者预后的关键。

参考文献

[1] Bulpa P，Dive A，Sibille Y. Invasive pulmonary aspergillosis in patients with chronic obstructive pulmonary disease. Eur Respir J，2007，30（4）：782-800.

[2] 中华医学会呼吸病学分会感染学组，中华结核和呼吸杂志编辑委员会 . 肺真菌病诊断和治疗专家共识 . 中华结核和呼吸杂志，2007，30（11）：821-834.

（杜毅鹏　周庆涛　沈宁）

病例 7

艾滋病合并马尔尼菲篮状菌血流感染

一、病例重现

患者男，24 岁。因“发热 10 天”入院。患者 10 天前受凉后发热，体温最高 38℃，伴明显乏力，轻咳和少量白痰，无咯血、呼吸困难、胸痛；外院胸部 CT 报告“双肺多发粟粒样小结节，结核可能？”，为进一步诊治收入我院。

入院查体：体温 39.2℃，脉搏 110 次 / 分，呼吸 20 次 / 分，血压 110/60 mmHg。双肺可闻及散在湿啰音。心律齐，各瓣膜听诊区未闻及杂音。腹软，肝脾肋下未触及，无肌紧张。双下肢无水肿。

辅助检查：胸部 CT：双肺多发小结节影（图 7-1）。

初步诊断：肺炎

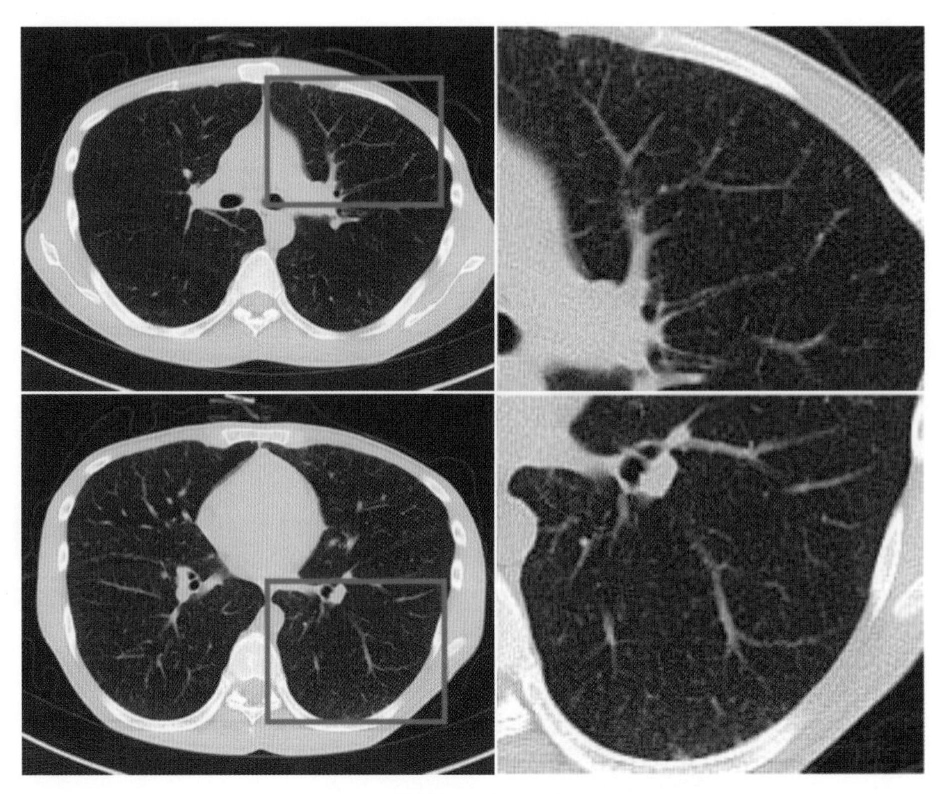

图 7-1 胸部 CT（入院前 1 天）

入院后诊疗经过

入院后化验：血常规（表 7-1）：WBC 2.81×10^9/L，HGB 71 g/L，PLT 98×10^9/L，中性粒细胞百分比 91.5%，淋巴细胞百分比 2.8%，淋巴细胞绝对值 0.08×10^9/L。入院后即刻留取血培养。术前免疫八项提示 HIV 抗体可疑阳性，送疾病预防控制中心（CDC）明确诊断。淋巴细胞亚群绝对计数：淋巴细胞绝对数 121.02/μl，CD4＋5.28/μl，CD8＋92.17/μl，CD4 4.36%，CD8 76.16%，CD4/CD8 比值 0.06；淋巴细胞培养＋干扰素测定阴性（－），PPD（－）；G 试验 543.3 pg/ml；GM 试验 0.785 ODI。

表 7-1 入院后血常规

日期	住院第 1 天	住院第 2 天	住院第 3 天	住院第 4 天	住院第 5 天
WBC（×10^9/L）	2.81	2.22	2.11	2.35	1.76
HGB（g/L）	71	61	75	70	64
PLT（×10^9/L）	98	97	81	61	54
淋巴细胞绝对值（×10^9/L）	0.08	0.13	0.14	0.04	0.06

追问病史，患者 4～5 年前有数次不安全性生活史，否认吸毒或其他不良嗜好史。近半年乏力明显，消瘦，体重下降约 5 kg，未就诊，未曾查 HIV 抗体。

入院后给予哌拉西林舒巴坦（一君）联合莫西沙星（拜复乐）经验性抗菌治疗。入院第 2 天血培养报告蒙太利假单胞菌。患者仍发热，结合 CD4 淋巴细胞减低，给予复方新诺明 2 片 1 次 / 日。入院第 5 天血培养回报马尔尼菲篮状菌（图 7-2）；遂给予伏立康唑 200 mg 静点抗真菌治疗。此后 HIV 抗体结果回报确认阳性，确诊艾滋病（AIDS），伴马尔尼菲篮状菌血流感染，蒙太利假单胞菌血流感染，转到传染病专科医院继续治疗。

随访专科医院治疗情况：患者接受两性霉素 B 治疗，先后予 1 mg、3 mg、7 mg、

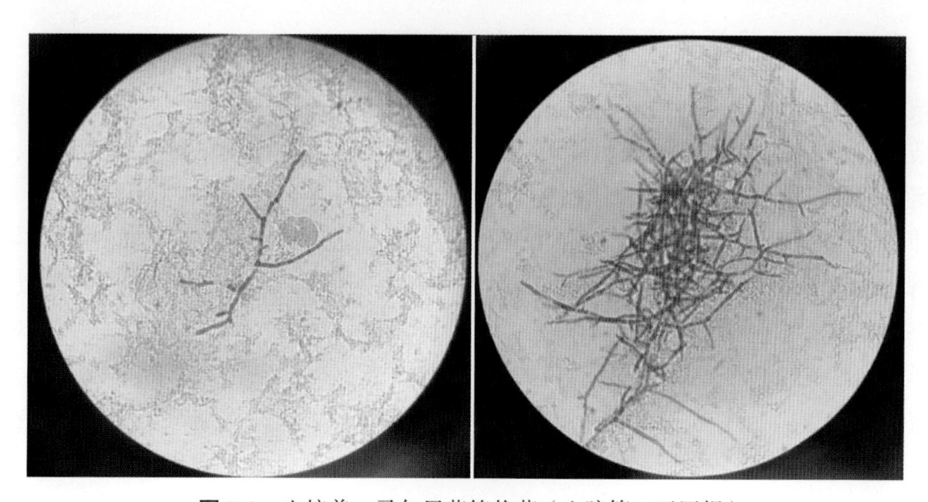

图 7-2 血培养：马尔尼菲篮状菌（入院第 6 天回报）

15 mg、25 mg、35 mg 逐渐加量至足量后连续应用 2 周，联合伏立康唑 200 mg 每 12 h、美罗培南（美平）1 g 每 8 h 抗细菌治疗。治疗 2 周后患者体温正常，治疗 1 个月后病情好转出院。在抗菌治疗 1 个月后，启动抗病毒治疗（ART）。

二、病例解析

（一）在免疫缺陷个体需警惕马尔尼菲篮状菌感染

马尔尼菲篮状菌（Talaromyces marneffei，TM）原名马尔尼菲青霉菌，Penicillium marneffei），是 1956 年巴斯德研究所 Capponi 等在越南从一只死于网状内皮真菌病的中华竹鼠肝脏中首次分离发现的，1959 年实验室人员在接种马尔尼菲篮状菌时被刺破，引起局部结节状病灶及同侧腋窝淋巴结肿大，并于 1959 年将该真菌命名为马尔尼菲青霉菌[1-3]。1973 年报道了首例人类自然感染马尔尼菲篮状菌的病例，是在一位美国霍奇金病患者的肝脏中发现的。我国首例患者是 1981 年在广西南宁诊断的。2011 年基于系统发生与表型分析，更名为马尔尼菲篮状菌，并将其引起的深部机会性致病性真菌病称为"马尔尼菲篮状菌病"。人群对马尔尼菲篮状菌普遍易感。免疫功能正常人群感染后表现为定植而后清除。免疫功能低下人群定植后进一步感染或潜伏感染而后再活化。免疫缺陷导致的个人易感性是发病的主要原因。近 20 年来随着免疫抑制剂的广泛应用、器官移植、艾滋病等所导致的免疫缺陷宿主不断增多，马尔尼菲篮状菌病的报道日渐增多，而且发病区域有扩大趋势[4-6]。艾滋病患者 $CD4^+$计数＜ 50/μl 易发生马尔尼菲篮状菌播散感染[1-3]。G 试验与 GM 试验可辅助快速诊断[4]；确诊依靠血液、骨髓及其他无菌体液中培养出马尔尼菲篮状菌。

该患者以发热为主要症状，突出的临床特点是外周血淋巴细胞明显减低，淋巴细胞计数 121/μl，$CD4^+$ T 淋巴细胞 5.28/μl，存在明显免疫力缺陷。结合 HIV 阳性，诊断为艾滋病。入院后积极明确其发热的原因，血 G 试验阳性、GM 试验阳性，提示真菌感染，血培养证实为马尔尼菲篮状菌。

（二）马尔尼菲篮状菌易导致严重血流感染

该患者另一个突出特点为胸部影像学表现，双肺多发随机分布、大小不等的密集粟粒小结节，外院 CT 报告"结核可能？"。从发病过程看，临床上可排除肺转移瘤、肺结核等疾病，更符合免疫缺陷患者伴血流播散性感染。

肺部通常被认为是马尔尼菲篮状菌入侵的门户，是最早受累的器官，可以累及肺、支气管和胸膜；多表现为咳嗽、咳痰、咯血、胸痛。胸部 CT 表现多样，可类似肺炎、肺结核或肺脓肿，包括多发大小不等的结节状浸润灶、局限性肺实变影、多发磨玻璃样密度影、弥漫性粟粒样结节、形成空洞或囊肿等改变，可伴肺门或纵隔淋巴结增大、胸腔积液。支气管病变在支气管镜下可表现为支气管黏膜下息肉样结节。胸膜病变在胸腔镜下表现为胸膜粘连，脏壁层胸膜可见小结节[5-6]。

（三）抗真菌药物的使用

目前国内外公认的对马尔尼菲篮状菌最有效的抗真菌药物有两性霉素 B、伏立康唑、伊曲康唑等[1-3，7-8]。中国艾滋病诊疗指南（2021 年版）建议的治疗方案为[1]诱导期：不管疾病严重程度，首选两性霉素 B 0.5 ～ 0.7 mg/（kg · d）或两性霉素 B 脂质体 3 ～ 5 mg/（kg · d），静脉滴注 2 周，需严密观察不良反应[9-10]；当患者不能耐受两性霉素 B 时，可采用替代方案：第一天伏立康唑静脉滴注或口服 6 mg/kg（负荷剂量），1 次 /12 小时，然后改为 4 mg/kg，1 次 /12 小时，不少于 2 周。巩固期：口服伊曲康唑或伏立康唑 200 mg，1 次 /12 小时，共 10 周[10-11]。随后进行二级预防：口服伊曲康唑 200 mg，1 次 / 日，至患者通过 ART 后 $CD4^+$ T 淋巴细胞计数＞ 100/μl，并持续至少 6 个月可停药[12]。一旦 $CD4^+$ T 淋巴细胞计数＜ 100/μl，需要重启预防性抗真菌治疗。

三、要点提示

（1）对出现发热、$CD4^+$ T 细胞＜ 50/μl 的艾滋病患者，应警惕马尔尼菲篮状菌病可能。

（2）诊断马尔尼菲篮状菌病需早期采用血清学方法或培养法寻找病原菌。

（3）对重症马尔尼菲篮状菌病患者，可采用两性霉素 B 联合伏立康唑治疗。

参考文献

［1］中华医学会感染病学分会艾滋病丙肝学组，中国疾病预防与控制中心 . 中国艾滋病诊疗指南（2021 年版）. 中华临床感染病杂志，2021，14（5）：321-343.

［2］Limper AH，Adenis A，Le T，et al. Fungal infections in HIV/AIDS. Lancet Infect Dis，2017，17（11）：e334-e343.

［3］Supparatpinyo K，Chiewchanvit S，Hirunsri P，et al. Penicillium marneffei infection in patients infected with human immunodeficiency virus. Clin Infect Dis，1992；14（4）：871-874.

［4］Wang YF，Cai JP，Wang YD，et al. Immunoassays based on penicillium marneffei Mp1p derived from pichia pastoris expression system for diagnosis of penicilliosis. PLoS One，2011，6（12）：e28796.

［5］施伎蝉，蒋贤高，刘赛朵，等 . 艾滋病合并播散性马尔尼菲篮状菌病 25 例临床特征分析 . 中华医院感染学杂志，2019，29（24）：3706-3710.

［6］彭帆，钟正，孔祥龙，等 . 22 例艾滋病合并马尔尼菲篮状菌感染患者的临床特征 . 中国感染控制杂志，2018，17（7）：610-614.

［7］Kaplan JE，Benson C，Holmes KK，et al. Guidelines for prevention and treatment of opportunistic infections in HIV-infected adults and adolescents：recommendations from CDC，the National Institutes of Health，and the HIV Medicine Association of the Infectious Diseases Society of America. MMWR Recomm Rep，2009，58（RR-4）：1-207.

［8］Saag MS. HIV infection-screening，diagnosis，and treatment. N Engl J Med，2021，384（22）：2131-2143.

［9］YingRS，LeT，CaiWP，et al. Clinical epidemiology and outcome of HIV-associated talaromycosis in Guangdong，China，during 2011-2017. HIV Med，2020，21（11）：729-738.

［10］KlusJ，LyVT，ChanC，et al. Prognosis and treatment effects of HIV-associated talaromycosis in a real-world patient cohort. Med Mycol，59（4）：392-399.

［11］LeT，KinhNV，CucNTK，et al. A trial of itraconazole or amphotericin B for HIV-associated talaromycosis. N Engl J Med，2017，376（24）：2329-2340.

［12］TunN，McleanA，DeedX，et al. Is stopping secondary prophylaxis safe in HIV-positive talaromycosis patients？ Experience from Myanmar. HIV Med，2020，21（10）：671-673.

致谢：感谢检验科郑佳佳老师提供该患者马尔尼菲篮状菌的显微镜照片。

（盖晓燕　王建丽　朱红）

病例 8

非霍奇金淋巴瘤合并播散性诺卡菌病

一、病例重现

患者，男性，39 岁。因“发现淋巴瘤 6 个月，发热 10 余日”入院。患者于 6 个月前因诊断为非霍奇金淋巴瘤（弥漫大 B 细胞型Ⅳ期），接受规律化疗，包括 REPOCH（美罗华、依托泊苷、甲泼尼龙、长春新碱、环磷酰胺、多美素）方案 5 周期，RCHOPE（美罗华、环磷酰胺、多美素、长春地辛、甲泼尼龙、依托泊苷）方案 1 周期。3 个月前（3 周期 REPOCH 化疗后）行胸部 CT 示双肺磨玻璃影，考虑“药物诱导的肺损伤”，口服甲泼尼龙治疗后好转（图 8-1）。末次化疗为 1 个月前。1 个月前患者左侧大腿、右手大鱼际出现硬结，触之疼痛，患者未予重视。10 日前患者出现发热，体温最高 40℃，伴咳嗽、咳白痰，伴畏寒、乏力，就诊于我院，查血常规提示 WBC 11.35×10^9/L，中性粒细胞百分比 88.9%；CRP、PCT 均升高；G 试验（＋）；免疫球蛋白 IgG、IgM、IgA 均降低；胸部 CT 示双肺新发阴影、右肺尖团块影（图 8-2）。考虑“真菌感染”，予伏立康唑、卡泊芬净治疗 1 周，患者仍间断发热。5 日前对右上肺团块行超声造影下穿刺活检，穿刺肺组织细菌和真菌培养阴性。为进一步诊治转入呼吸科病房。

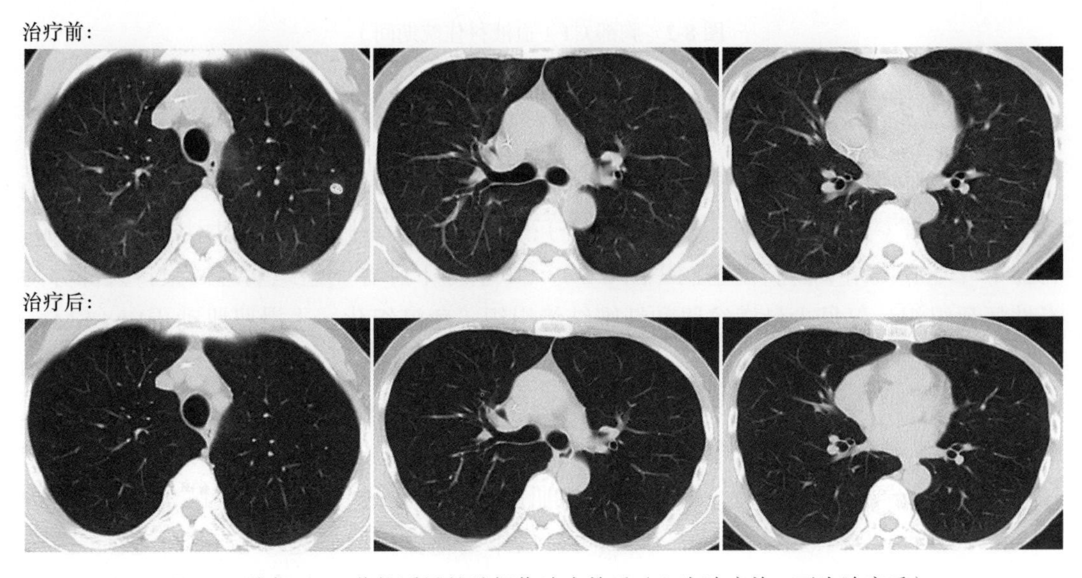

图 8-1 胸部 CT：药物诱导的肺损伤治疗前后（上为治疗前，下为治疗后）

既往史和个人史：高血压 10 余年，口服缬沙坦治疗；磺胺类药物过敏史，表现为皮肤水泡、口腔破溃；饮酒史 20 余年，约 16 g 酒精 / 日，戒酒 6 个月；否认吸烟史；否认职业接触史。

入院查体：体温 38.2℃，脉搏 112 次 / 分，呼吸 20 次 / 分，血压 142/98 mmHg。全身浅表淋巴结未触及肿大。呼吸运动正常，双肺叩诊清音，双肺未闻及啰音及胸膜摩擦音。心脏、腹部及神经系统查体无异常。右手大鱼际处皮下可触及直径约 3 cm 硬结，有触痛，无波动感；左大腿外侧可触及直径约 2 cm 硬结，无触痛。

辅助检查：血常规：WBC 11.35×10^9/L，中性粒细胞百分比 88.9%，HGB 114 g/L，PLT 201×10^9/L；CRP 2.95 mg/dl，PCT 0.246 ng/ml，ESR 69 mm/h；肝肾功能处于正常范围；T-SPOT（－），G 试验（＋），GM 试验（－），巨细胞病毒和 EB 病毒 DNA 均（－），2 次血培养（－），免疫球蛋白 IgG、IgM、IgA 降低。胸部 CT 提示右肺上叶见新发团块状影，直径 3.8 cm，双肺多发新发斑片状、结节状影（图 8-2）。

初步诊断：肺部阴影性质待查；非霍奇金淋巴瘤，弥漫大 B 细胞型Ⅳ期；药物诱导肺损伤；高血压 1 级（低危）

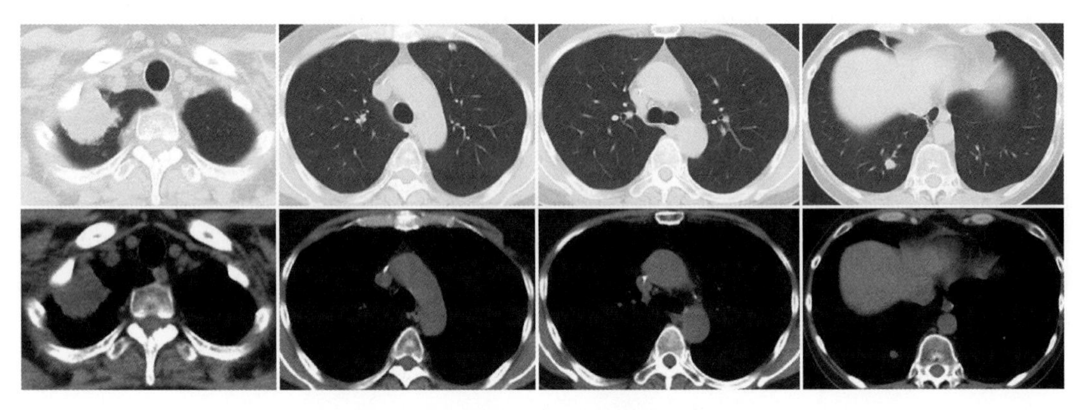

图 8-2 胸部 CT（血液科住院期间）

入院后诊疗经过

入呼吸科后复查 2 次血培养阴性，支原体、衣原体、军团菌抗体阴性，痰涂片示革兰氏阳性杆菌（＋），抗酸杆菌、真菌（－）；胸部 CT 示右肺上叶尖段团块内新发空洞，右肺下叶基底段结节内新发空洞（图 8-3）。CT 引导下肺穿刺组织病理回报：大部分为炎性坏死组织，仅见少量横纹肌和纤维结缔组织，免疫组化：平滑肌肌动蛋白（SMA）（＋），钙结合蛋白 Calretinin（－）；特殊染色 PAS、PASM、抗酸染色均（－）；荧光 PCR-TB（－），革兰氏染色未见病原体。行浅表部位超声检查，右手大鱼际皮下软组织内可见低-无回声区，范围约 2.6 cm×0.3 cm，左大腿皮下软脂肪层内可见一大小约 1.7 cm×0.4 cm 不均质回声，其上方及下方肌层内分别可见一低-无回声区，大小分别为 2.1 cm×0.4 cm、1.4 cm×0.2 cm，周围可见较丰富血流信号。超声心动图、腹部超声、颅脑 CT 未见异常。予以静脉哌拉西林舒巴坦、利奈唑胺抗感染治疗，同时口服伏立康

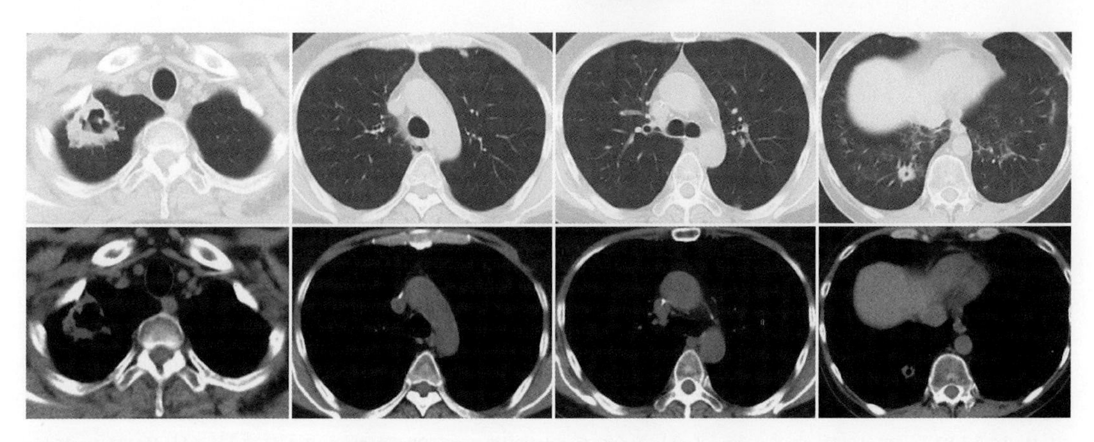

图 8-3　胸部 CT（呼吸科住院期间复查）

唑预防真菌感染。

转入我科后第 6 日行右手大鱼际皮下组织穿刺，可穿刺出脓性液体（图 8-4），第 10 日痰培养结果回报示“圣乔治诺卡菌”，第 17 日右手大鱼际皮下组织穿刺脓液培养示“圣乔治诺卡菌”。药剂科评估患者既往皮疹与磺胺类药物相关性为“可能”，进行磺胺［复方磺胺甲噁唑（TMP-SMX）：每片含甲氧苄啶 80 mg ＋磺胺甲噁唑 400 mg］脱敏治疗：第 0 小时：TMP-SMX 0.004/0.02 mg（1/20 000 片），第 1 小时：TMP-SMX 0.04/0.2 mg（1/2000 片），第 2 小时：TMP-SMX 0.4/2 mg（1/200 片），第 3 小时：TMP-SMX 4/20 mg（1/20 片），第 4 小时：TMP-SMX 40/200 mg（1/2 片），第 5 小时：TMP-SMX 160/800 mg（2 片），（1/20 000 片磺胺配置方法如下：应用 10 ml 生理盐水溶解 1 片磺胺，抽取 1 ml 稀释至 10 ml，重复 4 次，得到 1/10 000 片磺胺，第 5 次弃去 5 ml 后再稀释至 10 ml，得到 1/20 000 片磺胺。）每次服药后饮水 180 ml。磺胺脱敏后调整治疗方案为复方磺胺甲噁唑 3 片 2 次 / 日联合头孢曲松抗感染，同时继续口服伏立康唑预防真菌感染。2 日后，患者体温降至正常。

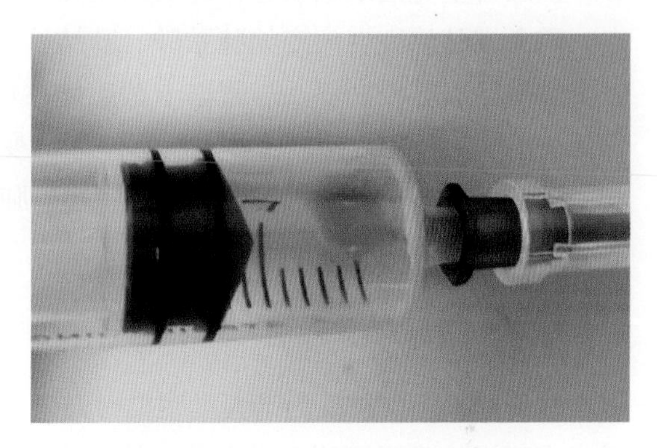

图 8-4　右手大鱼际穿刺脓性液体

二、病例解析

（一）免疫缺陷患者肺部空洞病变需考虑诺卡菌病

诺卡菌是一种专性需氧菌，属放线菌目，广泛存在于泥土、空气、腐败植物和其他有机物中，通常被认为是机会性感染致病菌。大多数诺卡菌感染患者细胞免疫功能受损，但约 1/3 患者免疫功能正常，常见易感因素包括：HIV 感染、癌症、化疗、皮质类固醇治疗、实体器官移植受者、异基因造血干细胞移植受者，及糖尿病、自身免疫性疾病、慢性肺部疾病患者等[1]。诺卡菌可通过吸入或接触的方式侵袭肺、中枢神经系统、皮肤等并引起急性、亚急性或慢性化脓性及肉芽肿性疾病，其具有易播散性，若≥ 2 个不连续器官受累和（或）表现出血流感染，则为播散性诺卡菌病。肺为最常见的受累部位，表现为咳嗽、咳痰、呼吸困难、胸痛、胸闷、咯血等，全身症状可有发热、乏力、消瘦等[2]。肺诺卡菌感染的影像学表现也缺乏特异性，包括实变、结节或肿块、空洞、支气管扩张、磨玻璃影、胸膜增厚、胸腔积液等，其中实变、肿块或结节影、空洞最为常见[3]。

诺卡菌革兰氏染色阳性，弱抗酸染色（脱色液为 1% 硫酸，抗酸染色脱色液为 3% 盐酸）阳性。菌体呈多向分枝丝状，菌丝分支角 90°具有诊断意义，但并非均呈 90°。该菌生长缓慢，至少需 48 ～ 72 小时才能看到菌落，一般需 2 ～ 14 天[4]。故临床上考虑诺卡菌感染时，需及时与检验科沟通延长培养时间，以免造成漏诊、误诊。

该患者呈免疫缺陷状态，此次以发热、皮下结节以及肺多发结节、空洞影为主要特点，需考虑肺感染性病变如肺脓肿、肺结核、肺真菌病及非感染性病变如肉芽肿性多血管炎、淋巴瘤肺浸润等。尽管诺卡菌感染在免疫抑制人群中越来越受到关注，但临床上仍属少见；对于免疫抑制个体的肺部空洞病变，需警惕诺卡菌感染，多次、多部位（痰、胸腔积液、血液、脓液、支气管镜下刷检、肺泡灌洗液及肺穿刺标本等）采集标本送检，有利于及时获得病原学证据。

（二）磺胺脱敏治疗

星形诺卡菌曾被认为是人类感染中最常见的诺卡菌菌种，现认为是一类细菌复合群，通常有五类抗生素可用于诺卡菌初始治疗：复方磺胺甲噁唑、碳青霉烯类（亚胺培南和美罗培南）、噁唑烷酮类（利奈唑胺）、氨基糖苷类（阿米卡星）和头孢菌素（头孢曲松和头孢噻肟）。此外，四环素类（米诺环素）、氟喹诺酮（莫西沙星、左氧氟沙星）也可用于诺卡菌治疗[5-6]。Wallace 等根据药敏模式将星形诺卡菌复合群分为 6 个类型和 1 个难分类型。圣乔治诺卡菌也称为“盖尔森基兴诺卡菌”，通常对复方磺胺甲噁唑、亚胺培南、头孢曲松和阿米卡星敏感，对阿莫西林-克拉维酸耐药[7]。目前，磺胺类药物仍然是诺卡菌治疗一线用药，综合药敏特点、长疗程治疗需求、药物副作用及经济效益因素，该病例首选磺胺为基础的治疗，但患者既往对磺胺类药物有皮肤过敏表现，故在药剂科指导下进行磺胺脱敏，在此后长期治疗过程中未见明确过敏表现。

三、要点提示

（1）对于免疫缺陷患者出现肺部结节、团块影伴或不伴空洞，伴或不伴脑、皮肤及其他部位脓肿，需警惕诺卡菌病，并强调病原学检查的重要性。

（2）目前尚无明确的诺卡菌治疗指南，通常遵循早期、联合、足量、足疗程、个体化原则。推荐以复方磺胺甲噁唑为基础的联合治疗，疗程至少 6 ～ 12 个月，若患者对磺胺类药物过敏，应尽可能行脱敏治疗。

（3）诺卡菌病患者往往合并基础疾病或为免疫抑制个体，需注重个体化治疗及多学科诊疗。

参考文献

[1] Rathish B，Zito PM. StatPearls. Treasure Island（FL）：StatPearls Publishing，2021.

[2] Martínez Tomás R，Menéndez Villanueva R，Reyes Calzada S，et al. Pulmonary nocardiosis：risk factors and outcomes. Respirology，2007，12（3）：394-400.

[3] Mehrian P，Esfandiari E，Karimi MA，et al. Computed tomography features of pulmonary nocardiosis in immunocompromised and immunocompetent patients. Pol J Radiol，2015，7（80）：13-17.

[4] 李凤玉，邓静敏 . 肺诺卡菌病诊治的研究进展 . 中华临床医师杂志，2020，14（10）：848-852.

[5] Lafont E，Conan PL，Rodriguez N，et al. Invasive nocardiosis：disease presentation，diagnosis and treatment-old questions，new answers. Infect Drug Resist，2020，22（13）：4601-4613.

[6] Wilson JW. Nocardiosis：updates and clinical overview. Mayo Clin Proc，2012，87（4）：403-407.

[7] Wallace RJ Jr，Steele LC，Sumter G，et al. Antimicrobial susceptibility patterns of Nocardia asteroides. Antimicrob Agents Chemother，1988，32（12）：1776-1779.

（常春　商莹　曹骊亭）

病例 9

骨髓纤维化合并宛氏拟青霉肺部感染

一、病例重现

患者，男性，43 岁。因“间断发热伴皮下结节 2 月余，咯血 1 月余”于 2018-11-15 第一次入院。2 个月前患者无明显诱因出现发热，最高体温 39.6℃，并发现右侧腹股沟、右膝部外侧无痛性皮下结节，表面皮肤完整无破溃，当地医院胸部 CT 示“双肺多发结节”，予亚胺培南静脉输液治疗后虽然体温降至正常，但复查胸部 CT 示“双肺多发结节较前增大，并出现左肺渗出、实变影”。1 个月前出现咯血，18 天前再次发热，分别予青霉素、左氧氟沙星、亚胺培南静脉输液，咯血无明显好转，皮下结节呈增大趋势，并出现疼痛。1 天前因咯血加重来诊并收住院。

既往史和个人史：骨髓纤维化，入院前近 1 年长期口服芦可替尼治疗。吸烟 20 年，10 支 / 日，戒烟 1 年。职业为公务员，否认特殊职业暴露史。

入院查体：体型消瘦，贫血貌，全身浅表淋巴结无肿大。双肺叩诊清音，双肺呼吸音粗，未闻及啰音，无胸膜摩擦音。心率 82 次 / 分，律齐，各瓣膜听诊区未闻及杂音。腹膨隆，无压痛、反跳痛、肌紧张，肝脏未触及，可触及巨脾。右侧腹股沟区及右侧膝部外侧可触及条状皮下结节伴压痛，表面皮肤完好。

辅助检查：血常规 WBC 17.43×10^9/L，中性杆状核粒细胞百分比 3%，中性分叶核粒细胞百分比 68%，中幼粒细胞百分比 7%，晚幼粒细胞百分比 6%，红细胞 2.2×10^{12}/L，HGB 58.0 g/L，PLT 125.0×10^9/L。G 试验、GM 试验、结核 T-SPOT 均（－）。血培养（－）。胸部 CT 如图 9-1 所示。

入院初步诊断：发热、双肺多发结节及团块影性质待查：真菌感染？血液系统疾病肺脏受累？骨髓纤维化；贫血（重度）

入院后行支气管镜检查显示左肺上叶、下叶基底段黏膜水肿、增厚，管腔狭窄（图 9-2）；黏膜病理报告支气管黏膜急慢性炎，伴肉芽组织增生，特殊染色未见确切病原体，PAS（－），PASM（－），抗酸染色（－），荧光 PCR-TB（－）。分别行左肺病变、皮下结节穿刺活检，病理报告：肺及小腿组织病变一致，均表现为化脓性肉芽肿性炎，伴坏死，坏死物内见大量中性粒细胞，病变中血管壁见炎症细胞浸润；PAS（－），PASM（－），抗酸染色（－）。骨髓穿刺涂片及活检提示骨髓纤维化，未见血液系统恶性肿瘤表现。临床上考虑不除外真菌感染，予伏立康唑治疗，患者体温恢复正常，咯血缓解，皮下结节逐渐消失，复查胸部 CT 提示“双肺结节及左肺实变影较前明显缩小”

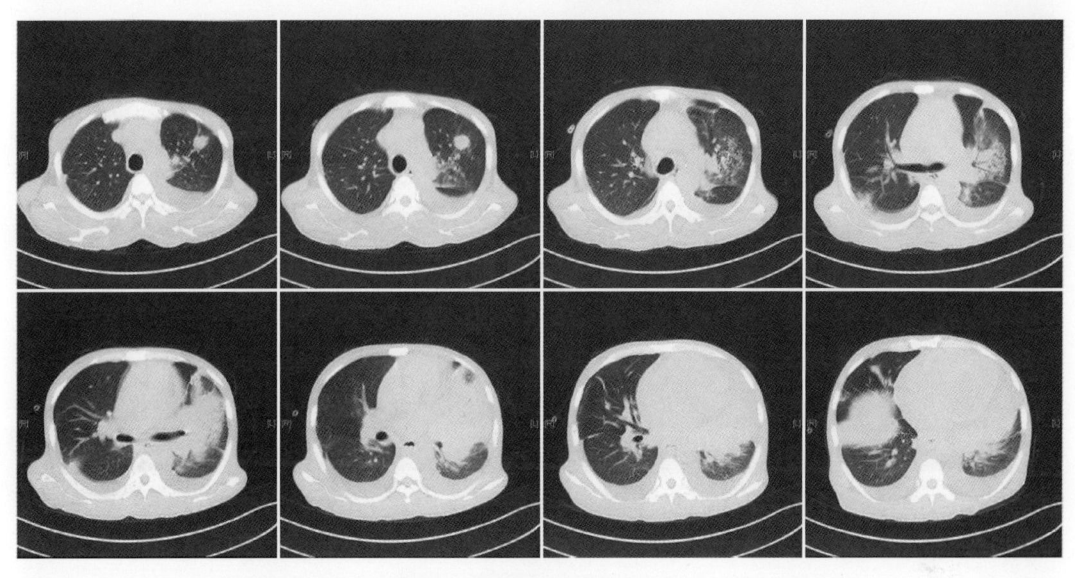

图 9-1　胸部 CT（2018-11-20）

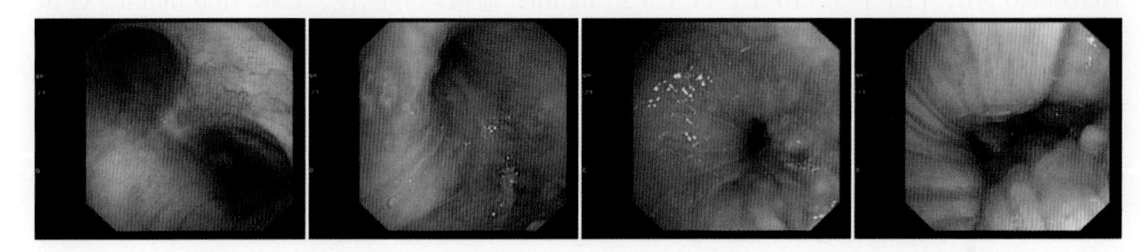

图 9-2　支气管镜检查：左肺上叶、下叶基底段黏膜水肿、增厚，管腔狭窄

（图 9-3）。出院后长期口服伏立康唑 200 mg 2 次 / 日治疗。

2019 年 3 月 25 日患者因“发热 20 余天”第二次入院，此时伏立康唑治疗已接近 4 个月，且未停药。此次发热体温最高 39.5℃，伴寒战、胸闷、干咳，复查胸部 CT 示“肺部感染部分较前吸收、部分较前进展，双侧胸腔积液”。入院查体：体温 38.9℃，贫血貌，消瘦体型，口唇、甲床轻度发绀，颈部未触及肿大淋巴结，左下肺叩诊浊音，左侧呼吸音低，双肺未闻及啰音，心律齐，心率 120 次 / 分，未闻及病理性杂音，腹膨隆，巨脾，双手背、足背可凹性水肿。胸部 CT 如图 9-4 所示。

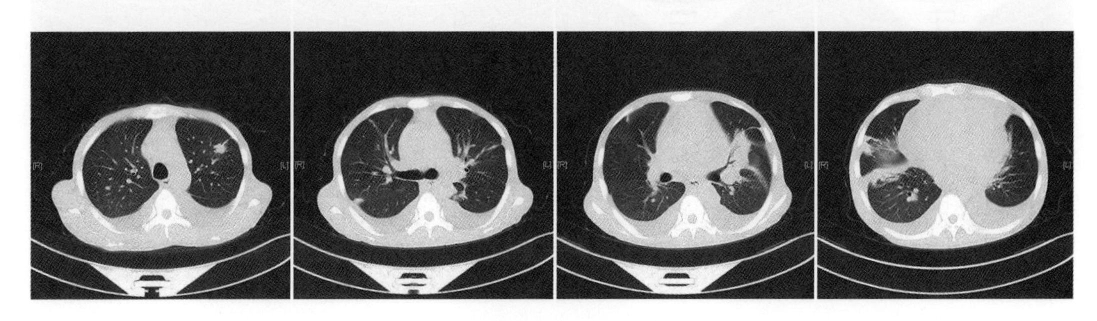

图 9-3　胸部 CT（2018-12-27）

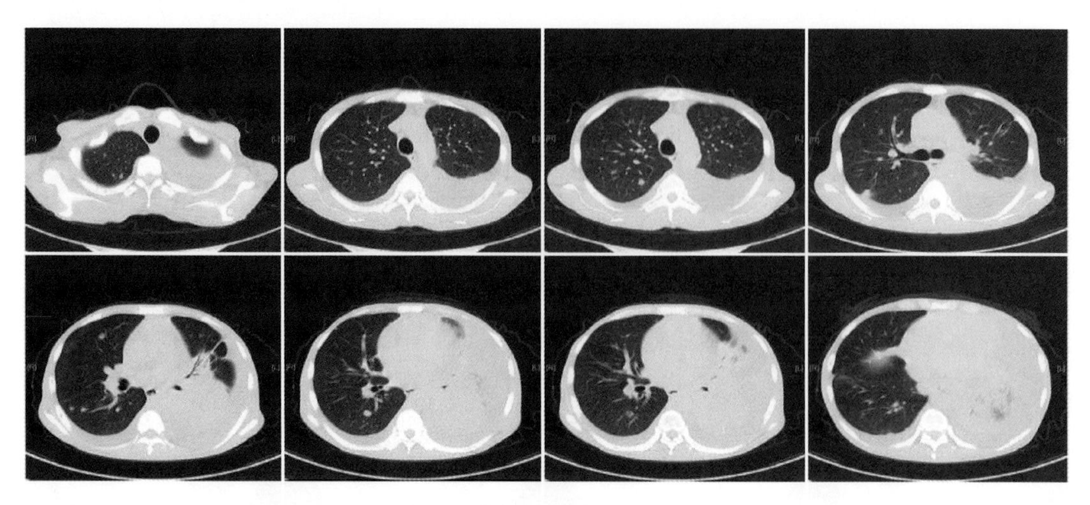

图 9-4　胸部 CT（2019-03-25）

辅助检查：血常规：WBC 6.3×10^9/L，中性粒细胞百分比 81.7%，红细胞 2.97×10^{12}/L，HGB 80.0 g/L，PLT 193×10^9/L；PCT 3.27 ng/ml；血液培养阴性；ESR 78.0 mm/h；G 试验、GM 试验均（－）；T-SPOT（－）；肿瘤标志物未见明显异常；免疫球蛋白固定电泳未见明显异常。行左侧胸腔穿刺，胸腔积液常规：黄色，微浊，比重 1.024，细胞总数 6860/μl，白细胞 1020/μl，多核细胞百分比 14.0%，单个核细胞百分比 86.0%；生化：总蛋白 36.6 g/L，白蛋白 21 g/L，球蛋白 16 g/L，LDH 744 U/L，葡萄糖 6.5 mmol/L，腺苷脱氨酶 10 U/L；肿瘤标志物 癌胚抗原 1.96 ng/ml；未见肿瘤细胞；细菌、真菌培养阴性。

入院后继续口服伏立康唑 200 mg 2 次 / 日治疗，并先后给予万古霉素、哌拉西林舒巴坦、替加环素等多种抗生素治疗，但复查胸部 CT 见肺部病变仍在进展（图 9-5）。遂行右下肺结节穿刺活检及组织匀浆培养，病理报告肺组织中部分区域可见肺泡结构，间隔

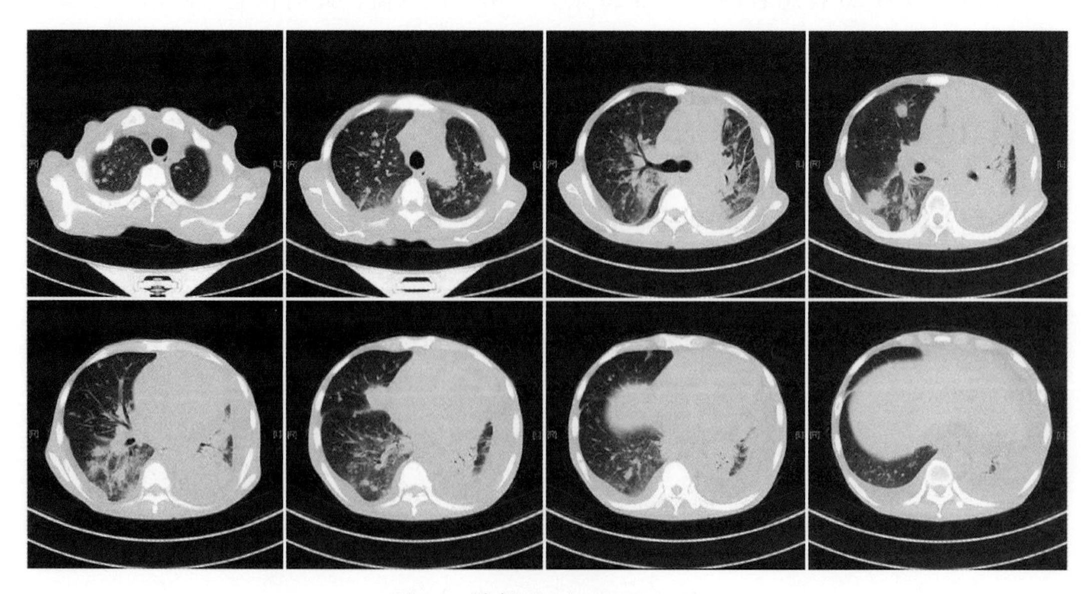

图 9-5　胸部 CT（2019-05-13）

略有增宽，少量炎细胞浸润，其余肺组织结构消失，局灶纤维化，伴大量中性粒细胞灶状及散在浸润，可见肉芽肿结构，可见灶状泡沫细胞，符合炎症性病变。组织匀浆真菌培养形态学鉴定提示拟青霉（图 9-6），经基因测序鉴定为宛氏拟青霉。药敏结果提示泊沙康唑、阿尼芬净、米卡芬净、伊曲康唑、卡泊芬净、氟胞嘧啶、两性霉素 B 潜在敏感。氟康唑、伏立康唑潜在耐药。遂停用伏立康唑，给予泊沙康唑 200 mg 4 次 / 日联合氟胞嘧啶（1 g 4 次 / 日）口服治疗，患者体温逐渐恢复正常，咳嗽、咳痰减轻，复查胸部 CT 提示"双肺病变部分有所吸收，但总体变化不明显"（图 9-7）。患者于 2019 年 6 月 4 日出院。

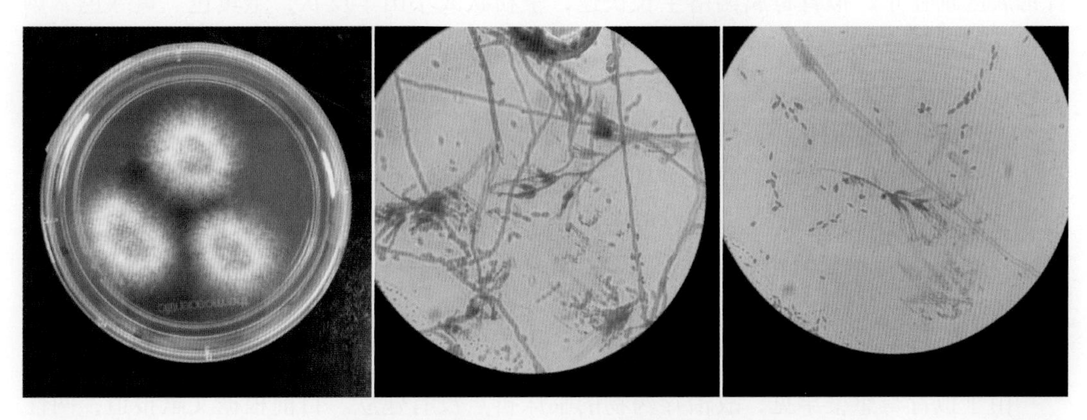

图 9-6 肺组织匀浆真菌培养提示拟青霉

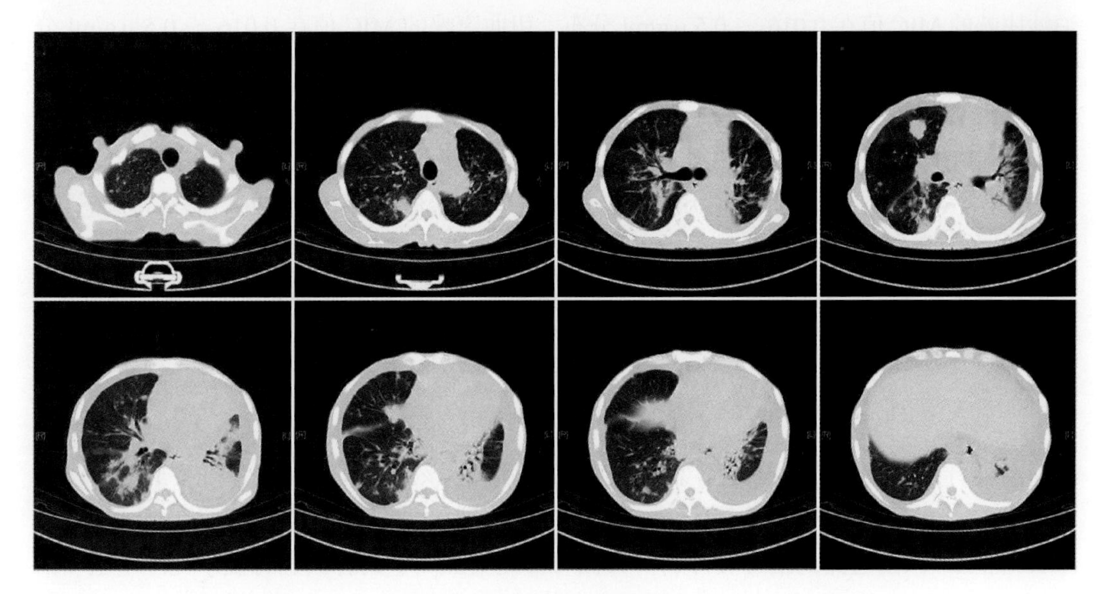

图 9-7 胸部 CT（2019-05-28）

二、病例解析

（一）宛氏拟青霉感染的临床表现及诊断

拟青霉属为土壤腐生菌、昆虫寄生菌、生物降解剂，在土壤、腐烂的植物和蔬菜中生长，世界范围内分布。作为机会性致病菌，所致感染较为罕见。可在免疫功能正常和免疫功能不全的宿主中引起感染，主要易患人群为接受免疫抑制剂治疗的器官移植、淋巴瘤、慢性肉芽肿性疾病的患者。临床表现可累及多个系统，包括下呼吸道、皮肤、骨骼、血液、眼睛（眼内炎）、鼻窦、腹腔（腹膜炎）。拟青霉属中临床最常见的致病菌为宛氏拟青霉，可引起肺炎、眼内炎、鼻窦炎、腹膜炎、软组织感染、播散性血管内感染[1-3]。

拟青霉属于半知菌亚门，丝孢菌纲，丝孢菌目，丛梗孢科。拟青霉属与密切相关的青霉属区别在于，拟青霉属菌落生长快速，呈粉状或小山羊皮状，金黄色、黄绿色、黄棕色、淡紫色或棕褐色，但绝不会出现青霉菌属的绿色或蓝绿色。宛氏拟青霉菌落生长快速，表面有绳索状或成束状纹路，呈黄棕色或沙土色。孢子梗上着生紧密轮生排列的分枝，分枝上形成瓶梗。瓶梗呈圆柱形或椭圆形，尖端变细形成圆柱形的长颈。分生孢子呈亚球形、椭圆形到梭形，透明到黄色，壁光滑，大小为（3 ～ 5）μm×（2 ～ 4）μm，形成长链，分散排列。通常存在厚壁孢子，单个或形成短链，棕色，近球形或梨形，直径 4 ～ 8 μm，厚壁稍有瘤状突起。

（二）宛氏拟青霉感染的治疗方案

由于拟青霉感染罕见，故治疗药物的临床折点没有建立。目前根据文献报道，两性霉素 B 的 MIC 值在 0.016 ～ 0.5 μg/ml 分布，伏立康唑的 MIC 值在 0.03 ～ 16 μg/ml 分布，泊沙康唑的 MIC 值在 0.016 ～ 0.5 μg/ml 分布，伊曲康唑的 MIC 值在 0.016 ～ 0.5 μg/ml 分布[4]。*Mandell，Douglas，and Bennett's Principles and Practice of Infectious Diseases* 推荐两性霉素 B 可用于治疗宛氏拟青霉所致的感染[5]。在个案报道中，伏立康唑（单药）、泊沙康唑（单药）、两性霉素 B 脂质体＋阿尼芬净、两性霉素 B ＋伊曲康唑均有治疗成功的病例。本病例患者前期一直服用伏立康唑，虽初始治疗有效，但此后病情持续恶化，组织匀浆培养提示伏立康唑潜在耐药，两性霉素 B、泊沙康唑、5- 氟胞嘧啶潜在敏感。同时，考虑到当时患者一般情况差及两性霉素 B 的毒性反应，故选择泊沙康唑 200 mg 4 次 / 日联合氟胞嘧啶 1 g 4 次 / 日，病情亦得到一定的改善。

（三）芦可替尼与机会性感染

骨髓纤维化本身与机会性感染关系并不密切，但该患者长期口服芦可替尼治疗骨髓纤维化。芦可替尼是一种新型的 Janus 激酶（JAK）通路抑制剂，可同时阻断 JAK1 和 JAK2 酪氨酸激酶通路的信号转导，一方面可抑制炎症因子的释放和骨髓单克隆增殖（治疗骨髓纤维化），一方面可抑制树突状细胞分化和 T 细胞活化，从而易患机会性感染。芦可替尼相关的机会性感染的个案报道有弓形虫视网膜炎、隐球菌肺炎、肺孢子菌肺炎、中线毛霉菌病、播散性结核[6]。芦可替尼与三唑类抗真菌药物存在明显的相互作用，芦可替尼经过肝细胞色素酶 CYP3A4 代谢，三唑类（氟康唑、伏立康唑、泊沙康唑等）为 CYP3A4 酶的强抑制剂，可显著提高芦可替尼的血药浓度，从而进一步增加芦可替尼的免疫抑制作用。本病例患者应用伏立康唑后可能增强了芦可替尼的免疫抑制作用，导致各种机会性感染的风险增加。

三、要点提示

（1）拟青霉是一种腐生性丝状真菌，可引起人体机会性感染，临床上罕见。主要易患人群为接受免疫抑制剂治疗的器官移植、淋巴瘤、慢性肉芽肿性疾病的患者。感染可累及下呼吸道、皮肤、骨骼、血液、眼睛、鼻窦、腹腔。微生物学实验室可以通过形态学及基因测序的手段对菌种进行鉴别。

（2）拟青霉治疗药物的临床折点尚未建立，文献推荐两性霉素 B 可用于治疗宛氏拟青霉所致的感染。此外，亦有伏立康唑、泊沙康唑、两性霉素 B 脂质体联合其他抗真菌药物治疗成功的病例报道。临床上，可以考虑根据药敏试验的结果选择潜在敏感的抗真菌药物治疗。

（3）芦可替尼可通过抑制树突状细胞分化和 T 细胞活化，从而引起各种机会性感染。三唑类抗真菌药物可通过抑制肝脏细胞色素酶 CYP3A4 影响芦可替尼的代谢，增强了芦可替尼的免疫抑制效应。

参考文献

[1] Feldman R，Cockerham L，Buchan BW，et al. Treatment of Paecilomyces variotii pneumonia with posaconazole：case report and literature review. Mycoses，2016，59（12）：746-750.

[2] Lazarus JE，Branda JA，Gandhi RG，et al. Disseminated intravascular infection caused by Paecilomyces variotii：case report and review of the literature. Open Forum Infect Dis，2020，7（6）：ofaa166.

[3] Steiner B，Aquino VR，Paz AA，et al. Paecilomyces variotii as an Emergent Pathogenic Agent of Pneumonia. Case Rep Infect Dis，2013，2013：273848.

[4] Castelli MV，Alastruey-Izquierdo A，Cuesta I，et al. Susceptibility testing and molecular classification of Paecilomyces spp. Antimicrob Agents Chemother，2008，52（8）：2926-2928.

[5] John EB，Raphael D，Martin JB. Mandell. Douglas and Bennett's principles and practice of infectious diseases，9th edn. Philadelphia：Churchill Livingstone Elsevier，2019.

[6] Lussana F，Cattaneo M，Rambaldi A，et al. Ruxolitinib-associated infections：a systematic review and meta-analysis. Am J Hematol，2018，93（3）：339-347.

（梁瀛　伍蕊　朱红）

病例 10

血行播散型肺结核继发噬血细胞综合征

一、病例重现

患者，男性，28 岁。因“发热 2 个月，鼻衄及双下肢出血性皮疹 10 天”入院。2 个月前患者无明显诱因出现发热，体温 39℃，弛张热型，伴乏力，不伴咳嗽、咳痰，不伴腹痛、腹泻，不伴尿急、尿频、尿痛等。自行口服退热药后可短暂退热，遂于当地医院就诊，予“头孢菌素”及“地塞米松”静脉输液（具体剂量不详）6 天，体温恢复正常。但停药后再次出现发热，体温波动于 38.5 ～ 40℃，未再诊治。1 个月前就诊于外院，查血常规未见异常，胸部 X 线片示“双肺纹理增多”，予“莫西沙星”口服 2 天，仍持续发热。18 天前患者就诊于我院发热门诊，查血常规提示：WBC 5.89×10^9/L，中性粒细胞百分比 80.8%，HGB 123 g/L，PLT 103×10^9/L；胸部 CT 显示“双肺多发小结节，细支气管炎？”（图 10-1）。患者至结核病专科医院就诊，考虑肺结核可能性不大。10 天前

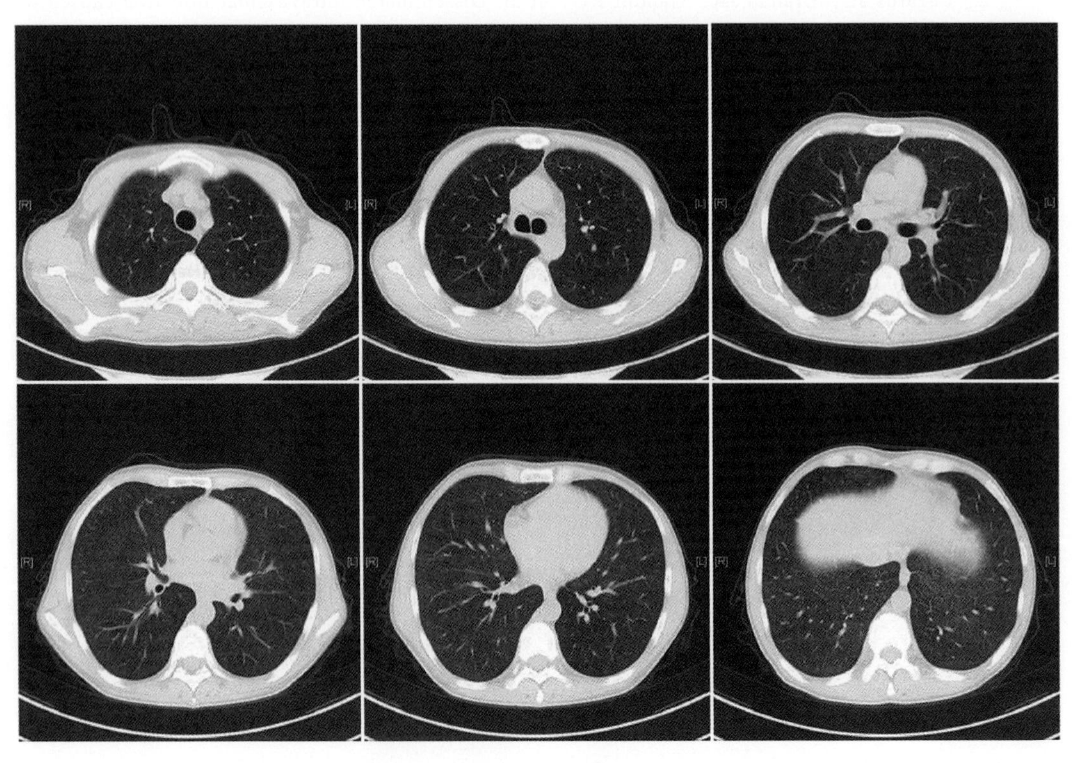

图 10-1 胸部 CT（入院前 18 天）

患者出现鼻衄、双下肢出血性皮疹，无瘙痒，伴双下肢轻度水肿，无皮肤破溃；且持续高热，每日体温仍在 38.5 ～ 40℃波动。遂就诊于我院急诊，查血常规示 HGB 81 g/L，PLT 1×10^9/L；遂行骨髓穿刺及活检后，为进一步诊治收入院。

既往史和个人史：体健，否认肺结核病史及接触史，否认疫区及污染水源、土壤接触史。吸烟 10 年，6 支 / 日，偶尔饮酒。

入院查体：体温 38.0℃，脉搏 100 次 / 分，呼吸 18 次 / 分，血压 119/73 mmHg，消瘦体型，贫血貌。双肺呼吸音清晰，未闻及啰音及胸膜摩擦音。心律齐，各瓣膜听诊区未闻及杂音，腹膨隆，腹壁韧，无压痛、反跳痛，肝脾触诊不满意。双下肢可凹性水肿，双下肢散在紫癜样皮疹。

辅助检查：血常规、血生化变化情况见表 10-1。

表 10-1 血常规、血生化变化情况

	入院前36天	入院前16天	入院当天	住院第2天	住院第3天	住院第5天	住院第7天	住院第9天
WBC（$\times10^9$/L）	3.88	5.89	8.87	8.01	3.87	4.29	4.55	3.46
HGB（g/L）	142	123	81	71	53	66	78	78
PLT（$\times10^9$/L）	145	103	1.0	1.0	5	17	60	98
中性粒细胞百分比（%）	70.1	80.8	86.4	87.1	73.6	76.6	73.2	78.6
ALT（U/L）			34		28	25	35	79
AST（U/L）			53			57	79	57
ALB（g/L）			25.6			25.7	37.6	26.4
LDH（U/L）			393			267	247	253
BUN（mmol/L）			10.6		9	7.3	6.3	3.92
Cr（μmol/L）			140		146	123	70	53

初步诊断：发热、双肺多发小结节原因待查，贫血（中度），血小板减少

入院后诊疗经过

入院后监测血常规及血生化情况如表 10-1 所示。尿常规：尿蛋白（+），24 小时尿蛋白定量 2 g/24 h。两次血培养均（−）。T-SPOT 显示抗原 A 和抗原 B（+），结果均为 200。军团菌、肺炎支原体、肺炎衣原体的抗体检测均（−）。肥达试验和外斐反应（−）。血 EBV-DNA、CMV-DNA（−）。抗核抗体谱：Jo-1 抗体（+），SSB 抗体（弱+）。ANCA（−）。铁蛋白 1202 μg/L。甘油三酯 2.30 mmol/L，超敏 CRP 144.32 mg/L。自然杀伤（NK）细胞活性为 11.73%，可溶性 CD25 水平为＞ 44 000 pg/ml。

入院后复查胸部 CT 如图 10-2 所示，双肺多发微小结节影，呈随机性分布，纵隔第 7 组淋巴结肿大。超声检查显示脾大、肝大以及右锁骨上区多发肿大淋巴结（最大

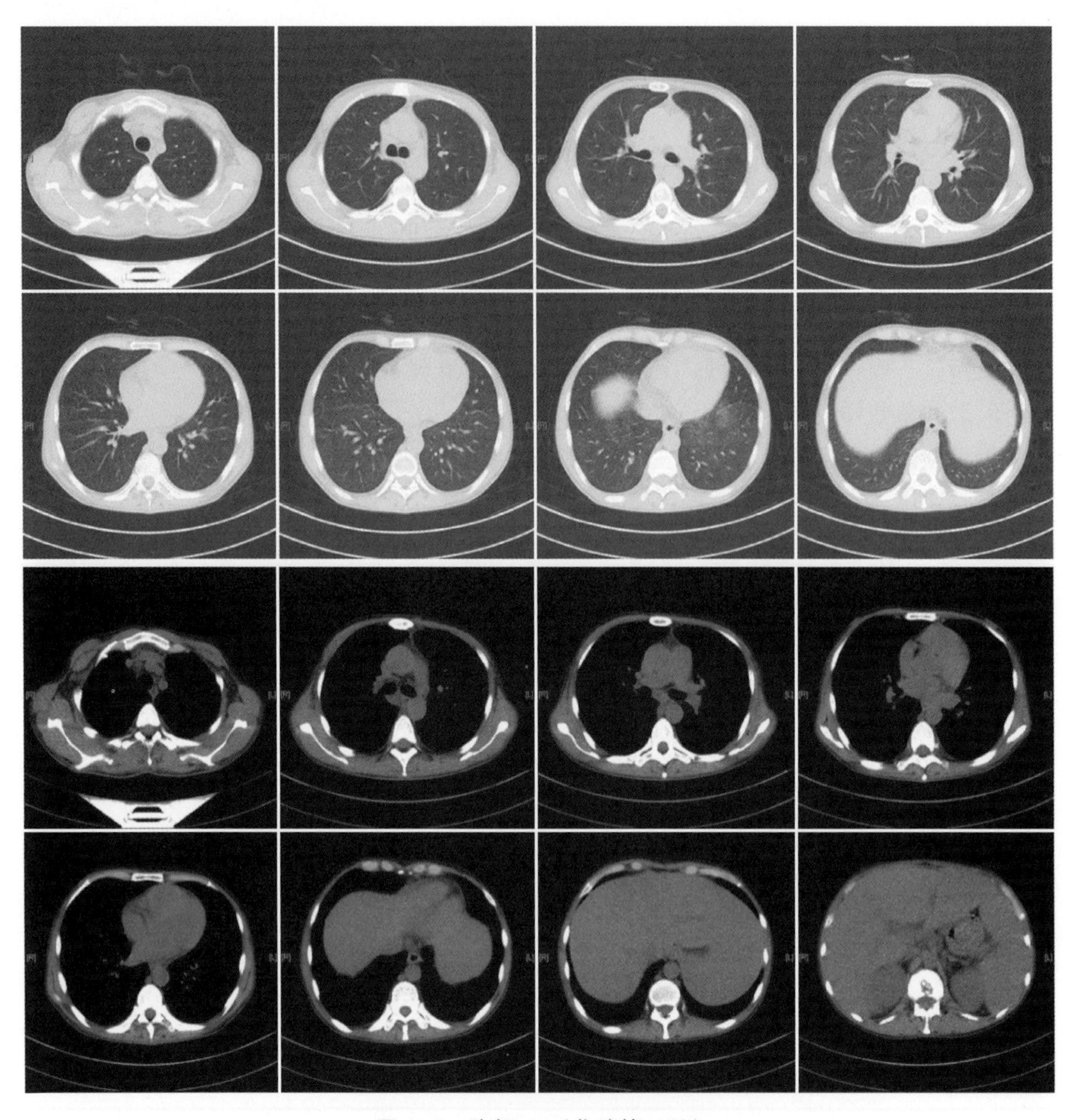

图 10-2 胸部 CT（住院第 3 天）

1.2 cm×0.8 cm），并行右锁骨上淋巴结穿刺活检。骨髓穿刺形态学回报显示：巨核细胞增生、血小板减少，大部分粒系可见中毒颗粒，可见 1% 噬血细胞。

患者急性起病，持续高热，肝脾大，贫血及血细胞显著降低，铁蛋白＞500 μg/L，NK 细胞活性降低，可溶性 CD25 水平显著升高，且骨髓涂片可见噬血现象，临床上考虑急性噬血细胞综合征，给予免疫球蛋白 20 g/d、甲泼尼龙 80 mg/d 静脉输注，输悬浮红细胞及血小板，纠正贫血及血小板减少；并给予营养支持，保证肾脏灌注，维持电解质稳态。

入院第 5 天骨髓活检病理报告：可见坏死及肉芽肿，荧光 PCR-TB（＋），抗酸染色（＋）（图 10-3）。右锁骨上淋巴结穿刺活检报告（图 10-4）：淋巴组织反应性增生，局灶可疑小型肉芽肿形成，提示结核、结节病等肉芽肿性炎的可能。血行播散型肺结核继

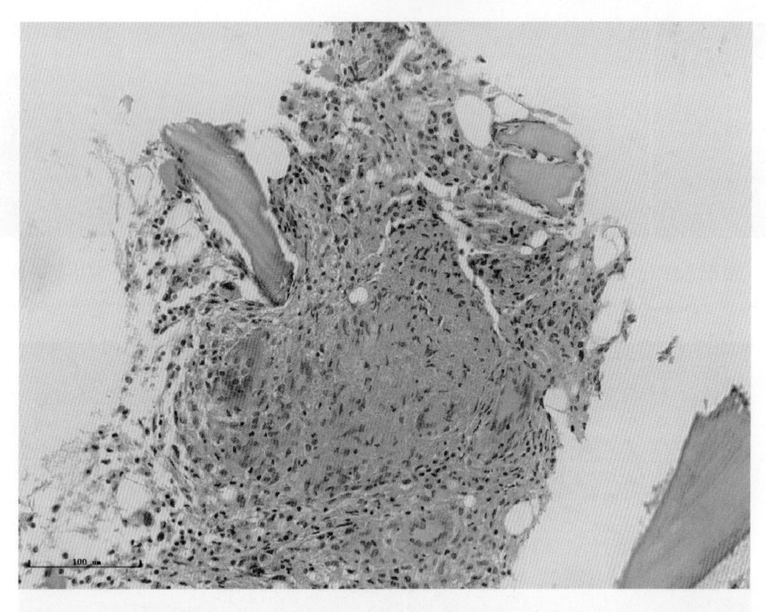

图 10-3　骨髓活检病理：送检骨及纤维结缔组织，可见坏死及肉芽肿结构

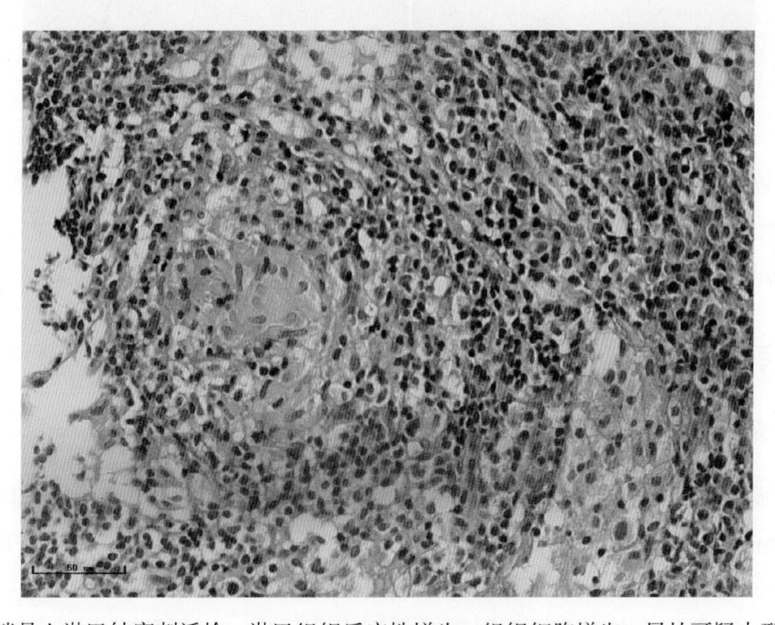

图 10-4　右锁骨上淋巴结穿刺活检：淋巴组织反应性增生，组织细胞增生，局灶可疑小型肉芽肿形成

发噬血细胞综合征诊断明确。治疗上，给予异烟肼、利福平、乙胺丁醇、吡嗪酰胺治疗，糖皮质激素逐渐减量。

追问病史，患者于 2 个月前出现发热之前，曾间断出现腰部隐痛，遂行腰椎 MRI（图 10-5）显示胸 12 至腰 1 椎体及间隙病变，考虑感染性病变；眼底检查（图 10-6）显示眼底可见多发小结节影，符合结核性病变；头颅 MRI 提示右侧放射冠区小灶异常信号影，缺血灶可能。

经上述治疗后，患者噬血细胞综合征得以控制，贫血好转，血小板计数基本恢复正

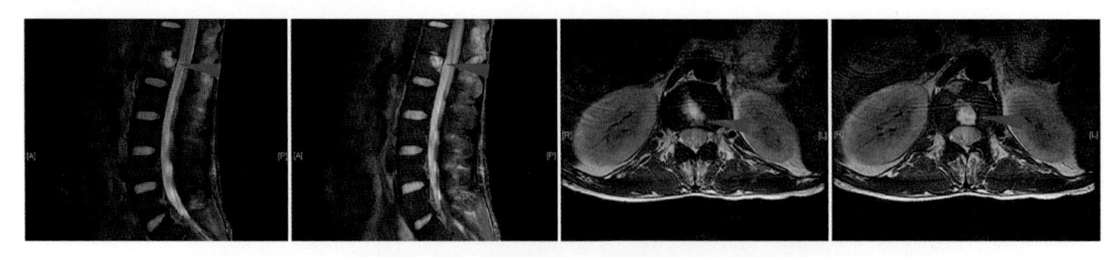

图 10-5 腰椎 MRI：胸 12 至腰 1 椎体可见斑片状稍短 T1 长 T2 信号影，相应椎间隙变窄

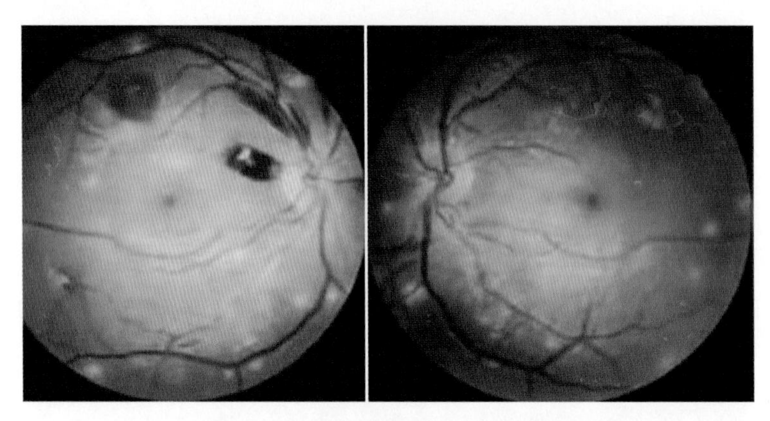

图 10-6 眼底检查可见多发小结节影

常，肾功能恢复正常（表 10-1），但仍持续高热，于住院第 9 天转入北京胸科医院进行规范抗结核治疗。随访患者于 2019 年 6 月 5 日出院，出院时体温正常，血常规基本恢复正常，并规律应用异烟肼、吡嗪酰胺、莫西沙星、阿米卡星抗结核治疗。

二、病例解析

（一）噬血细胞综合征的诊断和病因

噬血细胞综合征（hemophagocytic syndrome，HPS）又称噬血细胞性淋巴组织细胞增多症（hemophagocytic lymphohistiocytosis，HLH），是一类由原发或继发性免疫异常导致的过度炎症反应综合征。这种免疫异常主要为由淋巴细胞、单核细胞和巨噬细胞异常活化、增殖、分泌大量细胞因子而引起一系列炎症反应，可累及脾、肝、淋巴结、骨髓以及中枢神经系统。其临床特征是发热、肝脾肿大、全血细胞减少、铁蛋白升高、肝功能损害及凝血功能障碍等，骨髓细胞形态学以组织细胞吞噬血细胞等为主要表现，病情进展迅速，致死率高[1]。

HLH 由于触发因素不同，被分为“原发性”和“继发性”两大类。原发性 HLH 并非本病例讨论的重点，在此不做赘述。继发性 HLH 则与各种潜在疾病有关，多以感染、血液系统肿瘤、风湿免疫性疾病为病因，国内临床研究显示，HLH 的主要病因为血液系统肿瘤（48.9%），其次为病毒感染（28.9%），其中又以 EB 病毒和巨细胞病毒感染最为常见，第三为自身免疫性疾病（8.9%）[2]。

目前 HLH 的临床诊断参照国际组织细胞学会的 HLH-2004 标准[3]：如果满足以下两项之一可建立 HLH 诊断。

（1）分子诊断符合 HLH。

（2）符合以下 8 条指标中的 5 条：①发热：体温＞ 38.5℃，持续＞ 7 日；②脾大；③血细胞减少（累及外周血两系或三系）：HGB ＜ 90 g/L，PLT ＜ 100×10^9/L，中性粒细胞百分比＜ 1.0×10^9/L 且非骨髓造血功能减低所致；④高甘油三酯血症（甘油三酯 ≥ 3 mmol/L）和（或）低纤维蛋白原血症（纤维蛋白原≤ 1.5 g/L）；⑤在骨髓、脾、肝或淋巴结中找到噬血细胞；⑥血清铁蛋白升高：铁蛋白＞ 500 μg/L；⑦ NK 细胞活性降低或缺如；⑧ sCD25（可溶性白细胞介素 -2 受体）升高。本病例患者除甘油三酯外，其他 7 项指标均指向 HLH 的诊断。

（二）结核感染与 HLH 的关系

肺结核在我国是最常见的传染性疾病之一，临床表现和影像表现多样，诊断常被延误。结核感染继发 HLH 临床上较为罕见，且多为重症结核感染，占继发性 HLH 病因的 3.5% ～ 4.4%[2, 4]。一项回顾性研究显示，在 227 例 HLH 病例中，有 8 例与结核感染有关，其中 6 例肺结核（其中 2 例为血行播散型肺结核）、1 例腹腔结核和 1 例结核性脑膜炎；此外有研究显示骨髓结核及淋巴结结核在结核相关 HLH 中亦比较常见[5]，由此可见肺外结核是此类患者的特征之一。

本病例起病初期的临床表现缺乏特异性，胸部 CT 并非典型的血行播散型肺结核征象，院外曾接受全身激素及抗生素治疗，发热得到一过性缓解并掩盖了病情，对临床诊断产生一定的干扰作用。入院前 10 天病情迅速进展，以血液系统受累为主，再结合高热、脾大、铁蛋白升高、骨髓涂片可见噬血细胞等线索，临床上容易考虑 HLH 或者血液系统疾病的可能性，最终通过骨髓活检及淋巴结活检确立血行播散型肺结核的诊断。

结核相关的 HLH 的临床表现缺乏特异性，发热最为常见，几乎见于所有病例，其他表现包括肝脾大、血细胞减少，部分病例可有皮疹、关节痛、黄疸、浆膜腔积液等[4-5]。结核相关的 HLH 具有极高的病死率，若不及时进行抗结核治疗，其病死率可接近 100%[6]。

（三）结核相关 HLH 的治疗

根据 HLH-2004 标准[3]及《噬血细胞综合征诊治中国专家共识》[1]的建议，HLH 的诱导治疗首选地塞米松联合依托泊苷。然而，上述药物与抗结核治疗可能存在一定的矛盾。结核相关 HLH 的治疗暂无指南或专家共识的推荐意见。一项研究对既往的 37 例个案报道进行汇总分析，其中 20 例患者接受抗结核治疗联合免疫调节治疗，后者包括大剂量激素、脾切除、血浆置换、免疫球蛋白输注、表鬼臼毒素等，该组患者存活 12 例；另外 9 例患者单纯接受抗结核治疗，存活患者 7 例，研究者认为延误治疗是导致治疗失败的主要原因[5]。本病例患者于入院初期给予甲泼尼龙及免疫球蛋白治疗 HLH，入院第 5 天通过骨髓活检明确结核感染后即刻给予四联抗结核治疗，糖皮质激素逐渐减量，

HLH 得以缓解。由此可见，对于结核相关 HLH，早期诊断和及时治疗原发疾病在改善预后方面具有更为积极的意义。

三、要点提示

（1）重症结核病尤其是血行播散型肺结核是噬血细胞综合征的罕见病因之一。对于长期不明原因发热合并多发肺部结节的患者，肺结核是需要鉴别的主要疾病。应通过详细询问病史及体检，积极开展必要的实验室检查甚至相应部位的活检来明确诊断。激素的不恰当使用可能掩盖病情甚至导致结核播散。

（2）结核相关噬血细胞综合征病情凶险，预后不良，早期诊断并及时给予病因治疗对于改善预后、提高生存率具有积极的意义。

参考文献

[1] 噬血细胞综合征中国专家联盟，中华医学会儿科学分会血液学组 . 噬血细胞综合征诊治中国专家共识 . 中华医学杂志，2018，98（2）：91-95.

[2] 马杰，郑文洁，张烜，等 . 噬血细胞综合征 45 例临床分析 . 基础医学与临床，2010，30（2）：189-193.

[3] Henter JI，Horne A，Aricó M，et al. HLH-2004：Diagnostic and therapeutic guidelines for hemophagocytic lymphohistiocytosis. Pediatr Blood Cancer，2007，48（2）：124-131.

[4] Zhang Y，Liang G，Qin H，et al. Tuberculosis-associated hemophagocytic lymphohistiocytosis with initial presentation of fever of unknown origin in a general hospital：An analysis of 8 clinical cases. Medicine（Baltimore），2017，96（16）：e6575.

[5] Brastianos PK，Swanson JW，Torbenson M，et al. Tuberculosis-associated haemophagocytic syndrome. Lancet Infect Dis，2006，6（7）：447-454.

[6] Shea YF，Chan JF，Kwok WC，et al. Haemophagocytic lymphohistiocytosis：an uncommon clinical presentation of tuberculosis. Hong Kong Med J，2012，18（6）：517-525.

（梁瀛　伍蕊　朱红）

病例 11

肺放线菌病伴小细胞肺癌

一、病例重现

患者，男性，69 岁。因“间断咳嗽、咳痰 3 月余，痰中带血 1 个月”于 2021-8-26 第一次入院。患者 3 个月前无明显诱因出现咳嗽，伴咳少量黄痰、白痰，无发热、畏寒、寒战、胸痛，就诊于社区医院，予口服阿奇霉素治疗数天后咳嗽症状基本缓解，咳痰较前无明显变化。近 1 个月间断痰中带血，于我院就诊，胸部 CT 报告左肺下叶占位，肺癌？右上肺结节，恶性可能大（图 11-1），为进一步诊治收入院。

既往史和个人史：高血压 8 年，慢性胃炎 10 余年。吸烟 10 余年，平均 20 支 / 天。职业：退休教师。

入院查体：体温 36.2℃，脉搏 80 次 / 分，呼吸 16 次 / 分，血压 130/60 mmHg。双肺未闻及啰音；心律齐，各瓣膜听诊区未闻及病理性杂音；腹软，无压痛、反跳痛，肝脾未触及，双下肢不肿。

入院后诊疗经过

血常规 WBC 6.94×10^9/L，RBC 5.23×10^{12}/L，HGB 156 g/L，PLT 210×10^9/L，中性粒细胞百分比 54%；PCT、G 试验、GM 试验、肿瘤标志物均无明显异常。T-SPOT（＋）。

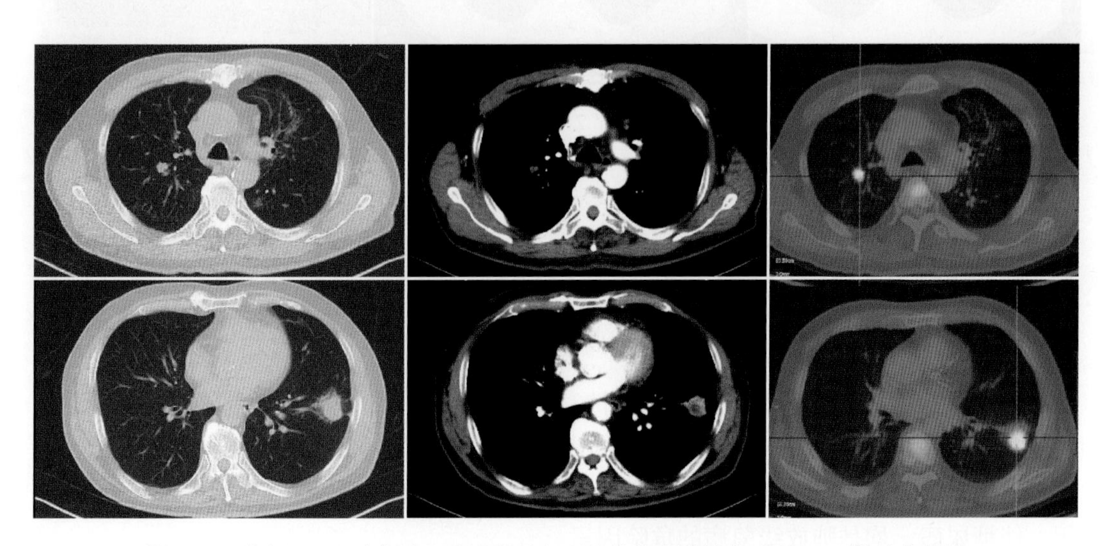

图 11-1 胸部 CT 显示右肺上叶后段及左下肺前基底段结节，PET-CT 均呈高代谢

2021-9-4 行 CT 引导下肺穿刺活检（左肺下叶病变），病理回报重度慢性活动性炎，大量纤维组织显著增生，伴大量浆细胞、淋巴细胞、中性粒细胞浸润，局部可见结节状无定型坏死样物质，其中可见长短不一的细杆状菌体样物，部分聚集成团，可疑放线菌病。于微生物室行肺组织弱抗酸染色（－）。予以阿莫西林克拉维酸钾（君尔清）口服治疗。同时，因住院期间测糖化血红蛋白 7.8%，多次测血糖高，诊断 2 型糖尿病，予降糖治疗。

抗菌药物治疗后，咳嗽症状缓解，痰中带血程度减轻。1 个月后，复查胸部 CT（2021-10-22）：左肺结节较前缩小，右肺结节较前增大，为进一步明确右肺结节性质，第二次入院。

入院后再次查血清肿瘤标志物，胃泌素释放肽前体（proGRP）100.1 ng/ml，与第一次住院期间 proGRP（60.5 ng/ml）相比，明显升高。行全麻支气管镜＋超声内镜＋ Lung-pro 导航经支气管镜肺活检，病理回报小细胞肺癌，诊断为小细胞肺癌（右），cT1N0M0；肺放线菌病（左）（图 11-2）。2021 年 12 月 13 日于胸外科行胸腔镜下右上肺肺叶切除术。

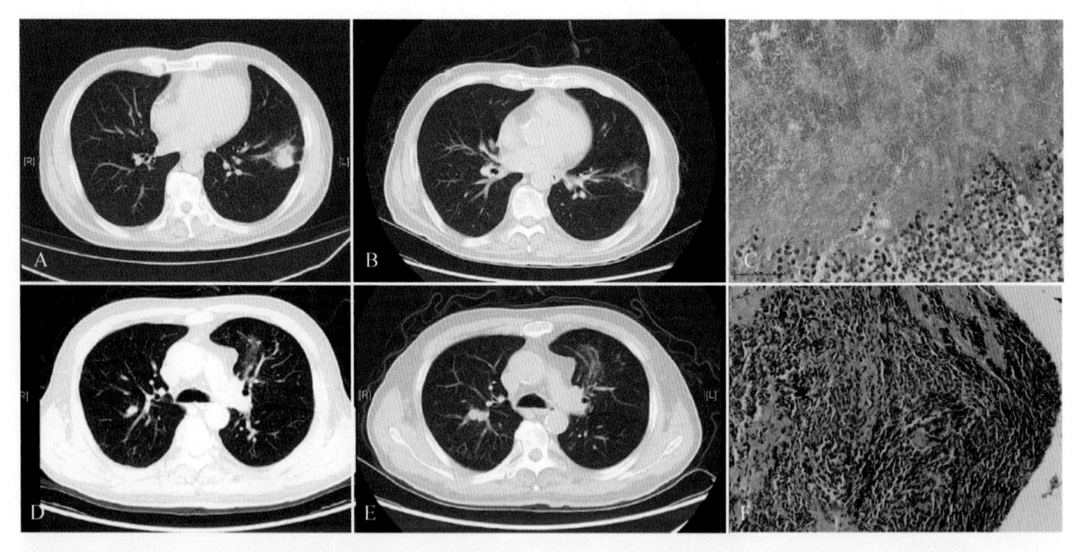

图 11-2　A. 左肺结节抗菌治疗前；**B.** 抗菌治疗 2 个月；**C.** 左肺结节病理；**D.** 右肺结节抗菌治疗前；**E.** 抗菌治疗 2 个月；**F.** 右肺结节病理

二、病例解析

（一）肺放线菌病是少见的感染性疾病

肺放线菌病少见，呈渐进性、化脓性、肉芽肿性的亚急性至慢性感染过程[1-3]。放线菌病是条件致病菌，为正常人口腔、龋齿、扁桃体隐窝中的常存菌。肺放线菌病多数由于口腔卫生习惯不良，吸入含有放线菌颗粒的分泌物而发病。本例患者有吸烟 10 余年，伴糖尿病，均是肺放线菌病的危险因素。

肺放线菌多见于中老年人，常有吸烟、糖尿病等基础疾病。症状以咳嗽咳痰为主，部分患者有发热，或咯血[1-2]。影像表现以局灶实变、团块、占位常见，少部分有空洞，偶有伴发胸腔积液[3-4]。放线菌在显微镜下为丝状菌，呈放射状[1-2]。诺卡菌在显微镜下也表现为丝状菌、分枝状、革兰氏染色阳性，形态类似，但诺卡菌弱抗酸染色阳性，为两者重要鉴别点之一[5-7]。

放线菌通常对 β - 内酰胺类药物极其敏感，尤其是青霉素 G 或阿莫西林，被认为是治疗放线菌病的首选药物[1-2]。疗程上，需要长时间（6 ～ 12 个月）大剂量，以促进药物在感染组织中的渗透[1-2]；本例患者选用了阿莫西林克拉维酸钾，抗菌后 1 个月、2 个月、3 个月复查胸部 CT 示左肺结节明显吸收。

（二）肺放线菌易“伪装”为肺癌

肺放线菌易“伪装”为肺癌，有的患者因此行手术切除后确诊。有人总结了 32 例肺放线菌病病例，其中 8 例（25%）经胸外科手术后确诊[8]。另有报道肺放线菌病患者 30 例，其中 18 例（60.0%）经外科手术切除病灶[9]。近年也有不少个案报道，PET-CT 上病灶呈现高摄取，误诊为肺癌行手术切除[10-11]。本例患者先行左肺穿刺后，病理提示大量细杆状菌丝，结合菌丝形态及染色，考虑为肺放线菌病，抗菌治疗后病变吸收，避免了左肺下叶手术切除。

（三）肺放线菌病与小细胞肺癌同时患病少见

该患者右肺上叶后段结节于 Lung-pro 导航下经支气管肺活检，病理证实为小细胞肺癌。检索两病并存的个案报道，曾有报道肺部结节的患者，细菌培养为肺放线菌，但抗菌治疗后病变无吸收，手术切除病理为肺放线菌病并肺腺癌[12]。本病例同时发现左肺和右肺局灶性病变，临床上通常以“一元论”来解释。而后证实分别为肺放线菌病和小细胞肺癌，实属少见。

三、要点提示

（1）肺放线菌易“伪装”成肺癌。但本例同时发现两肺局灶性病变，分别诊断肺放线菌病和小细胞肺癌实属少见。

（2）肺部结节样病变的诊疗过程中，感染与非感染性疾病的鉴别诊断贯穿始终。用“一元论”不能解释的，要想到不同疾病的可能性。

参考文献

[1] Mabeza GF，Macfarlane J. Pulmonary actinomycosis. Eur Respir J，2003，21（3）：545-551.

[2] Valour F，Sénéchal A，Dupieux C，et al. Actinomycosis：etiology，clinical features，diagnosis，treatment，and management. Infect Drug Resist，2014，7：183-197.

[3] Heo SH，Shin SS，Kim JW，et al. Imaging of actinomycosis in various organs：a comprehensive

review. Radiographics，2014，34（1）：19-33.
[4] Kim SR，Jung LY，Oh IJ，et al. Pulmonary actinomycosis during the first decade of 21st century：cases of 94 patients. BMC Infect Dis，2013，13：216.
[5] Sullivan DC，Chapman SW. Bacteria that masquerade as fungi：actinomycosis/nocardia. Proc Am Thorac Soc，2010，7（3）：216-221.
[6] McHugh KE，Sturgis CD，Procop GW，et al. The cytopathology of actinomyces，nocardia，and their mimickers. Diagn Cytopathol，2017，45（12）：1105-1115.
[7] 黄慧，陆志伟，徐作军．诺卡菌感染26例临床特点分析．中华结核和呼吸杂志，2010，33（9）：651-655.
[8] 张颖，邵池，孙宇新，等．肺放线菌病32例临床特征及预后分析．中华结核和呼吸杂志，2020，43（8）：665-669.
[9] 葛敏捷，符一骐，周华，等．肺放线菌病30例临床特点及诊断剖析．中华医学杂志，2019，99（46）：3617-3621.
[10] Katsenos，S，Galinos，I，Styliara，P，et al. Primary bronchopulmonary actinomycosis masquerading as lung cancer：apropos of two cases and literature review. Case Rep Infect Dis，2015，2015：609637.
[11] Tanaka S，Araki H，Yoshizako T，et al. Pulmonary actinomycosis mimicking pulmonary cancer on fluorine-18 fluorodeoxyglucose PET-CT. Cureus，2020，12（12）：e12306.
[12] Drozdowicz K，Marquez HA，Burks EJ，et al. Lung adenocarcinoma and pulmonary actinomycosis：a cautionary tale. Tumori Journal，2021，107（6）：NP77-NP80.

（盖晓燕　王建丽）

病例 12

SERPINC1 基因突变—抗凝血酶缺乏—肺栓塞伴下肢静脉血栓

一、病例重现

患者，28 岁，外籍，高加索人。因“右下肢疼痛 2 个月，发热 10 天”入院。2 个月前，患者久坐后出现右下肢肿痛，未重视。10 天前出现发热、咳嗽，外院就诊查血常规 WBC 增高，D- 二聚体升高（9.59 μg/ml），血管超声显示“右股总静脉、股浅静脉深静脉血栓形成”，CTPA 显示“双肺动脉多发充盈缺损”（图 12-1），诊断急性肺栓塞、下肢深静脉血栓形成。予低分子量肝素抗凝、下腔静脉滤器置入后收入我院。

既往史和个人史：既往体健。无血栓疾病家族史。从事研究工作，近几个月常久坐（每天 10 小时以上）。

体格检查：体温 36.5℃，脉搏 95 次 / 分，呼吸 14 次 / 分，血压 123/71 mmHg。身高 168 cm，体重 85 kg，BMI 30.1 kg/m^2。神志清楚，双下肺可闻及少量湿啰音。心律齐，未闻及杂音。腹软，无压痛，肝脾肋下未触及。左、右下肢髌骨上 15 cm 腿围分别为 51 cm、52 cm；左、右下肢髌骨下 10 cm 腿围分别为 35 cm、37 cm。

入院诊断：1. 肺栓塞（中低危）；2. 下肢静脉血栓

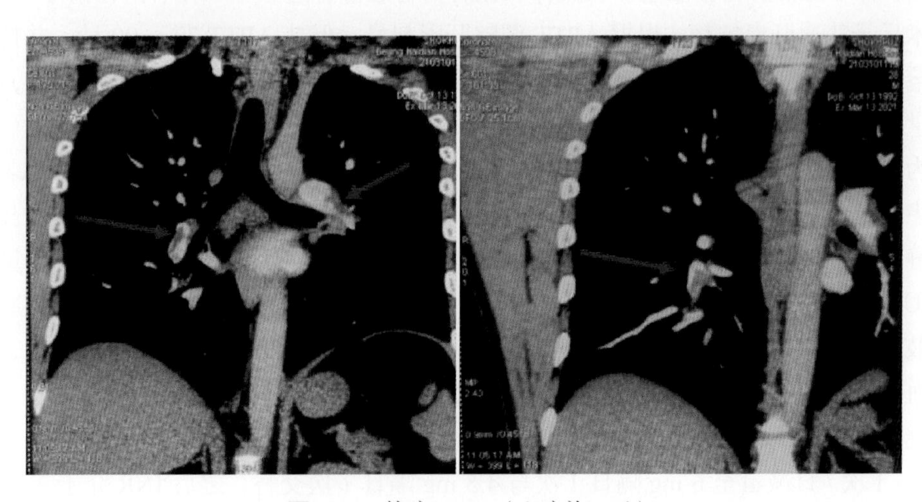

图 12-1　外院 CTPA（入院前 1 天）

入院后诊疗经过

血常规 WBC13.41×10⁹/L，HGB 123 g/L，中性粒细胞百分比 74.7%，PLT 318×10⁹/L；PCT 0.23 ng/ml；超敏 CRP 32.9 mg/L；尿常规、便常规、肝肾功能、电解质、糖化血红蛋白、cTnT、BNP、甲状腺功能未见明显异常。凝血功能：FDP 80.7 μg/ml，D-dimer 定量 9.59 μg/ml；易栓症组合：抗凝血酶Ⅲ 100%，蛋白酶 C、蛋白酶 S、抗心磷脂抗体组合、抗磷脂酰丝氨酸 / 凝血酶原（aPS/PT）抗体均未见明显异常。狼疮抗凝试验：硅凝固时间法（SCT）筛查试验 28 秒，SCT 验证试验 35 秒，标准 SCT 比率 0.69，蛇毒凝血时间（dRVVT）筛查试验 39 秒，dRVVT 验证试验 30 秒，标准 dRVVT 比率 1.24；抗Ⅹa 和 AT 活性试验如表 12-1 所示。ANCA、ANA、ENA 谱均（－）。血脂：总胆固醇 5.46 mmol/L，甘油三酯 1.82 mmol/L，高密度脂蛋白胆固醇 0.61 mmol/L，低密度脂蛋白胆固醇 4.2 mmol/L，载脂蛋白 A1 0.85 g/L，载脂蛋白 B 1.15 g/L，脂蛋白 a 36 mg/L，低密度脂蛋白胆固醇 1.29 mmol/L；同型半胱氨酸 17.1 μmol/L；肿瘤标志物：NSE 22.9 ng/ml。血肺炎支原体抗体定量 1∶40；G 试验、GM 试验均（－）。腹部 B 超、超声心动图未见明显异常。

表 12-1 抗Ⅹa 活性、APTT 与 AT 活性监测结果

	抗Ⅹa 活性（IU/ml）	APTT（s）	AT（%）
肝素停药前 0.5 小时	0.68	81	77
肝素停药前 1 小时	0.45	56.9	79
肝素给药后 0.5 小时	0.25	39.3	83

入院后予低分子量肝素（依诺肝素钠)8000 U 每 12 小时抗凝。2 天后患者诉腰背痛，复查 D-dimer 升高至 14.62 μg/ml，复查下肢静脉超声显示双下肢静脉血栓增多，部分新发血栓，伴下腔静脉滤器阻塞。次日介入血管科行腔静脉造影＋取栓、溶栓治疗（图 12-2），术后予普通肝素抗凝，根据 APTT 调整肝素剂量，保持 APTT 70～90 秒，并持续尿激酶溶栓，1 天后复查下肢静脉造影，下肢血流较前明显好转。为避免再发血栓，将低分子量肝素增加剂量至 9000 U 每 12 小时（1.05 mg/kg）皮下注射。

为明确患者高凝原因，外周血进行高通量二代基因测序检测易栓症基因。入院第 9 天，患者再发腰部不适，D-dimer 较前升高，超声检查显示双侧髂外静脉、股总及右侧股浅静脉、腘静脉、肌间静脉血栓形成，下肢静脉血栓较前加重。继续予低分子量肝素 9000 U 每 12 小时抗凝，同时予华法林 6 mg 1 次 / 日抗凝。入院第 11 天，患者再次出现左下肢疼痛加重，超声检查显示双侧髂外静脉、股总静脉、股浅静脉、腘窝静脉、肌间静脉血栓形成。为强化抗凝，再次换用普通肝素持续静脉泵入，维持 APTT 60～90 秒，同时继续口服华法林 6 mg 1 次 / 日治疗。入院第 15 天，监测 INR 达到 4.0，华法林剂量由 6 mg 1 次 / 日减量至 6 mg 隔日 1 次与 4.5 mg 隔日 1 次交替，之后 INR 介于 2.0～3.0（图 12-3）。

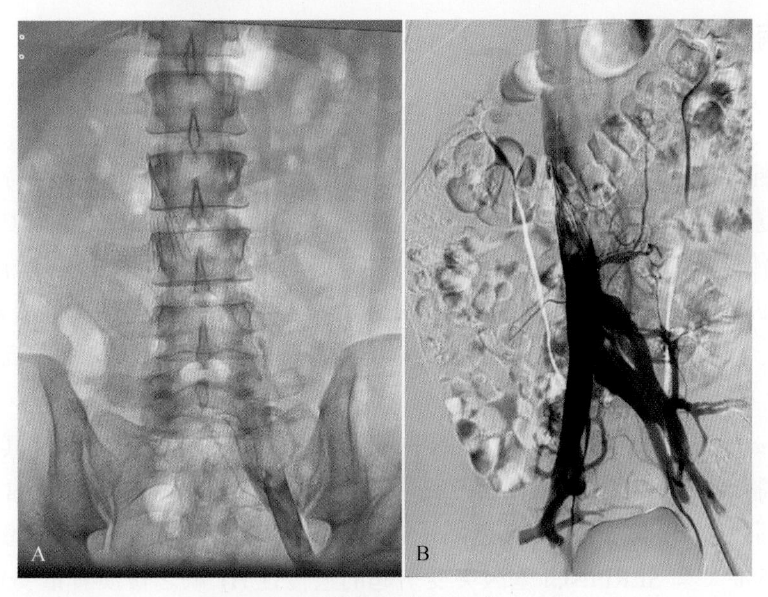

图 12-2 下腔静脉造影（入院后 3 天）

A（下肢静脉取栓＋溶栓术前）：下腔静脉滤器下方、双侧髂静脉、右股静脉内大量充盈缺损；**B**（下肢静脉取栓＋溶栓术后）：双侧髂静脉及下腔静脉内充盈缺损明显减少

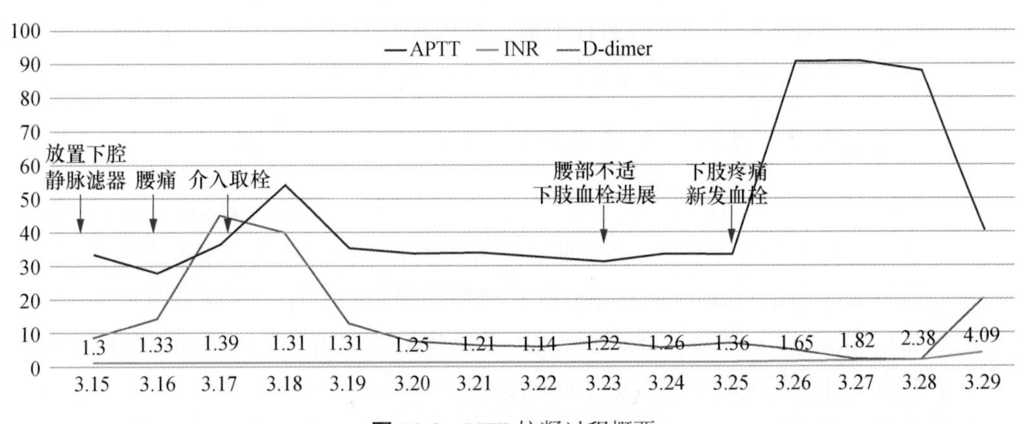

图 12-3 VTE 抗凝过程概要

其间患者 CRP 逐渐升高，由 1.8 mg/L 升高至 18 mg/L，检测 IL-1β 24.87 pg/ml，IL-6 42.6 pg/ml，IL-8 1080.03 pg/ml 均明显升高。考虑存在明显的炎症激活状态，给予地塞米松 12 mg 1 次 / 日静脉注射 3 天，继续口服华法林抗凝。患者要求出院，回国继续治疗。随访当地医院曾给予甲泼尼龙 500 mg 1 次 / 日 3 天，逐渐减量至停药。此后改为口服利伐沙班 20 mg 1 次 / 日治疗。随访 6 个月，病情稳定。

该患者基因检测结果回报，SERPINC1 基因突变，发生在第 7 外显子区域，c.1277C ＞ T（p.S426L）杂合错义突变。1277 位碱基由 C 突变为 T，导致第 426 位丝氨酸错义突变为亮氨酸（SERPINC1：NM_000488；1q25.1；exon7；c.1277C ＞ T；p.S426L 杂合突变）。SERPINC1 突变与遗传性抗凝血酶（AT）Ⅲ缺乏症相关。追问家族史，患者父母亲均为高加索人，无明确静脉血栓栓塞病史。

二、病例解析

（一）VTE 病因复杂，包括遗传性与获得性因素

静脉血栓栓塞（VTE）是一种多因素疾病，包括先天性和后天获得性高危因素[1-3]。遗传风险因素包括两大类：①抗凝蛋白缺乏：包括抗凝血酶（AT）、蛋白 C、蛋白 S 缺乏，其中遗传性 AT Ⅲ缺乏症是最重要的一种，同时具有最高的血栓风险。②促凝因子强化：FV Leiden 突变和凝血酶原 G20210A 突变等[2-3]。后天获得性高危因素（如年龄、肥胖、久坐、卧床、感染、炎症、手术、创伤和口服避孕药）可能会加重高凝状态，诱发 VTE 发生。

作为丝氨酸蛋白酶抑制剂（SERPIN）超家族的成员，AT 是凝血酶和其他凝血蛋白酶的关键抑制剂。遗传性 AT Ⅲ缺乏症是一种罕见的（1/3000 ～ 1/2000）常染色体显性遗传病，由染色体 1q23 ～ 25 编码基因（SERPINC1）突变引起，在 VTE 患者中，患病率为 1% ～ 5%[2-3]。SERPINCl 基因突变引起的遗传性 AT 缺乏扮演着重要角色，AT 缺乏症患者首次 VTE 的发生风险与无 AT 缺乏症人群相比增加 16 倍[4]。

本例患者为青年男性，危险因素包括肥胖、久坐、炎症反应、高同型半胱氨酸血症和高胆固醇血症等多种后天因素。该患者的突出特点是体内高凝状态明显，在充分的肝素抗凝治疗下，仍有反复新发下肢血栓形成。基因检测发现患者具有 SERPINC1 基因突变的背景，是该例 VTE 的重要致病因素，也是治疗困难的原因之一。

（二）SERPINC1 基因突变是遗传性 AT 缺乏的重要原因

SERPINC1 基因编码 AT Ⅲ，位于染色体 1q23 ～ 25.1，基因组 DNA 全长 13 578 bp，包含 7 个外显子和 6 个内含子[5]。AT Ⅲ前体为 464 个氨基酸残基，水解去除 32 个氨基酸残基的信号肽变为相对分子量 58 200 的成熟单链糖蛋白，作为丝氨酸蛋白酶抑制剂，通过抑制Ⅱa、Ⅸa、Ⅹa、Ⅺa、Ⅻa 等凝血因子发挥抗凝作用，生理情况下 AT 的活性较低，肝素类物质可使其抗凝活性增加 1000 倍[5-6]。

根据血浆中检测到的 AT 水平，可以将遗传性 AT 缺乏症分为两大类型：Ⅰ型（绝对缺乏）和Ⅱ型（结构异常）。Ⅰ型 AT 缺乏症表现为血液中 AT 活性和 AT 浓度均降低，属于 AT 绝对缺乏。产生这种情况的原因是 SERPINCl 基因发生碱基的插入或缺失，影响了 mRNA 正常合成，导致 AT 的合成障碍。Ⅱ型 AT 缺乏症表现为 AT 水平正常但活性降低，根据功能缺陷区分为 3 种亚型：Ⅱa 型（反应位点型），突变位于反应中心环，导致编码的蛋白失去正常的活性，灭活凝血酶和Ⅹa 因子能力大大降低，常见于 382、384、392、393 和 394 密码子；Ⅱb 型（肝素结合位点型），突变位点位于肝素结合区，影响肝素与 AT 的相互作用；Ⅱc（多效应型），突变导致反应性和肝素结合能力的异常。根据表型（年轻和复发性 VTE）、实验室检测（抗Ⅹa 水平和 AT 活性，表 12-1）和基因测序结果（SERPINC1、Ser426Leu 的错义突变），AT 亚组应为Ⅱb 型，使 AT 的肝素结合位点异常变异而致与肝素亲和力降低等，导致凝血酶和Ⅹa 因子失活能力显著降低[7]。该

患者外显子测序显示 SERPINC1 基因异常，尽管外周血 AT 水平无明显减低，但肝素和低分子量肝素的抗凝效果不佳，考虑与 AT 结构功能异常导致活性下降有关。近年来学者提出短暂性 AT 缺乏的概念，并与结构性 AT 缺乏进行比较。短暂性 AT 缺乏往往没有家族史，而且，因为常规 AT 筛查的功能性方法可能会有假阴性，在临床上易漏诊和被低估。发病机制上，短暂性 AT 缺乏可能与炎症激发血栓事件有关。

（三）抗凝药物的选择

对遗传性 AT 缺乏症的抗凝治疗，基本上仍遵循静脉血栓的标准治疗，可在急性期应用肝素或低分子量肝素，继之华法林抗凝（INR 2.0 ～ 3.0）。本病例的抗凝治疗过程比较曲折，在给予低分子量肝素抗凝治疗初期抗凝效果不佳，反复出现新发的下肢深静脉血栓，考虑与 AT 活性低，影响肝素（包括低分子量肝素）抗凝效果有关。分析肝素的抗凝机制，肝素最主要的抗凝作用依赖于 AT Ⅲ，肝素与 AT Ⅲ结合以后，使 AT Ⅲ的构型发生变化，并能够与多种凝血因子结合，抑制凝血因子，从而达到抗凝的目的。结合该患者的基因检测结果，考虑与 AT 的肝素结合位点异常变异，而致与肝素亲和力降低可能，从而导致凝血酶和Ⅹa 失活能力显著降低。华法林为维生素 K 环氧化物还原酶复合体的特异性抑制剂，通过阻断凝血因子Ⅱ、Ⅲ、Ⅸ、Ⅹ合成以及抑制蛋白 C、蛋白 S 活化而发挥抗凝作用，可有效缓解遗传学 AT Ⅲ缺乏症的血栓事件[8]。新型口服抗凝药（利伐沙班、阿哌沙班）作为Ⅹa 因子拮抗剂，可独立于 AT 发挥抗凝作用，同样具有较好的抗凝效果，且具有避免反复抽血、用药方便的优点[9-10]。

故本病例的启示，对于肝素抗凝效果不佳的静脉栓塞病例，应考虑到肝素 -AT 通路异常，可及时换用华法林或新型口服抗凝药。

（四）关于糖皮质激素的应用

无论是国内外指南，或易栓症专家共识中，均未推荐糖皮质激素作为 VTE 的治疗药物[1-2]。但该患者病情较复杂，考虑易栓症的获得性和遗传性因素并存，包括感染、久坐、肥胖、高脂血症等获得性因素。当这些易栓症的获得性和遗传性因素并存时，血栓形成的发生率将明显升高。尽管激素本身不是 VTE 常规的治疗方法，但该患者 CRP 明显升高、系统性炎症因子（IL-1β，IL-6 和 IL-8）显著升高，提示存在严重的全身炎症反应。在充分抗凝的情况下，仍有明显的高凝状态、反复新发血栓，故尝试给予激素治疗。但该例仅为个案经验，其确切治疗作用和机制仍需探讨。

三、要点提示

（1）VTE 病因复杂，应根据病情进行遗传性和获得性危险因素筛查。

（2）对于遗传性抗凝血酶缺乏症患者，基因检测可明确是否存在致病突变，有利于早期预防，并帮助选择合适的抗凝药物。

参考文献

[1] 中华医学会呼吸病学分会肺栓塞与肺血管病学组，中国医师协会呼吸医师分会肺栓塞与肺血管病工作委员会，全国肺栓塞与肺血管病防治协作组．肺血栓栓塞症诊治与预防指南．中华医学杂志，2018，98（14）：1060-1087.

[2] 中华医学会血液学分会血栓与止血学组．易栓症诊断中国专家共识（2012 年版）．中华血液学杂志，2012，33（11）：982-982.

[3] Moran J，Bauer KA. Managing thromboembolic risk in patients with hereditary and acquired thrombophilias. Blood，2020，135（5）：344-350.

[4] Croles FN，Borjas-Howard J，Nasserinejad K，et al. Risk of venous thrombosis in antithrombin deficiency：a systematic review and bayesian meta-analysis. Semin Thromb Hemost，2018，44（4）：315-326.

[5] Corral J，de la Morena-Barrio ME，Vicente V. The genetics of antithrombin. Thromb Res，2018，169：23-29.

[6] Olds RJ，Lane DA，Chowdhury V，et al. Complete nucleotide sequence of the antithrombin gene：evidence for homologous recombination causing thrombophilia. Biochemistry，1993，32（16）：4216-4224.

[7] Bravo-Pérez C，Vicente V，Corral J. Management of antithrombin deficiency：an update for clinicians. Expert Rev Hematol，2019，12（6）：397-405.

[8] 汪浃，何方凯，宁卫卫，等．抗凝血酶Ⅲ基因突变新位点致肺栓塞一例及基因分析．中华结核和呼吸杂志，2021，44（12）：1085-1089.

[9] de la Morena-Barrio ME，Suchon P，Jacobsen EM，et al. Two serpinc1 variants affecting N-glycosylation of Asn224 cause severe thrombophilia not detected by functional assays. Blood，2022，140（2）：140-151.

[10] Bravo-Perez C，de la Morena-Barrio ME，Minano A，et al. Molecular and clinical characterization of transient antithrombin deficiency：a new concept in congenital thrombophilia. Am J Hematol，2022，97（2）：216-225.

致谢：

感谢北医三院检验科乔蕊教授协助检测肝素治疗期间抗Xa活性及抗凝血酶活性！

（盖晓燕　王建丽　朱红）

病例 13

以咯血为主要表现的肺静脉血栓栓塞

一、病例重现

患者，男性，26 岁。因“间断咳嗽、咯血 2 个月”于 2021 年 6 月 21 日入院。2 个月前无明显诱因出现咳嗽，咳少量白黏痰，最初 2 天伴咯血，约 4～5 口 / 天，鲜血痰，后为痰中带血丝。无发热，无鼻塞、流涕，无盗汗、乏力，无胸闷、胸痛，无呼吸困难、喘息。在我院门诊就诊，血常规 WBC 12.96×10^9/L，中性粒细胞百分比 74.1%。胸部 X 线片显示右下肺片状模糊影；胸部 CT（2021-04-19）示双肺多叶见片状模糊影，右肺为著（图 13-1）。拟诊肺炎，因患者拒绝住院，予莫西沙星 400 mg/d 输液治疗 10 天，未再咯血，但仍有间断咳嗽，后对症治疗及不规律口服抗菌药物（具体不详），复查血常规 WBC 已降至正常；复查胸部 CT（2021-05-09）示双肺病变较前范围缩小、密度减低（图 13-2）。但考虑病变吸收较慢，为进一步明确诊断，于门诊行支气管镜检查，镜下见气道黏膜充血；支气管肺泡灌洗液细胞分类示巨噬细胞 94%、淋巴细胞 4%、中性粒细胞 2%；病原学检查无阳性结果。患者仍间断咳嗽，偶有痰中带血丝，复查胸部 CT（2021-06-11）示病变较前次吸收不明显（图 13-3），为进一步诊治收住院。

既往史和个人史：1 型糖尿病 1 年，应用胰岛素泵控制血糖。高血压 2 年，血压控制良好。否认其他疾病或手术史。长期居住于北京，职业为 IT 行业职员，家中偶使用加湿器、此次发病后停用。否认饲养宠物、鸟类，否认吸烟，否认家族遗传性疾病。

入院查体：体温 36.7℃，脉搏 80 次 / 分，呼吸 16 次 / 分，血压 139/89 mmHg。双肺呼吸音清，未闻及干湿啰音。心界不大，心律齐，各瓣膜区未闻及杂音。腹软，肝脾未

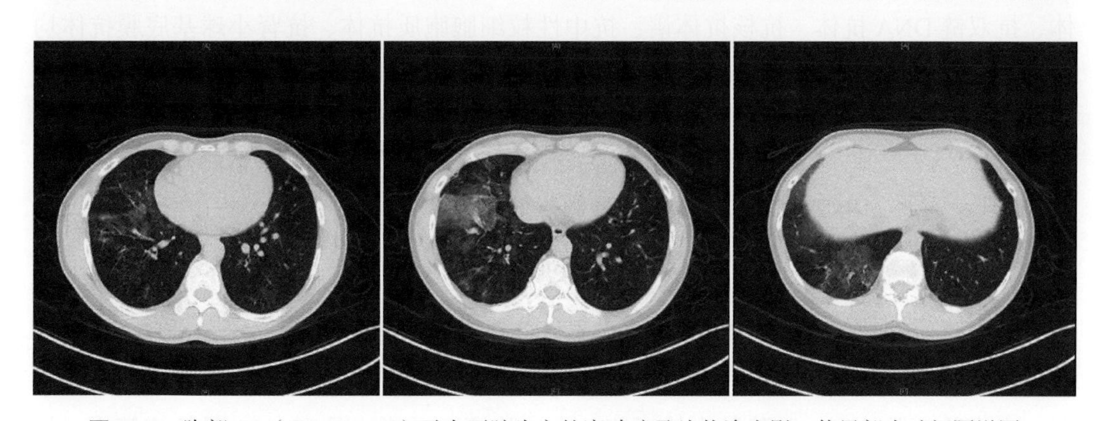

图 13-1 胸部 CT（2021-04-19）示右下肺为主的磨玻璃及片状渗出影，伴局部小叶间隔增厚

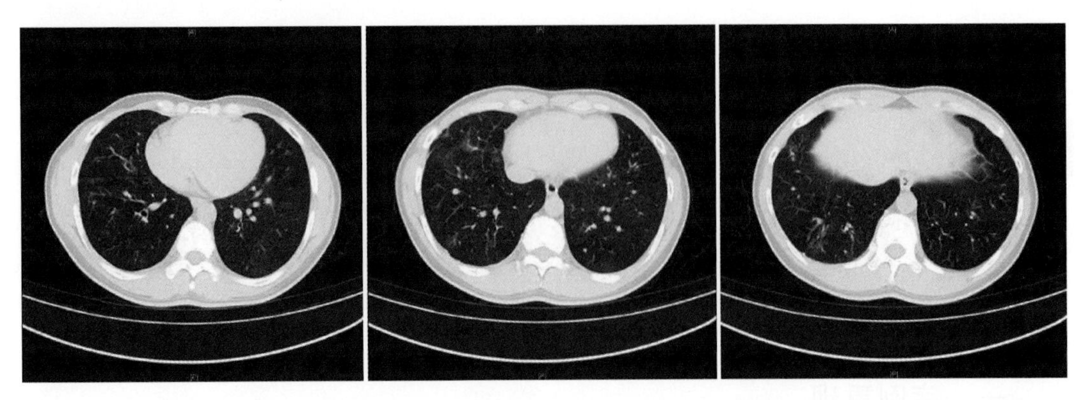

图 13-2 复查胸部 CT（2021-05-09）示双肺渗出较前减少、变淡，右下肺仍可见多处斑片、索条影

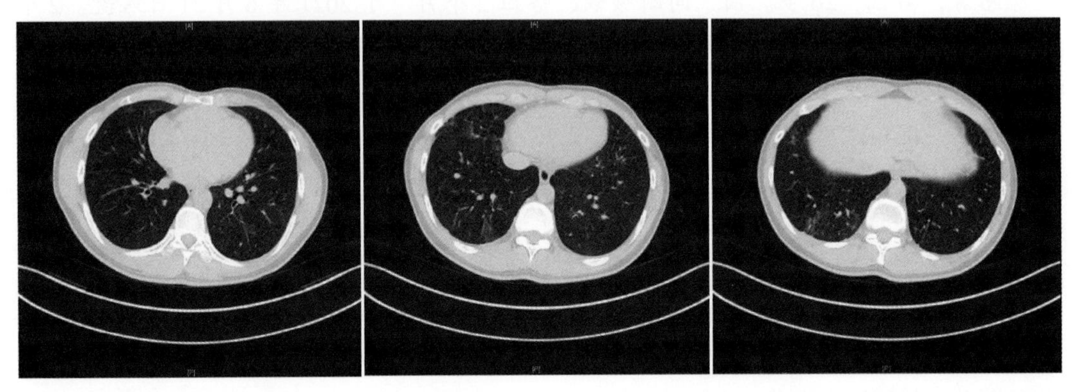

图 13-3 复查胸部 CT（2021-06-11）与前次胸部 CT 比较，仍可见右下肺多发斑片、索条影，变化不明显

触及肿大。双下肢无水肿。

辅助检查：动脉血气分析（未吸氧）：pH 7.41，$PaCO_2$ 34.1 mmHg，PaO_2 71 mmHg。血常规 WBC 10.63×10^9/L，中性粒细胞百分比 83.7%，HGB 183 g/L，PLT 257×10^9/L。PCT、CRP、ESR 均在正常范围；肝肾功能正常，糖化血红蛋白 9.1%。凝血功能 APTT 44.4 ～ 58.4 秒，PT、凝血酶时间在正常范围，D-dimer < 0.15 μg/ml（多次复查均在正常范围）。血肺炎支原体、肺炎衣原体抗体、T-SPOT 均（－）；类风湿因子、抗核抗体、抗双链 DNA 抗体、抗核抗体谱、抗中性粒细胞胞质抗体、抗肾小球基底膜抗体均（－）。肺功能：通气功能正常、弥散功能下降，FEV_1 3.22 L（126%pred），FEV_1/FVC 83.9%，TLC 4.76 L（97%pred），D_{LCO} 53.9%pred，D_{LCO}/VA［比弥散量，D_{LCO} 与肺泡通气量（VA）之比］78.3%pred。超声心动图报告三尖瓣轻度反流，估测肺动脉收缩压 36 mmHg，左心室射血分数 73%，下腔静脉内径及呼吸动度正常。

入院后诊疗经过

因患者有低氧血症，超声心动图提示肺动脉压升高，为明确肺血管病变，行 CTPA 检查（2021-06-26）示：右下肺动脉分支稀疏，右下肺静脉内充盈缺损，下肺胸膜下索条影，考虑肺动脉栓塞、肺静脉血栓可能，少许肺梗死可能（图 13-4）。易栓症筛查，抗

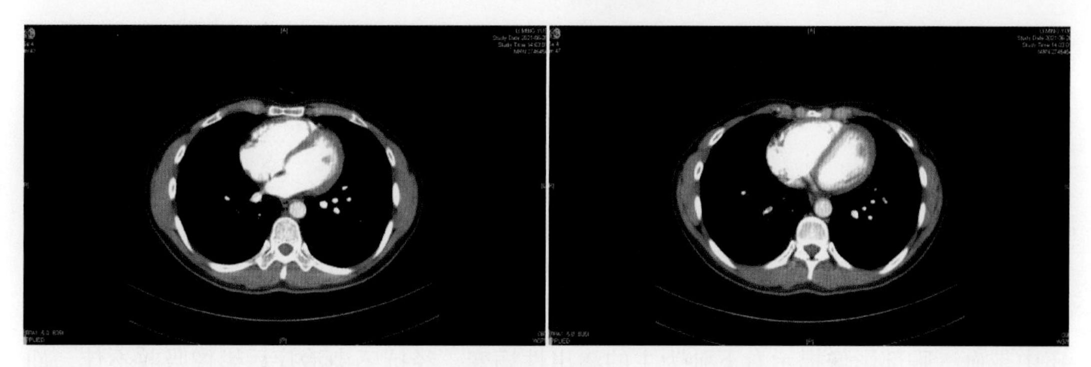

图 13-4 CTPA 检查（2021-06-26）示右下肺动脉分支稀疏，右下肺静脉内充盈缺损，下肺胸膜下索条影，考虑肺动脉栓塞、肺静脉血栓可能，少许肺梗死可能

凝血酶Ⅲ、蛋白 C、蛋白 S、纤溶酶原水平大致正常；抗磷脂抗体组合示抗心磷脂抗体、抗 β2 糖蛋白 1 抗体（IgA、IgG、IgM）、抗磷脂酰丝氨酸 / 凝血酶原复合物抗体（IgG、IgM）均（－）；狼疮抗凝物可见蛇毒凝血时间（dRVVT）筛查 58 秒，dRVVT 确认 34 秒，标准化 dRVVT 比值 1.67。双下肢深静脉 B 超未见血栓。

综合上述临床诊治过程和辅助检查结果，考虑患者肺部病变在肺血管，同时累及右下肺动脉和静脉；鉴别诊断包括：①抗磷脂综合征合并肺栓塞：患者 CTPA 提示存在肺栓塞和静脉血栓征象，而且进一步病因排查也发现存在狼疮抗凝物，该诊断可能性较大，需要间隔 12 周复查相关抗体以明确。此外，病程中多次查 D-dimer 阴性，超声心动图已存在肺动脉压力轻度升高，CTPA 右下肺动脉主要表现为血管稀疏，故考虑慢性血栓栓塞可能，需抗凝治疗后随访复查以明确。②肺静脉血栓：回顾患者胸部 CT，病变主要位于右下肺，病初表现为斑片状磨玻璃影、伴局部小叶间隔增厚，推测影像表现可能也与右下肺静脉血栓有关。③肺血管炎：患者无其他部位血管炎的表现，抗中性粒细胞胞质抗体和自身免疫抗体均阴性，ESR、CRP 均无升高，证据不足。④先天性肺血管发育异常：从发病年龄、病史及影像表现等方面考虑可能性不大。

患者诊断为肺栓塞、肺静脉血栓、抗磷脂综合征可能。予以依诺肝素 4000 IU 每 12 小时皮下注射桥接华法林 3 mg 1 次 / 日口服抗凝，根据凝血指标调整剂量。治疗 1 个月时复查 CT 肺静脉造影（2021-09-02）示双下肺静脉充盈不佳、右侧为著，仍提示右下肺静脉血栓存在（图 13-5）。继续华法林抗凝治疗，监测 INR 处于 2 ～ 3。

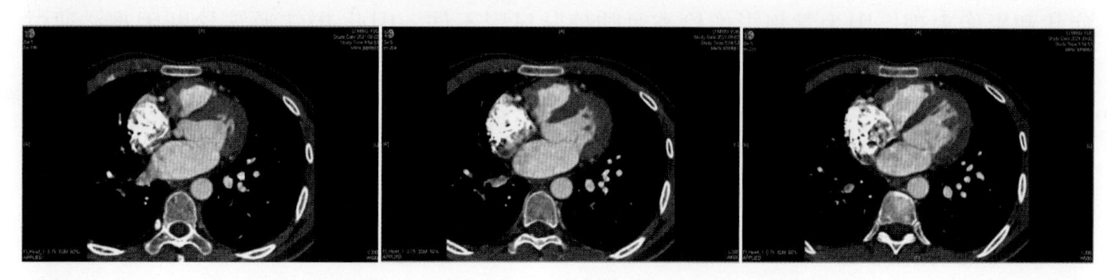

图 13-5 复查 CT 肺静脉造影（2021-09-02）示双下肺静脉充盈不佳、右侧为著，仍提示右下肺静脉血栓存在

二、病例解析

（一）肺部阴影抗感染治疗无效，尤其伴咯血等表现，需要警惕肺血管疾病可能

肺血栓栓塞（pulmonary thromboembolism，PE）一般指肺动脉栓塞，常与下肢深静脉血栓相关，属于静脉血栓相关疾病。急性肺栓塞后可引起肺梗死及盘状肺不张，影像学与肺炎类似，常造成误诊漏诊，且容易伴发感染[1-2]。该患者临床主要表现为咳嗽和痰中带血，胸部影像提示右下肺为主的渗出性病变，经抗感染治疗后影像吸收不佳，而且临床存在低氧血症、轻度肺动脉压升高（超声心动图），提示可能存在肺血管疾病。CTPA 检查显示右下肺动脉血管较稀疏、右下肺静脉内充盈缺损，证实了肺动脉栓塞和肺静脉血栓的存在。

（二）不明原因肺栓塞，或其他动静脉血栓，需注意寻找继发原因

抗磷脂综合征（antiphospholipid syndrome，APS）指由于患者体内存在抗磷脂抗体，造成反复动脉或静脉血栓、病态妊娠等临床表现的一组临床综合征，可继发于系统性红斑狼疮等自身免疫病，也可单独出现。部分患者可无其他病史，主要表现为肺栓塞[3-4]。该患者青年起病、无明确制动因素、下肢超声未提示静脉血栓，且凝血指标中 APTT 明显延长、狼疮抗凝物阳性，故 APS 可能性大。经典的抗磷脂抗体包括狼疮抗凝物、抗心磷脂抗体、抗 β2 糖蛋白 1 抗体等，但明确 APS 诊断需要间隔 12 周以上复查狼疮抗凝物等指标，门诊随访有助于明确诊断。治疗方面，由于新型口服抗凝药的效果弱于维生素 K 拮抗剂，故对于 APS 合并血栓形成患者，国内外专家共识仍推荐华法林用于长期抗凝[5]。

肺静脉血栓（pulmonary vein thrombosis，PVT）是一类罕见但可能致死的疾病。该病确切的发病率不详，文献多为个例报道[6-8]。PVT 常继发于其他临床情况，如恶性肿瘤、肺叶切除术后、心房颤动射频消融术后等，部分患者为特发性[9]；基础疾病、感染、药物等因素也会促进静脉血栓的形成[7-8]。APS 合并肺栓塞和深静脉血栓的报道不少见，但合并肺静脉血栓的报道少见，可能与临床认识不足有关。PVT 患者多数无症状，有的可表现为咳嗽、咯血等，也可合并肺水肿、肺梗死。推测静脉血栓后引起血管内静水压升高、肺淤血，影像上可表现为局部小叶间隔增厚、甚至肺泡内渗出；若合并咯血、肺泡填充，可出现更加明显的小叶中心渗出、磨玻璃及实变影。本例患者即出现了这样的症状和影像表现。因为常规影像检查对肺静脉显影不佳，因此 PVT 临床诊断困难；通过经食管超声心动图、注射造影剂后行延迟 CT 或行胸部 MRI 等检查有一定帮助。该病的治疗尚无统一意见，一般认为需全身抗凝治疗，直到影像上静脉充盈缺损征象完全消失。内科治疗无效者，可行血栓或肺叶切除手术[9]。

三、要点提示

（1）肺部阴影经抗感染治疗吸收不佳，尤其伴咯血、胸痛表现，需要警惕肺血管疾

病，如肺栓塞。

（2）不明原因肺栓塞，需注意鉴别继发原因；抗磷脂综合征可表现为反复动静脉血栓、不良妊娠等，也可单独表现为肺栓塞。

（3）肺静脉血栓临床罕见，多继发于其他临床情况，如恶性肿瘤、肺叶切除术后、心房颤动射频消融术后等，容易漏诊、误诊。

参考文献

[1] 何忠，刘佳明，郑锐．肺栓塞合并肺炎的临床特点分析．中国医科大学学报，2021，50（1）：89-91.

[2] 中华医学会呼吸病学分会．中国成人社区获得性肺炎诊断和治疗指南（2016 年版）．中华结核和呼吸杂志，2016，39（4）：253-279.

[3] 张雄．以肺栓塞为主要表现的抗磷脂综合征 1 例报告．罕少疾病杂志，2016，23（4）：61-62.

[4] 程克斌，刘锦铭，高蓓兰．抗磷脂抗体综合征合并肺栓塞 5 例报道及文献复习．国际呼吸杂志，2011，31（14）：1061-1063.

[5] Limper M，de Leeuw K，Lely AT，et al. Diagnosing and treating antiphospholipid syndrome：a consensus paper. Neth J Med，2019，77（3）：98-108.

[6] Ngo D，Aftab G，Madhavan A，et al. Idiopathic pulmonary vein thrombosis treated with apixaban. Respirol Case Rep，2021，9（8）：e00803.

[7] Stawiarski KM，Patil G，Witt D，et al. Pulmonary vein thrombosis in a patient with multiple myeloma on treatment with lenalidomide. World J Oncol，2021，12（2-3）：73-76.

[8] Goddard SA，Tran DQ，Chan MF，et al. Pulmonary vein thrombosis in COVID-19. Chest，2021，159（6）：e361-e364.

[9] Chaaya G，Vishnubhotla P. Pulmonary vein thrombosis：A recent systematic review. Cureus，2017，9（1）：e993.

（程秦　张静　路明）

病例 14 表现为发热和“间质性肺炎”的肺栓塞

一、病例重现

患者，男性，57 岁。因“发热 15 日，咳嗽咳痰 14 日，呼吸困难 3 日”于 2020 年 2 月 6 日入院。患者 15 日前无明显诱因发热，最高 39.8℃，无畏寒、寒战、鼻塞、流涕及咽痛等不适，14 日前出现咳嗽，咳黄痰，无咯血、胸痛及呼吸困难。11 日前就诊于外院，查血常规 WBC 正常，淋巴细胞绝对值略低，甲型和乙型流感抗原阴性，胸部 CT“未见肺炎”，对症治疗后症状无好转。5 日前出现腹痛，程度剧烈，部位不固定，咳嗽时加重，无恶心、呕吐及腹泻。3 日前出现活动后气短、乏力，上 1 层楼梯需要休息，就诊于我院发热门诊，复查血常规 WBC 及中性粒细胞比例升高，甲型和乙型流感抗原阴性，新型冠状病毒核酸 3 次阴性，胸部 CT 示“右下肺胸膜下磨玻璃影”。2 日前因腹痛加重，行腹部 CT 示“脂肪肝”。予莫西沙星及奥司他韦治疗，仍高热，因不能完全排除新型冠状病毒肺炎，收入 RICU 负压病房进一步诊治。患者自发病以来无皮疹、关节肿痛、口干、眼干、光过敏、雷诺现象、血尿等不适。

既往史和个人史：发现乙型病毒性肝炎 10 余年，长期服用恩替卡韦治疗。久居北京，否认外出旅游史，否认湖北等地区人员接触史，否认新冠病毒感染患者接触史。发病前 1 周内 3 名家庭成员发热、咳嗽，其女儿诊断“甲流”，其侄子和父亲未就诊，服用感冒药物后好转。否认吸烟史。

入院查体：体温 36.7℃，心率 92 次 / 分，呼吸 27 次 / 分，血压 122/83 mmHg。神清，精神差，急性面容，无发绀，胸廓无畸形，呼吸运动两侧对称，腹软，脐周轻压痛，无反跳痛。双下肢无水肿（因为新型冠状病毒肺炎疑似病例，处于隔离防护状态，无法进行心肺触诊、叩诊及听诊）。

辅助检查：血常规（发病第 4 日）：WBC 7.23×10^9/L，中性粒细胞百分比 75.4%，淋巴细胞 0.95×10^9/L；血常规（发病第 14 日）：WBC 13.9×10^9/L，中性粒细胞百分比 87.8%，淋巴细胞 0.65×10^9/L；PCT 0.588 ng/ml。胸部 CT（发病第 4 日）：未见明显新发渗出等肺炎表现，“肺大疱”；胸部 CT（发病第 12 日）：右下肺胸膜下可见磨玻璃影，“肺大疱”；腹部 CT（发病第 13 日）：脂肪肝，右下肺可见胸膜下实变，左下肺胸膜下新发磨玻璃影（图 14-1）。

入院诊断：肺炎，疑似新型冠状病毒肺炎；腹痛原因待查，急性肠炎？病毒性肝炎，乙型

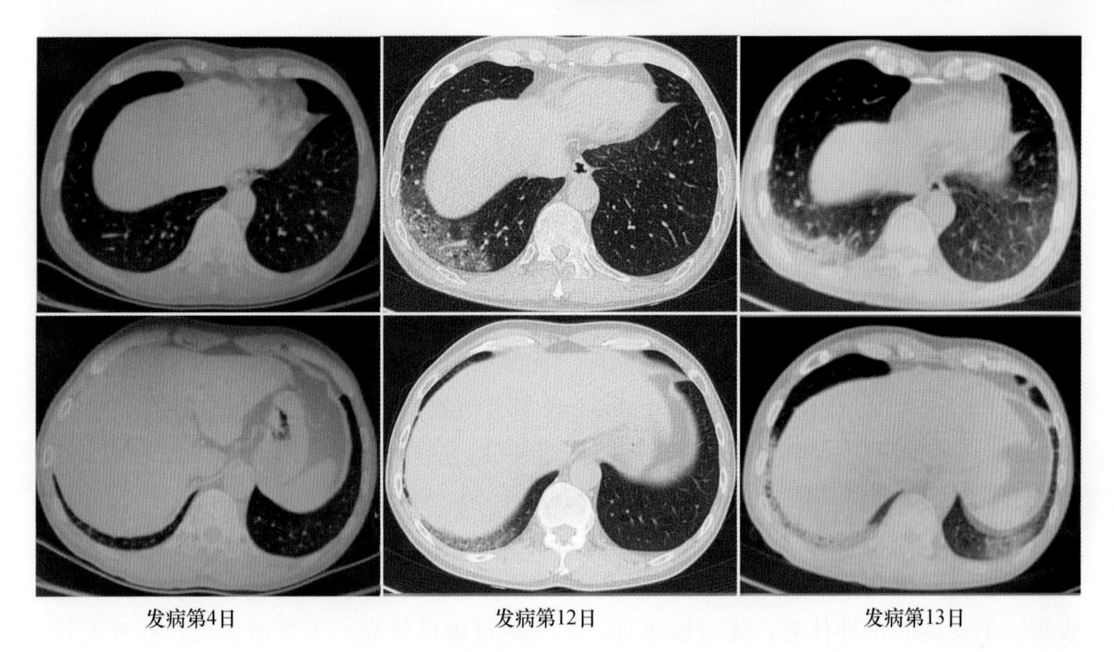

图 14-1　入院前 CT

入院后诊疗经过

患者在北京疫情期间，急性起病，以发热、咳嗽、呼吸困难为主要表现，具有聚集性发热流行病学特点，发病初期 WBC 正常，淋巴细胞绝对值低，影像表现为间质性肺炎，虽 3 次新型冠状病毒核酸检测阴性，新型冠状病毒肺炎仍不能除外，收入负压病房隔离治疗。同时正值北京冬季，流感高发季节，流感肺炎不能除外，继续予奥司他韦治疗。病程后期患者血象升高伴核左移，PCT 升高，肺内病变出现实变表现，考虑合并细菌感染，予厄他培南联合莫西沙星抗感染治疗。该患者无吸烟史，胸部 CT 存在磨玻璃影，多发薄壁囊性空腔，主要分布于下肺，囊壁可见血管影，不伴有肺气肿表现，故考虑薄壁囊腔不是肺大疱，而比较符合淋巴细胞性间质性肺炎表现（图 14-2），

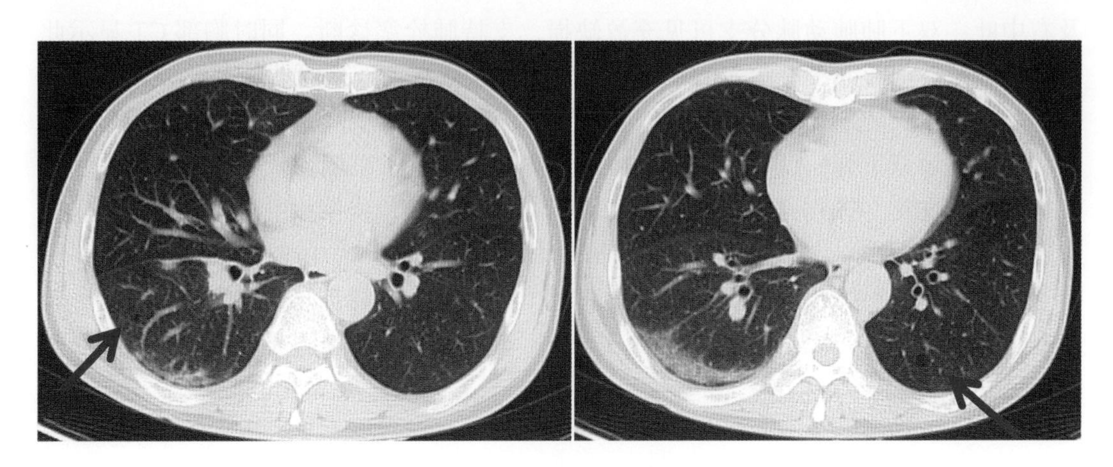

图 14-2　患者胸部 CT 中囊性改变

多见于干燥综合征等结缔组织病。考虑到患者肺部间质性病变，除病毒感染外，存在自身免疫特征，予甲泼尼龙每日 40 mg 治疗。患者体温正常、咳嗽好转，腹痛缓解。住院第 6 日自身免疫相关抗体回报：ANA 1∶160 斑点型，抗 SSA 抗体（3 +），抗 SSA52 抗体（3 +），因疫情隔离无法进行进一步相关检查以明确是否存在干燥综合征。

住院期间，患者于夜间睡眠中突发憋气，心电监测：心率 133 次 / 分，血压 66/38 mmHg，呼吸 30 次 / 分，外周血氧饱和度测不出。查体：神清，喘息貌，全身皮肤黏膜苍白、湿冷，颈静脉未见怒张，双下肢不肿。立即予面罩吸氧 10 L/min，行动脉血气分析示 pH 7.077，$PaCO_2$ 32.2 mmHg，PaO_2 86.6 mmHg（氧合指数 144 mmHg），乳酸 16.6 mmol/L，HCO_3 10.2 mmol/L。即刻予开放静脉通路快速补液，应用血管活性药物升压，纠正酸中毒。患者症状无缓解，监测心率 120 次 / 分，血压 60/25 mmHg，呼吸 30 次 / 分，外周血氧饱和度 95%。

患者突发休克伴严重低氧血症，快速补液及血管活性药物治疗无效，因无感染加重表现，不支持脓毒性休克；无过敏表现，不支持过敏性休克；无失血表现，补液无效，不支持失血性休克或血容量不足导致的休克。患者虽无冠心病史，且无胸痛症状，但心源性休克仍不能除外，另外梗阻性休克亦需要考虑。遂应用床旁超声进行肺部检查：双肺上、下、PLAPS 点、膈肌点均可见胸膜滑动征——除外张力性气胸；超声心动图未见大量心包积液，不支持心脏压塞；胸骨旁声窗左心室短轴乳头肌切面以及心尖声窗心尖四腔心切面均看到右心房、右心室增大，胸骨旁声窗短轴乳头肌水平切面可见典型收缩期、舒张期“D 字征”，提示右心压力急性增高，导致左心受压，结合患者心电图为窦性心动过速，$S_I Q_{III} T_{III}$，完全性右束支传导阻滞，考虑患者出现高危急性肺栓塞可能性极大，需要及时溶栓。虽然心电图出现胸前导联的 ST 段压低，半小时后复查未见明显变化，床旁超声未见室壁节段性运动异常，考虑急性心肌梗死可能性小，且无溶栓禁忌，紧急联系家属充分告知病情、治疗方案的必要性及风险，获得同意后即刻予阿替普酶 50 mg 静脉泵入溶栓，患者血压随着溶栓开始逐渐上升，半小时后恢复正常。次日复查心电图恢复正常，3 日后低氧血症纠正。病情稳定后行 CTPA 检查示双肺动脉主干及右中叶、双下肺肺动脉分支可见充盈缺损，支持肺栓塞诊断。同时胸部 CT 显示此前双下肺磨玻璃影并没有随着激素治疗、临床症状缓解而有所吸收，相反，较前实变增加、范围增大（图 14-3），这种变化难以用原有诊断解释，遂进行肺部病变超声造影，结果提示双下肺病变在肺动脉供血期及支气管动脉供血期均未见造影剂灌注——支持肺梗死改变（图 14-4）。最终诊断：肺栓塞高危，结缔组织病继发间质性肺疾病合并感染。

入住 RICU 后多次复查新型冠状病毒核酸仍为阴性，排除新型冠状病毒肺炎。患者恢复良好，于 2020 年 2 月 28 日出院。3 个月后复查 CTPA 血栓已完全吸收，双肺病变明显吸收。

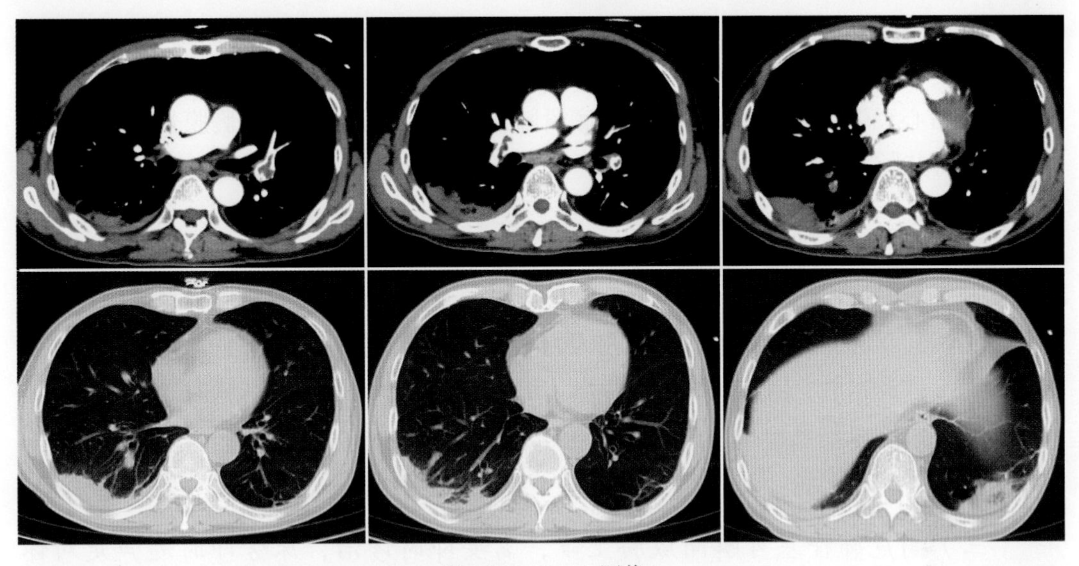

图 14-3 CTPA 图像

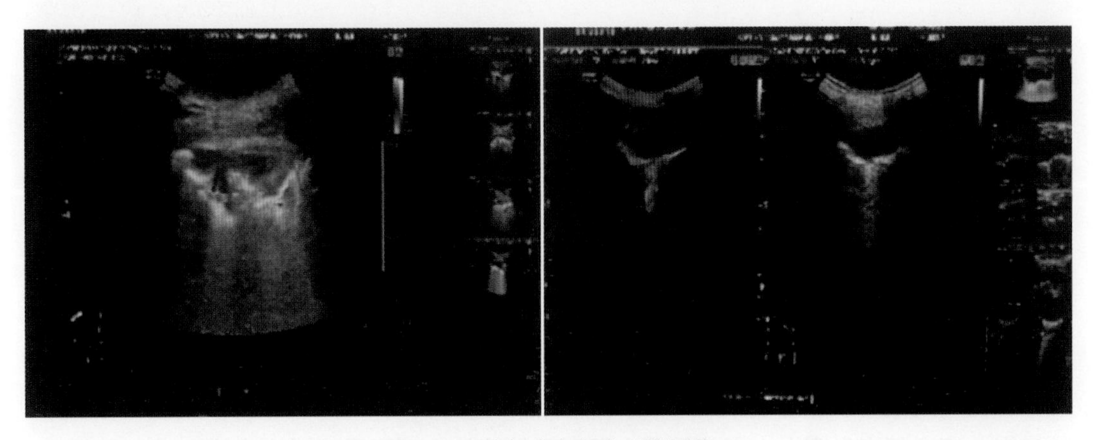

图 14-4 肺部病变超声造影图像

二、病例解析

（一）肺栓塞典型表现为“呼吸困难、胸痛、咯血”三联征，发热、腹痛为不典型、少见临床表现，亦应重视

肺栓塞疾病本身所致发热的发生率为 14% ～ 18%[1-2]，而以发热为首发症状者仅占其中的 8% ～ 16%[3]。发热与组织坏死、肺不张、血管应激以及血管重构引起的 Dressler 综合征样改变有关[4]。通常认为肺栓塞的发热是由肺梗死后组织坏死或者合并感染所致，但实际上，肺梗死患者发热的比例并没有显著高于无肺梗死的患者，提示肺栓塞本身所致的血管应激、血管重构同样可以引起发热。肺栓塞的发热以低热为主，高热约占发热患者的 2% ～ 12%[1, 4]，高热持续时间多在 1 周之内，个别可达到 2 周[5]，抗凝治疗有效，部分需要糖皮质激素治疗[6]。关于肺栓塞合并高热表现的报道，最大病例数为 7 例[7]。本病例发热体温高（39.8℃）、持续时间超过 2 周，实属少见。

以腹痛为主要临床表现的肺栓塞，在诊治初期均被误诊，文献检索个案报道不足40例[8-14]，其特点与深呼吸有关，绝大部分是下叶肺栓塞或者梗死，其发病机制[8]包括肺栓塞所致右心衰竭引起急性肝淤血；基底段肺梗死引起膈肌激惹，膈胸膜炎；刺激壁胸膜神经；合并肠系膜血管内血栓形成。

（二）肺栓塞与胸膜下磨玻璃影像改变

胸膜下分布的楔形实变影是典型的肺梗死影像改变，而类似间质性肺炎的磨玻璃影比较少见，其发生机制可能是[15-16]：肺动脉栓塞后，导致其临近血管的血流增多，血流重新分布导致肺水肿、液体及细胞的渗出，形成磨玻璃影，且病变区域内血管直径大于临近正常肺野的血管直径。文献中有个案报道肺栓塞后出现肺部磨玻璃样病变进行活检证实肺梗死[17]。

（三）高危肺栓塞可瞬间威胁生命，需要即时诊治，床旁即时超声是对休克和急性呼吸衰竭进行鉴别诊断的有力手段

高危肺栓塞导致梗阻性休克的原因为，急性右心衰竭导致左心前负荷降低，心输出量减少。梗阻性休克是肺栓塞患者死亡的主要原因，如果不能及时干预，病情将急剧恶化至死亡，需要迅速做出诊断和治疗。在因肺栓塞死亡的患者中，34% 死于发病几小时内，绝大多数在出现低血压的1小时内死亡[18]，此时尚未来得及救治或者治疗还没开始起效；59% 的患者生前未得到明确诊断[19]。出现高危肺栓塞的患者往往因为生命体征极不稳定，无法进一步检查明确诊断，而床旁检查能够提供的临床信息有限，造成诊断困难。床旁心电图 ST 段压低和心动过速是最常见的表现，但也分别仅在 50% 和 44% 的患者中出现；$S_{I}Q_{III}T_{III}$典型心电图表现仅见于 16% 的患者。床旁即时超声已应用于危重症患者的诊断，可以检测出高危肺栓塞患者的右心增大及功能不全的表现，对于血流动力学极其不稳定的患者，床旁超声发现右心室功能不全即可开始溶栓，而不需要进一步检查[19]。

三、要点提示

（1）肺栓塞的不典型症状如发热、腹痛等在临床工作中应注意鉴别诊断。

（2）肺栓塞可引起胸膜下磨玻璃影像改变。血流重新分布导致肺水肿、液体及细胞渗出，形成磨玻璃影，且病变区域内血管直径大于临近正常肺野的血管直径。

（3）高危肺栓塞可瞬间威胁生命，需要及时诊治，床旁即时超声是对休克和急性呼吸衰竭进行鉴别诊断的有力手段。

参考文献

[1] Stein PD，Afzal A，Henry JW，et al. Fever in acute pulmonary embolism. Chest，2000，117（1）：39-42.

[2] Calvo-Romero JM，Lima-Rodríguez EM，Pérez-Miranda M，et al. Low-grade and high-grade

fever at presentation of acute pulmonary embolism. Blood Coagul Fibrinolysis，2004，15（4）：331-333.

[3] Söderberg M，Hedström U，Sjunnesson M，et al. Initial symptoms in pulmonary embolism differ from those in pneumonia：a retrospective study during seven years. Eur J Emerg Med，2006，13（4）：225-229.

[4] Saad M，Shaikh DH，Mantri N，et al. Fever is associated with higher morbidity and clot burden in patients with acute pulmonary embolism. BMJ Open Respir Res，2018，5（1）：e000327.

[5] Murray HW，Ellis GC，Blumenthal DS，et al. Fever and pulmonary thromboembolism. Am J Med，1979，67（2）：232-235.

[6] Sklaroff HJ. The post-pulmonary infarction syndrome. Am Heart J，1979，98（6）：772-776.

[7] Watanakunakorn C，Hayek F. High fever（greater than 39 degrees C）as a clinical manifestation of pulmonary embolism.Postgrad Med J，1987，63（745）：951-953.

[8] Gantner J，Keffeler JE，Derr C. Pulmonary embolism：an abdominal pain masquerader. J Emerg Trauma Shock，2013，6（4）：280-282.

[9] Kang GY，Zhang HQ. Pulmonary embolism：an often forgotten differential diagnosis for abdominal pain. QJM，2020，113（1）：68-69.

[10] Giorgi-Pierfranceschi M，Cattabiani C，Mumoli N，et al. Abdominal pain as pulmonary embolism presentation，usefulness of bedside ultrasound：a report of two cases. Blood Coagul Fibrinolysis，2017，28（1）：107-111.

[11] Park ES，Cho JY，Seo JH，et al. Pulmonary embolism presenting with acute abdominal pain in a girl with stable ankle fracture and inherited antithrombin deficiency. Blood Res，2018，53（1）：81-83.

[12] Rehman H，John E，Parikh P. Pulmonary embolism presenting as abdominal pain：an atypical presentation of a common diagnosis. Case Rep Emerg Med，2016，2016：7832895.

[13] Han Y，Gong Y. Pulmonary embolism with abdominal pain as the chief complaint：a case report and literature review. Medicine（Baltimore），2019，98（44）：e17791.

[14] Primack SL，Müller NL，Mayo JR，et al. Pulmonary parenchymal abnormalities of vascular origin：high-resolution CT findings. Radiographics，1994，14（4）：739-746.

[15] Thoma P，Rondelet B，Mélot C，et al. Acute pulmonary embolism：relationships between ground-glass opacification at thin-section CT and hemodynamics in pigs. Radiology，2009，250（3）：721-729.

[16] Shinohara T，Naruse K，Hamada N，et al. Fan-shaped ground-glass opacity（GGO）as a premonitory sign of pulmonary infarction：a case report. J Thorac Dis，2018，10（1）：E55-E58.

[17] Winterton D，Bailey M，Pilcher D，et al. Characteristics，incidence and outcome of patients admitted to intensive care because of pulmonary embolism. Respirology，2017，22（2）：329-337.

[18] Konstantinides SV，Meyer G，Becattini C，et al；ESC Scientific Document Group. 2019 ESC Guidelines for the diagnosis and management of acute pulmonary embolism developed in collaboration with the European Respiratory Society（ERS）. Eur Heart J，2020，41（4）：543-603.

[19] Fadhlillah F，Ratneswaran M. Use of point-of-care ultrasound in the management of patients presenting with shock：the treatment implications of an early bedside diagnosis of pulmonary embolism. BMJ Case Rep，2020，13（3）：e233670.

（孙丽娜　杨薇　孙永昌）

病例 15

发热伴肺部阴影、胸腔积液、房间隔缺损

一、病例重现

患者，女性，30岁。因“咳嗽、咳痰半个月，咯血、呼吸困难10日”于2022年2月17日入院。患者半个月前受凉后出现咳嗽、咳痰，黄黏痰，痰量不多，夜间为著，伴流黄色鼻涕，未诊治。10日前咳嗽咳痰加重，伴咯血，为痰中带鲜红色血丝，伴乏力、呼吸困难，上2层楼即出现气短，休息可好转，症状逐渐加重。自觉无发热，未测体温。5日前就诊于我院心内科门诊，查血常规示WBC 13.68×10^9/L，中性粒细胞百分比76.8%；超声心动图检查报告“先天性心脏病，房间隔缺损，艾森门格综合征，肺动脉高压，PASP 119 mmHg”，诊断房间隔缺损、肺动脉高压、高血压，建议住院治疗，患者拒绝。予口服利尿剂、扩血管药物治疗症状无好转。3日前出现咳嗽时左侧胸痛及后背痛，于我院呼吸科门诊就诊，胸部CT示“左下肺见大片状实变影”，予莫西沙星口服抗感染治疗，咳嗽略有好转，咯血及胸背痛无变化，呼吸困难加重，稍活动即喘息，为进一步诊治入院。患者自发病以来，精神可，睡眠略差，食欲可，饮水量较前减少，大便正常，小便减少，体重无明显变化。

既往史和个人史：发现房间隔缺损、肺动脉高压10年，自诉肺动脉压100 mmHg左右，无手术条件。发现血小板减少10年，未明确病因。发现高血压5年，药物控制血压维持在115/70 mmHg。阿莫西林过敏，碘剂过敏。否认结核病史，否认吸烟史。未接种新冠疫苗。

入院查体：体温36.7℃，脉搏98次/分，呼吸32次/分，血压121/89 mmHg。喘息貌，口唇及甲床发绀。左下肺叩诊浊音，左下肺可闻及吸气相湿啰音，右肺未闻及干湿啰音，无胸膜摩擦音。心前区无隆起，心浊音界扩大，未触及心前区震颤，心率98次/分，律齐，P2＞A2，心前区、胸骨左缘2～3肋间可闻及3/6级收缩期喷射样杂音，无心包摩擦音。腹部查体未见明显异常。双下肢轻度可凹性水肿。

辅助检查：血常规（2022-02-11）：WBC 13.68×10^9/L，RBC 7.52×10^{12}/L，HGB 235 g/L，血细胞比容0.72，中性粒细胞百分比76.8%，PLT 66×10^9/L；PCT（入院当日）0.787（ng/ml）；动脉血气分析（未吸氧，入院当日）：pH 7.4，$PaCO_2$ 29.2 mmHg，PaO_2 38.4 mmHg，SaO_2 65.8%，实际碳酸氢根离子浓度17.7 mmol/L，标准碳酸氢根离子浓度

19.7 mmol/L，标准碱剩余－6.2 mmol/L，实际碱剩余－4.7 mmol/L；血生化（入院当日）：白蛋白 29.3 g/L，尿素氮 14 mmol/L，肌酐（酶法）172 μmol/L，尿酸 777 μmol/L；TN-proBNP 6309 pg/ml。

超声心动图（2022-02-11）：先天性心脏病，房间隔缺损（继发孔型，右向左分流-艾森门格综合征），右心房、右心室、左心房增大，右心室壁增厚，肺动脉增宽，三尖瓣反流（重度），肺动脉瓣反流（轻-中度），肺动脉高压（极重度），PASP 119 mmHg，主动脉瓣反流（轻度），LVEF 74%，右心室收缩功能正常。下腔静脉内径及呼吸变化率正常。

胸部 CT：左下肺大片实变，肺动脉及其分支增宽明显，心影增大，右心增大明显（图 15-1）。

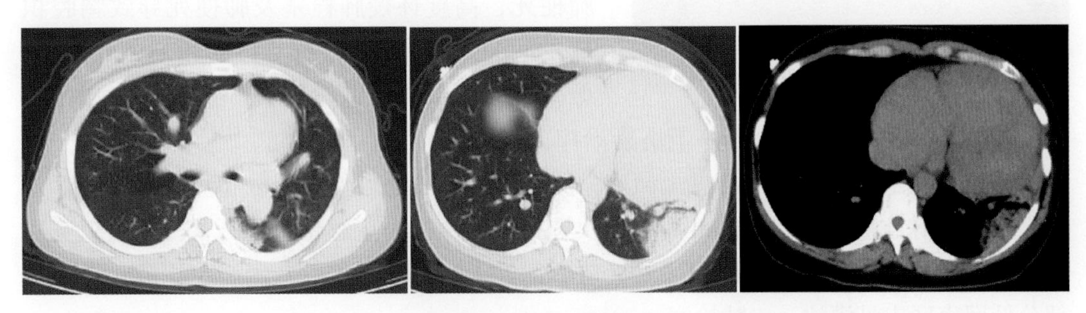

图 15-1　入院前胸部 CT

入院诊断： 肺炎，呼吸衰竭Ⅰ型；先天性心脏病，房间隔缺损，艾森门格综合征，肺动脉高压；肾功能不全；血小板减低；高血压 3 级（极高危）；低蛋白血症；高尿酸血症；继发性血红蛋白增多症

入院后诊疗经过

患者急性起病，以咳嗽、咳痰起病，逐渐出现咯血、呼吸困难及胸痛，入院当日发现发热，查体左下肺实变体征（叩诊浊音，可闻及湿啰音），血常规 WBC 及中性粒细胞升高，PCT 升高，胸部 CT 左下肺大片实变，考虑细菌性肺炎，革兰氏阳性球菌可能性大。因入院心电图显示 QT 间期延长，停用莫西沙星，予头孢曲松抗感染，吸氧，血氧饱和度波动于 70% ～ 80%。同时患者有咯血、胸痛及呼吸困难，胸部 CT 显示胸膜下分布楔形阴影，尖端指向肺门，病变内部密度较低，考虑到肺栓塞可能。虽严重低氧血症、肺动脉高压可用房间隔缺损、艾森门格综合征解释，但仍不能排除肺栓塞可能，入院当日查 D-dimer 1.17 μg/ml，床旁心电图未见典型 $S_{Ⅰ}Q_{Ⅲ}T_{Ⅲ}$表现，床旁下肢静脉超声未见血栓形成。

因患者病情重，有肾功能不全，且对碘剂过敏，未行 CTPA；因存在房间隔缺损，右向左分流，未行通气灌注核素检查；患者病情危重，需要氧疗，未行 MRI 检查；同时患者存在咯血及血小板减低，未予抗凝治疗。患者体温无下降趋势，并逐渐升高，咳嗽、咳血痰、胸痛及呼吸困难改善不明显，WBC 升高至 17.1×10^9/L，中性粒细胞百分比 84.3%，将抗生素更换为头孢哌酮舒巴坦、利奈唑胺，2 日后体温持续升高，胸痛及呼

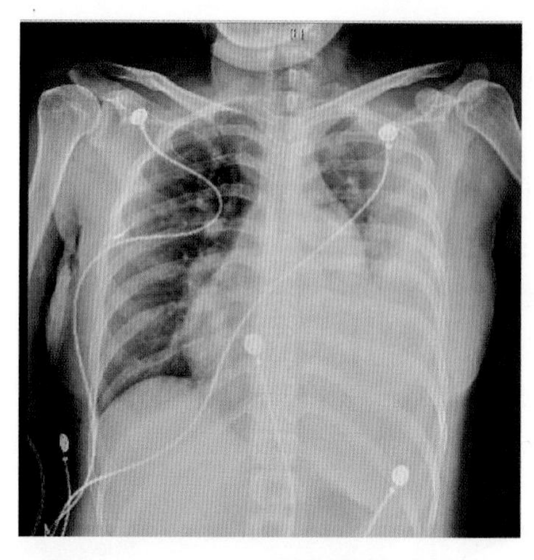

图 15-2　住院期间床旁胸部 X 线片

吸困难加重，再次调整抗生素为亚胺培南 / 西司他丁钠联合左氧氟沙星。复查床旁胸部 X 线片显示左下肺渗出、左侧胸腔积液（图 15-2）。抽取胸腔积液 560 ml，外观呈血性，常规：比重 1.023，细胞总数 399 464/μl，WBC 2464/μl，多个核细胞百分比 37%，单个核细胞百分比 63%；生化：TP 31.9 g/L，ALB 17.5 g/L，LDH 716 U/L，葡萄糖 4.1 mmol/L，ADA 8 U/L。考虑到胸腔积液为血性，常见原因多为创伤、恶性肿瘤、肺梗死，高度怀疑肺栓塞及肺梗死导致胸腔积液的可能性。因不能行 CTPA 和通气灌注显像，因此行肺超声造影检查，报告符合肺梗死（图 15-3），支持肺栓塞诊断，予抗凝治疗后症状好转。

超声所见：左侧胸腔内可见无回声，深方肺组织表面可见广泛分布片状低回声，先后经左肘静脉注射 Sonovue 2 ml 后，依次选择低回声区为造影靶目标，含气肺组织实质于 7 秒开始增强，大部分低回声区未见造影剂进入。超声提示：左侧胸腔积液，左肺大部分低回声区未见灌注——肺栓塞。

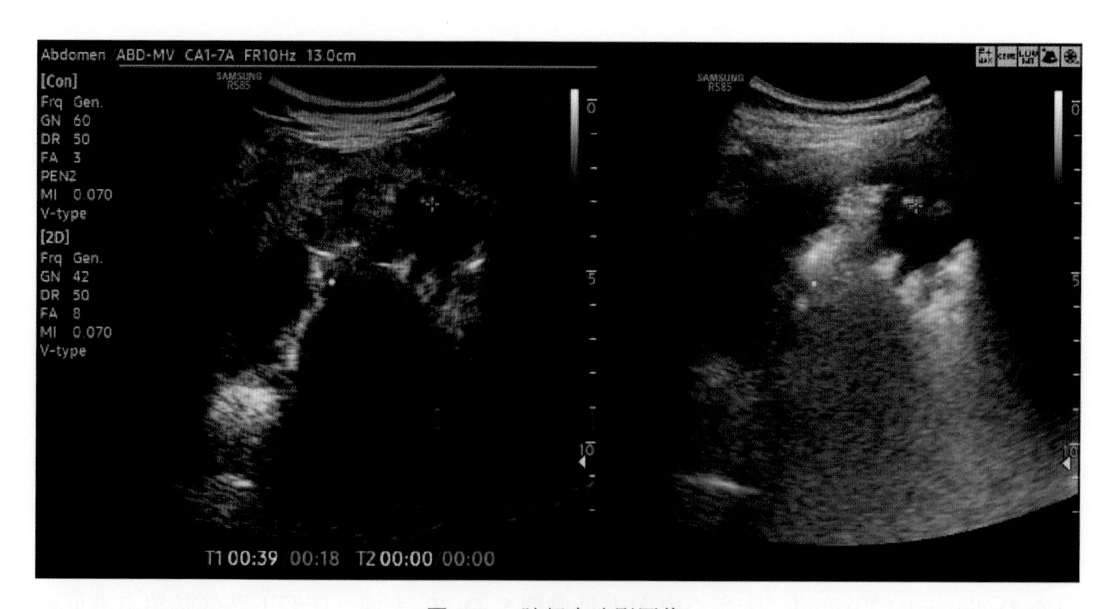

图 15-3　肺超声造影图像

二、病例解析

（一）艾森门格综合征是肺栓塞的高危因素，且易造成肺动脉原位血栓

早在 1958 年就有房间隔缺损、艾森门格综合征合并肺栓塞的病例报道[1]。有研究统计了连续纳入患有艾森门格综合征且进行 CTPA 检查的患者，发现近端肺动脉血栓的

患病率为 21%（7/34），在近端肺动脉可见血栓的患者中，43%（3/7）观察到远端血管血栓形成[2]。艾森门格综合征患者除了有容易出血的表现外，也容易出现血栓事件，包括近端肺动脉夹层血栓、自发性原位血栓形成和外周血栓形成[2]，其发生机制主要包括血管结构的改变、内皮细胞的损伤、促凝因子的激活及纤溶系统功能受损[3-6]。本例患者入院时 D-dimer 升高明显，反复进行下肢血管超声检查未见下肢静脉血栓，可能为自发性肺动脉原位血栓形成，这与大多数肺栓塞的栓子来源不同，值得注意。

（二）高热为肺栓塞的少见表现

因肺栓塞本身所致发热见于 14% ～ 18%[7-8] 的患者，以发热为首发症状者为 8% ～ 16%[9]。发生机制与组织坏死、肺不张、血管应激以及血管重构引起的 Dressler 综合征样表现有关[10]。肺栓塞的发热以低热为主[7]，高热占发热患者的 2% ～ 12%，高热持续时间多在 1 周之内，个别可达 2 周，抗凝治疗有效，部分需要糖皮质激素治疗[7-11]。关于肺栓塞合并高热表现的报道，最多的病例数为 7 例[12]。

（三）超声造影可协助判断肺梗死

该病例的难点不在于疾病的疑难，而在于肺栓塞的鉴别以及寻求诊断依据的困难。在诊疗的初始即考虑到肺栓塞的可能，但是难以证实（存在确诊方法的相对禁忌），同时存在抗凝的相对禁忌。当发现血性胸腔积液、高度怀疑肺梗死时，遂应用超声造影方法提供了诊断依据。曾有研究报道对超声造影诊断肺梗死的病例，进行肺组织活检加以验证，结果证实了超声造影对肺梗死诊断的可靠性[13]。

三、要点提示

（1）艾森门格综合征是肺栓塞的高危因素，且易造成肺动脉原位血栓。

（2）肺梗死表现为高热、肺部阴影、外周血 WBC 升高，易误诊为细菌性肺炎。

（3）超声造影可协助诊断肺梗死，是 CTPA 或通气灌注扫描的重要补充，在造影或核素扫描有禁忌的情况下，是重要的诊断手段。

参考文献

[1] Wood P. The Eisenmenger syndrome or pulmonary hypertension with reversed central shunt. Br Med J，1958，2（5099）：755-762.

[2] Silversides CK，Granton JT，Konen E，et al. Pulmonary thrombosis in adults with Eisenmenger syndrome. J Am Coll Cardiol，2003，42（11）：1982-1987.

[3] Lopes AA，Caramurú LH，Maeda NY. Endothelial dysfunction associated with chronic intravascular coagulation in secondary pulmonary hypertension. Clin Appl Thromb Hemost，2002，8（4）：353-358.

[4] Altman R，Scazziota A，Rouvier J，et al. Coagulation and fibrinolytic parameters in patients with pulmonary hypertension. Clin Cardiol，1996，19（7）：549-554.

[5] Cacoub P，Karmochkine M，Dorent R，et al. Plasma levels of thrombomodulin in pulmonary hypertension. Am J Med，1996，101（2）：160-164.

[6] Hassell KL. Altered hemostasis in pulmonary hypertension. Blood Coagul Fibrinolysis，1998，9（2）：107-117.

[7] Stein PD，Afzal A，Henry JW，et al. Fever in acute pulmonary embolism. Chest，2000，117（1）：39-42.

[8] Calvo-Romero JM，Lima-Rodríguez EM，Pérez-Miranda M，et al. Low-grade and high-grade fever at presentation of acute pulmonary embolism. Blood Coagul Fibrinolysis，2004，15（4）：331-333.

[9] Söderberg M，Hedström U，Sjunnesson M，et al. Initial symptoms in pulmonary embolism differ from those in pneumonia：a retrospective study during seven years. Eur J Emerg Med，2006，13（4）：225-229.

[10] Saad M，Shaikh DH，Mantri N，et al. Fever is associated with higher morbidity and clot burden in patients with acute pulmonary embolism. BMJ Open Respir Res，2018，5（1）：e000327.

[11] Sklaroff HJ. The post-pulmonary infarction syndrome. Am Heart J，1979，98（6）：772-776.

[12] Watanakunakorn C，Hayek F. High fever（Greater Than 39 Degrees C）as a clinical manifestation of pulmonary embolism. Postgrad Med J，1987，63（745）：951-953.

[13] Trenker C，Dohse M，Ramaswamy A，et al. Histological validation of pulmonary infarction detected with contrast-enhanced ultrasound in patients with negative computed tomography pulmonary angiogram：a case series. J Clin Ultrasound，2019，47（8）：461-465.

（孙丽娜　闫崴　孙永昌）

病例 16

血管型 Ehlers-Danlos 综合征

一、病例重现

患者，男性，17 岁。因“间断胸痛、气短 1 年余，间断咯血 7 周”入院。患者于 1 年前无明显诱因突发左侧胸痛，呈针扎样疼痛，深呼吸或咳嗽时加重，伴气短，外院胸部 X 线片示“左侧气胸”，予吸氧治疗后复查胸部 X 线片示“肺复张良好”，上述症状亦缓解。7 个月前、5 个月前先后两次出现静息时突发左侧胸痛，程度、性质同前，外院均诊为“左侧自发性气胸”，肺压缩分别为“30% ～ 40%”“70% ～ 80%”，先后行“全麻胸腔镜下左肺上叶局部切除、肺大疱切除术＋胸膜固定术”“左侧胸腔闭式引流及胸膜粘连术”，手术切除肺组织病理示“硬化性肺细胞瘤”。4 个月前、3 个月前两次无明显诱因再次突发右侧胸痛，外院均诊断为“右侧自发性气胸”，肺压缩均为“80% ～ 90%”，先后予“右侧胸腔闭式引流术”“全麻胸腔镜下右侧肺大疱切除术＋胸膜固定术”治疗，术后肺复张良好。7 周前、20 天前分别咯鲜血、暗红色血块各 1 次，量 5 ～ 10 ml，无发热，无咳嗽咳痰、胸痛、呼吸困难等不适，均就诊于当地医院，胸部 CT 示“右下肺团片状实变伴厚壁空洞，右侧少量胸腔积液，左肺多发胸膜下肺大疱”，先后予美罗培南、卡络磺钠静脉点滴治疗，咯血缓解。6 天前无诱因再次咯鲜血 1 口，量约 5 ml，于我院就诊，为进一步诊治收入院。

既往史和个人史：自年幼时起，四肢皮肤轻微损伤后易出现瘀斑，双侧踝部为著。神经性呕吐 4 个月，口服“米氮平、氟西汀”治疗有效。口服“奥美拉唑”过敏（药疹）。青霉素、头孢曲松钠皮试阳性。否认家族遗传病史。

入院查体：体温 37.3℃，脉搏 83 次 / 分，呼吸 16 次 / 分，血压 114/48 mmHg。体重 55 kg，身高 178 cm。消瘦体型。两侧腋前线第 4 肋间、肩胛线第 6 肋间、腋中线第 7 肋间均可见明显增生手术瘢痕。左侧踝部可见直径 1.5 cm 瘀斑（图 16-1）。

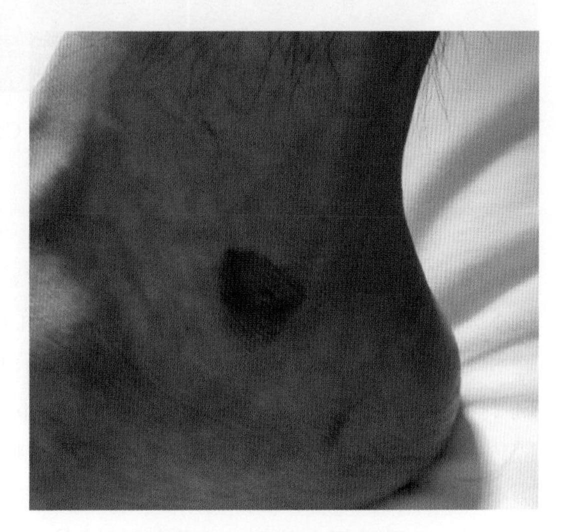

图 16-1 查体见皮肤瘀斑

双肺叩诊清音，呼吸音清，未闻及啰音、胸膜摩擦音。心、腹查体未见明显异常。双下肢无水肿。双手掌指关节、近端指关节、远端指关节过度活动（图 16-2）。

辅助检查：胸部增强 CT，肺窗示双肺胸膜下多发肺大疱，左肺为著，右下肺胸膜下厚壁空洞病变，周围有少许磨玻璃样渗出影；纵隔窗示右下肺厚壁空洞病变内低密度区（图 16-3）。

初步诊断：自发性气胸，肺脓肿？

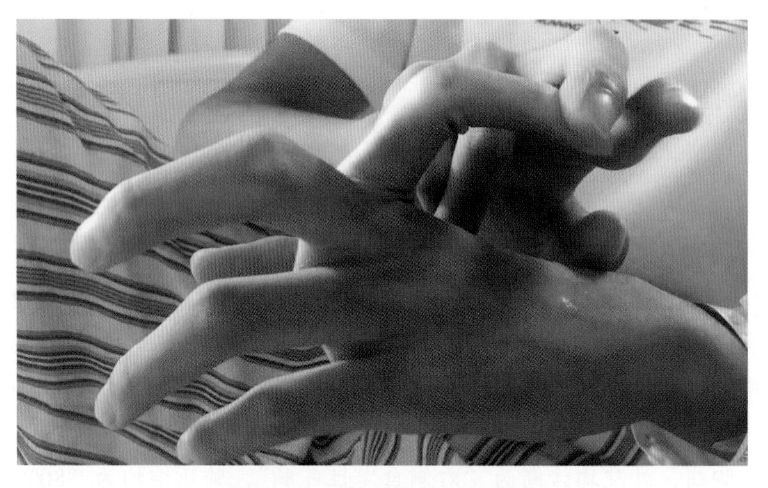

图 16-2 查体见关节过度活动

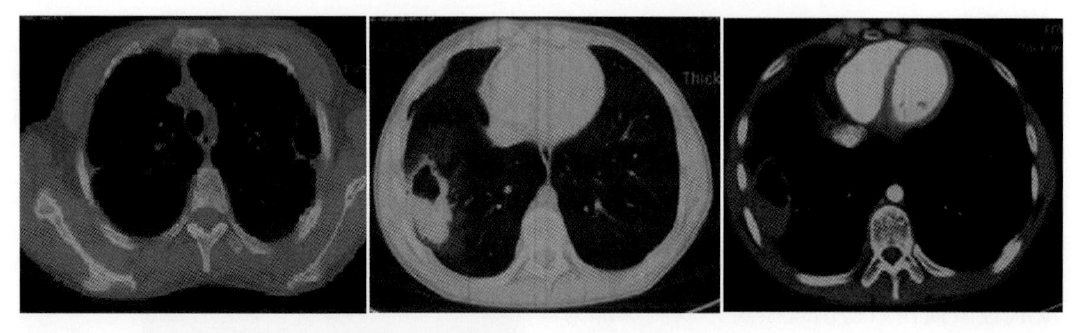

图 16-3 胸部增强 CT（首次咯血当天）

入院后诊疗经过

血常规、尿常规、凝血指标、D-dimer、肝肾功能均正常。血清 ANA、SSA 抗体、抗 SSB 抗体、抗 Sm 抗体、抗 Jo-1 抗体、抗 dsDNA 抗体、ANCA 均（－）。血清 GM 试验和 G 试验、T-SPOT 均（－）。腹部超声示肝胆胰脾肾均未见异常。我院病理科会诊外院手术切除肺组织病理切片，报告肺组织部分区域梗死伴出血，局部纤维化，周围肺泡腔内广泛含铁血黄素细胞聚集，未见明显肿瘤及血管炎病变。

入院后予头孢美唑 2.0 g 2 次 / 日静脉点滴抗感染，卡络磺钠静脉点滴对症治疗，咯血好转。7 天后复查肺部 CT 示右下肺团片状实变影，空洞消失，病变范围较前缩小（图 16-4）。检测患者及父母 COL3A1 基因，显示患者 chr2：1898 62060 位置出现杂合剪切

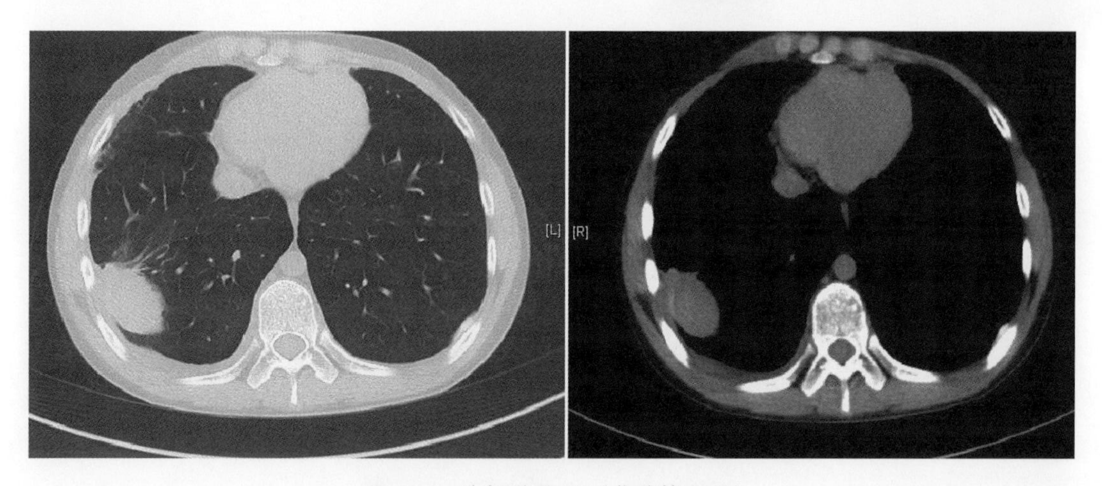

图 16-4 胸部增强 CT（住院第 7 天）

突变 c.1816-2A ＞ G，其父母未见此突变表达。最终诊断为 Ehlers-Danlos 综合征。

二、病例解析

（一）Ehlers-Danlos 综合征（EDS）的诊断与治疗

本例患者为青少年发病，临床特点包括：①反复发生严重的自发性气胸，伴间断咯血，即使外科胸膜粘连术、肺大疱切除术治疗后仍复发；②小关节（双掌指关节、指间关节等）活动度过大，皮肤轻度碰伤易于淤青；③未发现心血管、眼、肝脾肾等异常；④肺部 CT 表现为胸膜下肺大疱、右下肺团片状实变伴厚壁空洞形成，周围少许炎症渗出；⑤没有其他可导致肺部气囊样病变的疾病证据，如特殊感染、结缔组织病、血管炎、肺部肿瘤等。检测患者及父母 COL3A1 基因，显示患者 chr2：1898 62060 位置出现杂合剪切突变 c.1816-2A ＞ G，其父母未见此突变表达，故考虑诊断为血管型 EDS（散发性）。

EDS 是一组罕见的常染色体显性遗传疾病，又名弹力过度性皮肤、皮肤毛细血管破裂，由丹麦皮肤科医生 Ehlers 和法国内科医生 Henri-Alexance Danlos 于 1901 年率先报道[1]，以皮肤超弹性、关节过度活动以及血管脆性增加为主要临床特征。

EDS 根据分子生物学诊断，可分为 13 种类型，其中血管型（Ⅳ型）最少见，约占 5% 以下[2]。本型 EDS 因 COL3A1 基因突变引起编码Ⅲ型前胶原蛋白合成及分泌异常致病，可出现极其严重的并发症，如动脉破裂，肠道、子宫破裂穿孔等，其他表现包括皮肤薄而透明，皮肤易于损伤淤血，先天性髋关节脱位，小关节活动度过大，颈动脉海绵窦瘘[3]。肺部表现包括空洞病变、气囊样病变、纤维结节、肺出血等；气胸或血气胸为本型区别于其他类型 EDS 的临床特征表现，可为本型 EDS 的首发就诊原因，发生率为 16% 左右。与 Birt-Hogg-Dube 综合征中肺气囊病变多分布于下肺（隆突下）不同，本病的肺部病变分布无特征性优势[3-4]。纤维结节或假瘤、囊肿是血管型 EDS 肺受累的特征，可能与血管脆弱和出血病灶结缔组织修复异常有关[5]。在迄今为止报道的最大系列的血管型 EDS 病理学研究中，9 例患者中有 8 例具有纤维结节，其中 6 例具有钙化；只有 1

例患者在组织病理学检查前被诊断出患有血管型 EDS[6]。血管型 EDS 的肺部病变，尤其是气囊样改变，主要源于局部肺组织完整性差；纤维结节或炎性假瘤、特征性骨化生可能源于肺血管或间质损伤后修复不充分，胶原Ⅰ型含量高于缺失的胶原Ⅲ型所致。本病无特效疗法，主要以预防和治疗并发症为主，包括尽可能避免动脉造影或介入治疗，减少胃肠镜检查操作，早期发现并处理动脉夹层等[3, 7]。

多达 80% 的血管型 EDS 患者可能在 40 岁之前发生危及生命的血管或内脏破裂。尽管该例患者尚未发生致命并发症，但在以后发生动脉夹层、动脉瘤和动脉破裂的风险很大[8]。Celiprolol 是一种新型 β 受体阻滞剂，具有 β1 肾上腺素能受体拮抗作用和部分 β2 受体激动剂活性，可降低脉压和心率。Frank 等人研究发现，Celiprolol 治疗可明显改善血管型 EDS 预后[9]。

（二）反复气胸患者需警惕基因异常综合征

反复发生的自发性气胸是本例患者突出表现，在罕见 / 少见病因中，还可见于其他多系统受累的基因异常综合征，甚至成为疾病的首发表现。根据发病机制不同，其可分为三种类型，即与肿瘤抑制基因相关的综合征（如 Birt-Hogg-Dube 综合征、结节性硬化症）、结缔组织异常综合征（如马方综合征、EDS）、影响正常肺结构的综合征（α1- 抗胰蛋白酶缺乏、肺囊性纤维化）[3]。在上述基因异常综合征中，患者多伴有皮肤、关节、眼部、血管等肺外系统特征性异常表现，可呈家族聚集发病，或散发，基因检测为主要的确诊方法[3]。总之，血管型 EDS 罕见，且以反复气胸、咯血发病者更为罕见，目前仅有少数病例报告[10]。本病例中，高度提示可能为基因异常综合征的体征，如小关节活动度过大、皮肤轻度碰伤后易于淤青，在常规查体时容易被忽视漏检。因此，对于反复发生自发性气胸的患者，尤其是年轻患者，应注重关节、皮肤等全身系统查体，对于疑诊患者应尽早进行基因检测以明确诊断。

三、要点提示

（1）EDS 是一组罕见的常染色体显性遗传疾病，以皮肤超弹性、关节活动度过大以及血管脆性增加为主要临床特征。根据分子生物学诊断，可分为 13 种类型，其中血管型（Ⅳ型）最少见，本型是因 COL3A1 基因突变引起编码Ⅲ型前胶原蛋白合成及分泌异常致病，可出现极其严重的血管并发症。

（2）对于反复发生自发性气胸的患者，尤其是年轻患者，应注重关节、皮肤等全身系统查体，对于疑诊患者应尽早进行基因检测以明确诊断。

（3）Celiprolol 是一种新型 β 受体阻滞剂，具有 β1 肾上腺素能受体拮抗作用和部分 β2 受体激动剂活性，可降低脉压和心率，可明显改善血管型 EDS 预后。

参考文献

[1] Callewaert B，Malfait F，Loeys B，et al. Ehlers-Danlos syndromes and Marfan syndrome. Best

Pract Res Clin Rheumatol，2008，22（1）：165-189.

[2] Malfait F，Francomano C，Byers P，et al. The 2017 international classification of the Ehlers-Danlos syndromes. Am J Med Genet C Semin Med Genet，2017，175（1）：8-26.

[3] Boone PM，Scott RM，Marciniak SJ，et al. The genetics of pneumothorax. Am J Respir Crit Care Med，2019，199（11）：1344-1357.

[4] Daccord C，Good JM，Morren MA，et al. Birt-Hogg-Dubé syndrome. Eur Respir Rev，2020，29（157）：200042.

[5] Corrin B，Simpson CG，Fisher C. Fibrous pseudotumours and cyst formation in the lungs in Ehlers-Danlos syndrome. Histopathology，1990，17（5）：478-479.

[6] Kawabata Y，Watanabe A，Yamaguchi S，et al. Pleuropulmonary pathology of vascular Ehlers-Danlos syndrome：spontaneous laceration，haematoma and fibrous nodules. Histopathology，2010，56（7）：944-950.

[7] Byers PH，Belmont J，Black J，et al. Diagnosis，natural history，and management in vascular Ehlers-Danlos syndrome. Am J Med Genet C Semin Med Genet，2017，175（1）：40-47.

[8] Pepin M，Schwarze U，Superti-Furga A，et al. Clinical and genetic features of Ehlers-Danlos syndrome type Ⅳ，the vascular type. N Engl J Med，2000，342（10）：673-680.

[9] Frank M，Adham S，Seigle S，et al. Vascular Ehlers-Danlos syndrome：long-term observational study. J Am Coll Cardiol，2019，73（15）：1948-1957.

[10] Wan T，Ye J，Wu P，et al. Recurrent pneumothorax and intrapulmonary cavitary lesions in a male patient with vascular Ehlers-Danlos syndrome and a novel missense mutation in the COL3A1 gene：a case report. BMC Pulm Med，2020，20（1）：149.

（李秋钰　丁艳苓　孙永昌）

病例 17

多灶性微小结节样肺细胞增生

一、病例重现

患者，女性，37 岁。因“间断胸痛、胸闷半年”入院。患者半年前无明显诱因出现胸痛、胸闷，胸痛位于左胸骨旁第 3 肋间，呈针扎样疼痛，每次持续 1 ～ 2 分钟后自行好转，伴咳痰，为少量白痰，无咯血、呼吸困难；无发热、肌肉酸痛，无关节酸痛、晨僵，无口干、眼干等症状。曾在外院就诊，胸部 CT 示双上肺磨玻璃影，诊断为“肺炎”，予左氧氟沙星静脉点滴治疗 6 天、阿奇霉素口服治疗 2 个月，未见明显好转。后就诊于我院，复查胸部 CT 示双肺多发磨玻璃密度结节（图 17-1），为进一步诊治收入院。发病以来，饮食、睡眠好，大小便正常，体重较前增加 2.5 kg。

既往史和个人史：宫外孕术后 4 年余。否认结核病史，否认糖尿病病史，否认食物、药物过敏史。2008—2018 年在医院地下仓库工作，工作环境有霉味。否认鸟类、宠物接触；否认特殊物质及药品接触史。无烟酒嗜好。有 1 个姐姐患有“肾错构瘤”。

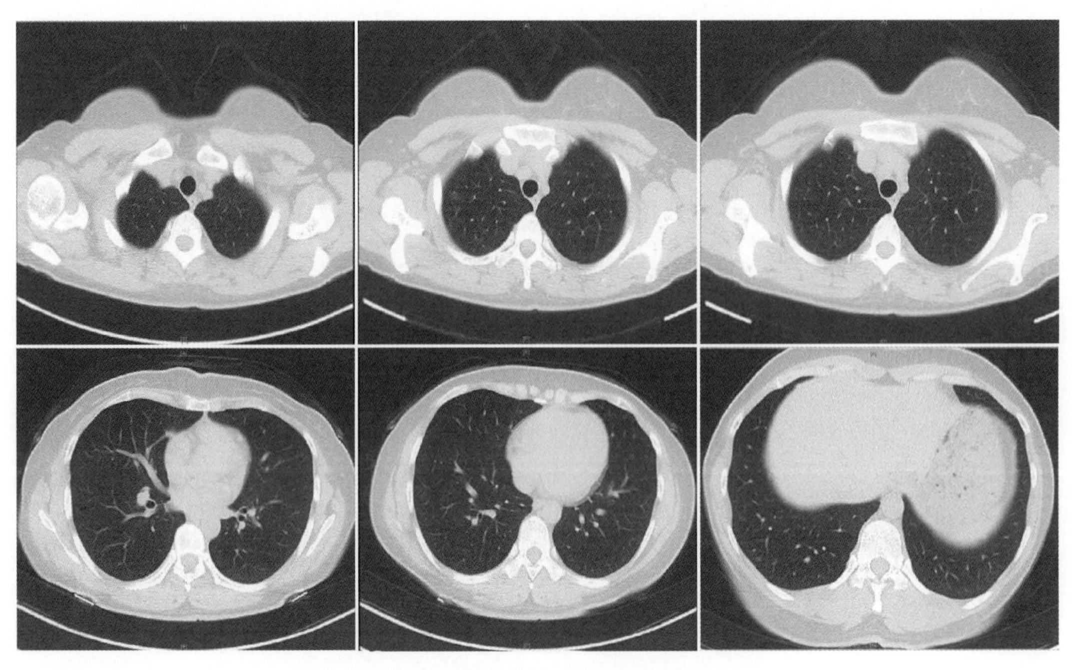

图 17-1 胸部 CT（入院）

入院查体：体温 36.4℃，脉搏 78 次 / 分，呼吸 20 次 / 分，血压 107/62 mmHg。两颊部可见充血性红疹。双肺叩诊清音，双肺呼吸音清晰，未闻及啰音及胸膜摩擦音。心脏、腹部查体未见明显异常。四肢活动自如，无杵状指（趾），双下肢无水肿。

辅助检查：胸部 CT（图 17-1）：双肺多发磨玻璃样结节。

初步诊断：双肺多发结节待查

入院后诊疗经过

动脉血气分析（未吸氧）：pH 7.4，$PaCO_2$ 35.3 mmHg，PaO_2 91.5 mmHg，SaO_2 98%。血常规、ESR、CRP、PCT 未见明显异常；肝肾功能、心肌酶、尿便常规、凝血、甲状腺功能未见明显异常。肿瘤标志物均在正常范围。风湿三项、ANA、ENA 谱、ANCA 均（－）。T-SPOT（－）、军团菌抗体（－），血 G 试验和 GM 试验均（－）。痰涂片抗酸染色（－），痰细菌和真菌培养（－）。腹部 B 超报告：左肾囊肿（1.0 cm×0.9 cm）、盆腔积液。

入院后行支气管镜检查，镜下见大致正常气道，行支气管肺泡灌洗，支气管肺泡灌洗液细胞计数 10×10^4/ml，巨噬细胞百分比 90%，淋巴细胞百分比 7%，中性粒细胞百分比 3%；淋巴细胞亚群 CD4/CD8 比值 2.33；细菌、真菌培养（－）。

为明确诊断行胸腔镜下肺活检，术中见壁层胸膜光滑无结节，肺萎陷良好。左肺上叶与胸顶部、侧胸壁多发粘连，左肺上叶多发脏层胸膜下结节，呈淡黄色，直径 5 ～ 7 mm。病理标本大体：左肺上叶多发黄色质地软、边界欠清黄色结节；组织病理诊断（图 17-2）：结合形态及免疫组化结果，倾向于多发性微结节性肺细胞增生，局灶细胞具有一定异型性，部分区域增生旺盛。免疫组化：TTF-1（＋），NapsinA（＋），HMB45（－），Melan-A（－），P53（野生型），CEA（单抗）（部分细胞＋），Ki67（5% ＋）；弹力纤维（＋）。分子病理：EGFR 基因体细胞第 18 ～ 21 外显子未见突变。

结节性硬化症（tuberous sclerosis complex，TSC）相关基因检测：血 TSC1、TSC2 基因全外显子检测未检出相关变异。多重链接探针扩增（multiplex ligation dependent probe amplification，MPLA）技术检测患者血液 TSC 基因，检出 TSC2 基因 1 ～ 42 号外显子的杂合缺失突变。

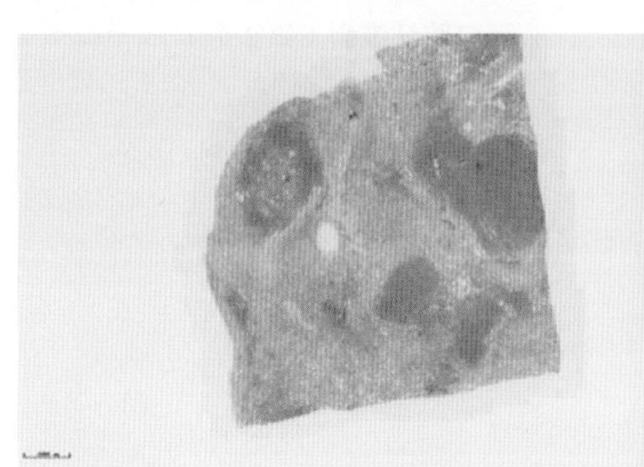
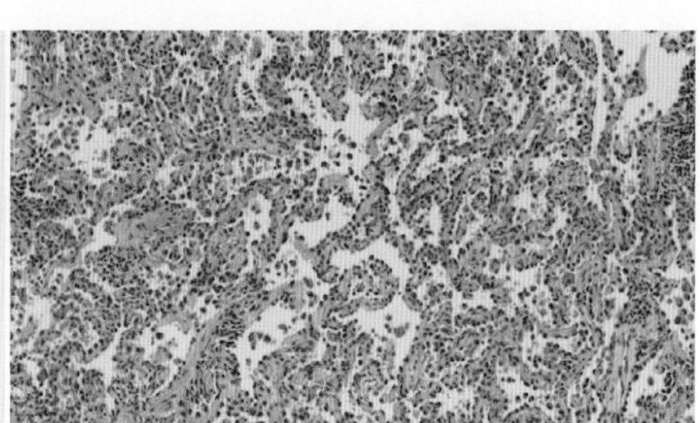

图 17-2　肺活检病理结果

二、病例解析

（一）多灶性微小结节样肺细胞增生

多灶性微小结节样肺细胞增生（multifocal micronodular pneumocyte hyperplasia，MMPH）是临床非常少见的瘤样病变，一般表现为肺泡上皮多灶性小结节状增生，伴有结节内肺泡隔弹力纤维增生、肺泡腔内组织细胞聚集[1]。女性多于男性，患病人群年龄分布较广，报道中最小年龄 13 岁。本病无特异性症状或无症状，多在健康查体或偶然情况下发现。几乎只发生于结节性硬化症患者中，估计在 TSC 患者中患病率为 28% ～ 71%[2]。肺 CT 表现为多发的实性或磨玻璃样结节，结节 2 ～ 14 mm 大小，分布无规律；部分患者可合并肺淋巴管平滑肌瘤病（pulmonary lymphangioleiomyomatosis，PLAM）；易误诊为各种感染或转移癌，该病确诊依赖病理学检查。

（二）结节性硬化症

结节性硬化症是一种由于 TSC1 或 TSC2 基因种系突变导致蛋白功能失活而引起的常染色体显性遗传性疾病，几乎累及所有器官及系统，以脑、肾脏、皮肤、心脏和肺表现突出[3]。TSC 患者的肺部受累多表现为 MMPH 和 PLAM，后者相对多见[4]。肾脏受累包括肾血管平滑肌脂肪瘤、肾脏囊性疾病和肾细胞癌。2012 年国际 TSC 共识委员会[5]制定了 2 个独立 TSC 诊断标准：临床诊断标准和基因诊断标准。临床诊断主要依靠患者的 11 个主要特征和 6 个次要特征（表 17-1），具有 2 个主要特征或 1 个主要特征＋ 2 个及以上次要特征均可确诊为 TSC；若仅具有 1 个主要特征或只有 2 个次要特征为可能诊断。仅有肾血管平滑肌脂肪瘤和淋巴管肌瘤病两个主要特征，无其他特征不能确诊 TSC。基因诊断方面，在非病变组织中检测出 TSC1 或 TSC2 基因致病性突

表 17-1　TSC 临床诊断标准中的主要特征和次要特征

主要特征	次要特征
色素脱失斑（≥ 3 处，最小直径 5 mm）	“斑斓”皮损
血管纤维瘤（≥ 3 个）或头部纤维斑块	牙釉质点状凹陷（＞ 3 处）
指（趾）甲纤维瘤（≥ 2 个）	口腔纤维瘤（≥ 2 个）
鲨革斑	视网膜色素斑
多发性视网膜错构瘤	非肾脏错构瘤
皮质发育不良（包括皮质结节或脑白质放射状移行线）	多发性肾囊肿
室管膜下结节	
室管膜下巨细胞星形细胞瘤	
心脏横纹肌瘤	
淋巴管肌瘤病	
肾血管平滑肌脂肪瘤（≥ 2 个）	

变可以确诊为 TSC。指南中推荐采用外周血标本进行基因检测，但是基因检测阴性不能排除 TSC 的诊断。基因检测方法方面，推荐使用覆盖 TSC1 和 TSC2 基因全长的二代测序。目前未发现 TSC 基因突变与 MMPH、皮肤、脑改变之间的联系[6]。本病例中患者仅表现为肺内 MMPH 及肾囊肿，未见典型皮肤病变及癫痫。对患者血及肿瘤组织查 TSC1、TSC2 基因全外显子检测未检出相关变异。经多重链接探针扩增（MPLA）技术检测，检出 TSC2 基因 1 ～ 42 号外显子的杂合缺失突变，TSC 诊断明确。家族史中其姐姐患有“肾错构瘤”，提示可能存在家族聚集性，建议其姐姐进行相关基因检测进一步明确。

（三）MMPH 的治疗

目前认为 MMPH 为一种错构瘤样良性病变，与肺腺癌无明确相关性。多数患者预后良好。有文献追踪 55 例病例，随访过程中 4 例死亡，死因分别为呼吸衰竭（2 例）、肺癌（1 例）和癫痫（1 例）[7]。MMPH 的处理以随访为主，一般认为 MMPH 为“稳定”病变。有个案报道使用西罗莫司（雷帕霉素）靶蛋白复合体抑制剂西罗莫司治疗可能使病变缩小[2，8]。

三、要点提示

（1）MMPH 是以肺内多发磨玻璃样结节为主要表现的少见瘤样病变，多呈良性过程，确诊依赖病理。

（2）MMPH 是 TSC 的肺部表现之一。如临床高度疑诊 TSC，推荐应用覆盖 TSC1 和 TSC2 基因全长的二代测序作为 TSC 患者的基因检测方法，以明确诊断。

（3）MMPH 的处理以随访为主。

参考文献

[1] Konno S，Shigemura M，Ogi T，et al. Clinical course of histologically proven multifocal micronodular pneumocyte hyperplasia in tuberous sclerosis complex：a case series and comparison with lymphangiomyomatosis. Respiration，2018，95（5）：310-316.

[2] Lim KH，Silverstone EJ，Yates DH. Multifocal micronodular pneumocyte hyperplasia in tuberous sclerosis complex：resolution with everolimus treatment. Am J Respir Crit Care Med，2020，201（10）：e76.

[3] 中国抗癌协会泌尿男生殖系肿瘤专业委员会结节性硬化协作组 . 结节性硬化症相关肾血管平滑肌脂肪瘤诊疗与管理专家共识 . 中国癌症杂志，2020，30（1）：70-78.

[4] Gupta N，Henske EP. Pulmonary manifestations in tuberous sclerosis complex. Am J Med Genet C Semin Med Genet，2018，178（3）：326-337.

[5] Northrup H，Aronow ME，Bebin EM，et al. Updated international tuberous sclerosis complex diagnostic criteria and surveillance and management recommendations. Pediatr Neurol，2021，123：50-66.

[6] Tian X，Glass JE，Kwiatkowski DJ，et al. Lymphangioleiomyomatosis association with

underlying genotype in patients with tuberous sclerosis complex. Ann Am Thorac Soc，2021，18（5）：815-819.
[7] 顾铁璐，郑宇，高何，等 多灶微结节性肺泡上皮增生一例．中华病理学杂志，2020，49（6）：3.
[8] Daccord C，Nicolas A，Demicheli R，et al. Effect of everolimus on multifocal micronodular pneumocyte hyperplasia in tuberous sclerosis complex. Respir Med Case Rep，2020，31：101310.

（张静　常春）

病例 18

结节性硬化症相关肺淋巴管肌瘤病伴多灶性微小结节样肺细胞增生

一、病例重现

患者，女性，49 岁，公司职员。因“咳嗽 2 周，加重伴活动后气短 9 天”入院。2 周前患者遇冷风后出现咳嗽，干咳为主，无发热、胸痛、咯血、呼吸困难等不适，未予重视。9 天前乘坐飞机后咳嗽略加重，伴活动后气短，步行 500 米左右即可出现，休息后略好转，于我院就诊，胸部 X 线片示左侧气胸线，右肺中野透亮度增高；诊断“气胸，右侧肺大疱？”（图 18-1），为进一步诊治收入我科。

既往史和个人史：2004 年体检发现肾错构瘤，规律复查无明显变化。否认吸烟史。否认食物、药物过敏史。家族史无特殊。

入院查体：体温 36.7℃，脉搏 78 次 / 分，呼吸 18 次 / 分，血压 124/72 mmHg。发育正常，营养中等，体型匀称，神志清楚，额面部及口鼻三角区可见散在淡红色的毛细血

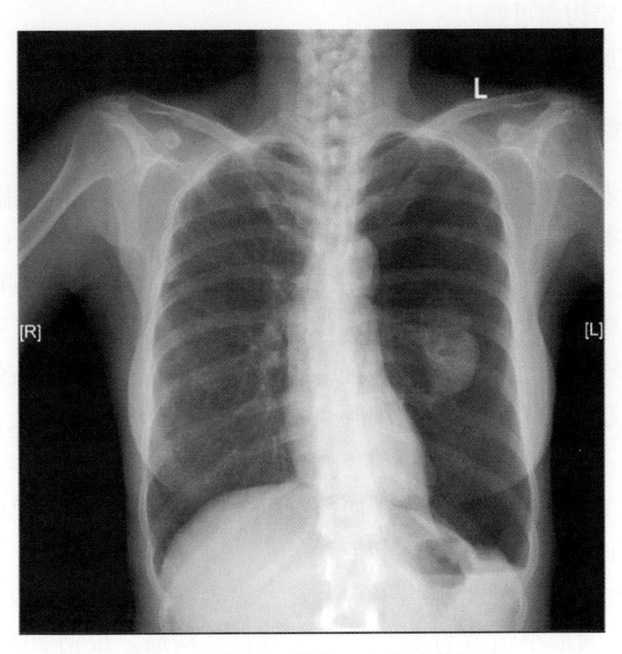

图 18-1 胸部 X 线片 左侧大量气胸

管扩张性丘疹（图 18-2A），右侧大腿内侧、左侧小腿、后颈部可见三处色素脱失斑（图 18-2B）；左肺叩诊鼓音，左肺听诊呼吸音减低，双肺未闻及啰音。心脏、腹部未见异常。双下肢无水肿。

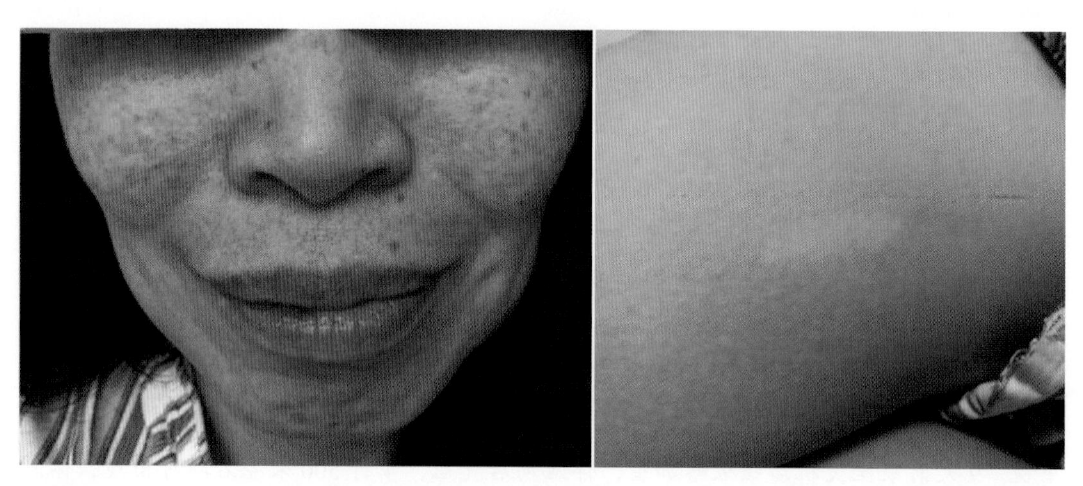

图 18-2　A. 额面部及口鼻三角区可见散在淡红色的毛细血管扩张性丘疹；**B.** 左侧小腿处色素脱失斑

辅助检查：血常规 WBC 7.05×10^9/L，中性粒细胞百分比 79.6%，HGB 138 g/L，PLT 238×10^9/L；动脉血气分析：pH 7.41，$PaCO_2$ 33.2 mmHg，PaO_2 64.3 mmHg，HCO_3^- 20.5 mmol/L；肝肾功能、凝血、心肌酶未见明显异常，自身免疫抗体（ANA、dsDNA、ENA 谱、ANCA）（－），肺癌肿瘤标志物（－）。腹部超声报告双肾实质可见多发高回声，最大者 2.4 cm×2.6 cm，边界清，彩色多普勒血流显像（CDFI）未见明显血流；结论：双肾高回声，错构瘤可能大。

初步诊断：气胸；肾错构瘤

入院后诊疗经过

入院后行床旁胸腔闭式引流术，患者气短症状逐渐缓解，查体左肺呼吸音逐渐恢复，3 天后引流瓶中基本无气泡溢出。为进一步明确气胸的病因，行胸部 CT，可见双肺多发薄壁囊腔样改变，大小不等，形态较规则，右上叶肺大疱，双肺多发磨玻璃类圆形小结节（图 18-3）。全身 PET-CT 报告①双肺多发磨玻璃结节影，SUV 值不高；双肺多发囊状薄壁透亮影、部分融合为大片无纹理区；②左侧脑室室管膜下、右侧小脑皮质下可见多发钙化结节影；③左侧腹膜后软组织肿块、腹盆腔多发淋巴结肿大；④双肾多发低密度灶，考虑错构瘤（图 18-4）。

追问病史，患者青春期时即出现额面部及口鼻三角区散在淡红色的毛细血管扩张性丘疹，经皮肤科会诊考虑为面部血管纤维瘤。

该病例为中年育龄期女性，以气胸为首发表现，胸部 CT 以双肺弥漫囊性病变、双肺多发磨玻璃类圆形小结节为主要特点，有肾错构瘤。根据 2017 年美国胸科学会

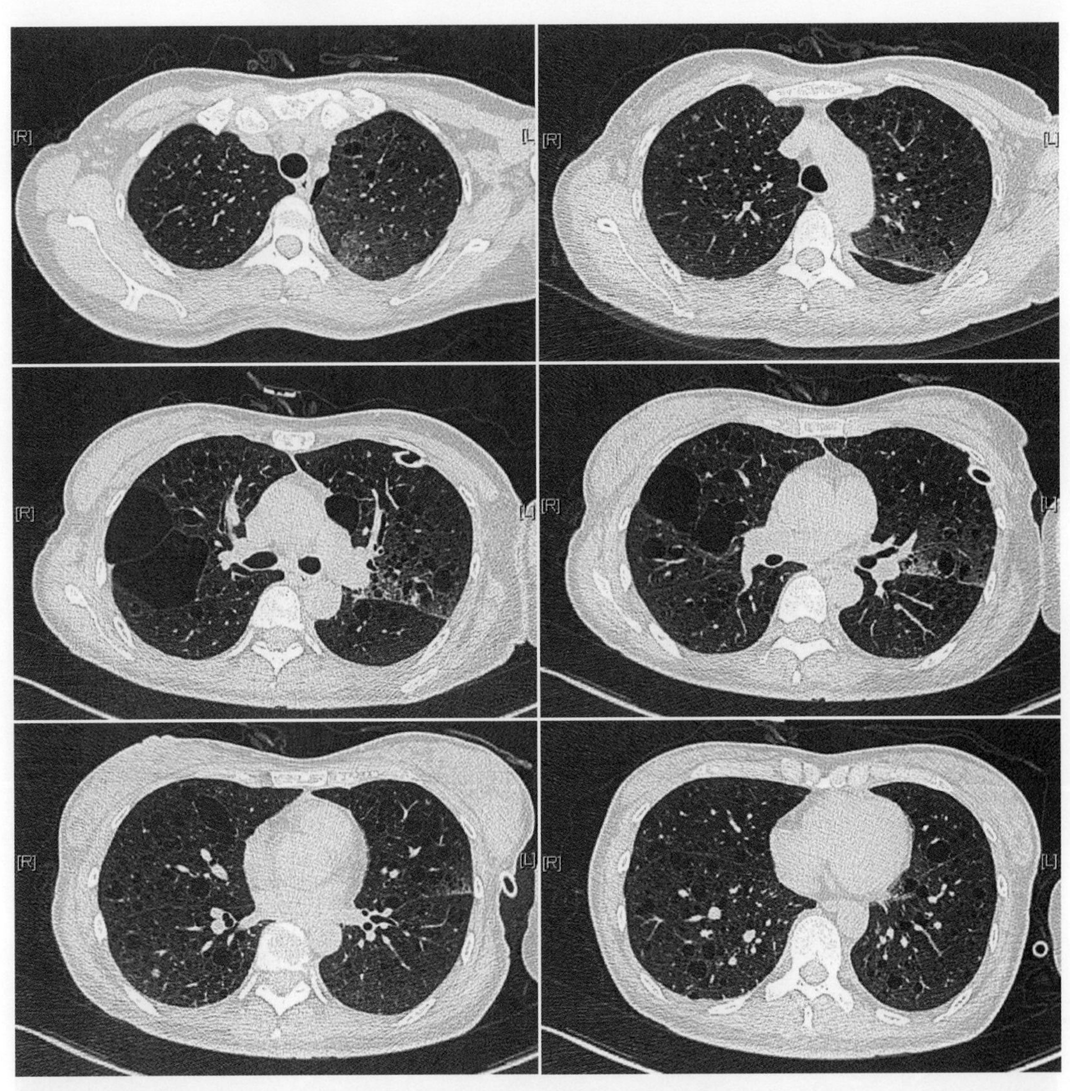

图 18-3 胸部 CT：双肺多发薄壁囊腔样改变，大小不等，形态较规则，右上叶肺大疱，双肺多发磨玻璃类圆形小结节

（ATS）和日本呼吸协会（JRS）关于淋巴管肌瘤病（lymphangioleiomyomatosis，LAM）临床实践指南[1]，符合 LAM 的临床病史和特征性的肺部 HRCT 特征：即肺部多发（＞ 10 个）、双侧、均匀、圆形的薄壁囊肿，弥漫性分布，常可见正常肺实质；同时具备以下一项或多项特征：①结节性硬化症（tuberous sclerosis complex，TSC）；②肾血管平滑肌脂肪瘤（错构瘤）；③血清血管内皮细胞生长因子 -D（VEGF-D）≥ 800 pg/ml；④乳糜胸或乳糜腹水；⑤淋巴管肌瘤；⑥在浆膜腔积液或淋巴结中发现 LAM 细胞或 LAM 细胞簇；⑦组织病理证实为 LAM（肺、腹膜后或盆腔肿瘤）。LAM 包括 2 种类型，即散发性淋巴管肌瘤病（sporadic LAM，S-LAM）和结节性硬化症相关淋巴管肌瘤病（tuberous sclerosis complex associated lymphangioleiomyomatosis，TSC-LAM）。2012 年修订的结节性硬化症的临床诊断标准包括了 11 个主要特征及 6 个次要特征[2]，该患者符合 5 个

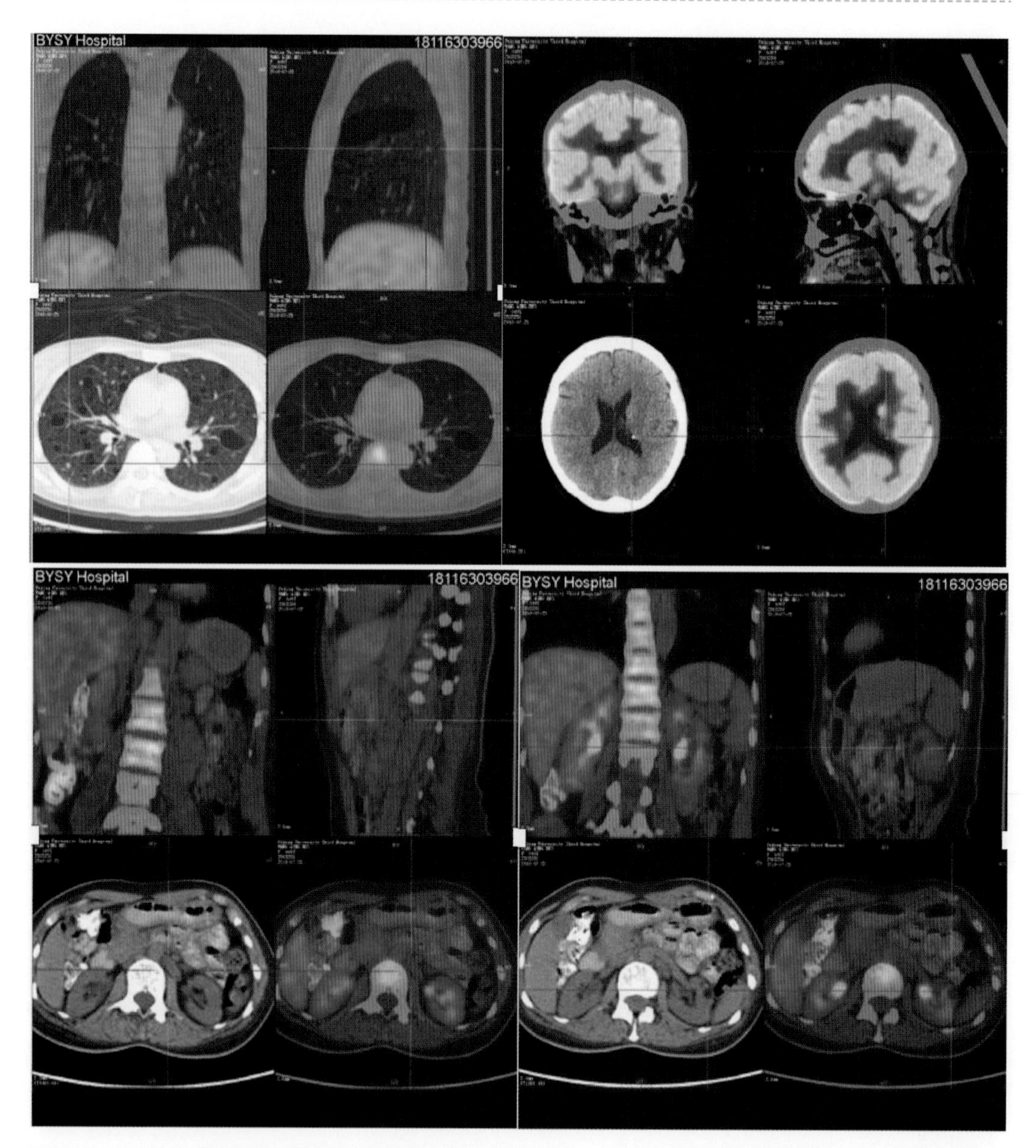

图 18-4 PET-CT ①双肺多发磨玻璃结节影，SUV 值不高；双肺多发囊状薄壁透亮影、部分融合为大片无纹理区；②左侧脑室室管膜下、右侧小脑皮质下可见多发钙化结节影；③左侧腹膜后软组织肿块、腹盆腔多发淋巴结肿大；④双肾多发低密度灶，考虑错构瘤

主要特征（3 处色素脱失斑、≥ 3 个面部血管纤维瘤、肺淋巴管肌瘤病、脑室室管膜下结节、肾血管平滑肌脂肪瘤），考虑 TSC-LAM 诊断明确。除临床表现外，基因突变在 2012 年国际结节性硬化症专家共识会议中被纳入诊断标准中，即使患者没有相应的临床表现，只要检测到 TSC1 或 TSC2 致病性突变即可确诊。该例患者完善基因检测发现 TSC2 杂合突变（位置 chr16：2103352，变异情况 c.235G ＞ T），证实 TSC-LAM 的诊断，而其女儿未见 TSC 突变。

二、病例解析

（一）结节性硬化症与肺淋巴管肌瘤病关系密切，临床罕见，易误诊漏诊

本病例因气胸首诊，但我们在诊疗过程中并未止步于气胸作为最终诊断，而是抽丝剥茧一步步揭示了气胸背后的“真凶”。根据肺部 CT 特征，结合有肾错构瘤病史，考虑患者 LAM 诊断明确；进而结合细致的查体及 PET-CT 结果，做出了 TSC 相关 LAM 的诊断。TSC 是一种以全身多器官错构瘤病变为主要特征的常染色体显性遗传性疾病，主要是位于 9q34.3 的 TSC1 基因和位于 16p13.2 的 TSC2 基因突变所致。主要表现为脑、眼、心脏、肾脏、皮肤和肺等多个器官的良性肿瘤，目前发病率约为 1/5000，男女比例为 1.44：1，2/3 为散发，1/3 为遗传[3]。LAM 是一种罕见的病因未明的弥漫性间质性肺疾病，主要发生在成年女性中，平均诊断年龄在 40 岁左右，早期症状轻，病程中可反复出现气胸、乳糜胸和咯血等症状，主要表现为程度不同的呼吸困难，随着病情的进展，肺功能进行性恶化，晚期可出现呼吸衰竭。分为散发性 LAM 和 TSC 相关 LAM 两种[4]。成年女性散发肺 LAM 的发病率约为 1/400 000[5]，成年女性 TSC 合并 LAM 的发病率为 30% ～ 40%[6]。肺 LAM 发病的基本特征为肺部淋巴管平滑肌细胞异常增殖引起肺组织的损害和囊性重建[7]，其发病机制尚不完全清楚，目前认为与 TSC2 基因杂合体缺失及突变密切相关，与体内雌激素水平升高亦有一定关系[8]。这两种疾病均属于罕见病，二者关系密切。但其临床表现多样且涉及临床多学科，专科医生对其他系统并存的症状或体征认识不足容易导致漏诊或误诊，需熟练掌握其主要临床特点以及肺部影像学表现，以提高临床医生对该病的诊疗能力。

（二）多灶性微小结节样肺细胞增生是 TSC-LAM 特异性的影像特征

该病例的胸部 CT 表现，除均匀、弥漫对称分布的薄壁囊状病变外，值得注意的一点是可见多发磨玻璃类圆形小结节，SUV 值不高。TSC 患者的肺部损害有两种类型，一是表现为肺囊性变的肺 LAM，另一种是非钙化结节样损害，即**多灶性微小结节样肺细胞增生**（multifocal micronodular pneumocyte hyperplasia，MMPH）。MMPH 为肺泡Ⅱ型上皮细胞增生导致，肺部影像学表现为多发的结节样增生或毛玻璃影，一般直径为 1 ～ 10 mm，须高分辨薄层 CT 扫描方能发现病灶，普通胸部 X 线片极易漏诊。MMPH 仅见于 TSC-LAM，在 TSC 患者中的发生率可达 50% 以上，性别上没有显著的差异。而在 S-LAM 患者中未发现此影像特征，这提示 MMPH 是 TSC 的独立肺部临床特征[9]。目前，MMPH 发生机制与 TSC1/TSC2 基因突变的关联性尚不明确。该例患者肺部 HRCT 可见多发非钙化磨玻璃样小结节影，且符合 TSC-LAM 诊断，尽管缺乏病理诊断，但根据影像特征考虑双肺磨玻璃样结节可能是 MMPH。

三、要点提示

（1）淋巴管肌瘤病是一种少见疾病，多发于育龄期妇女，主要引起肺部囊性改变。

临床表现为呼吸困难、反复发作的气胸、乳糜胸。包括散发性 LAM 和 TSC 相关 LAM 两种，需要临床医生提高认识。

（2）TSC 患者的肺部损害有两种类型，一是表现为肺囊性变的肺 LAM；另一种是非钙化结节样损害，即 MMPH，掌握相应的影像特征有助于疾病诊断。

参考文献

［1］Gupta N，Finlay G A，Kotloff R M，et al. Lymphangioleiomyomatosis diagnosis and management：high-resolution chest computed tomography，transbronchial lung biopsy，and pleural disease management. an official American Thoracic Society/Japanese Respiratory Society clinical practice guideline. Am J Respir Crit Care Med，2017，196（10）：1337-1348.

［2］Northrup H，Krueger D A. Tuberous sclerosis complex diagnostic criteria update：recommendations of the 2012 International Tuberous Sclerosis Complex Consensus Conference. Pediatr Neurol，2013，49（4）：243-254.

［3］Curatolo P，Bombardieri R，Jozwiak S. Tuberous sclerosis. Lancet，2008，372（9639）：657-668.

［4］Oprescu N，McCormack F X，Byrnes S，et al. Clinical predictors of mortality and cause of death in lymphangioleiomyomatosis：a population-based registry. Lung，2013，191（1）：35-42.

［5］Johnson S R，Cordier J F，Lazor R，et al. European Respiratory Society Guidelines for the diagnosis and management of lymphangioleiomyomatosis. Eur Respir J，2010，35（1）：14-26.

［6］Liu F，Lunsford E P，Tong J，et al. Real-time monitoring of tumorigenesis，dissemination，& drug response in a preclinical model of lymphangioleiomyomatosis/tuberous sclerosis complex. PLoS One，2012，7（6）：e38589.

［7］Ando K，Tobino K，Kurihara M，et al. Quantitative CT analysis of small pulmonary vessels in lymphangioleiomyomatosis. Eur J Radiol，2012，81（12）：3925-3930.

［8］Bradshaw M，Mansfield A，Peikert T. The role of vascular endothelial growth factor in the pathogenesis，diagnosis and treatment of malignant pleural effusion. Curr Oncol Rep，2013，15（3）：207-216.

［9］Avila N A，Chen C C，Chu S C，et al. Pulmonary lymphangioleiomyomatosis：correlation of ventilation-perfusion scintigraphy，chest radiography，and CT with pulmonary function tests. Radiology，2000，214（2）：441-446.

（刘贝贝　路明）

病例 19

以咯血为主要表现的子宫内膜异位症

一、病例重现

患者，女，26 岁。因“间断咯血 3 个月”于 2018 年 11 月 13 日由门诊收入院。患者近 3 个月来间断咯血，均在月经期第 1 ～ 2 天，每次咯血 4 ～ 5 口，为鲜红色血，总量 8 ～ 10 ml，伴有右侧季肋部隐痛，程度轻；无发热、盗汗，无咳嗽、咳痰，无呼吸困难。多次查胸部增强 CT，均示“右肺下叶病变，炎症？肺泡出血？”经抗感染及止血治疗，1 ～ 2 天后咯血可好转。2 天前患者再次出现咯血（月经期），为鲜红色血，6 ～ 7 口，总量 10 ml，性质同前，为进一步诊治收入院。

既往史和个人史：体健。月经史：初潮 14 岁，月经周期 7/30 天，量中，偶有痛经，VAS 评分 2 分；末次月经（LMP）：2018 年 11 月 11 日。

查体：体温 36.5℃，脉搏 85 次 / 分，呼吸 18 次 / 分，血压 127/87 mmHg。双肺呼吸音清，未闻及啰音。心率 85 次 / 分，律齐，未闻及杂音。腹软，无压痛，肝、脾未触及。双下肢不肿。

辅助检查：胸部 CT（2018-08-16、2018-09-27、2018-11-16）：右肺下叶渗出影（图 19-1 A 至 C）。

入院诊断：咯血原因待查

入院后诊疗经过

入院后查血常规、便常规、凝血、D-dimer、血糖、肝肾功能、电解质、CRP、ESR、PCT 均在正常范围，T-SPOT（－），真菌 G 试验和 GM 试验均（－），自身免疫抗体包括 ANA、ENA 谱、ANCA 等（－）。行支气管镜检查：双肺各叶段支气管开口通畅，黏膜充血，未见狭窄和新生物。于右下前基底段行支气管肺泡灌洗液检查：巨噬细胞 50%，

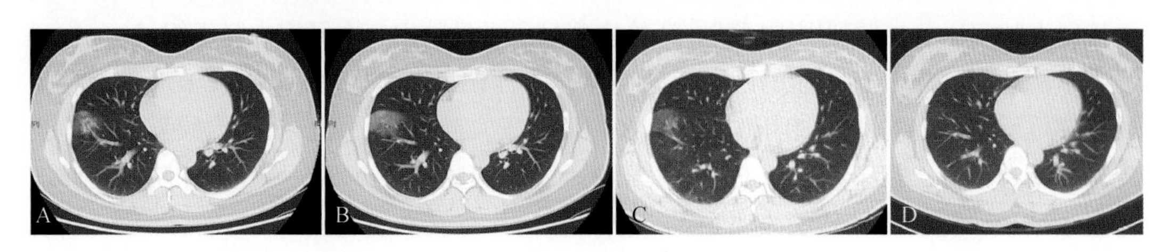

图 19-1 胸部 CT。**A**、**B**、**C** 分别为月经期咯血时；**D** 为治疗 3 个月后

淋巴细胞 15%，中性粒细胞 30%，嗜酸性粒细胞 5%。妇科会诊，经阴道彩色超声检查报告“子宫腺肌症可能，双侧卵巢多囊样改变（PCO）”。分析患者咯血原因，每次发作咯血均在月经期，考虑肺子宫内膜异位症可能性大，予达英 -35（炔雌醇环丙孕酮片）1 片 1 次 / 日口服 42 天，未再出现咯血，口服药物结束时复查胸部 CT，显示右下肺阴影明显吸收（图 19-1 D）。1 年后患者复查妇科 B 超报告“子宫腺肌症”。

二、病例解析

（一）肺子宫内膜异位症的病理基础与临床特点

子宫内膜异位症（TES）是指子宫内膜组织生长于子宫腔表面以外的其他脏器或组织，多发生于生育期 30 ～ 40 岁女性，发病率为 10% ～ 15%，会出现不孕或慢性盆腔疼痛[1]。其发生部位可见于盆腔腹膜、卵巢、子宫、输卵管、子宫直肠窝、会阴切口等部位，发生于肺部者罕见[2]。肺子宫内膜异位症于 1938 年由 Schwarz 首次提出[3]，多数为个案报道[4-6]。关于子宫内膜异位症的发生原因主要有：①种植学说，认为月经期间脱落的子宫内膜碎片组织可随经血倒流入输卵管，然后由伞端溢出，移植于子宫腔表面以外的其他脏器或组织继续生长，从而发展成子宫内膜异位症；②转移学说，即指破碎的子宫内膜进入淋巴管或血管而播散至其他脏器或组织继续生长；③体腔上皮化生学说，认为在胚胎期产生胚芽及中肾管，有可能发生体腔上皮异位，日后组织可化生，而在其他部位形成子宫内膜异位症；有的学者认为，肺子宫内膜异位症可能是腹膜植入物透过膈肌，播种在胸膜和肺，而且主要是发生在右侧膈肌[5-7]。

肺子宫内膜异位症是一种慢性疾病，具有雌激素依赖性，患者多有规律的周期性咯血，多于月经开始时发作，持续时间长短不一，直至经期结束。这与反复的异位子宫内膜脱落有关。若临近胸膜病变，可伴发气胸或胸腔积液，从而引起胸闷、憋气或胸痛等症状[7-9]。结合本病例，患者间断咯血，症状与月经周期相伴随，应考虑到该病可能。因此，对于育龄期咯血女性患者，全面仔细采集病史尤为重要，特别要注意咯血与月经周期的关系，避免肺子宫内膜异位症的漏诊与误诊。

胸部 CT 作为肺子宫内膜异位症诊断的辅助检查，多表现为类似肺炎的渗出性病变、肺内结节或薄壁空洞病灶。病变累及胸膜时，可有不同程度的气胸或胸腔积液。上述肺部征象于月经期过后复查，肺内病灶可消失或大部分消失。因其影像表现不特异，可能很容易发生肺子宫内膜异位症误诊的情况。必须排查有无其他引发咯血的疾病。

肺子宫内膜异位症的主要病理基础是子宫内膜的周期性脱落和出血。发生咯血时，血液侵入肺间质并扩散到周围区域。活检病理显示可见肺内存在子宫内膜组织[8]。

本例患者咯血具有明显的月经性周期规律，且在每次咯血时，胸部 CT 均显示右肺同一部位反复出现的磨玻璃阴影。妇科 B 超显示子宫腺肌症，符合子宫内膜异位症的表现。故综合分析，临床诊断肺子宫内膜异位症，且药物治疗有效。另外，住院期间详细排查了结核、肿瘤等其他引发咯血的疾病，在治疗好转后复查胸部 CT 右肺阴影吸收，更支持该病诊断。

（二）肺子宫内膜异位症的治疗

肺子宫内膜异位症的治疗包括保守治疗和手术，应根据患者的临床症状、严重程度和要求，选择最合适的治疗方法。关于药物治疗，促性腺激素释放激素类似物（GnRHa）是子宫内膜异位症的首选治疗药物，通过抑制卵巢释放雌激素和孕激素，造成假绝经状态，促使子宫内膜及异位的内膜蜕膜化或萎缩。同时，孕激素和复方口服避孕药也是有效的治疗药物，通过负反馈抑制性腺轴，抑制雌激素的生成，从而造成异位病灶萎缩。该患者因最初妇科 B 超报告考虑可能合并多囊卵巢综合征，故选用达英 -35（炔雌醇环丙孕酮片），同时兼顾到两种性激素疾病的治疗。肺子宫内膜异位症的手术适应证为 GnRHa 治疗失败、副作用严重或症状反复发作的患者。胸腔镜下肺叶切除或楔形切除术与传统手术相比，创伤性较小，预后较好[10]。

三、要点提示

（1）咯血病因复杂，应详细询问病史。对于育龄期女性，要询问咯血与月经周期的相关性；与月经周期相关的咯血伴肺内渗出表现，需要考虑肺子宫内膜异位症。

（2）GnRH-a、孕激素和复方口服避孕药对肺子宫内膜异位症有较好的治疗效果。

参考文献

[1] Giudice LC. Clinical practice. Endometriosis. N Engl J Med，2010，362（25）：2389-2398.

[2] Nezhat C，Lindheim SR，Backhus L，et al. Thoracic endometriosis syndrome：A review of diagnosis and management. JSLS，2019，23（3）：e2019.00029.

[3] Schwarz OH. Endometriosis of the lung. Am J Obstet Gynecol，1938，36：887-889.

[4] Liatsikos SA，Tsikouras P，Souftas V，et al. Diagnosis and laparoscopic management of a rudimentary uterine horn in a teenage girl，presenting with haematometra and severe endometriosis：our experience and review of literature. Minim Invasive Ther Allied Technol，2010，19（4）：241-247.

[5] 崔翔宇，马虹飞，董绍安，等 . 肺子宫内膜异位症一例报告及文献复习 . 中华肺部疾病杂志（电子版），2017，10（6）：757-758.

[6] 陈琛，曾石生，李风波，等 . 肺子宫内膜异位症 1 例报道及文献复习 . 华中科技大学学报（医学版），2015，44（6）：745-747.

[7] Channabasavaiah AD，Joseph JV. Thoracic endometriosis：revisiting the association between clinical presentation and thoracic pathology based on thoracoscopic findings in 110 patients. Medicine（Baltimore），2010，89（3）：183-188.

[8] Alifano M，Trisolini R，Cancellieri A，et al. Thoracic endometriosis：current knowledge. Ann Thorac Surg，2006，81（2）：761-769.

[9] L'Huillier JP. Endobronchial endometriosis Nd-YAG therapy vs drug therapy. Chest，2005，127（2）：684-685.

[10] Haruki T，Fujioka S，Adachi Y，et al. Successful video-assisted thoracic surgery for pulmonary endometriosis：report of a case. Surg Today，2007，37（2）：141-144.

（盖晓燕　路明）

病例 20

复发性多软骨炎

一、病例重现

患者，男性，57岁。因“发热、咳嗽3个月，加重伴呼吸困难1个月”入院。患者入院前3个月无明显诱因出现咳嗽、咳白色黏痰，2～3口/天，伴乏力、多汗、低热，体温波动在37.0℃至37.5℃。无胸痛、咯血、呼吸困难。就诊于当地医院，查外周血常规WBC 10.8×10^9/L，胸部CT显示“肺气肿、肺大疱”，初步诊断为“慢性阻塞性肺疾病急性加重”，先后予口服罗红霉素1周、肌内注射链霉素1周及静脉输注头孢他啶10天等抗感染治疗及止咳祛痰等对症治疗，上述症状无改善。1个月前开始出现高热，每日体温可达到39℃至40℃，服用解热镇痛药后大汗，体温可降至正常，但6～8小时后体温会再次升高；同时出现明显的乏力、呼吸困难，稍一活动即有气短.伴有纳差、消瘦，体重2个月内下降16 kg。为进一步诊治收入当地医院。行肺功能检查显示阻塞性通气功能障碍；支气管镜检查显示支气管黏膜轻度充血，支气管开口通畅，未见新生物；支气管黏膜活检病理结果为支气管黏膜慢性炎症。继续按照“慢性阻塞性肺疾病急性加重”治疗，先后予静脉输注莫西沙星、头孢曲松，头孢哌酮/舒巴坦、头孢哌酮/舒巴坦联合阿奇霉素或左氧氟沙星等抗感染治疗，但患者仍高热，呼吸困难逐渐加重，静息时亦有气短。

9天前患者就诊于我院急诊，查外周血常规WBC 11.73×10^9/L，中性粒细胞百分比85.5%。血PCT 34 ng/ml（正常值＜0.1 ng/ml）。动脉血气分析显示（鼻导管吸氧2 L/min）：pH 7.38，PaO_2 102 mmHg，$PaCO_2$ 40.2 mmHg。胸部X线片显示双肺纹理略增重模糊，复查胸部CT显示“双上肺气肿、肺大疱”。先后予以静脉输注厄他培南3天、亚胺培南3天、亚胺培南联合万古霉素3天，症状无改善，为进一步诊治收入我科病房。

既往史和个人史：4年前曾因低热疑诊肺结核，试验性抗结核治疗1个月，后排除肺结核诊断停药，体温恢复正常。吸烟史40年，40支/天。饮酒史30年，2两白酒/天。否认外伤手术史。无食物药物过敏史。家族史无特殊。

入院查体：体温39.1℃，脉搏98次/分，呼吸30次/分，血压140/80 mmHg。神志清楚，精神弱。口唇无发绀。全身浅表淋巴结未及肿大。双肺叩诊清音，双肺呼吸音清，可闻及鼾音。心界不大，心率98次/分，心律齐，心音有力，各瓣膜听诊区未闻及杂音。腹软，无压痛，无肌紧张，肝脾肋下未触及，肠鸣音正常。双下肢无水肿，四肢肌力、肌张力正常。

辅助检查：血常规：WBC 11.73×10^9/L，中性粒细胞百分比 85.5%，HGB 148 g/L，PLT 215×10^9/L。尿常规、肝肾功能、心肌酶谱、电解质均正常。PCT 34 ng/ml。胸部 X 线片：双肺纹理略增重模糊，双侧肋膈角锐利，心影大小正常（图 20-1）。胸部 CT 报告双上肺气肿、肺大疱，纵隔肺门未见淋巴结肿大（图 20-2）。

初步诊断：呼吸困难原因待查

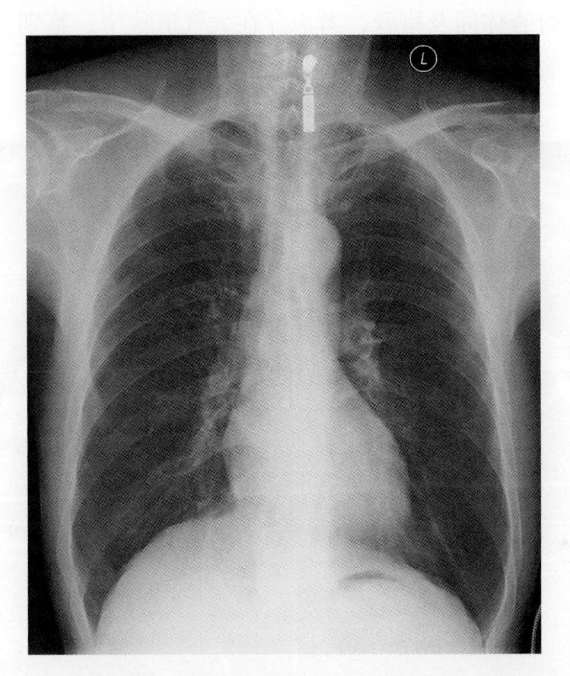

图 20-1　入院前我院急诊胸部 X 线片

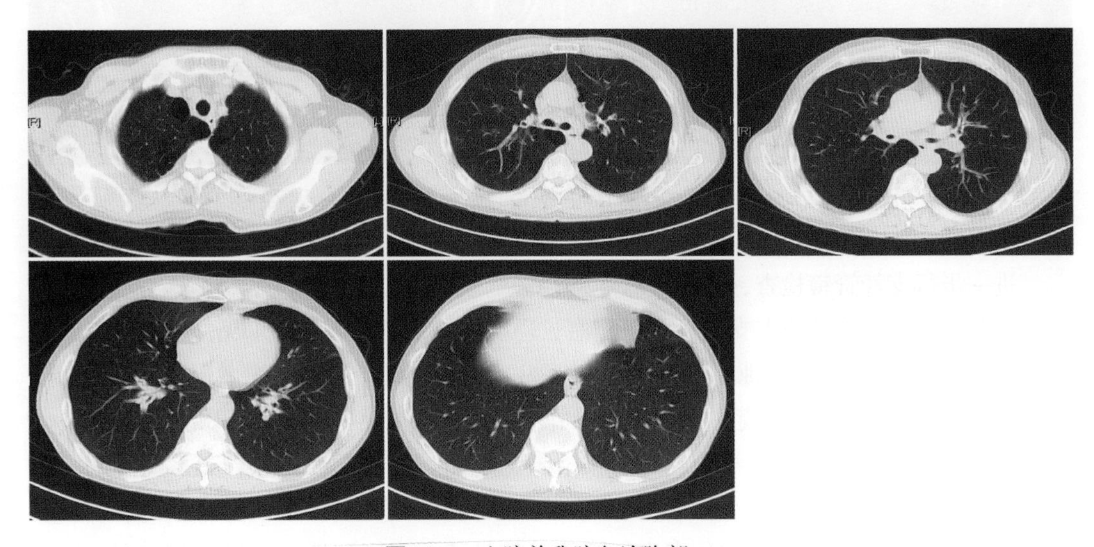

图 20-2　入院前我院急诊胸部 CT

入院后诊疗经过

尿常规、便常规、肝肾功能、心肌酶谱、电解质均正常。ESR 78 mm/h，PCT 28 ng/ml，T-SPOT（－）。血 ANA、ENA 谱、ANCA、RF 均正常。血甲状腺功能正常，血肿瘤标记物均正常。痰涂片真菌、抗酸杆菌均（－）；痰细菌培养、真菌培养均（－）。血培养（－）。痰肿瘤细胞（－）。超声心动图、甲状腺超声、全身浅表淋巴结超声、腹部超声均未见异常。

复习胸部 CT，发现纵隔窗显示气管壁及左、右主支气管壁明显增厚，最厚处可达 5 mm（图 20-3）。结合查体闻及鼾音，考虑存在大气道狭窄，鉴别诊断包括淀粉样变性、复发性多软骨炎、肿瘤等。

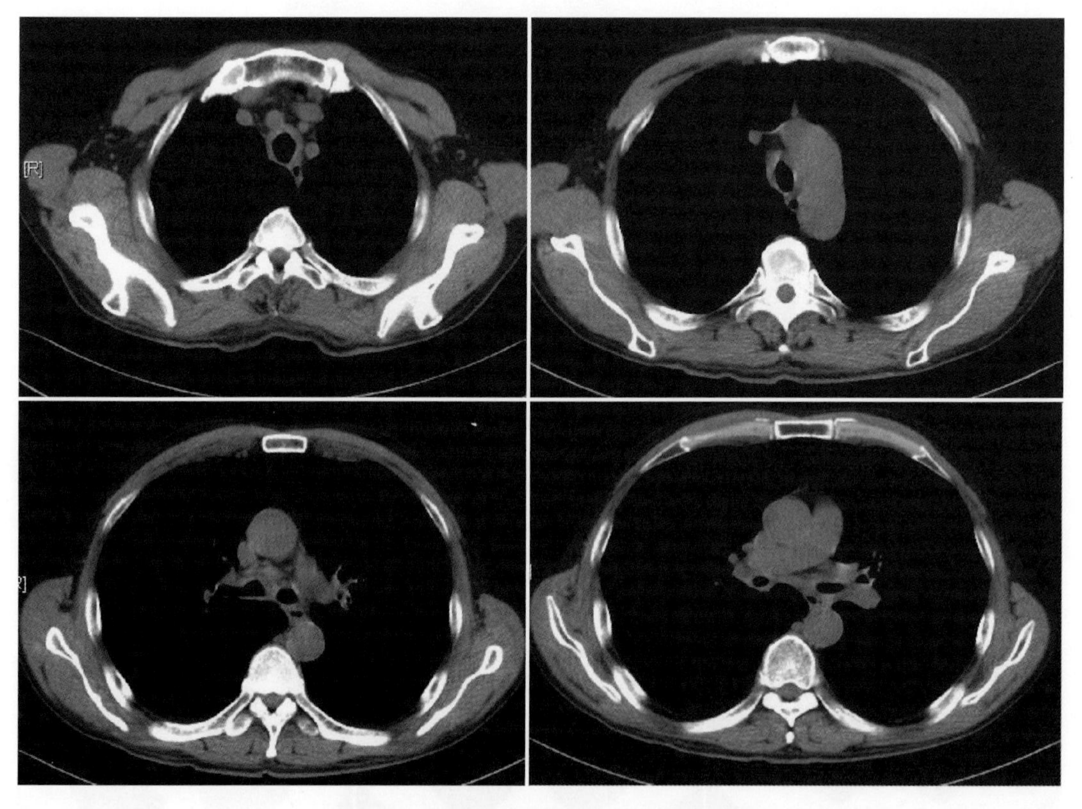

图 20-3 胸部 CT 纵隔窗显示气管壁增厚

进一步行支气管镜检查，可见气管通畅，管壁黏膜不光滑，弥漫增厚，气管软骨环欠清晰；左右主支气管及分支支气管弥漫充血、轻度增厚，管腔通畅，未见新生物。支气管黏膜活检病理结果显示：黏膜慢性非特异性炎症改变，伴纤维结缔组织增生、玻璃样变性及灶状纤维素渗出；未见肉芽肿改变，未见肿瘤浸润，未见淀粉样物质沉积（图 20-4）。

考虑到支气管镜下显示气管软骨环欠清晰，不能除外复发性多软骨炎诊断。同时患者高热、消瘦，抗感染治疗无效，淋巴瘤也不能除外。因此行 PET-CT 检查，结果显示舌骨、甲状软骨、气管及双侧分支支气管管壁软骨环、双侧肋软骨弥漫代谢增高，病变符合复发性多软骨炎（图 20-5）。

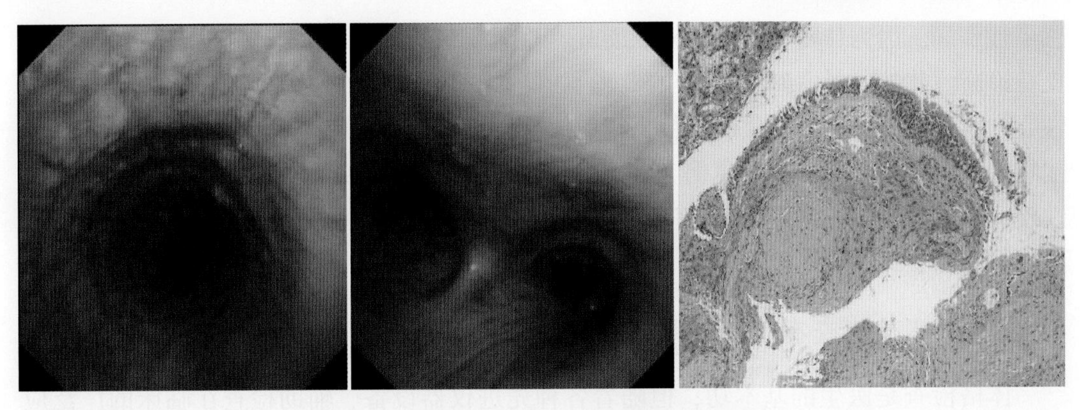

图 20-4 支气管镜下及支气管黏膜活检病理所见

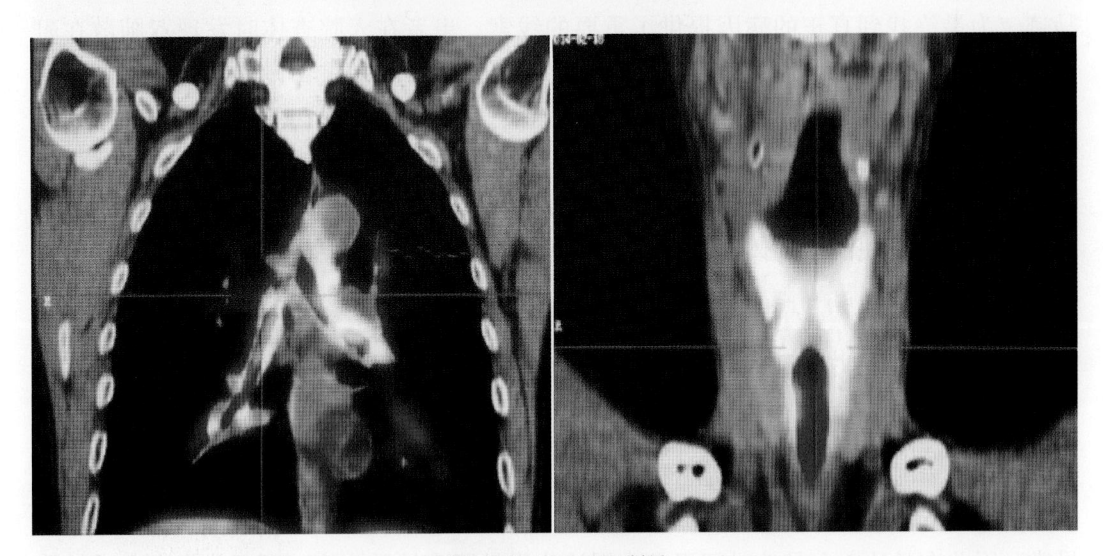

图 20-5 PET-CT 所见

根据 PET-CT 提示的部位，进行 CT 引导下肋软骨活检，病理报告符合复发性多软骨炎（图 20-6）。

诊断明确后给予甲泼尼龙 40 mg 每日 1 次静脉输注，患者次日体温正常，呼吸困难明显减轻；1 周后改为甲泼尼龙 36 mg/d 联合氨甲蝶呤口服，患者出院。

出院诊断：复发性多软骨炎

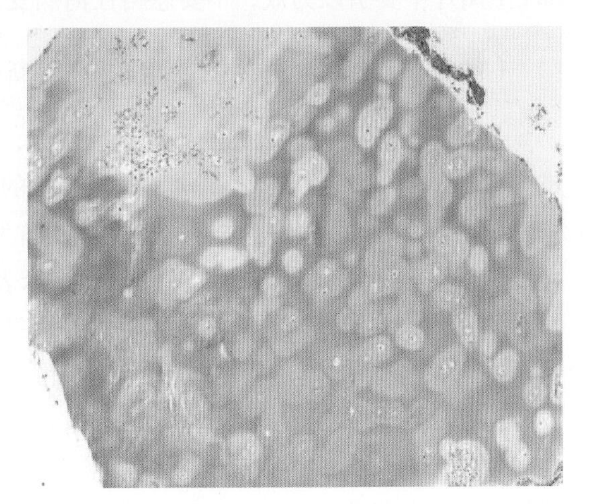

图 20-6 肋软骨活检病理

二、病例解析

（一）发热待查的临床诊断

本例患者高热 1 个月就诊，多次血常规检查 WBC 升高，PCT 明显升高，首先考虑感染性疾病。因为伴随有呼吸困难，首先考虑肺部感染的可能；但多次胸部CT检查不支持诊断。此外要考虑到其他部位感染，如肝脓肿、胆道系统感染、泌尿系感染、感染性心内膜炎及血流感染。我们进行了相应的检查没有发现相应的诊断依据。结核病及其他特殊病原体感染亦应注意鉴别。该例患者在多种抗生素治疗失败后，需要考虑非感染性疾病导致的发热，包括风湿免疫疾病、内分泌疾病（如甲状腺功能亢进、亚急性甲状腺炎等）、坏死性淋巴结炎、淋巴瘤等，均未发现相应证据。

（二）体格检查有时是找寻病因的重要线索

体格检查是医生的基本功；但随着各种先进仪器设备、辅助检查在临床的广泛应用，这项基本功往往被忽视。而本例患者恰恰是由于细致规范的肺部查体发现了蛛丝马迹，为最终找到真正的病因提供了重要的线索。患者在入院查体时发现双肺散在鼾音。患者在住院前曾多次被诊断为慢性阻塞性肺疾病急性加重；慢性阻塞性肺疾病急性加重的查体异常多闻及哮鸣音和湿啰音，而鼾音多提示病变在气管和主支气管等大气道。这一查体所见提示我们复习胸部CT，发现了气道壁的明显增厚，从而考虑到复发性多软骨炎的可能，并最终通过一系列检查明确了诊断。因此体格检查无论何时都不能被忽略，发现的阳性体征也应仔细分析其原因，不能“视而不见、充耳不闻”地轻易放过。

（三）阅读胸片CT时不要忽略气道病变

呼吸科医生在阅读胸部CT片时往往重点在肺窗，以此发现肺实质或间质的病变。在阅读纵隔窗时往往仅着眼于是否能发现肺门纵隔的淋巴结肿大，因此常常会忽略气管及支气管的异常。本例患者在院外及我院最初胸部CT的诊断报告中也都忽视了气管的异常，因此在长达3个月的时间里一直误诊为慢性阻塞性肺疾病。所以我们在今后的胸部CT阅片中要引以为戒，不要忽略任何病变。

（四）不典型复发性多软骨炎的诊断

复发性多软骨炎是罕见的风湿免疫疾病，流行病学显示发病率为3.5/100万，确诊困难[1-2]。典型临床表现为耳廓软骨炎，90%的患者可累及。其次有83%的患者表现为鼻软骨炎。仅26%的患者是以呼吸道受累为首发症状的，多为个案报道，并且均存在不同程度的误诊。该例没有出现耳鼻受累的临床表现，又有吸烟史及阻塞性通气功能障碍等因素的混淆，致使外院长时间误诊为慢性阻塞性肺疾病。尽管在外院曾行支气管镜检查，但是由于患者气道内软骨环仅显示欠清晰，而不是典型的气管软骨环消失的表现，因此没有引起医生的重视。而在我科住院时，由于我们认真阅读胸部CT影像，考虑到复发性多软骨炎的可能。所以在支气管镜下没有典型表现，气道黏膜病理也没有诊断的情况下仍积极寻找证据，通过PET-CT帮助定位，并最终通过肋软骨活检明确诊断。因此对于不典型的病例，我们不要放过任何提示线索，包括非常规部位的活检，以期早日明确诊断。

三、要点提示

（1）要重视阳性的体征，认真思考其原因，为最终找到病因提供线索。

（2）胸部 CT 的阅片要全面，需要同样重视肺窗及纵隔窗，在着眼肺部病变时，不要忽略气道、胸膜、纵隔的病变。

（3）复发性多软骨炎可能以气管软骨受累为首发症状。

（4）对于支气管镜下表现不典型的复发性多软骨炎，我们可以通过其他影像检查提示，活检取材肋软骨等非常规部位明确诊断。

参考文献

[1] 万学红，卢雪峰 . 诊断学 . 第 9 版 . 北京：人民卫生出版社，2018.
[2] 蒋明，David Yu，林孝义，等 . 中华风湿病学 . 北京：华夏出版社，2004.

（杨薇　盖晓燕　朱红）

病例 21

以弥漫性肺泡出血为主要表现的嗜铬细胞瘤

一、病例重现

患者男性，30 岁，因反复发作性胸闷 / 气短、心悸 1 年，加重 1 天入院。患者 1 年前进餐后 10 分左右出现胸闷、气短，伴心悸，自觉心跳加快，头晕、大汗，恶心、呕吐 2 次，呕吐物为胃内容物，无呕血。随后出现咳嗽，咳粉红色泡沫痰约 100 ml，遂至我院急诊，查血压 109/79 mmHg，心率 109 次 / 分，双肺散在湿啰音。血 WBC 17.85×10^9/L，中性粒细胞百分比 88.2%。D-dimer 0.66 mg/ml，NT-proBNP 1640.0 pg/ml，TNI 0.16 ng/ml。胸部 CT 检查显示双肺弥漫分布磨玻璃影。心电图显示多导联 T 波倒置（图 21-1）。急诊考虑“咯血、肺炎、急性心力衰竭？”，给予呋塞米利尿、卡络磺钠止血及抗感染治疗，

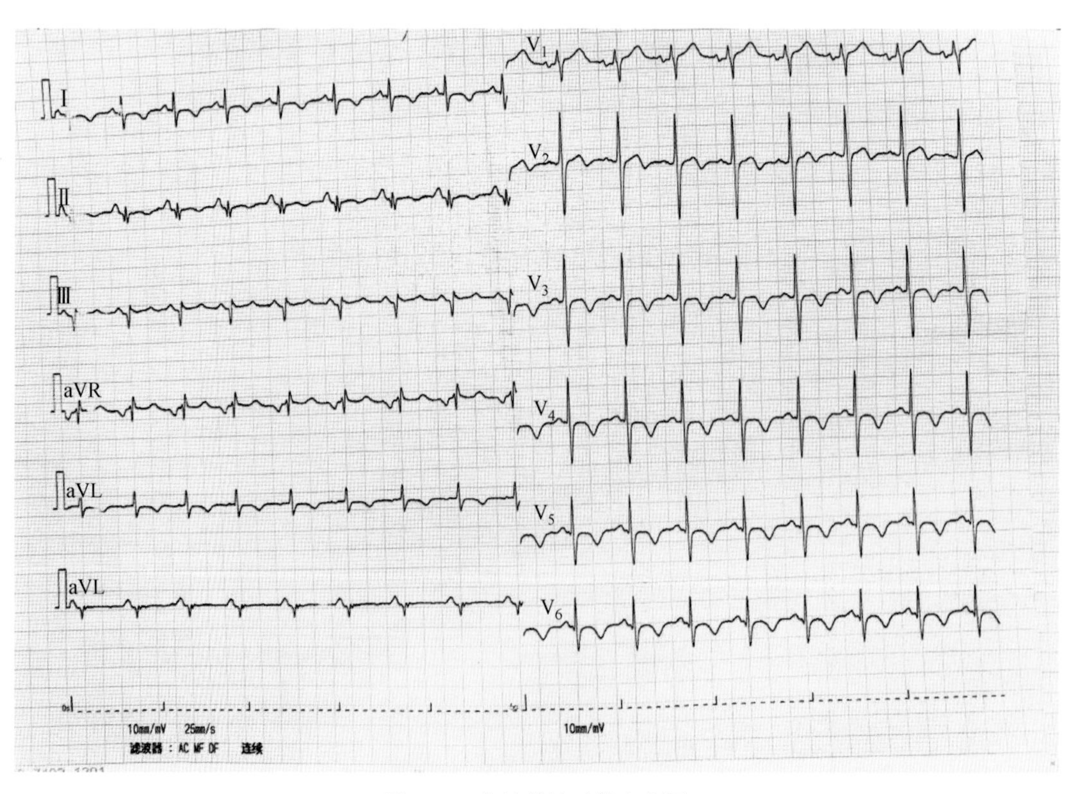

图 21-1 急诊就诊时的心电图

患者症状迅速好转。3 日后复查胸部 CT 示双肺磨玻璃样渗出基本吸收。此后患者间断于进食后发生上述症状，自述较第一次发作轻，每次呕吐食物后症状能缓解。

本次入院前 1 天，患者再次于午餐后出现胸闷、气短，伴心悸，呕吐胃内容物后有所减轻，再次于急诊就诊。查体：血压 107/85 mmHg，心率 147 次 / 分，双肺呼吸音清，未闻及干湿啰音，心脏各瓣膜听诊区未闻及杂音。血常规 WBC 23.72×10^9/L，中性粒细胞百分比 90.9%。D-dimer 1.67 mg/ml，NT-proBNP 389.0 pg/ml，TNI 0.064 ng/ml。胸部 CT 检查显示双肺弥漫分布磨玻璃影（图 21-2）。腹 / 盆腔增强 CT 显示左侧肾上腺肿物，69 mm×61 mm×62 mm，嗜铬细胞瘤？（图 21-3）。心电图提示：窦性心律，Ⅱ、Ⅲ、aVF 导联 Q 波，Ⅰ、aVL 导联 T 波倒置，胸前导联 T 波倒置（图 21-4）。

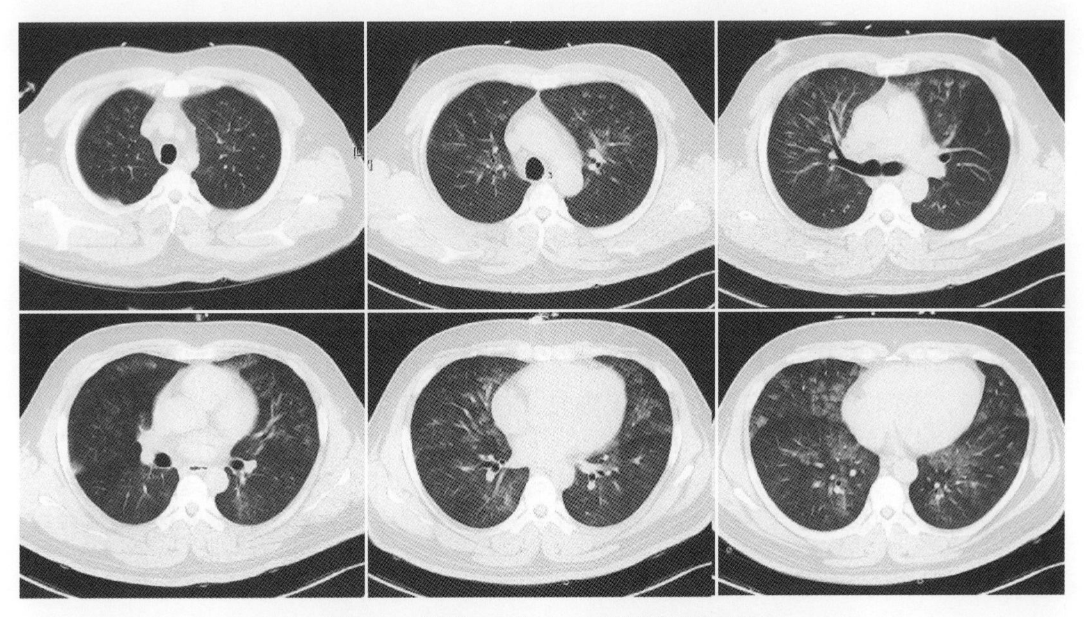

图 21-2　胸部 CT 平扫：双肺弥漫磨玻璃影

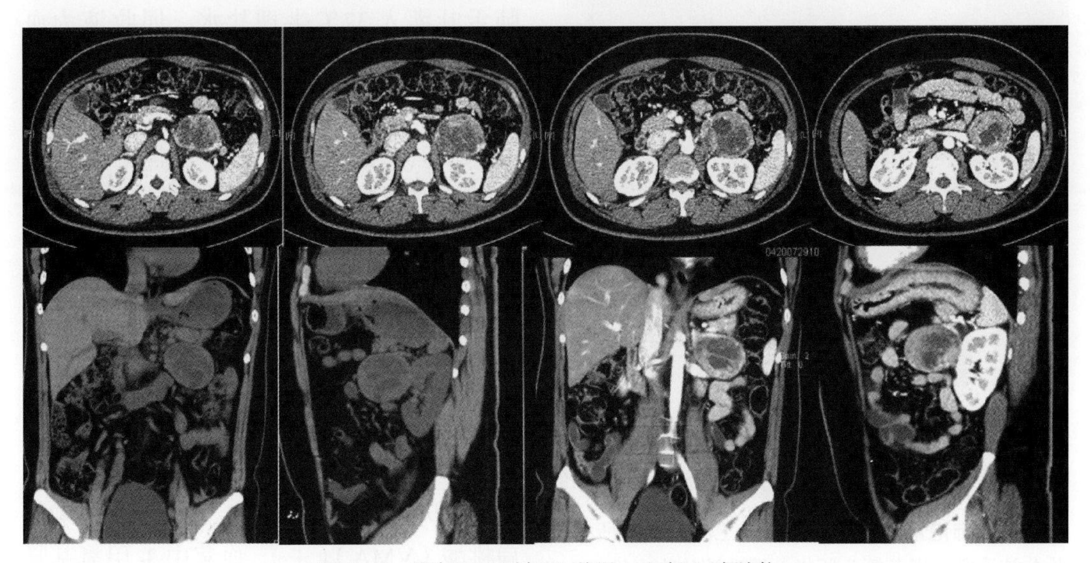

图 21-3　腹部 CT 平扫+增强：左肾上腺肿物

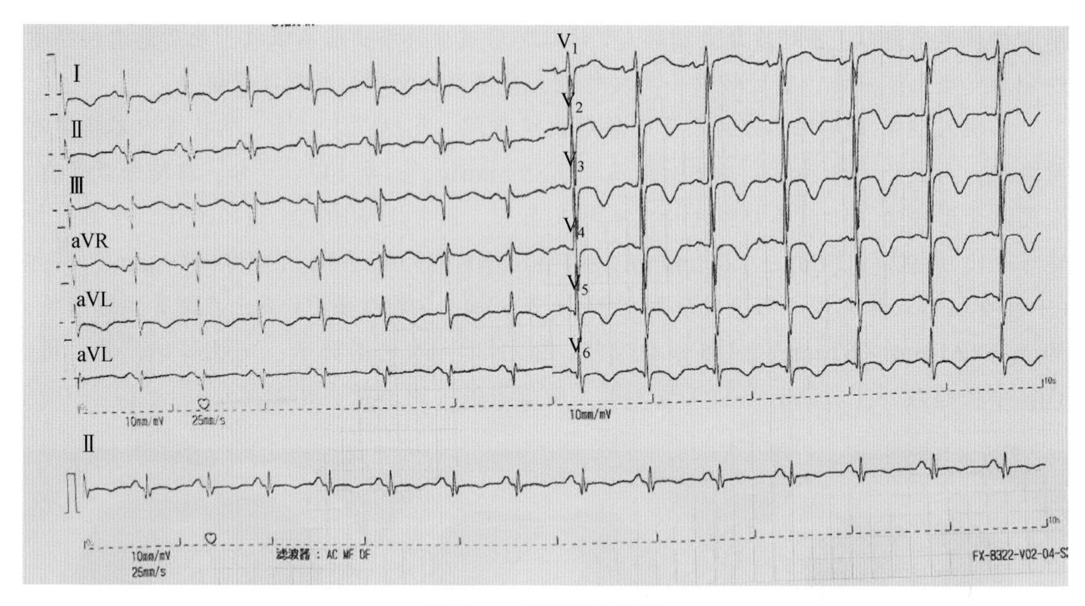

图 21-4 入院后心电图

既往史和个人史：20 年前行疝气手术。否认其他慢性疾病史。否认食物、药物过敏史。否认家族遗传性疾病史。

入院查体：体温 36.4℃，脉搏 83 次 / 分，呼吸 17 次 / 分，血压 136/74 mmHg。双肺呼吸音清，未闻及干湿啰音。心前区无隆起，心尖搏动正常，心率 83 次 / 分，律齐，各瓣膜听诊区未闻及杂音。

入院后诊疗经过

入院后行床旁电子支气管镜检查及支气管肺泡灌洗，见双侧支气管管腔通畅，黏膜无明显充血、水肿，未见新生物。于左肺舌叶灌入 37℃生理盐水，回收液为血性，且逐渐加深。于右肺中叶灌入 37℃生理盐水，回收液为逐渐加深的血性液体（图 21-5）。灌洗液细胞病理检查报告大量淋巴细胞、含铁血黄素沉积，考虑弥漫性肺泡出血（diffuse alveolar hemorrhage，DAH）。

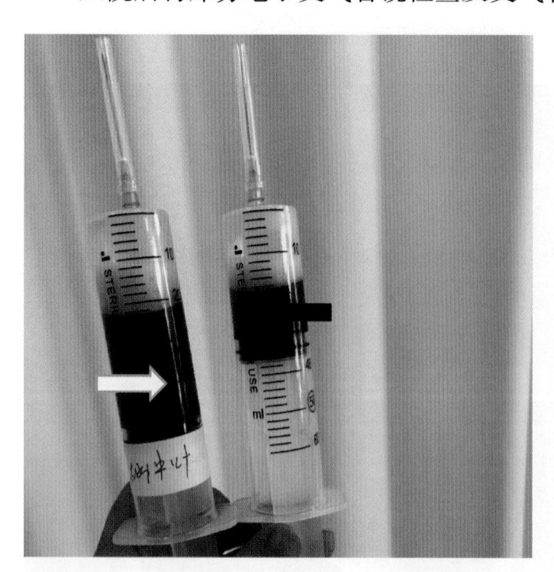

图 21-5 肺泡灌洗液 右肺中叶（白色箭头所指）及左肺舌段（黑色箭头所指）灌洗液均为血性

入院后给予止血、降压、抗感染及对症治疗，病情迅速缓解，复查胸部 CT 可见双肺弥漫磨玻璃影基本吸收（图 21-6）。

住院期间监测患者血压间断升高，最高 160/90 mmHg。检测 4 小时尿中香草基扁桃酸（VMA）（＋），血浆中 3- 甲氧基肾

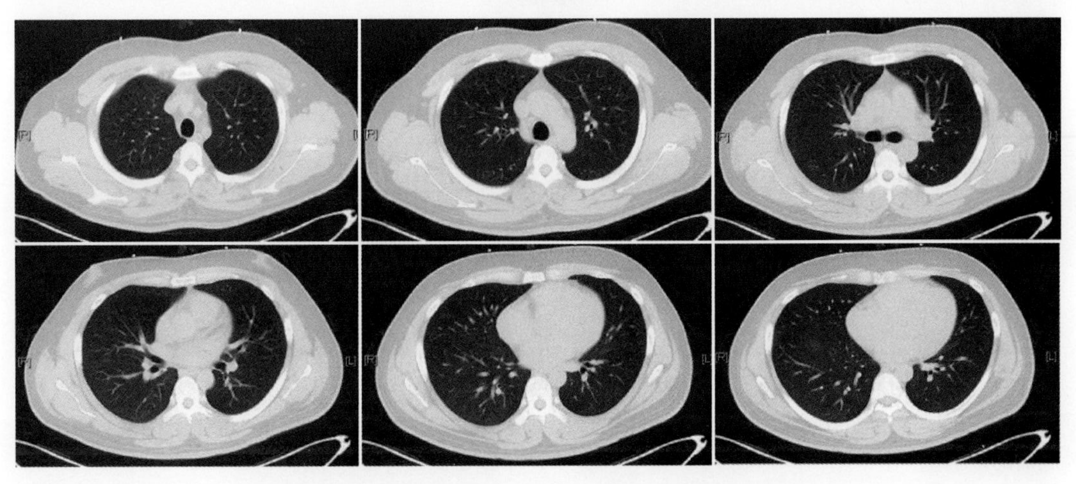

图 21-6　复查胸部 CT：双肺弥漫磨玻璃影基本吸收

上腺素（MN）和甲氧基去甲肾上腺素升高，证实为嗜铬细胞瘤。给予苯氧苄胺 5 mg，口服，每天 2 次，以控制间歇性血压升高。给予酚苄明口服，1 个月后于泌尿外科行后腹腔镜肾上腺切除术。术中肾周区和肾上腺区完全分离，证实肿瘤起源于肾上腺，肿瘤与肾脏边界清晰，周围血管丰富，采用超声刀和钛夹止血，Hem-o-lok 夹子夹住肾上腺动脉和中央静脉后，肿瘤被完全切除（图 21-7）。

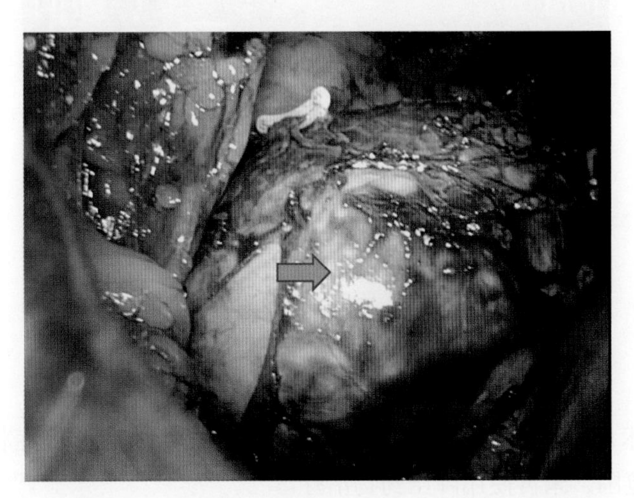

图 21-7　术中肿块大体图　蓝色箭头所示为肿块

病理学检查为金黄色肿瘤，直径 7.0 cm×6.5 cm×4.5 cm，显示中度细胞异型性，伴有血管和包膜浸润。免疫组化检测突触素（Syn）、CD56、琥珀酸脱氢酶复合体（SDH）B 和嗜铬粒蛋白（Cg）A 阳性，进一步证实为嗜铬细胞瘤（图 21-8）。

术后因持续存在心电图异常，患者于心内科就诊。4 次超声心动图均无异常发现，行心脏 MRI 增强检查，示左心室心腔内 10 mm×5 mm 低信号影，考虑血栓形成（图 21-9），给予华法林口服抗凝，4.5 mg/d，INR 控制于 2.1 ～ 2.4，5 个月后复查心脏 MRI 证实

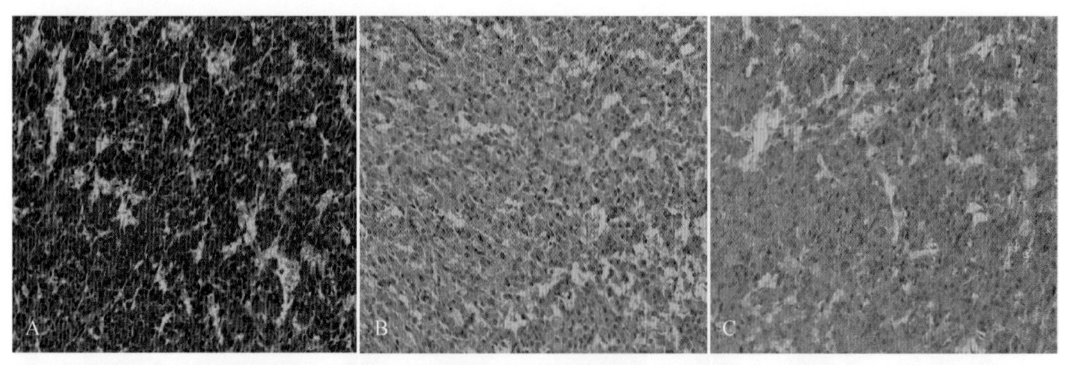

图 21-8　手术切除肿块病理　苏木精和伊红染色显示肿瘤细胞具有中度异型性（原始放大倍数，×200）(**A**)，免疫组化分析（原始放大倍数，×200）中 CgA（**B**）和 Syn（**C**）染色阳性支持嗜铬细胞瘤的诊断

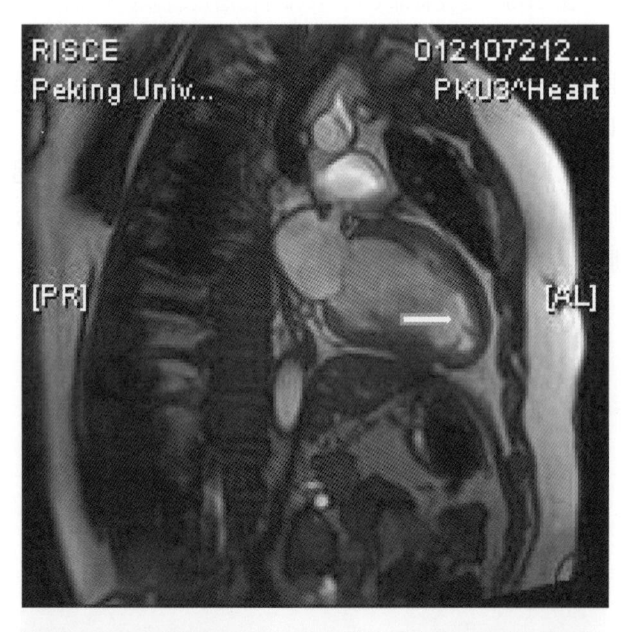

图 21-9　心脏增强 MRI　白色箭头所指低密度影为血栓

血栓完全消失。术后随访 1 年余，患者未再发胸闷 / 气短、心悸等症状。血压、心率监测持续处于正常范围，未再使用降压药物治疗。

二、病例解析

（一）引起弥漫性肺泡出血（DAH）的原因和机制

嗜铬细胞瘤可引起 DAH。临床上常见引起 DAH 的原因包括感染、心力衰竭、ARDS、血管炎等，由嗜铬细胞瘤引起的 DAH 报道很少[1-3]，尤其是没有合并明确急性左心衰竭的情况下。由于嗜铬细胞瘤间断分泌儿茶酚胺类激素，常出现阵发性高血压症候群，表现为血压急剧升高、心悸、头痛、多汗、呼吸困难、恶心和呕吐，严重时并发心力衰竭、肺水肿，进而咳粉红色泡沫样痰[4]。

（二）DAH 容易被误诊

本例患者于确诊前 1 年症状发作时，完全符合上述表现，包括咳粉红色泡沫痰，双肺散在斑片状渗出影等，但由于就诊时血压、心率均在正常范围内，血 WBC 及中性粒细胞百分比升高，被认为是急性心力衰竭、肺炎。经常规处理后患者症状、体征、影像学迅速缓解，故未得到进一步诊治。此次患者以呼吸困难为主要表现，虽未出现咯血，但 CT 显示双肺弥漫性磨玻璃阴影，经支气管肺泡灌洗证实为 DAH，同时发现左侧肾上腺占位，经手术病理确诊为嗜铬细胞瘤。术后 1 年随访期间，患者未再出现任何呼吸道症状和其他不适。我们推测本次 DAH 是嗜铬细胞瘤所致，但患者就诊时无血压升高，无粉红色泡沫痰，无 NT-proBNP 明显升高，超声心动图无心力衰竭表现等。

（三）嗜铬细胞瘤的临床表现

并非所有嗜铬细胞瘤患者都表现出持续性高血压。正如本例患者，间断释放大量儿茶酚胺可导致血压突然升高，左心室运动障碍，进而增加肺静脉压和肺楔压[5]。动物模型中，突然升高的毛细血管压力增加已被证明会导致肺泡出血[6]。因此，本例患者虽然在就诊时没有检测到血压升高，但其进食后胃迅速扩张，对左肾上腺的嗜铬细胞瘤压迫，引起儿茶酚胺类激素大量释放入血，心动过速，可能存在左心运动障碍，引发了急性肺水肿以及 DAH。但患者呕吐后胃迅速缩小，对嗜铬细胞瘤的压迫解除，血中儿茶酚胺类激素水平随即下降，血压也恢复，故而就诊时未能发现血压升高。

三、要点提示

（1）DAH 为呼吸科少见病，由嗜铬细胞瘤引起的 DAH 更加少见。

（2）嗜铬细胞瘤引起 DAH 容易被误诊，呼吸与危重症医学科、急诊科医师在诊断和鉴别诊断时需重视。

（3）嗜铬细胞瘤引起 DAH 确诊后需要内科、外科多学科协作，制订完整的药物、手术、随访方案。

参考文献

[1] Nezu M，Kobayashi H，Shiozaki M，et al. Pheochromocytoma diagnosed during the treatment of diffuse alveolar hemorrhage，a diagnostic necessity before using high-dose glucocorticoids. Intern Med，2021，60（17）：2825-2830.

[2] Shijubou N，Sumi T，Kamada K，et al. Diffuse alveolar haemorrhage due to pheochromocytoma Crisis. Respirol Case Rep，2021，9（4）：e00722.

[3] Querol Ripoll R，del Olmo García MI，Cámara Gómez R，et al. Diffuse alveolar hemorrhage as first manifestation of a pheochromocytoma. Arch Bronconeumol，2014，50（9）：412-413.

[4] Neumann HPH, Young WF Jr, Eng C. Pheochromocytoma and paraganglioma. N Engl J Med, 2019, 381 (6): 552-565.

[5] Zavorsky GS, Milne EN, Lavorini F, et al. Interstitial lung edema triggered by marathon running. Respir Physiol Neurobiol, 2014, 190: 137-141.

[6] West JB, Tsukimoto K, Mathieu-Costello O, et al. Stress failure in pulmonary capillaries. J Applied Physiol, 1991, 70 (4): 1731-1742.

（闫崴　周庆涛　孙永昌）

病例 22

静脉药瘾者右心感染性心内膜炎

一、病例重现

患者男性，27 岁，因“发热、咳嗽、呼吸困难 3 天”收入院。患者 3 天前无明显诱因出现发热，体温最高 38℃，伴咳嗽，少痰，并逐渐出现呼吸困难，日常活动即受限。伴全身游走性疼痛，无畏寒、寒战。2 天前就诊于当地医院，血常规 WBC 11.2×10^9/L，中性粒细胞百分比 82.2%，HGB 133 g/L，PLT 20×10^9/L；血生化：BUN 15.7 mmol/L，Cr 142 μmol/L，K^+ 2.5 mmol/L，Na^+ 124 mmol/L；PCT 10.73 ng/ml。予补钾及退热治疗后，体温仍高，呼吸困难无好转，并逐渐出现意识淡漠。1 天前当地医院行胸部 CT 示“双肺多发结节伴空洞”（图 22-1），为进一步治疗就诊于我科门诊，以“发热伴肺部阴影”收入院。自发病以来，食欲差、睡眠可、精神差，大小便正常，体重无明显变化。

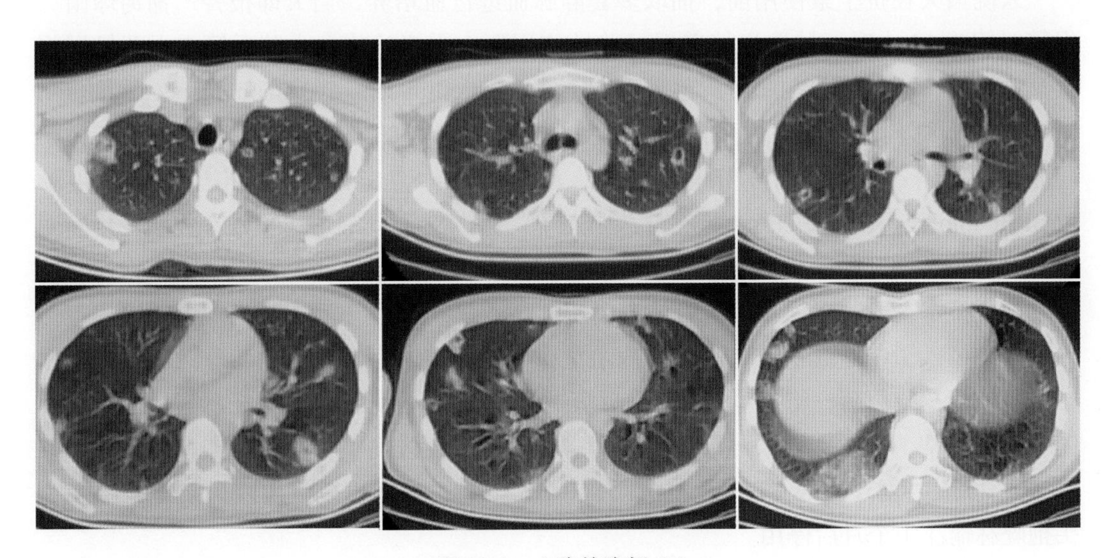

图 22-1 入院前胸部 CT

既往史和个人史：吸毒半年，吸食大麻、静脉注射海洛因，已戒毒 1 个月。

查体：体温 38.7℃，脉搏 121 次 / 分，呼吸 32 次 / 分，血压 103/57 mmHg。嗜睡，言语不利。胫前及足踝可见数个针尖大瘀点，两侧胫前各见一毛囊周脓疱，周围红晕，右侧足趾指腹可见片状瘀斑（图 22-2）。双肺呼吸音清，未闻及干湿啰音及胸膜摩擦音。心前区无隆起，心尖搏动正常，心浊音界正常，心律齐，各瓣膜听诊区未闻及杂音，无

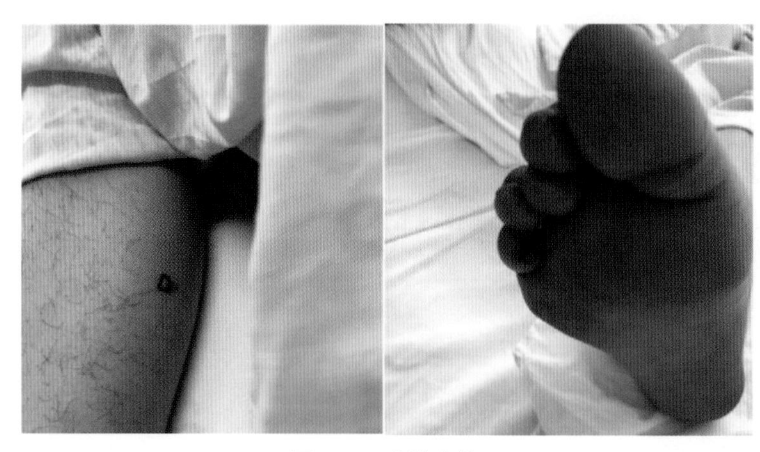

图 22-2 皮肤查体

心包摩擦音。腹平坦，无腹壁静脉曲张，腹部柔软，无压痛、反跳痛，未触及包块，肝脾未触及，肠鸣音正常，4 次 / 分。双下肢无水肿。

初步诊断：1. 血源性肺脓肿可能性大；2. 急性肾损伤；3. 血小板减少；4. 电解质紊乱

入院后诊疗经过

入院当天在抗生素使用前，抽取多套静脉血进行血培养，当天即报警“葡萄球菌”，报警时间为 12 小时。抽取血培养后经验性应用万古霉素治疗，入院后第 2 天药敏回报致病菌为甲氧西林敏感的金黄色葡萄球菌（methicillin-sensitive staphylococcus aureus，MSSA），根据药敏结果将抗生素调整为莫西沙星联合异帕米星治疗，入院当天床旁超声心动图报告：三尖瓣前叶赘生物形成，大小 16 mm×7.8 mm，三尖瓣反流（重度），PASP 36 mmHg。遂行 CTPA 提示“多发肺栓塞”（图 22-3）。右心感染性心内膜炎诊断明确，合并脓毒性肺栓塞、血源性肺脓肿。入院第 3 天即转至心外科行瓣膜赘生物切除及生物瓣置换术，瓣膜置换术后患者体温仍持续高于 39℃，且患者术后出现了三度房室传导阻滞，植入了临时起搏器，因患者病情危重，达托霉素为金黄色葡萄球菌所致感染性心内膜炎的一线用药，将抗生素更换为达托霉素 0.5 g/d 静脉治疗，达托霉素应用 3 天后体温恢复正常，术后 1 周未再出现高度房室传导阻滞，拔除了临时起搏器，达托霉素共输注了 20 天，复查胸部 CT 提示空洞闭合（图 22-4），好转出院。出院后抗生素更换为头孢唑林输注 1 个月后停用。

二、病例解析

（一）肺部多发结节伴空洞的鉴别诊断

患者青年男性，急性病程，既往有吸毒史，皮肤有脓疱，以发热、呼吸困难为主要表现，胸部 CT 提示双肺多发结节伴空洞。因为患者急性起病，发热、血象及 PCT 升高，首先考虑感染性疾病。静脉药瘾者因注射行为可导致皮肤表面定植的葡萄球菌入血，

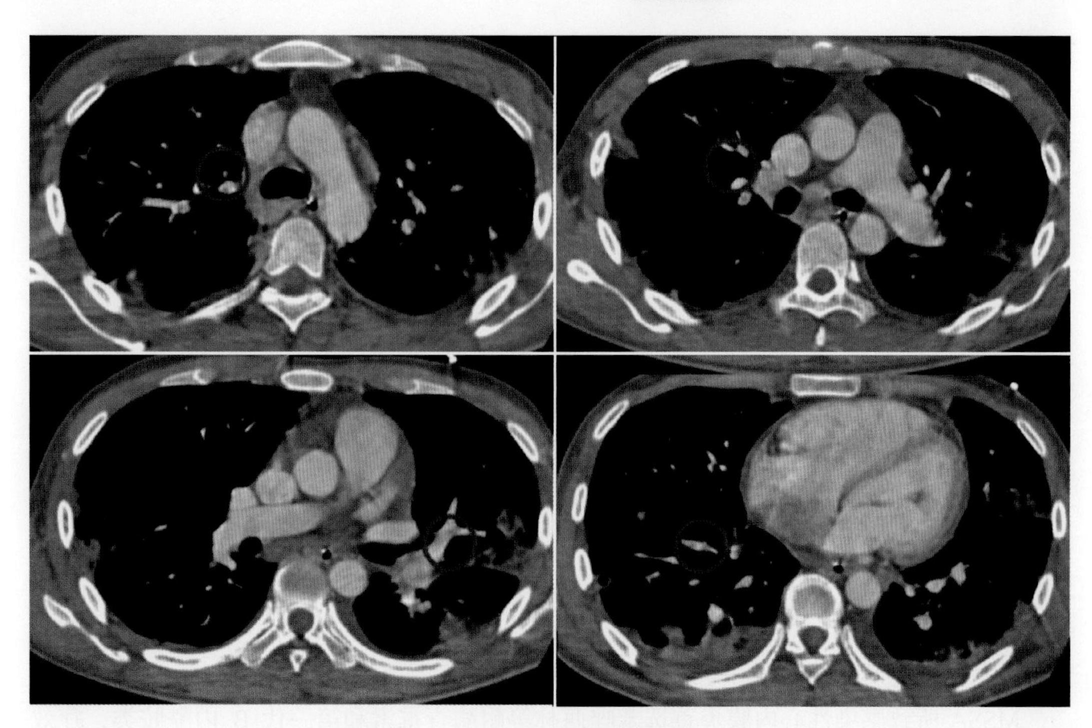

图 22-3　CTPA 显示肺动脉多发充盈缺损

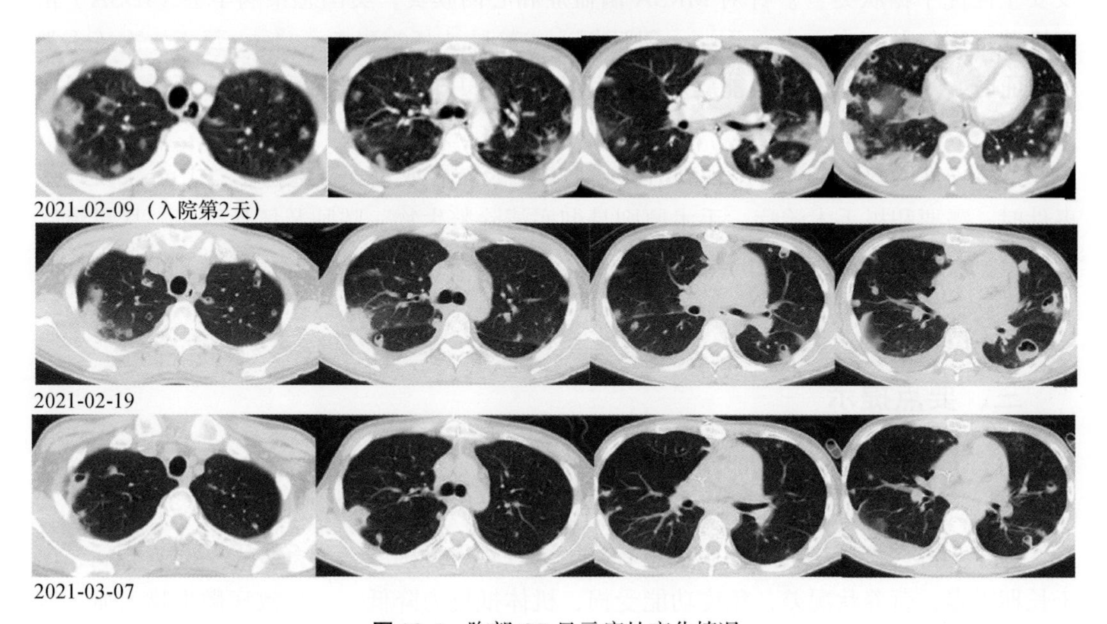

图 22-4　胸部 CT 显示病灶变化情况

引起右心感染性心内膜炎及菌血症，血源性播散至肺内，导致肺内多发结节伴有空洞。此患者的空洞为薄壁空洞，且为随机分布结节，符合血源性播散的金黄色葡萄球菌肺脓肿的特点，且患者皮肤可见脓疱，存在皮肤感染的可能，进一步完善血培养、皮肤毛囊周脓疱分泌物涂片明确了诊断。虽然患者未闻及心脏杂音，但患者为静脉药瘾者，易引起右心心内膜炎，最终超声心动图证实了诊断。文献报道，右心感染性心内膜炎不同于左心的感染性心内膜炎，很少可闻及心脏杂音。此外由于患者同时伴有肾功能异常、血小板减少等多系统损害的表现，我们也考虑非感染性疾病如血栓性血小板减少性紫癜、血管炎等疾病的可能，但红细胞碎片、相关自身免疫抗体检测均为阴性。

（二）右心感染性心内膜炎的诊断和治疗

静脉注射毒品可引起右心感染性心内膜炎（right side infective endocarditis，RSIE），主要累及三尖瓣[1]。右心赘生物及其碎片脱落后进入肺循环系统，可以导致脓毒性肺栓塞、血源性肺脓肿。瓣膜功能的改变可导致心力衰竭等严重并发症，患者多表现为持续发热，通常会伴随肺部症状，如胸痛、呼吸困难、咳嗽、咯血。金黄色葡萄球菌是RSIE主要的病原菌[2]，占60%～90%。

治疗原则包括4个方面[3-4]：①早用药；②足剂量，因病原菌往往存在于赘生物内且多处于休眠状态，须达到很高的血清浓度才能杀灭；③长疗程，一般需要4～6周才可达到抗感染目的，对于特殊细菌例如甲氧西林耐药的金黄色葡萄球菌（methicillin-resistant staphylococcus aureus，MRSA）应不少于6周；④杀菌剂，抑菌剂不能彻底杀灭细菌，停药后易出现复发，杀菌剂可穿透赘生物，彻底杀灭隐藏于深部的病原体。

MSSA所致感染性心内膜炎首选苯唑西林等耐酶青霉素和第一代β内酰胺类，疗效及安全性优于糖肽类[5]。针对MRSA菌血症和心内膜炎，美国感染病学会（IDSA）指南推荐可用静脉万古霉素（Ⅱ类A级证据）或静脉达托霉素6 mg/kg，每天1次（Ⅰ类A级证据）[6-7]。达托霉素不能应用于治疗肺炎，因其可被肺表面活性物质灭活，但可用于血行感染性肺栓塞[8]。

当感染性心内膜炎患者出现难治性心力衰竭及脓肿或较大赘生物（≥1 cm）及栓塞事件时，需要积极手术治疗。手术原则是彻底清除赘生物、脓肿及坏死组织，尽量清除感染组织，修复或置换受损的瓣膜。本例患者瓣膜赘生物大于1 cm，且合并了脓毒性肺栓塞，具有外科手术指征。

三、要点提示

（1）本病例能在较短的时间内明确诊断、特别是病原学诊断，有赖于详细的查体和询问病史、熟悉肺部影像表现特征，以及在抗生素应用前及时留取血培养。

（2）静脉药瘾感染性心内膜炎患者多以青壮年男性为主，大多数无基础心脏病，由于长期吸毒，营养状况差，免疫功能受损，机体抵抗力降低，一旦致病微生物入血，容易引发感染性心内膜炎。当出现难治性心力衰竭、脓肿或较大赘生物（≥1 cm）及栓塞事件时，需要积极手术治疗。术后仍然需要长疗程、足剂量的敏感抗生素治疗。

参考文献

[1] Yanagawa B，Adams C，Whitlock R，et al. Why does infective endocarditis from injection drug use bite the tricuspid valve？ Int J Cardiol，2019，294：52.

[2] Shmueli H，Thomas F，Flint N，et al. Right-sided infective endocarditis 2020：challenges and updates in diagnosis and treatment. J Am Heart Assoc，2020，9（15）：e017293.

[3] Hubers SA，DeSimone DC，Gersh BJ，et al. Infective endocarditis：a contemporary review. Mayo Clin Proc，2020，95（5）：982-997.

[4] Wang A，Gaca JG，Chu VH. Management considerations in infective endocarditis：a review. JAMA，2018，320（1）：72-83.

[5] Naber CK. Staphylococcus aureus bacteremia：epidemiology，pathophysiology，and management strategies. Clin Infect Dis，2009，48（Suppl 4）：S231-237.

[6] Brown NM，Brown EM，Guideline Development Group. Treatment of methicillin-resistant Staphylococcus aureus（MRSA）：updated guidelines from the UK. J Antimicrob Chemother，2021，76（6）：1377-1378.

[7] Liu C，Bayer A，Cosgrove SE，et al；Infectious Diseases Society of America. Clinical practice guidelines by the infectious diseases society of america for the treatment of methicillin-resistant Staphylococcus aureus infections in adults and children. Clin Infect Dis，2011，52（3）：e18-55.

[8] Heidary M，Khosravi AD，Khoshnood S，et al. Daptomycin. J Antimicrob Chemother，2018，73（1）：1-11.

（宋祝　伍蕊　沈宁）

病例 23

先天性角化不良合并淋巴瘤、继发巨细胞病毒肺炎

一、病例重现

患者女性，27 岁。因“确诊淋巴瘤半年，发热、咳嗽 2 周，喘息 1 周，加重伴咯血、便血 3 日”于 2019 年 5 月 16 日入院。患者 2 周前无诱因出现低热，最高体温 37.5℃，伴咳嗽，少许白痰，1 周前体温升高，最高体温 38.8℃，伴活动后气短。血常规显示“三系减低”，胸部 CT 显示“双肺间质改变”，遂于我院血液科住院治疗，考虑“肺部感染”，先后予舒普深、泰能联合万古霉素、伏立康唑及卡泊芬净，并联合丙种球蛋白治疗。因不除外美罗华应用后所致药物性肺损伤，予甲泼尼龙每日 80 mg 治疗。3 日前喘息加重，伴咯血，为粉红色泡沫痰，面罩吸氧 10 L/min 下外周血氧饱和度 75%，氧合指数 93.5 mmHg，伴便血，考虑“弥漫性肺泡损伤、心力衰竭可能”，予甲泼尼龙剂量加至每日 200 mg、利尿及无创通气治疗，患者症状无明显好转，为进一步诊治转入 ICU。

既往史和个人史： 3 年前因溢泪行双侧鼻泪管成形术。确诊淋巴瘤半年，末次化疗在 3 周前，存在三系减低。父母非近亲结婚。母亲患有卵巢癌。

查体： 体温 37℃，脉搏 68 次 / 分，呼吸 32 次 / 分，血压 135/70 mmHg。神清，高枕卧位，喘息貌，皮肤黏膜苍白，颈胸部、背部及腹部皮肤点状色素丢失及色素沉着，头发散在小片状白发，舌体及口腔黏膜散在白斑。双肺叩诊清音，双肺底可闻及湿啰音，左侧著。心界扩大，律齐，P2 ＞ A2，未闻及杂音及额外心音。腹软，未及包块，无反跳痛，肠鸣音 2 次 / 分。双下肢无水肿。掌趾指端纤细，指甲及趾甲甲板小而薄，表面有纵嵴，有甲缺失。

辅助检查： 血常规 WBC 0.73×10^9/L，HGB 71 g/L，PLT 16×10^9/L。面罩吸氧 10 L/min，外周血氧饱和度 75%，氧合指数 93.5 mmHg。血 CMV-DNA7.28×10^3 copy/ml，G 试验（－），痰液细菌、真菌培养（－）。NT-proBNP 46.75 ng/ml。

胸部 CT（2019-05-11）：双肺胸膜下分布磨玻璃影、网格影，部分实变（图 23-1）；胸部 X 线片（2019-05-16）：双肺渗出影，下肺为著，心影增大（图 23-2）。

入院诊断： 巨细胞病毒性肺炎，急性心力衰竭，呼吸衰竭 I 型，三系减低，消化道出血，非霍奇金淋巴瘤

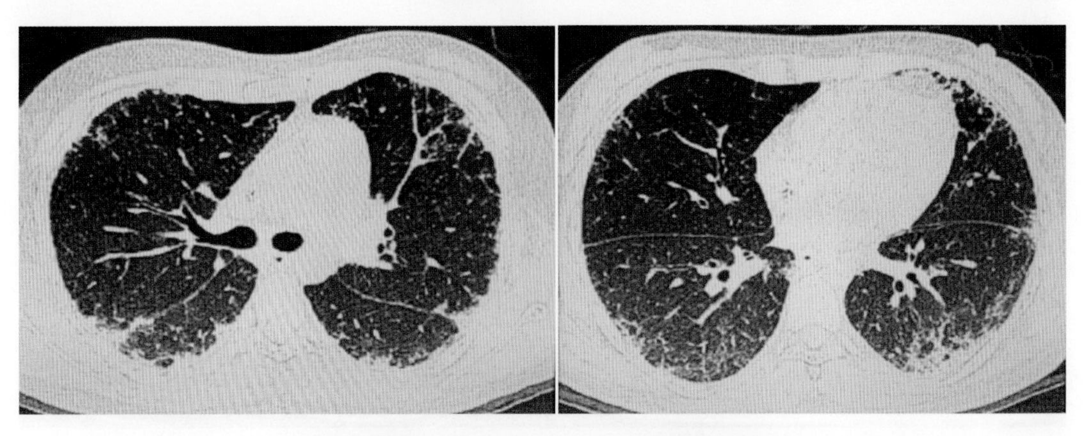

图 23-1　2019 年 5 月 11 日胸部 CT

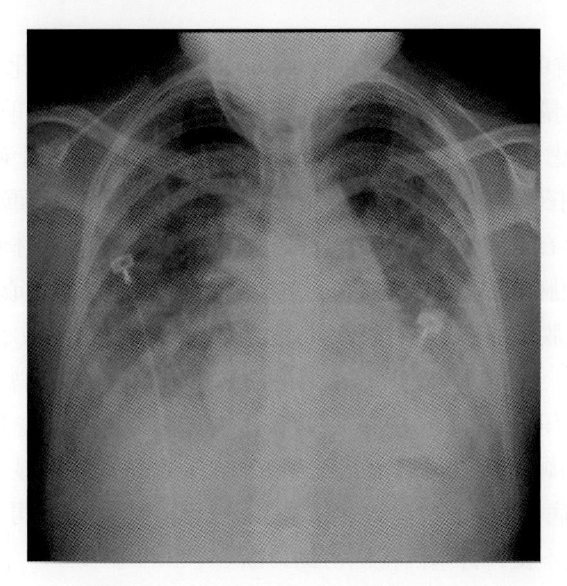

图 23-2　2019 年 5 月 16 日胸部 X 线片

入院后诊疗经过

患者为免疫受损宿主，化疗后 1 周出现发热、咳嗽、呼吸困难，复查影像提示双肺弥漫磨玻璃影（较前明显增多，图 23-3），血 CMV-DNA（＋），考虑巨细胞病毒性肺炎诊断成立。综合临床表现及影像特点，不考虑其他病毒、真菌、耐药细菌感染。治疗上予以更昔洛韦，停用抗真菌药物。

患者出现端坐呼吸、咳粉红色泡沫痰，查体双肺底水泡音，胸部 X 线片显示心影较前增大，肺内渗出较前增多，复查 NT-proBNP 7668 ng/ml，较前明显升高，考虑合并急性左心衰竭，不符合弥漫性肺泡出血表现，针对急性心力衰竭予利尿治疗以及无创通气治疗，将大剂量激素治疗逐渐减量。

追问病史，5 个月前行 R-EPOCH（利妥昔单抗、依托泊苷、阿霉素、长春新碱、环磷酰胺及泼尼松）、2 个月前行 R-CHOP（利妥昔单抗、环磷酰胺、多柔比星、长春新碱

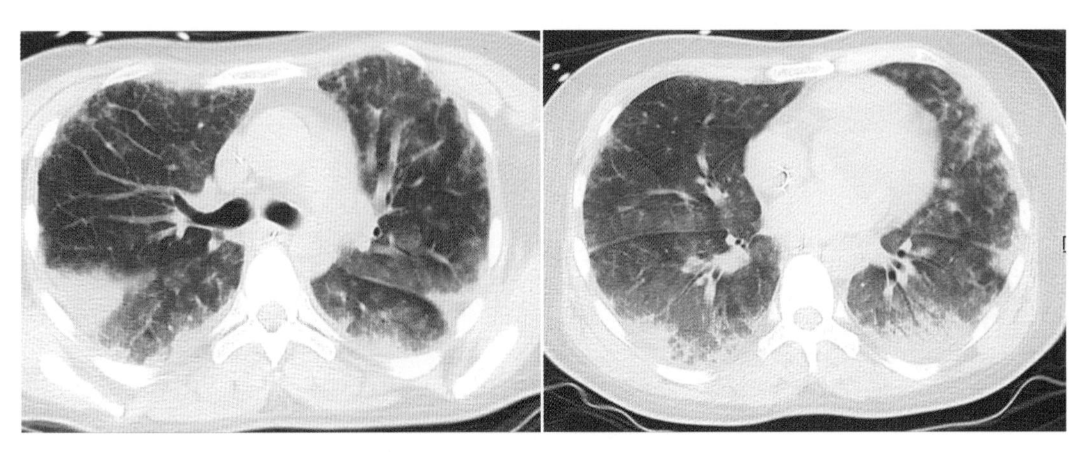

图 23-3 2019 年 5 月 17 日胸部 CT

及泼尼松龙）、3 周前单用美罗华（利妥昔单抗）方案治疗，每次化疗后出现干咳及活动后气短，但无活动耐量下降，2 周后可自行缓解。复习查阅 1 个月前胸部 CT 已出现间质改变（图 23-4）。考虑到患者 3 次应用利妥昔单抗治疗后都出现干咳及活动后气短，停药后自行缓解，且用药后以及此次急性发热伴咳嗽、呼吸困难加重前的胸部 CT 已存在肺间质改变，考虑存在药物性肺损伤。值得关注的是，该患者查体存在一系列异常，包括皮肤黏膜苍白，颈胸部、背部及腹部皮肤点状色素丢失及色素沉着，头发散在小片状白发，舌体及口腔黏膜散在白斑。掌趾指端纤细，指甲及趾甲甲板小而薄，表面有纵嵴，有甲缺失（图 23-5）。追问病史，患者自幼活动耐量低于同龄人，曾行双侧泪管成形术，三系减低发生于化疗前，且当时骨髓活检结果并没有提示淋巴瘤骨髓受侵，而是骨髓造血功能衰竭。遂回顾分析了淋巴瘤化疗前 PET-CT 资料，肺窗显示已存在肺间质改变（但较化疗后的间质病变轻，图 23-6）。根据上述表现，考虑患者可能患有罕见的遗传性疾病——先天性角化不良，行基因检测协助诊断。

针对间质性肺炎及急性左心衰竭导致的Ⅰ型呼吸衰竭，采用无创通气辅助通气。患者住院后便血，伴 HGB 下降，考虑消化道出血，予禁食水、抑酸、补液及输血等治疗。

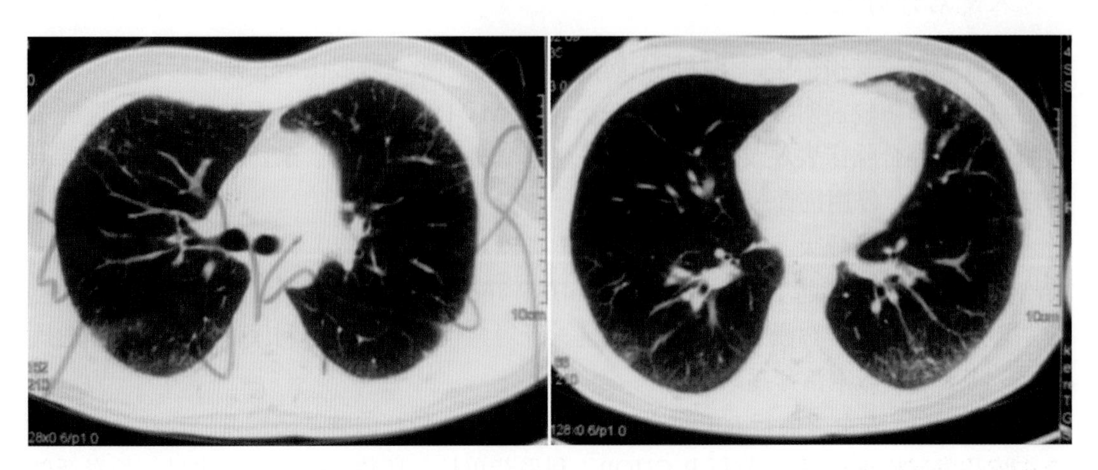

图 23-4 入院前 1 个月（化疗后）胸部 CT

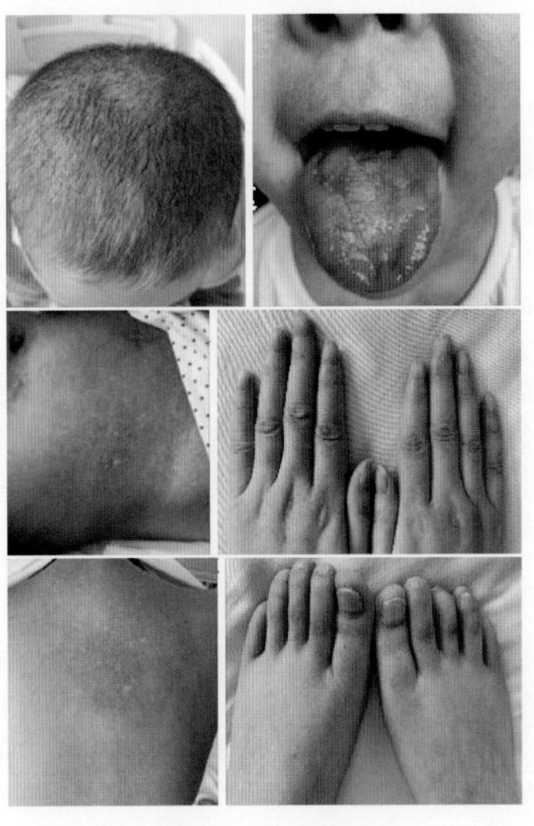

图 23-5　患者皮肤改变

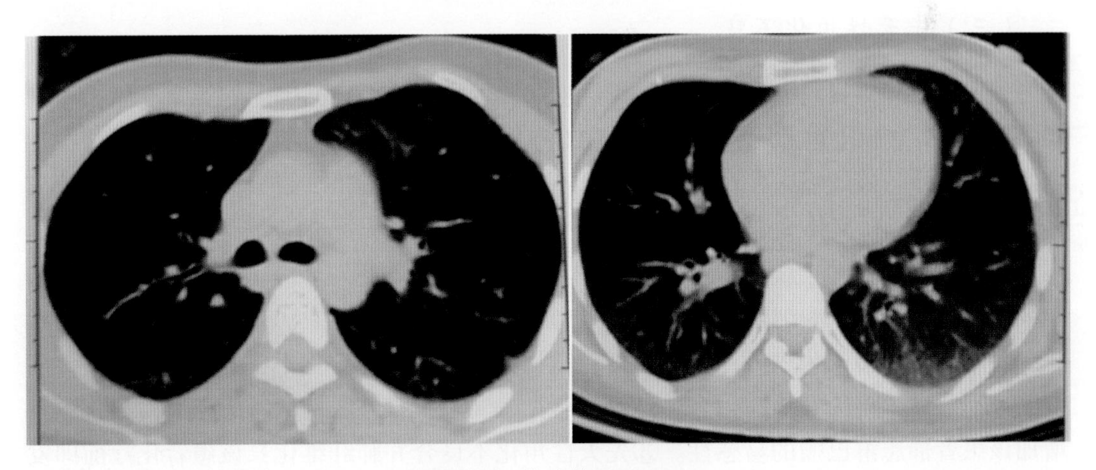

图 23-6　化疗前 PET-CT

针对三系减低予输注红细胞、血小板及血浆，应用集落刺激因子。患者呼吸困难、咯血症状缓解，双肺湿啰音消失，消化道出血停止，血象三系减低有所恢复，氧合指数恢复正常，吸入空气状态下血氧饱和度 100%。

此后基因检测结果回报存在 TINF2、TERT、BRIP1、RPS3 基因突变阳性，支持先天性角化不良诊断，予以达那唑治疗。

二、病例解析

（一）巨细胞病毒性肺炎

巨细胞病毒感染是免疫受损患者常见的可威胁生命的机会性感染。巨细胞病毒引起的肺部感染可表现为间质性肺炎、结节（炎症或出血）、机化性肺炎及弥漫性肺泡损伤等，病死率可高达 30% ～ 50%[1]。其影像特点为两肺对称分布，多自中下肺向上肺蔓延，最终累及全肺，斑片状磨玻璃影、实变或者两者并存，可散在边界不清的结节（常小于 10 mm）[2]。一线治疗为静脉应用更昔洛韦（诱导期 5 mg/kg，2 次 / 日，维持期减半，注意白细胞）；移植后患者如果没有排斥反应，应降低免疫抑制水平。治疗期间，每周测一次 CMV-DNA，检测血常规和肾功能，如果白细胞减低，可先减少其他抑制骨髓增生的药物，应用升白细胞治疗，仍无效再停用更昔洛韦。如更昔洛韦耐药或者骨髓抑制明显，膦甲酸钠是二线治疗[3]。

（二）药物性肺损伤

药物性肺损伤的诊断标准包括使用可能导致肺损伤的药物，用药期间或之后出现肺部损伤，临床症状符合，除外其他疾病可能性，停药后临床情况好转、而再次使用同一药物则临床情况加重。该病例虽用药前存在间质性肺病表现，但用药后有加重表现，停药可好转，应考虑存在药物性肺损伤[4]。而本身存在间质性肺病亦是药物性肺损伤的危险因素之一。

（三）先天性角化不良

先天性角化不良是一种罕见的先天性疾病，发病率为 1/100 万[5]；英文文献报道约 600 例，中文文献报道 80 余例。该病与 TERT、TINF2 等基因突变有关，干扰了端粒长度的正常维持。该病临床表现包括[5]：①先天性角化不良合并骨髓衰竭：特征为骨髓衰竭、癌症易感性（实体瘤）、其他躯体异常（经典三联征即异常的皮肤色素沉着、甲营养不良和口腔白斑）、泪道破坏等。该患者淋巴瘤化疗前即出现三系减低，骨髓活检骨髓造血细胞减少，未见肿瘤细胞。文献显示 90% 以上先天性角化不良患者出现骨髓衰竭，考虑患者三系减低原因为先天性角化不良骨髓受累。②先天性角化不良合并淋巴瘤：该病有癌症易感性，多为实体瘤，合并淋巴瘤罕见，文献报导共 3 例，考虑先天性角化不良增加该患者罹患淋巴瘤的易感性。③先天性角化不良合并肺纤维化：该患者化疗前即发现双肺胸膜下磨玻璃影、网格影、牵拉性支气管扩张及小叶间隔增厚，下肺重，比较符合普通型间质性肺炎的影像特点，无法用化疗药物所致药物性肺损害、免疫受损所致机会性感染及淋巴瘤肺受累解释。追问病史，患者自幼活动耐量低于同龄人，体育成绩差，跑步后气短恢复较同龄人慢。复习文献，先天性角化不良肺部受累者占 9% ～ 20%[6-7]，呈肺纤维化表现。

先天性角化不良的治疗包括：①达那唑：促进端粒酶活性，延长端粒长度。约 60%

的骨髓衰竭患者治疗有效[8]，改善肺功能及氧合有成功治疗的个案报道[9]。②骨髓移植：可改善骨髓功能衰竭，但不改变恶性肿瘤和其他脏器受累的预后。先天性角化不良患者最终约 70% 死于骨髓衰竭[10]，10% ～ 15% 死于肺部并发症[5]。

三、要点提示

（1）间质性肺病的病因之一为药物相关，无确诊检查手段，为排他性诊断，更需细致的临床判断，有间质性肺病基础是药物性肺损伤的危险因素之一。

（2）间质性肺病的少见病因包括先天性疾病，如先天性角化不良：基因突变导致端粒不能维持应有的长度，从而出现多系统早衰表现，包括骨髓功能衰竭、肺纤维化、皮肤黏膜异常及恶性肿瘤倾向等。该病为罕见病，可出现多种并发症，病情复杂，干扰病因判断，但典型的皮肤黏膜表现对疾病的鉴别有一定提示作用，基因检测可协助确诊。

参考文献

[1] Travi G，Pergam SA. Cytomegalovirus pneumonia in hematopoietic stem cell recipients. J Intensive Care Med，2014，29（4）：200-212.

[2] 中华医学会器官移植学分会 . 器官移植受者巨细胞病毒感染临床诊疗规范（2019 版）. 器官移植，2019，10（2）：142-148.

[3] Kotton CN，Kumar D，Caliendo AM，et al；The Transplantation Society International CMV Consensus Group. The Third International Consensus Guidelines on the Management of Cytomegalovirus in Solid-organ Transplantation. Transplantation，2018，102（6）：900-931.

[4] Kubo K，Azuma A，Kanazawa M，et al. Japanese Respiratory Society Committee for formulation of consensus statement for the diagnosis and treatment of drug-inducedlung injuries. Consensus statement for the diagnosis and treatment of drug-induced lung injuries. Respir Investig，2013，51（4）：260-277.

[5] 王非，杜玉琦，龚旺，等 . 先天性角化不良的研究进展 . 中华口腔医学杂志，2019，54（2）：130-134.

[6] Fuxing Li，Li W，Qiao X，et al. Clinical features of dyskeratosis congenita in mainland China：case reports and literature review. Int J Hematol，2019，109（3）：328-335.

[7] Leah A，Vassallo R，Kirmani S，et al. Pulmonary fibrosis in dyskeratosis congenita：report of 2 cases. Human Pathology，2015，46：147-152.

[8] Khincha PP，Wentzensen IM，Giri N，et al. Response to androgen therapy in patients with dyskeratosis congenita. Br J Haematol，2014，165（3）：349-357.

[9] Zlateska B，Ciccolini A，Dror Y. Treatment of dyskeratosis congenita-associated pulmonary fibrosis with danazol. Pediatr Pulmonol，2015，50（12）：E48-51.

[10] Dokal I. Dyskeratosis congenita in all its forms. Br J Haematol，2000，110：768-779.

（孙丽娜　杨薇　沈宁）

病例 24
急性嗜酸性粒细胞性肺炎

一、病例重现

患者，男性，28 岁。因“乏力 1 周，呼吸困难伴咳嗽、咳痰 3 日”入院。患者入院前 1 周劳累后出现乏力、头晕，无发热，无咳嗽、咳痰，无腹痛、腹泻、恶心呕吐，患者未予特殊诊治。3 日前出现平地快走后呼吸困难，于外院查白细胞升高（具体不详），胸部 X 线片示双肺感染，予口服头孢类抗生素、左氧氟沙星抗感染治疗。2 日前咳嗽、咳痰，少量白痰，伴发热，体温最高 37.6℃，呼吸困难加重，静息状态下即感呼吸困难。遂于我院急诊就诊，查血常规示白细胞增高伴嗜酸性粒细胞增多，血气分析示低氧血症，胸部 CT 示双肺多发斑片影，右侧腋窝及纵隔多发淋巴结肿大，为进一步诊治收入院。

既往史和个人史：体健。否认糖尿病、肿瘤病史，否认近期拔牙及醉酒史，否认食物、药物过敏史。个人史及家族史无特殊。

入院查体：体温 37.3℃，脉搏 88 次 / 分，呼吸 33 次 / 分，血压 111/62 mmHg。神清，右侧腋下可及淋巴结肿大，质软，无压痛。双下肺少许细湿啰音，心律齐，各瓣膜听诊区未闻及杂音。腹软，肝脾肋下未触及，无肌紧张，肠鸣音正常。双下肢无水肿。

辅助检查：血常规 WBC 30.56×10^9/L，嗜酸性粒细胞百分比 53.3%，中性粒细胞百分比 29.3%。动脉血气分析：pH 7.43，$PaCO_2$ 33 mmHg，PaO_2 58 mmHg，SaO_2 91%。胸部 CT（图 24-1）：双肺多发斑片、结节影，可见“晕征”。左下肺实变，双下肺磨玻璃影，可见小叶间隔增厚。右腋窝及纵隔多发淋巴结肿大。

初步诊断：肺部阴影待查，肺炎？嗜酸性粒细胞性肺疾病？

入院后诊疗经过

大便找寄生虫卵（－）。血 ANCA（－），ANA 抗体谱（－）。腹部 CT 报告腹部未见异常。浅表淋巴结 B 超报告右腋下多发稍大淋巴结。骨髓穿刺：嗜酸性粒细胞增多，未见明确肿瘤性病变。支气管镜检查报告双侧支气管及其分支内可见少量淡黄色稀薄分泌物，气道黏膜弥漫充血；支气管肺泡灌洗液细胞分类计数：嗜酸性粒细胞 85%，巨噬细胞 2%，淋巴细胞 13%。诊断考虑“急性嗜酸性粒细胞性肺炎”。予静脉点滴甲泼尼龙 160 mg/d×3 日，随后 80 mg/d×3 日并减量，1 周后复查胸部 CT（图 24-2）示：双肺病变较前吸收好转，腋窝、纵隔淋巴结较前缩小。随后给予泼尼松 30 mg/d 口服，逐渐减

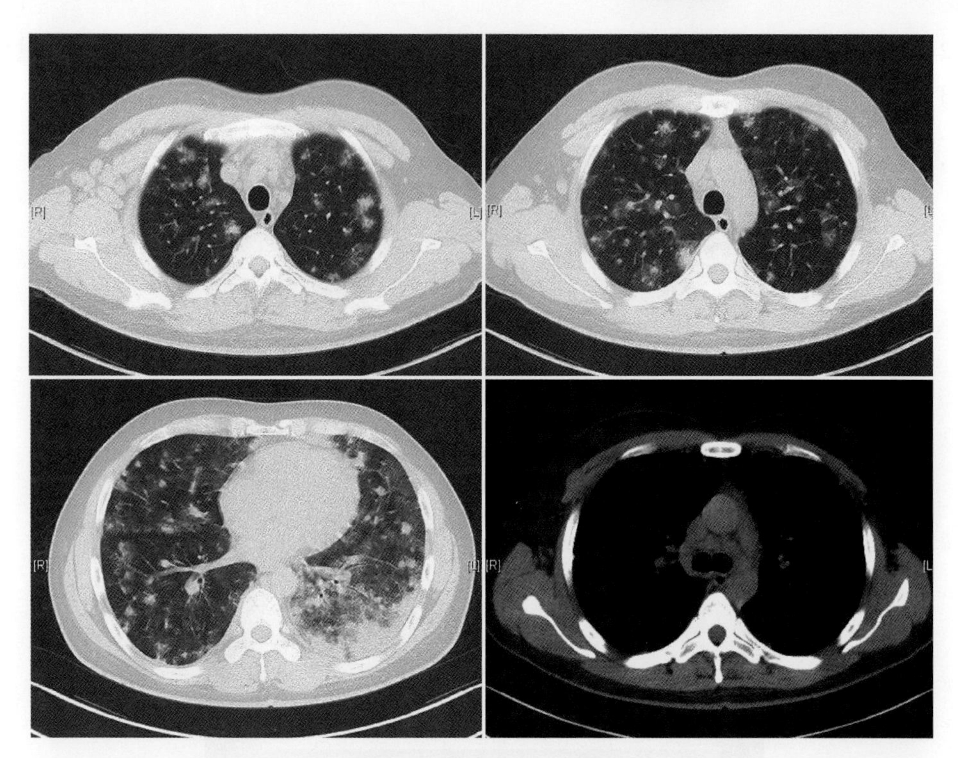

图 24-1　胸部 CT（入院）

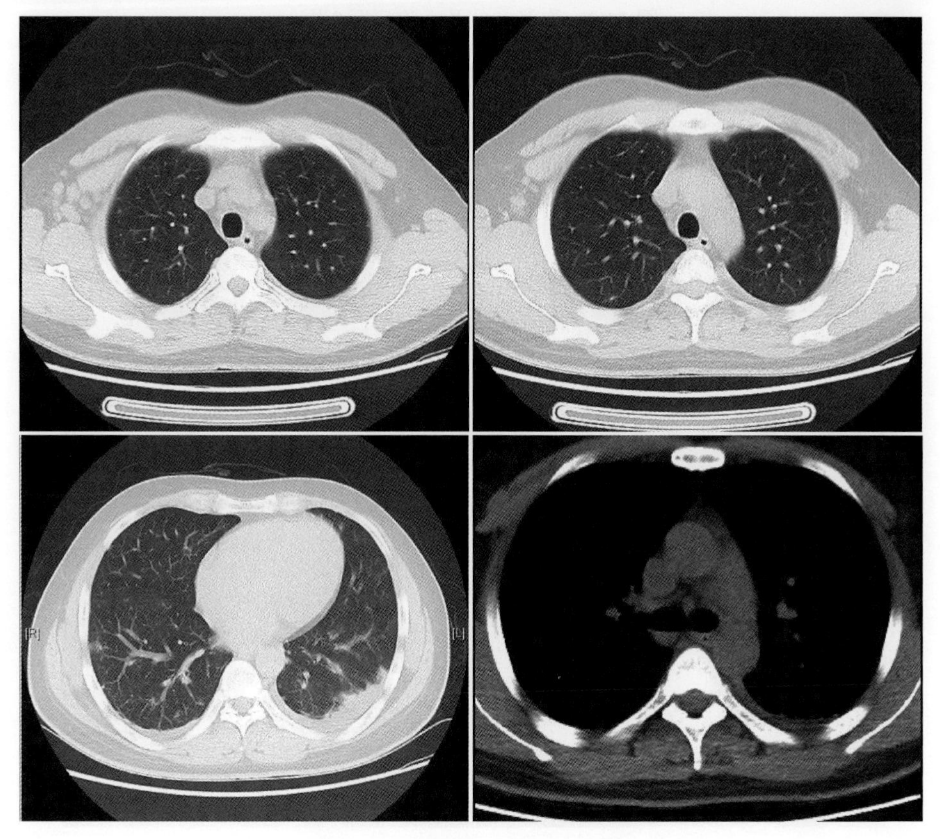

图 24-2　胸部 CT（治疗后 1 周）

量。2 周后复查胸部 X 线片示双下肺少许斑片影（图 24-3）。1 个月后激素逐渐减量至停药，3 个月后复查胸部 CT（图 24-4）：双肺未见明显异常。

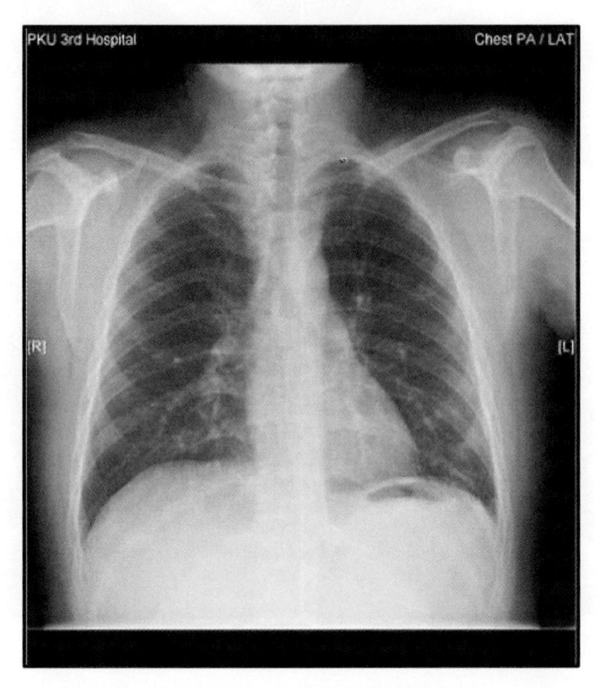

图 24-3 胸部 X 线片（治疗后 2 周）

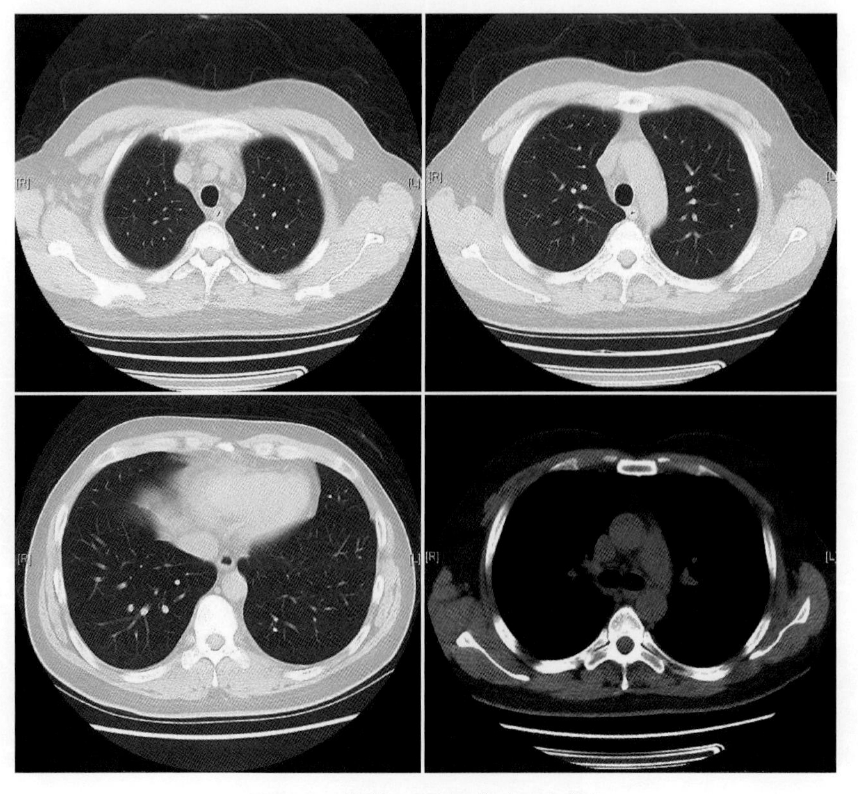

图 24-4 胸部 CT（治疗后 3 个月）

二、病例解析

（一）嗜酸性粒细胞性肺疾病

嗜酸性粒细胞性肺疾病是肺组织和（或）外周血嗜酸性粒细胞增多导致的一组异质性肺部疾病，该组疾病的共同特征是肺部浸润影、气道和肺实质内嗜酸性粒细胞数量异常增多，伴或不伴外周血嗜酸性粒细胞增高。满足以下 4 条标准中任何 1 条即可诊断[1]：①肺部浸润伴外周血嗜酸性粒细胞增多（$> 0.5 \times 10^9/L$）；② BALF 中嗜酸性粒细胞增多（> 10%）；③肺活检证实组织嗜酸性粒细胞浸润；④胸腔积液中嗜酸性粒细胞增多（≥ 10%）。嗜酸性粒细胞性肺疾病分为未知病因（原发性或特发性）、已知病因（继发性），以及伴有嗜酸性粒细胞增高的其他肺部疾病[2]。临床上以原发性嗜酸性粒细胞性肺疾病诊断较为困难，主要包括急性嗜酸性粒细胞性肺炎（acute eosinophilic pneumonia，AEP）、慢性嗜酸性粒细胞性肺炎（chronic eosinophilic pneumonia，CEP）、特发性高嗜酸性粒细胞综合征（idiopathic hypereosinophilic syndrome，IHES）和嗜酸细胞性肉芽肿性多血管炎（eosinophilic granulomatosis with polyangiiti，EGPA）。常见的继发性因素包括药物反应、寄生虫感染、变应性支气管肺曲霉病（ABPA）和肿瘤等。其他合并嗜酸性粒细胞增多的肺疾病包括支气管哮喘、间质性肺疾病和肺癌等。

该患者入院后追问病史，未发现药物及毒物接触史，否认不洁饮食史，大便寄生虫卵阴性。无明显喘息症状，病史及查体未见多系统受累表现，ANCA 及其他自身抗体均为阴性，考虑 ABPA 及 EGPA 证据不足。未见其他系统受累表现，否认嗜酸性粒细胞升高病史，骨髓穿刺及骨髓活检未见明显肿瘤性病变。故考虑为原发性嗜酸性粒细胞性肺炎。

（二）急性嗜酸性粒细胞性肺炎的识别

该患者起病急，伴发热、咳嗽、呼吸困难症状，容易误诊为重症社区获得性肺炎或急性呼吸窘迫综合征（ARDS）。外院按照社区获得性肺炎进行经验性抗感染治疗无效。我院急诊查血常规示血嗜酸性粒细胞明显增高，为诊断提供了线索。

AEP 突出的临床特点是起病急，常在发病数小时内出现呼吸衰竭，约 70% 的患者需要机械通气，临床表现类似 ARDS，但少有肺外器官受累。AEP 好发于既往体健的年轻人，诊断需要满足以下条件：①急性发热、呼吸困难；②低氧血症；③肺部弥漫性浸润影；④支气管肺泡灌洗液嗜酸性粒细胞百分比> 25%；⑤排除寄生虫、药物毒性等继发病因[3]。但因疾病初期外周血嗜酸性粒细胞可无明显升高，容易误诊为重症肺炎或 ARDS。

AEP 的胸部 X 线片表现为双肺磨玻璃影伴实变，有的可见 Kerley B 线。胸部 CT 中可见双肺磨玻璃影，70% ～ 90% 的患者可见小叶间隔增厚；> 90% 的患者可见双侧胸腔积液，40% ～ 60% 可见实变表现；其中边界不清的小叶中心性结节为本病少见表现，几乎仅见于吸烟相关 AEP。AEP 影像学表现多为上肺为主的均匀随机分布，30% 的患者可见下肺及外周分布，28% 的患者胸部 CT 中可见到铺路石样表现[4-5]。本病例中患者胸部 CT 以双肺多发磨玻璃影伴实变为主要表现，上下肺均有受累，下肺为著，伴有双侧少量胸腔积液。

考虑到 AEP 可能后，我们及时行床旁支气管镜检查，行支气管肺泡灌洗液细胞分类计数，嗜酸性粒细胞高达 85%，故 AEP 诊断明确。

（三）急性嗜酸性粒细胞性肺炎的治疗

《嗜酸粒细胞增多相关性肺疾病诊疗中国专家共识》[1] 指出 AEP 的治疗原则为：①必须脱离可疑致敏原；②糖皮质激素治疗：起始治疗通常需要较大剂量（如甲泼尼龙 60 ～ 125 mg，每 6 小时 1 次，维持 24 ～ 48 小时），通常数小时内呼吸系统症状就能缓解，呼吸衰竭纠正后在 2 ～ 4 周内逐渐减量并停用；1 个月内影像学表现即可完全消失。文献报道中，严重呼吸衰竭的情况下，需要静脉注射大剂量糖皮质激素，而表现为轻度低氧血症的，可能会出现自发缓解[6]。目前尚无大规模临床试验提示本病的规范疗程，但通常认为对于大多数病例激素治疗 2 周是合适的疗程。病例回顾研究显示[5]，对比激素治疗 2 周和 4 周的疗效，发现在症状和影像学方面两者没有显著差异。

三、要点提示

（1）临床遇到快速进展至呼吸衰竭的类似社区重症肺炎的病例，需注意血嗜酸性粒细胞是否升高。

（2）AEP 影像学多表现为双肺多发磨玻璃影伴实变。

（3）AEP 全身激素治疗效果良好，疗程多为 2 ～ 4 周。

参考文献

[1] 中华医学会呼吸病学分会哮喘学组 . 嗜酸粒细胞增多相关性肺疾病诊疗中国专家共识 . 中华医学杂志，2022，102（01）：21-35.

[2] 蒋捍东，陈碧 . 嗜酸细胞性肺疾病的诊断思路 . 中国实用内科杂志，2021，41（12）：1004-1006 + 1011.

[3] Suzuki Y，Suda T. Eosinophilic pneumonia：a review of the previous literature，causes，diagnosis，and management. Allergol Int，2019，68（4）：413-419.

[4] Daimon T，Johkoh T，Sumikawa H，et al. Acute eosinophilic pneumonia：thin-section CT findings in 29 patients. Eur J Radiol，2008，65（3）：462-467.

[5] Rhee CK，Min KH，Yim NY，et al. Clinical characteristics and corticosteroid treatment of acute eosinophilic pneumonia. Eur Respir J，2013，41（2）：402-409.

[6] De Giacomi F，Vassallo R，Yi ES，et al. Acute eosinophilic pneumonia. causes，diagnosis，and management. Am J Respir Crit Care Med，2018，197（6）：728-736.

（张静　周庆涛　孙永昌）

病例 25

原发性纤毛运动不良症

一、病例重现

患者，男性，36 岁。因“咳嗽咳痰 20 余年，加重 1 周”于门诊就诊。患者 20 多年前开始出现咳嗽、咳黄痰，无咯血、喘息等症状，曾在外院就诊，胸部 CT 发现支气管扩张。此后上述症状间断加重，口服抗生素等药物治疗后可减轻。1 周前患者咳嗽、咳痰加重，无发热、咯血，为进一步诊治于我科就诊。

既往史和个人史：鼻窦炎 18 年，少弱精（重度）伴不育 1 年；否认结核、麻疹病史，否认食物、药物过敏史。无烟酒嗜好。父母非近亲结婚。

查体：体温 36.8℃，脉搏 78 次 / 分，呼吸 15 次 / 分，血压 120/80 mmHg。神清、双肺呼吸音清，左下肺可闻及湿啰音；心界不大，心率 78 次 / 分，心律齐，心脏各瓣膜听诊区未闻及杂音；腹平软，无压痛、反跳痛，肝脾肋下未触及；双下肢无水肿。

初步诊断：支气管扩张症、鼻窦炎、不育

诊疗经过

患者长期咳嗽、咳痰，左下肺可闻及湿啰音，胸部 CT 可见双肺支气管扩张（图 25-1，较 1 年前外院 CT 无明显变化），以右肺中叶及左肺下叶为著，支气管扩张症诊断明确。结合患者起病较早、有鼻窦炎以及不育病史，需考虑原发性纤毛运动不良症（primary ciliary dyskinesia，PCD）可能。同时针对支气管扩张症的常见病因进行相关检查。

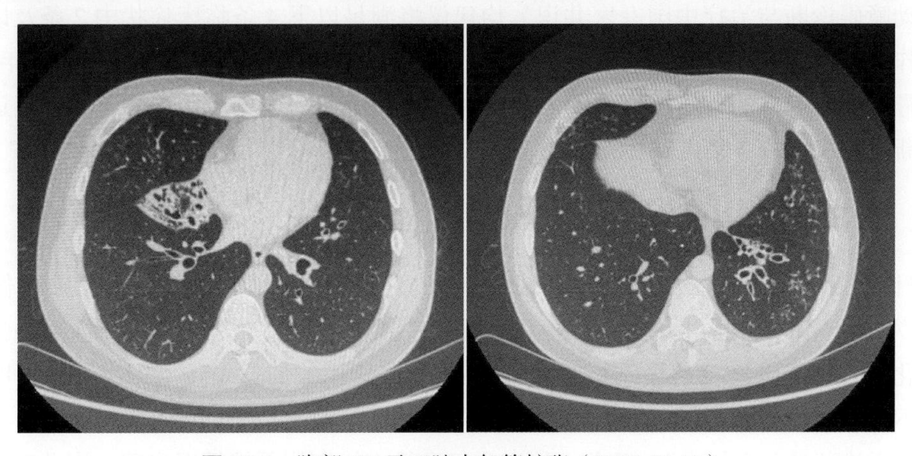

图 25-1 胸部 CT 示双肺支气管扩张（2020-06-18）

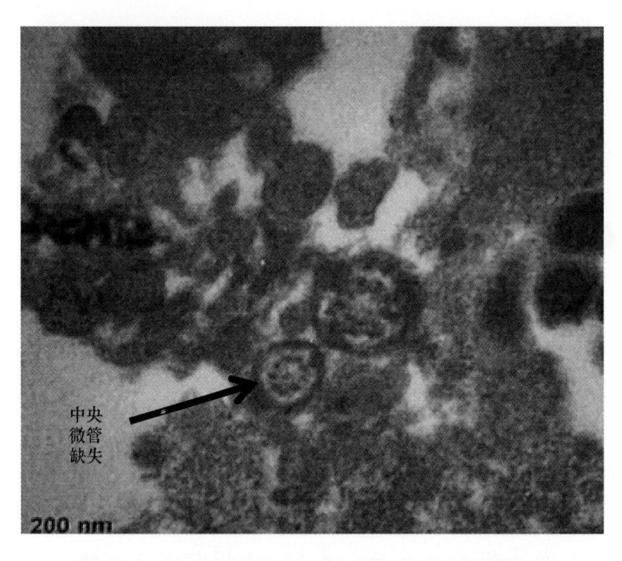

图 25-2 精子电镜检查示精子鞭毛中央微管缺失

根据2018年美国胸科学会（ATS）提出的PCD筛查流程，行鼻呼出气一氧化氮（nNO）检测，结果为28 ppb（16.8 nl/min），高度提示PCD诊断。进而行外周血全外显子测序，提示DNAJB 13 exon 6 C＞T纯合突变（致病意义不明，且未发现CFTR基因突变）。进一步行精子电镜检查（TEM），报告精子鞭毛中央微管缺失。PCD诊断明确。此后患者夫妇在我院生殖医学中心接受单精子胞质内注射技术行辅助生殖，顺利生育1女。

二、病例解析

（一）PCD的临床表现

PCD是一种由于纤毛结构的发育缺陷，导致纤毛运动障碍的常染色体隐性或性染色体相关的遗传疾病[1]。该病可累及上、下气道，中耳，生殖系统以及神经系统等。临床症状可表现为鼻塞、流涕、咳嗽、咳脓痰、咯血、呼吸困难、听力下降、不育或宫外孕等[2]。其中具有鼻窦炎、支气管扩张和内脏反位三联症的病例，称为Kartagener综合征（KS），约占PCD患者的50%[3]。

PICADAR评分是第一个用于PCD的临床预测评分，包括是否早产、新生儿期是否存在胸部症状、是否住过新生儿病房、是否存在内脏位置异常、是否存在先天性心脏缺损、是否存在持续常年性鼻炎和是否存在慢性耳或听力症状。得分5分以上（满分14分）考虑存在PCD，敏感度为90%，特异度为75%[2]。ATS指南[4]及我国《原发性纤毛运动障碍诊断与治疗中国专家共识》均建议将满足以下4条临床症状中2条及以上的患者作为高危人群：①新生儿时不能解释的呼吸窘迫；②6月龄以内起病的常年咳嗽；③6月龄以内起病的常年鼻塞；④内脏转位。诊断流程图详见我国《原发性纤毛运动障碍诊断与治疗中国专家共识》[5]。

（二）PCD诊断方法的优缺点比较

目前较为公认的诊断方法包括nNO、TEM、扩充基因检测、高速视频成像分析（HSVA）和免疫荧光分析（IF）。对于疑似患者，nNO两次＜77 nl/min（需除外囊性肺纤维化），或TEM纤毛超微结构缺陷，或PCD致病相关的双等位基因突变，可明确诊断；不推荐使用IF作为PCD常规诊断试验。

尚无诊断的“金标准”，且单一检查和组合检查均有假阴性情况出现。因此对于疑似患者，即便检查结果无阳性发现，仍需定期随访，必要时推荐至专病中心，重复上述检查或未来有新的诊断方法时进一步检查。各种检查方法的优缺点见表 25-1[6]。

表 25-1 各种检查方法优缺点

检查方法	优点	缺点	诊断的准确性
nNO	1. 有操作指南 2. 敏感度和特异度均较高 3. 有可用于多中心的标准化方案 4. 化学发光法 nNO 检测有可能成为“金标准”的替代方法	1. 不适用于幼儿（5 岁以下），设备价格高，携带不便 2. 无标准的报告方法 3. 少数患者结果正常 4. 缺乏年幼患儿的正常参考值	1. 阈值定为 53 ml/min 时，敏感度为 92%，特异度为 96% 2. 阈值定为 77 ml/min 时，敏感度为 98%，特异度大于 75%
HSVA	1. 可以对纤毛功能缺陷进行评估 2. HSVA 在所有 PCD 患者中均异常 3. 与 TEM 和基因异常相关	1. 无统一的报告标准 2. 纤毛摆动形式异常不易发现 3. 需要特殊设备 4. 需要严格遵守质量控制 5. 继发缺陷常见，对于正常和异常的发现需要有经验的研究者来判断	以大于 90% 的纤毛运动不良作为评判标准，敏感度为 97%，特异度为 95%（相对 TEM 而言）
TEM	1. 提供了对纤毛超微结构的评估 2. 与基因和 HSVA 相关 3. 使用广泛	1. 约 30% 的患者没有阳性发现 2. 可能被继发性纤毛运动障碍影响 3. 需要特殊的设备和评估	敏感度为 70% ～ 80%，特异度为 100%［假阳性可通过评估足够多的纤毛（＞100 根）和对技师适当培训来避免］
基因检测	1. 如存在已知致病基因的双等位基因突变，诊断快速、可靠 2. 与临床表型相关 3. 可对 PCD 基因携带者提供检测	1. 有 20% ～ 35% 的基因检测阴性率，阴性不能作为排除标准 2. 商用检查不能覆盖全外显子 3. 新突变很难确定其致病性与 PCD 的相关性	敏感度 70% ～ 80%（估计）特异度 100%
IF	1. 作为诊断方法逐渐被广泛应用 2. 有用的研究工具 3. 可以从商业途径获得抗体 4. 相对便宜	1. 尚未作为临床工具 2. 商业可获得的抗体不能检出全部 PCD 3. 缺乏标准化方法或报告	无可靠参考文献

（三）诊断 PCD 纤毛结构异常的常见取材部位及电镜下主要异常表现

对于无 PCD 相关致病基因突变或仅单一基因位点突变患者，ATS 指南建议进一步行电镜检查，观察纤毛超微结构。取材部位通常是鼻黏膜或支气管黏膜，可以刷检、刮取或者活检钳取，标本用 3% 的戊二醛固定送检[2]。本例患者取材为精液，无创伤性。正常纤毛结构为“9 + 2”结构，即 9 对外周微管 + 2 个中央微管；电镜下异常纤毛结构可表现为内外动力臂缺失，微管排列紊乱或中央微管丢失等。PCD 患者纤毛结构异常主要有以下 4 类：动力蛋白臂异常（部分或完全缺失）[7]、辐射臂异常（轮辐或中心鞘缺失、偏离中央管）、纤毛方向性错误（因部分或完全缺失中央微管）和外周微管的数量异常[8]。

有文献报道，鼻窦联合支气管黏膜活检（60%）较单纯鼻窦（28.8%）或支气管黏膜活检（41.2%）阳性率更高；联合活检中，支气管黏膜活检阳性的患者比例（35%），高于仅鼻窦活检阳性（15%）以及鼻窦和支气管黏膜活检均阳性（10%）的患者[9]。根据目前文献报道，电镜下纤毛结构异常诊断 PCD 的敏感度为 70% ～ 80%，特异度为 100%[10-11]，约 30% 的患者电镜检查未见纤毛超微结构异常[12]。

三、要点提示

（1）对于支气管扩张患者需要警惕 PCD 可能，尤其是幼年起病、成年合并不育的患者。

（2）nNO 对于筛查 PCD 非常便利且无创。建议对疑诊 PCD 的患者，进行全面检验检查。

（3）对于有不育史、但有生育要求的 PCD 患者，针对性的辅助生殖技术可望奏效。

参考文献

[1] Moore A，Escudier E，Roger G，et al. RPGR is mutated in patients with a complex X linked phenotype combining primary ciliary dyskinesia and retinitis pigmentosa. J Med Genet，2006，43（4）：326-333.

[2] 孙晓燕，陈亚红，孙永昌 . 原发性纤毛运动障碍诊断的方法和流程 . 中华结核和呼吸杂志，2020，43（9）：811-815.

[3] Ortega HA，Vega NA，Santos BQ，et al. Primary ciliary dyskinesia：considerations regarding six cases of Kartagener syndrome. J Bras Pneumol，2007，33（5）：602-608.

[4] Shapiro AJ，Davis SD，Polineni D，et al. Diagnosis of primary ciliary dyskinesia. an official American Thoracic Society Clinical Practice Guideline. Am J Respir Crit Care Med，2018，197（12）：e24-e39.

[5] 中国罕见病联盟呼吸病学分会，原发性纤毛运功障碍诊断与治疗中国共识专家组 . 原发性纤毛运动障碍诊断与治疗中国专家共识 . 上海医学，2020，4 3（4）：193-202.

[6] Lucas J S，Paff T，Goggin P，et al. Diagnostic methods in primary ciliary dyskinesia. Paediatr Respir Rev，2016，18：8-17.

[7] Bi J，Bai C，Qiao R. A 27-year-old Chinese man with recurrent respiratory infections. Chest，2010，137（4）：990-993.

[8] Jackson CL，Behan L，Collins SA，et al. Accuracy of diagnostic testing in primary ciliary dyskinesia. Eur Respir J，2016，47（3）：837-848.

[9] Gil H I，Lee T，Jeong B H，et al. Additional role of bronchial mucosal biopsy for ciliary structural abnormality in diagnosis of primary ciliary dyskinesia. J Thorac Dis，2019，11（3）：839-847.

[10] Boon M，Smits A，Cuppens H，et al. Primary ciliary dyskinesia：critical evaluation of clinical

symptoms and diagnosis in patients with normal and abnormal ultrastructure. Orphanet J Rare Dis，2014，9：11.

[11] Kim RH，A Hall D，Cutz E，et al. The role of molecular genetic analysis in the diagnosis of primary ciliary dyskinesia. Ann Am Thorac Soc，2014，11（3）：351-359.

[12] O'Callaghan C，Rutman A，Williams G M，et al. Inner dynein arm defects causing primary ciliary dyskinesia：repeat testing required. Eur Respir J，2011，38（3）：603-607.

（孙晓燕　孙永昌）

病例 26

ANCA 阴性肉芽肿性多血管炎

一、病例重现

患者，男性，73 岁，因“咳嗽 3 个月”入院。患者入院前 3 个月无明显诱因开始出现干咳，程度剧烈，夜间为著，伴乏力，活动后气短，步行约 200 余米或爬两层楼梯后出现，日常活动可，无发热。就诊于外院，胸部 CT 示双肺多发小结节影、右肺下叶后基底段肿块影，行支气管镜检查，“镜下可见右中叶外侧段支气管开口闭塞（未行活检）”。2 个月前就诊于我科门诊，复查胸部 CT 提示双肺多发病变（图 26-1），为明确诊断收入院。入院后行 B 超引导下右肺病变穿刺，病理提示肺组织呈慢性炎伴大片坏死，分子病理结果：荧光 PCR-TB（－）；特殊染色结果：抗酸染色（－），PAS（－），PASM（－）（图 26-2 A ～ B）。予以口服莫西沙星治疗并出院随访。1 个月前门诊复查胸部 CT 示双肺多发病变，较前增大。为进一步诊治再次收入院。

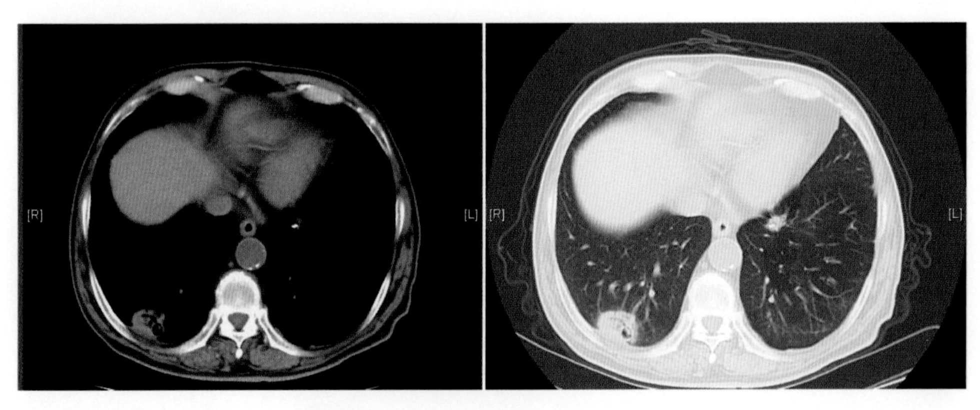

图 26-1 入院前胸部 CT（2022-03-27）

既往史和个人史：高血压、糖尿病、冠心病病史。甲状腺右叶切除术后甲状腺功能减退症（甲减），口服左甲状腺素 75 μg 1 次 / 日。空肠间质瘤、肛瘘、鼻出血术后。过敏性鼻炎 3 年。发现贫血 4 个月，口服琥珀酸亚铁、罗沙司他治疗。发现肾功能不全 3 个月。否认家族遗传病史。

入院查体：体温 36.3℃，脉搏 79 次 / 分，呼吸 18 次 / 分，血压 137/72 mmHg。神清语利，浅表淋巴结未触及，腹部可见陈旧手术瘢痕。口唇无发绀。桶状胸，双肺叩诊过清音，双肺呼吸音清，未闻及干湿啰音，无胸膜摩擦音。心率 79 次 / 分，律齐，各瓣膜

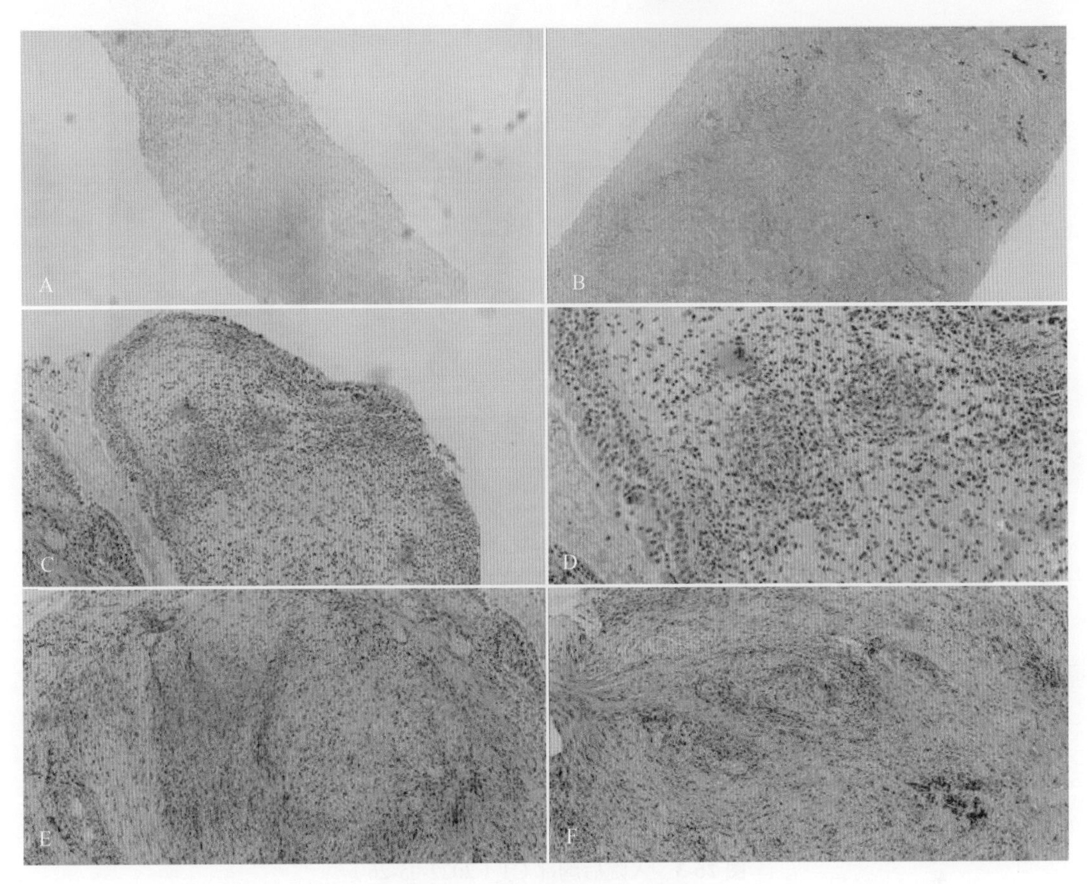

图 26-2 支气管黏膜活检病理

听诊区未闻及杂音，无心包摩擦音。腹软，无压痛、反跳痛。肠鸣音正常，4 次 / 分。双下肢无明显水肿。

辅助检查：

胸部 CT：双肺见多发不规则团块、结节、斑片影，大部分较前增大，部分内新见空洞，部分空洞较前扩大，大者位于右肺下叶，现约 48 mm×33 mm，内见多发空洞（图 26-3）。

全身 PET/CT：双肺多发结节及肿块，部分伴空洞，右肺下叶肿块影，约 48 mm×33 mm，内见多发空洞，摄取增高，SUVmax7.1。鼻窦、鼻中隔周围、双肺门、椎旁活跃病灶；鼻咽、咽旁间隙代谢增高灶；肉芽肿性多血管炎不除外（图 26-4）。

初步诊断：肺部阴影待查，肺癌可能性大，ANCA 相关血管炎不除外

入院后诊疗经过

完善血常规、凝血功能、肿瘤标志物均正常。尿常规：尿糖（3＋），尿潜血（3＋），尿蛋白（2＋）。血生化：尿素 17.2 mmol/L，肌酐 266 μmol/L，白蛋白 28.2 g/L。24 小时尿蛋白定量 1252 mg。ESR 36 mm/h。ANA 斑点型 1∶80；肌炎抗体谱：抗 Mi-2 抗体

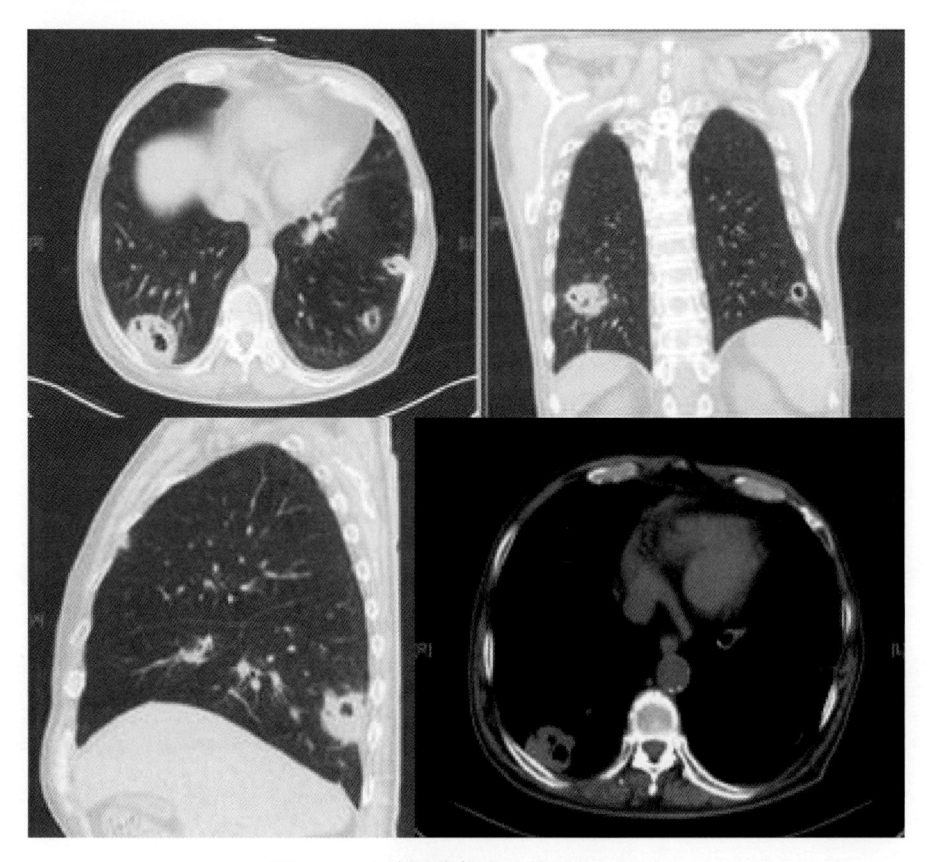

图 26-3 入院后胸部 CT（2022-05-26）

（＋），抗 PL-7 抗体（强＋）。连续两次复查 ANCA（胞质型）、ANCA（核周型）、抗髓性过氧化物酶抗体、抗蛋白酶 3 抗体均（－）；抗肾小球基底膜抗体、抗磷脂酶 A2 抗体均（－）。血 G 试验、GM 试验、新型隐球菌抗原、痰抗酸染色、结核杆菌 DNA 均（－）。血 T-SPOT（＋）；PPD 皮肤试验（＋＋）。

行全麻支气管镜检查，可见气道黏膜弥漫充血水肿，灌洗液 NGS 未见特殊病原菌。气道黏膜活检病理报告：局灶肉芽肿结构形成、小片状坏死、血管壁内炎细胞浸润表现，考虑 Wegener 肉芽肿（图 26-2 C ～ F）。免疫组化结果：甲状腺转录因子 -1（TTF-1）（上皮＋），CD163（多量＋），CD20（小灶状＋），CD3（散在＋），CD56（－），Ki-67（散在＋）；特殊染色：抗酸染色（－），弹力纤维（＋）。分子病理：荧光 PCR-TB（－）；原位杂交 -EBV- 编码非翻译区域（EBER）（－）。

综合临床表现、影像学特征和病理结果，诊断为 ANCA 阴性肉芽肿性多血管炎（GPA）。予醋酸泼尼龙（60 mg 1 次 / 日口服）联合环磷酰胺（0.4 g IV，1 次 /2 周）治疗；2 周后复查肌酐由 266 μmol/L 降至 248 μmol/L。出院后泼尼龙逐渐减量，2 个月后复查胸部 CT 示双肺多发结节影部分较前缩小，右肺下叶肿块影，范围较前缩小，约 33 mm×21 mm，内可见空洞，洞壁变薄（图 26-5）。

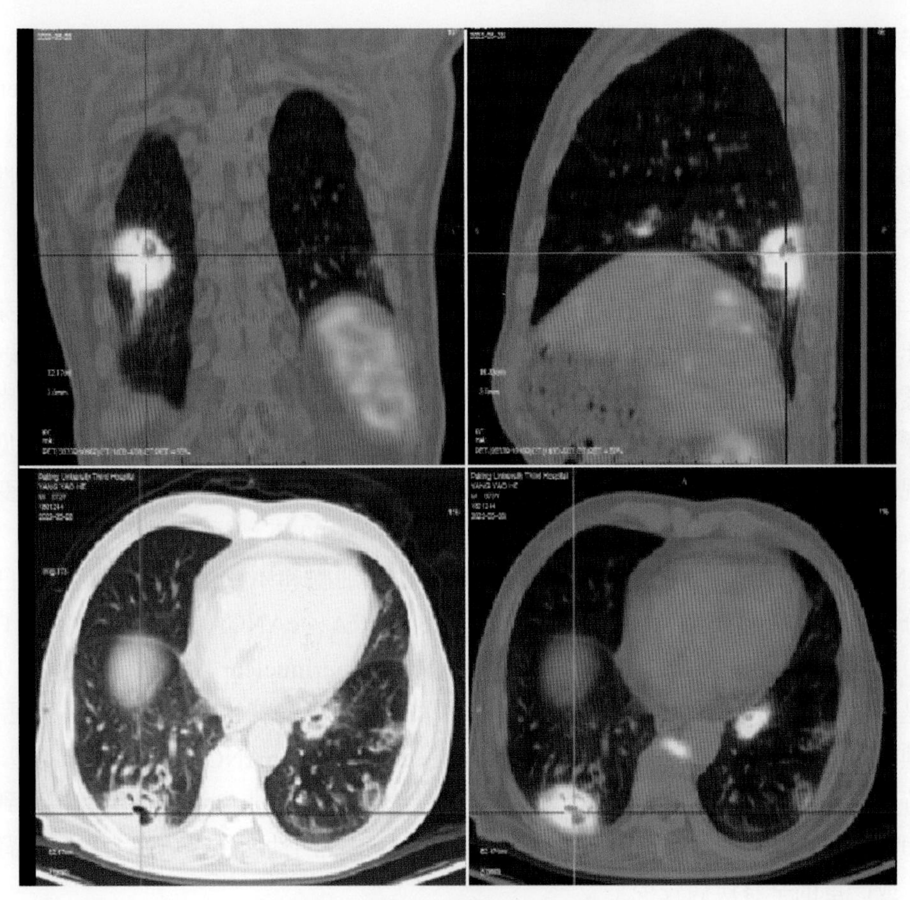

图 26-4 入院后 PET-CT（2022-05-28）

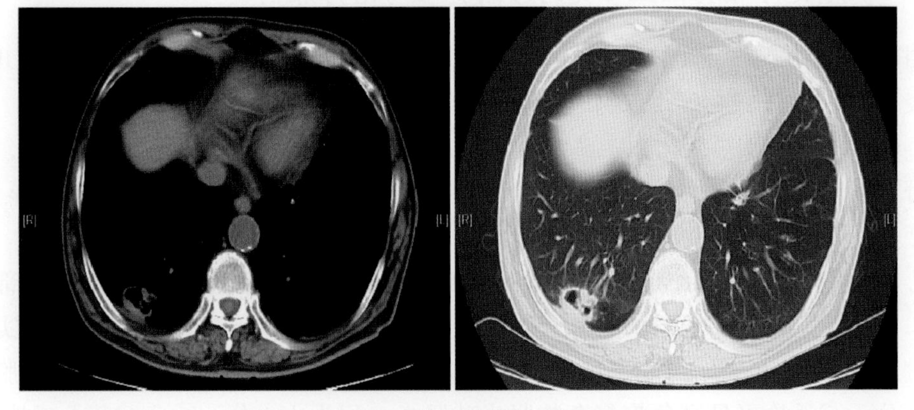

图 26-5 治疗 2 个月后胸部 CT（2022-07-28）

二、病例解析

（一）ANCA 相关性血管炎的分类与患病率情况

ANCA 相关性血管炎（AAV）是指与 ANCA 密切相关的原发性坏死性小血管炎，以寡或无免疫复合物沉积为突出特点。临床表现多样，可有皮肤、耳鼻喉、呼吸道、肾脏及神经等多系统受累，包括以下三种类型：①肉芽肿性多血管炎（GPA，Wegener 肉芽肿）：是一种系统性、坏死性肉芽肿性血管炎，组织病理学特点可表现为血管炎、局灶性坏死、肉芽肿三联征。常见的临床表现包括破坏性鼻窦病变、肺结节和少免疫性肾小球肾炎，还可累及其他系统。胸部影像学特点为“三多一洞”，即多形性、多发性、多变性、空洞形成。患病率为 24 ～ 157/100 万[1]。GPA 未经治疗的平均预期生存期为 5 个月，1 年生存率为 20%[2]。②显微镜下多血管炎（MPA）：组织学特征是系统性非肉芽肿性坏死性血管炎，常表现为快速进展性少免疫性肾小球肾炎和肺泡出血，可出现皮肤紫癜、充血性斑丘疹、关节肌痛、发热等多系统病变。胸部影像学特点为两肺斑片状阴影、磨玻璃样影为主。③嗜酸性肉芽肿性多血管炎（EGPA，Churg-Strauss 综合征）：常见的临床表现包括哮喘、外周血嗜酸性粒细胞增多、血管外坏死性肉芽肿、外周神经病变；只有 40% 的患者可检测到 ANCA。患病率为（2 ～ 38）/100 万[3]。

ANCA 作为特异性生物标志物，是针对中性粒细胞和单核细胞胞质蛋白的自身抗体，分为 3 种：①胞质型 ANCA（cytoplasmic ANCA，cANCA）：靶抗原是蛋白酶 3（PR3），与 GPA 最相关（75%）；②核周型 ANCA（perinuclear ANCA，pANCA）：靶抗原是髓过氧化物酶（MPO），与 MPA（60%）或局限于肾脏的血管炎（80%）更相关；③非典型 ANCA（atypical ANCA，aANCA）：cANCA 和 pANCA 之间的非典型表现，没有特定的靶抗原（IIF 阳性而免疫吸附分析法阴性），可在非血管炎性疾病中见到。然而，10% ～ 20% 的 GPA 患者为 ANCA 阴性[4]，ANCA 阴性者往往表现为局限于肾脏的 AAV，或严重的全身疾病较少[5]。

（二）ANCA 相关性血管炎的诊断标准与治疗原则

目前 GPA 诊断采用 2022 年版美国风湿病协会（ACR）/ 欧洲抗风湿病联盟（EULAR）血管炎分类标准[6]：在确诊前，应先排除类似血管炎的其他诊断。

1. 临床标准：①鼻腔出血、溃疡、结痂、充血或堵塞，或鼻中隔缺损 / 穿孔，记为＋ 3 分。②软骨受累（耳或鼻软骨炎症、声音嘶哑或喘鸣、支气管受累或鞍鼻畸形），记为＋ 2 分。③传导性或感音神经性听力受损，记为＋ 1 分。

2. 实验室、影像和活检标准：① c-ANCA 或抗 PR3 阳性，记为＋ 5 分。②胸部影像学示：肺结节、包块或空洞，记为＋ 2 分。③影像学检查示：鼻腔 / 鼻窦炎症、实变或积液，或乳突炎，记为＋ 1 分。④活检可见肉芽肿、血管外肉芽肿性炎症或巨细胞，记为＋ 2 分。⑤活检可见寡免疫复合物肾小球肾炎，记为＋ 1 分。⑥ p-ANCA 或抗 MPO 阳性，记为－ 1 分。⑦血清嗜酸性粒细胞计数≥ 1×10^9/L，记为－ 4 分。确诊标准：上述 10 项条目，得分≥ 5 分可诊断为 GPA。

（三）ANCA 阴性不能排除血管炎

总结 ANCA 阴性的血管炎病例报道（表 26-1），研究表明，c-ANCA 为阴性的患者，可能会在 4 年后出现阳性结果[7]。

表 26-1　ANCA 阴性的血管炎病例复习

参考	年龄 / 性别	症状	影像学	病理	诊断	预后
Alexander Walkden et al. 2021[8]	48/M	单侧流涕、上颌窦压迫感	鼻内镜示左鼻腔广泛结痂；CT、MRI 示鼻窦炎；鼻内镜示左鼻腔有明显结痂、肉芽肿样黏膜和中鼻道周围的溃疡	慢性炎症，但没有肉芽肿性炎症、血管炎或肿瘤形成	ANCA 阴性 GPA	缓解
Eilís McCarthy，et al. 2017[9]	78/M	下腹痛、厌食和乏力、便血、口腔溃疡、发音困难、体重下降	胸部 X 线片示右肺广泛浸润。腹部平片、CT 未见异常表现	左肺肺水肿，肺泡腔有纤维蛋白沉积，大血管有明显的纤维蛋白样坏死。双肾坏死性实质病变、坏死性动脉炎伴小血管炎和肉芽肿性炎症。肠道示大血管动脉炎	ANCA 阴性 GPA	死亡
Saad Ullah，et al. 2019[10]	35/F	劳力性呼吸困难、胸骨后胸膜炎性胸痛、胃灼热、反复上腹痛、盗汗和发热	胸部 CT 示双侧上叶内有磨玻璃样树芽征改变。骨髓活检有三系增生和相关的中度嗜酸性粒细胞增多的骨髓细胞增多	肺活检病理示嗜酸性粒细胞浸润，小动脉周围的肉芽肿反应，偶见多核巨细胞和嗜酸性微脓肿	pANCA 阴性 EGPA	缓解
Tetsuya Kashiwagi，et al. 2012[11]	60/M	咳嗽、痰中带血、发热	胸部 CT 示多发空洞的肺结节	经支气管肺活检示间质性肺炎伴轻度血管炎和组织。无肉芽肿炎性病变。肾活检病理为肾小球及间质出血，可能伴有血管炎	ANCA 阴性 GPA	缓解
Shohei Harabuchi，et al. 2021[12]	59/M	鼻塞、头痛	鼻窦 CT 右侧蝶窦病变侵蚀斜坡骨。头颅增强 MRI 示右侧海绵窦和周围硬脑膜增厚。磁共振血管造影和脑血管造影示颈内动脉（ICA）C5 部分狭窄	筛窦黏膜病理示坏死性血管炎伴多核巨细胞	ANCA 阴性 GPA	缓解

（续表）

参考	年龄 / 性别	症状	影像学	病理	诊断	预后
Reynaud Q，et al. 2012[13]	74/F	发热、结膜发红、复视、头疼、眼球突出、视力下降	脑部 MRI 显示脑膜受累，左侧海绵窦炎性病变，延伸至眶尖，岩内和海绵体内颈动脉的脑膜和动脉周围延伸，呈细长锯齿状外观。胸部 CT 正常	颞动脉活检在内弹力层水平有一个巨细胞，在滋养管水平有明显的炎症（多核中性粒细胞、淋巴细胞和组织细胞，无纤维素样坏死）	ANCA 阴性 GPA（累及海绵窦）	缓解
Tyagi N，et al. 2015[14]	21/F	腹痛、腹泻和呕吐、癫痫发作	胸部 CT 示左肺实变、双侧胸腔积液、中度心包积液。头 MRI 和 MRA 示深部白质改变，与脑血管炎一致	—	ANCA 阴性 EGPA	缓解
Gangireddy M，et al. 2020[15]	77/M	全身乏力	胸部 CT 示多发不规则结节影	肾穿刺活检病理示局灶性坏死性和新月体性肾小球肾炎，寡免疫型	ANCA 阴性 GPA	缓解

F：女性；M：男性

三、要点提示

（1）对于 GPA 的诊断，虽然 ANCA 阳性的敏感度和特异度较高，但是 10% ～ 30% 的寡免疫复合物性血管炎缺乏 ANCA 阳性。对于临床怀疑 GPA 者，ANCA 阴性不能排除诊断。

（2）对于临床高度怀疑 GPA 而 ANCA 阴性的患者，应尽快获得组织病理学诊断，以便及时治疗，改善预后。

参考文献

［1］Puéchal X. Granulomatosis with polyangiitis（Wegener's）. Joint Bone Spine，2020，87（6）：572-578.

［2］Fauci AS，Haynes B，Katz P. The spectrum of vasculitis：clinical，pathologic，immunologic and therapeutic considerations. Ann Intern Med，1978，89（5 Pt 1）：660-676.

［3］Tateyama K，Kodama S，Kishibe K，et al. A novel strategy with combined assays for detection of anti-neutrophil cytoplasmic antibody（ANCA）in clinically ANCA-negative granulomatosis with polyangiitis patients［J］. Auris Nasus Larynx，2017，44（6）：735-741.

［4］Falk RJ，Jennette JC. ANCA small-vessel vasculitis. J Am Soc Nephrol，1997，8（2）：314-322.

［5］Geetha D，Jefferson JA. ANCA-associated vasculitis：core curriculum 2020. Am J Kidney Dis，2020，75（1）：124-137.

［6］Grayson PC，Ponte C，Suppiah R，et al. 2022 American College of Rheumatology/European Alliance of Associations for Rheumatology Classification Criteria for Eosinophilic Granulomatosis with Polyangiitis. Ann Rheum Dis，2022，81（3）：309-314.

［7］Jennings CR，Jones NS，Dugar J，et al. Wegener's granulomatosis--a review of diagnosis and treatment in 53 subjects. Rhinology，1998，36（4）：188-191.

［8］Walkden A，Salem M，Stavrakas M，et al. A case of clinically diagnosed ANCA negative granulomatosis with polyangiitis. Ear Nose Throat J，2021，1455613211037086.

［9］Mccarthy E，Mustafa M，Watts M. ANCA-negative granulomatosis with polyangiitis：a difficult diagnosis. Eur J Case Rep Intern Med，2017，4（8）：000625.

［10］Furuta S，Iwamoto T，Nakajima H. Update on eosinophilic granulomatosis with polyangiitis. Allergol Int，2019，68（4）：430-436.

［11］Kashiwagi T，Hayama N，Fujita E，et al. A case of（double）ANCA-negative granulomatosis with polyangiitis（Wegener's）. CEN Case Rep，2012，1（2）：104-111.

［12］Harabuchi S，Bandoh N，Yasukawa R，et al. ANCA-negative granulomatosis with polyangiitis presenting with hypertrophic cranial pachymeningitis，abducens nerve palsy，and stenosis of the internal carotid artery. Case Rep Otolaryngol，2017，2017：9687383.

［13］Reynaud Q，Palaghiu D，Barral FG，et al. An ANCA negative limited form of granulomatosis with polyangiitis（Wegener's granulomatosis）affecting the cavernous sinus. Rev Med Interne，2013，34（4）：237-241.

［14］Tyagi N，Maheswaran T，Wimalaratna S. ANCA negative eosinophilic granulomatosis with polyangiitis：sometimes it really IS vasculitis. BMJ Case Rep，2015，2015：bcr2015212511.

［15］Gangireddy M，Kanderi T，Chan Gomez J. When anti-neutrophil cytoplasmic antibody fails：a case of anti-neutrophil cytoplasmic antibody negative granulomatosis with polyangiitis. Cureus，2020，12（6）：e8883.

（李秋钰　梁瀛　孙永昌）

病例 27 黄甲综合征伴盖尔森基兴诺卡菌感染

一、病例重现

患者，男性，40岁，因“反复咳嗽、咳痰11年，加重2月余”于2022年1月26日入院。11年前患者受凉后出现咳嗽，咳黄脓痰，无发热、畏寒、寒战，至外院就诊行胸部CT检查示肺部“多发小叶中心性结节影、树芽征，部分呈实变影，部分支气管管壁增厚、扩张”，予以口服莫西沙星0.4 g 1次/日抗感染治疗后好转。多年来上述症状反复加重，曾于外院行PPD试验（＋＋＋），T-SPOT（－），G试验（－）、GM试验（－）、过敏原IgE轻度升高，烟曲霉特异性IgE未见异常，自身免疫相关抗体（－），右肺中叶外侧段支气管镜刷片找抗酸杆菌（－）。4年前患者至某胸科医院就诊进一步排查肺结核：结核杆菌抗体试验（＋），T-SPOT（－），痰结核分枝杆菌复合群DNA（－），非结核分枝杆菌复合群DNA（－）。支气管肺泡灌洗液细菌涂片和培养、真菌涂片、墨汁染色、抗酸染色、TB/NTM-DNA均（－）；灌洗液细胞分类：巨噬细胞71%、淋巴细胞26%、中性粒细胞3%、嗜酸性粒细胞0；肺功能显示阻塞性通气功能障碍（FEV_1/FVC 66%），弥散功能降低（DLCO 75%）。查胸部CT示双肺多发斑片、条片状高密度实变影，局部伴有树芽征，双肺下叶为著（图27-1）。近2个月来，咳嗽、咳痰再次加重，为黄痰，无发热及咯血，胸部CT示双肺片状磨玻璃密度影，较前明显增多。右肺下叶胸膜下可见结节样高密度影（图27-2）。

既往史：慢性鼻窦炎2年，近1年来手指、脚趾甲床变形、颜色改变，表面多发皱褶样改变，且自述指甲生长缓慢。因疑诊“甲癣”曾多次至皮肤科就诊，未见明确真菌感染证据，外用抗真菌药等均无效。曾吸烟3～4年，平均每日20支，已戒烟6年，偶

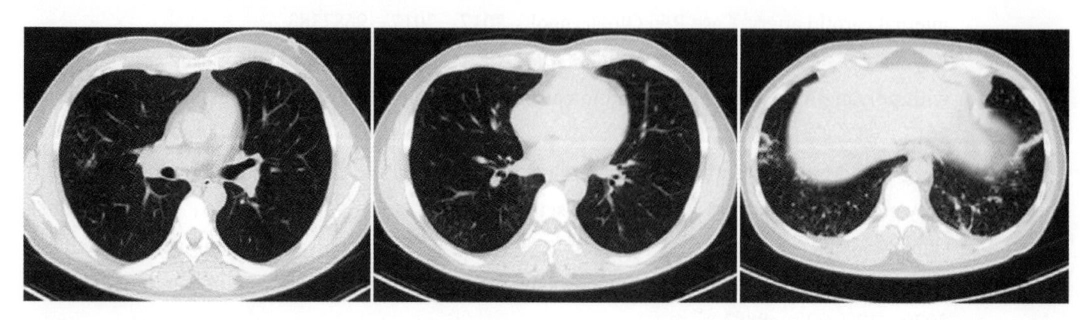

图 27-1 2017-02-10 胸部CT（平扫）：双肺多发斑片、条片状高密度实变影，局部伴有树芽征，双肺下叶为著

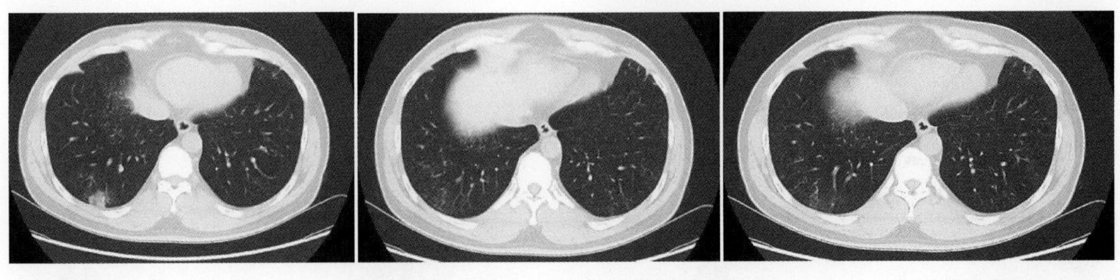

图 27-2 2022-1-7 胸部 CT（平扫）：双肺片状磨玻璃密度影，较前明显增多。右肺下叶胸膜下可见结节样高密度影

饮酒。否认家族性遗传病史。

入院体检：体温 36.3℃，脉搏 68 次 / 分，呼吸 19 次 / 分，血压 116/75 mmHg。全身浅表黏膜未见皮疹、皮下结节等，浅表淋巴结未触及，双肺呼吸音清，未闻及干湿啰音，未闻及胸膜摩擦音。心率 68 次 / 分，律齐，各瓣膜听诊区未闻及杂音，无心包摩擦音。双手多个指甲萎缩，甲板暗黄，指甲凹凸不平，双足趾甲远端增厚，可见黄色分层粗糙（图 27-3）。

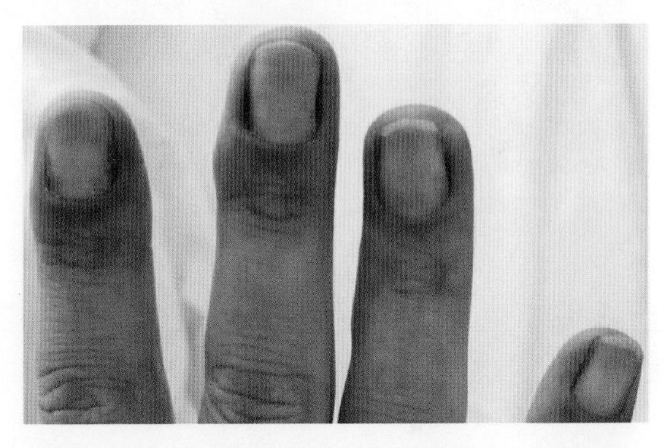

图 27-3 双手多个指甲萎缩，甲板暗黄，指甲凹凸不平，双足趾甲远端增厚，可见黄色分层粗糙

入院初步诊断：细支气管炎，支气管扩张?

入院后诊疗经过

入院后检查血常规、尿常规、凝血指标、D-dimer、肝肾功能均正常。血清 ANA、SSA 抗体、SSB 抗体、抗 Sm 抗体、抗 Jo-1 抗体、抗双链 DNA 抗体、中性粒细胞胞质抗体（ANCA）均（－）；血清类风湿因子（－）。GM 试验、G 试验、烟曲霉特异性 IgE、结核特异性的淋巴细胞培养＋干扰素测定（T-SPOT）均（－）。涂片找细菌（痰）：革兰氏阳性杆菌（4 ＋）；革兰氏阴性杆菌（1 ＋）；革兰氏阳性球菌（4 ＋）；革兰氏阴性球菌（4 ＋）；腹部超声示肝胆胰脾肾均未见异常。超声心动图示心内结构大致正常。

行支气管镜检查，右肺中叶外侧段 BALF 细胞分类：细胞总数 12×10^6/L，巨噬细胞 4.5%，淋巴细胞 87%，中性粒细胞 8.5%，嗜酸性粒细胞 0%；NGS、细菌培养及质谱鉴定显示：盖尔森基兴诺卡菌。

患者存在细支气管炎且反复加重，口服抗生素治疗后可减轻，伴局限性支气管扩张、甲床颜色及形态改变，考虑黄甲综合征可能，行全身淋巴核素显像：双下肢淋巴回流缓慢（图 27-4），提示存在淋巴回流障碍，结合患者的肺部病变及甲床改变，故临床诊断黄甲综合征。此外，患者存在慢性肺脏结构改变，BALF 检测出盖尔森基兴诺卡菌，提示存在诺卡菌感染，予口服复方新诺明 4 片一天两次治疗，患者咳嗽、咳痰症状逐渐减轻。出院后继续口服复方新诺明治疗，因治疗期间出现肾功能不全，调整为复方新诺明

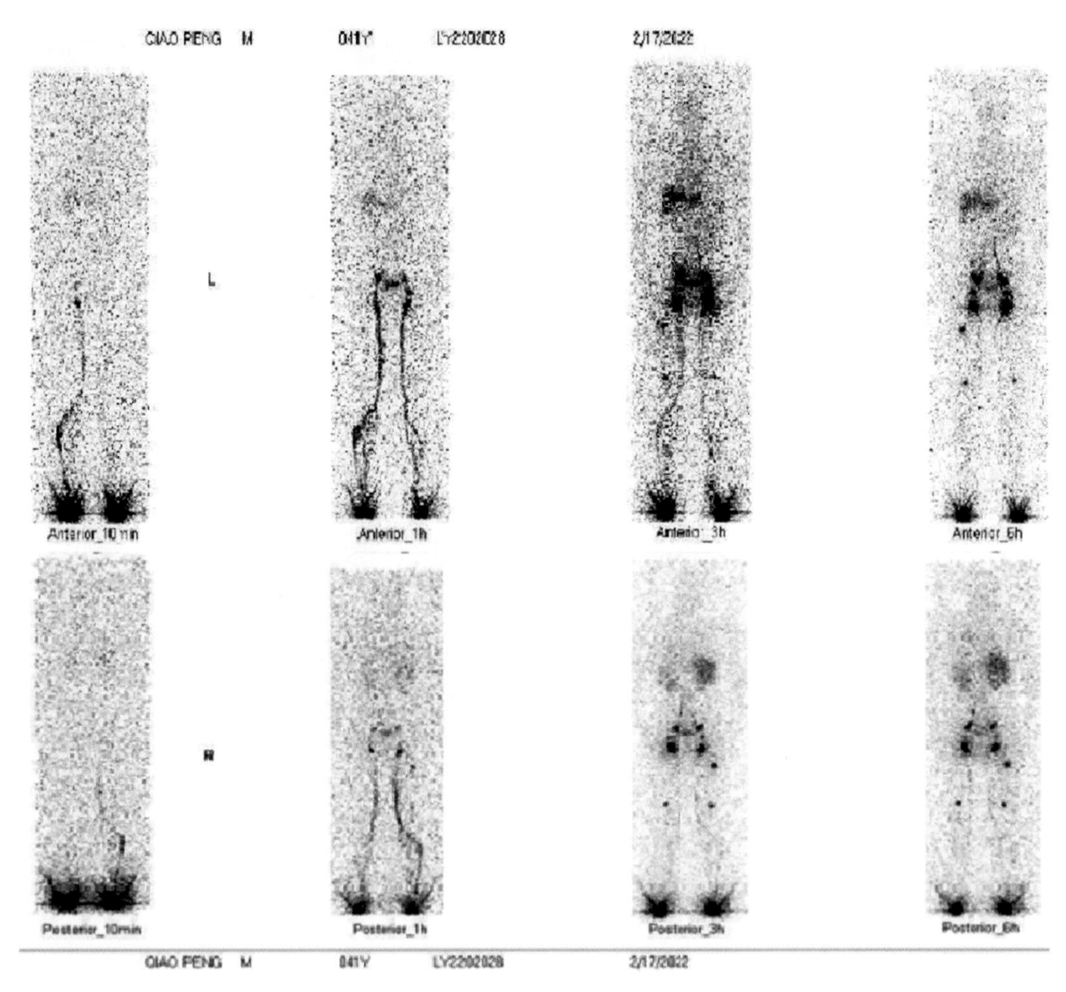

图 27-4 全身显像（前位、后位）[注射 99mTc-DX，注射剂量：2×5 mCi，双足第一、二及第四、五趾间皮下注射显像剂，10 分钟、1 小时、3 小时、6 小时分别行全身显像]：双下肢淋巴管造影清晰，双小腿见侧支淋巴管显像，双下肢显像回流缓慢，腹股沟、髂、腰淋巴结显影清晰：左静脉角未显影，肝脾显影清晰。结论：双下肢淋巴回流缓慢

1 片一天两次联合米诺环素 0.1 g 一天两次治疗，肾功能恢复正常。规律治疗半年，复查胸部 CT：双肺片状磨玻璃密度影，双肺下叶多发小叶中央性结节影，较前明显减少（图 27-5）。同时规律口服维生素 E（1000 ～ 1200 U/d）治疗黄甲综合征。

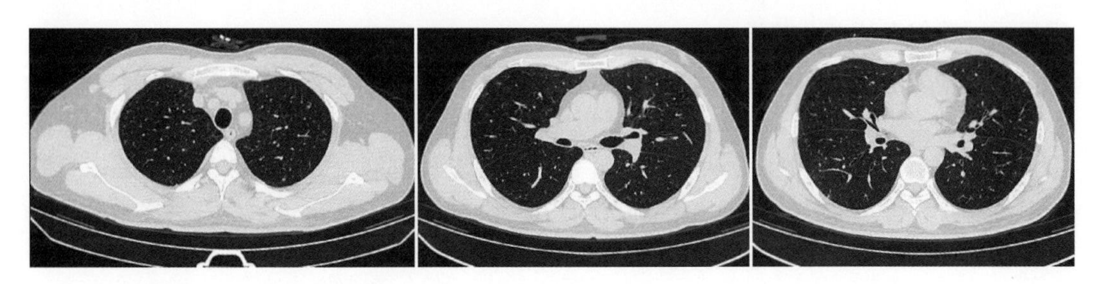

图 27-5 双肺片状磨玻璃密度影，双肺下叶多发小叶中央性结节影，较前明显减少

二、病例解析

本例患者为中年男性，临床特征如下：①存在反复发作的细支气管炎、局限性支气管扩张；②近 1 年来手指、脚趾甲床变形、颜色改变，表面多发皱褶样改变，且自述指甲生长缓慢；③未发现心血管、眼部、肝脾肾等异常；④胸部 CT 表现为多发小叶中心性结节影、树芽征，部分呈实变影，部分支气管管壁增厚、扩张等，位置多变；⑤未发现可导致支气管扩张的其他疾病证据；⑥全身淋巴核素显像示双下肢淋巴回流缓慢，提示存在淋巴回流障碍的证据，因此临床上可考虑诊断黄甲综合征。

黄甲综合征（yellow nail syndrome，YNS）是一种罕见的临床综合征，典型的 YNS 三联征包括黄甲、淋巴水肿以及呼吸系统疾病；弥漫性支气管扩张是常见的呼吸系统受累的临床表现。Samman 和 White 于 1964 年首次报道了一组黄甲并淋巴管回流障碍的病例[1]。随后在 1979 年 Runyon 等[2]提出了经典的 YNS 三联征，即黄甲、淋巴水肿、胸腔积液。2014 年 Vades[3]和 2017 年 Woodfield[4]对 YNS 合并胸腔积液、弥漫性支气管扩张症的患者进行了详细的分析，发现 14% ～ 46% 的 YNS 患者有胸腔积液，半数患者有支气管扩张，弥漫（或多发）支气管扩张，以双下肺受累多见。这类患者发生呼吸道感染时的病原学与特发性支气管扩张患者类似，也常常有铜绿假单胞菌在气道内的定植。但是 YNS 患者的支气管扩张表现通常没有特发性支气管扩张重，黏液栓在 YNS 患者中更多见，囊状支气管扩张则罕见。诊断方面，具备“黄甲”、细支气管炎和（或）胸腔积液等呼吸系统表现、淋巴水肿这 3 项中的 2 项即可诊断 YNS。但 Hiller 等[5]认为“黄甲”是必备条件，黄甲的发生率为 85% ～ 100%，呼吸系统受累发生率为 39% ～ 100%，淋巴水肿发生率为 29% ～ 80%，同时具备上述三联征的占 27% ～ 76%。本病暂无确切的治疗方案，一般针对不同的临床表现给予相应的治疗措施，部分患者的黄甲可以自发缓解或者随着整体病情的改善而改善。治疗表现为支气管扩张的 YNS 患者，与特发性支气管扩张疗法类似：接种疫苗减少呼吸道感染，加强体位引流排痰，针对呼吸道感染应用敏感抗生素治疗。

本例患者同时合并盖尔森基兴诺卡菌感染。肺诺卡菌病是由诺卡菌感染引起的一种少见病，免疫功能低下及免疫功能正常的宿主均有可能出现，特别是肺基础结构存在异常的患者更易感。慢性阻塞性肺疾病（慢阻肺）、囊性纤维化、支气管扩张和皮质醇激素治疗，是该病的危险因素[6-7]，肺诺卡菌病常与多种慢性呼吸系统疾病并发。在支气管扩张合并诺卡菌感染病例报道中，大部分患者的免疫功能正常，这可能与支气管扩张形成后导致的局部细胞免疫功能受损有关。肺诺卡菌病的临床表现无特异性，大多数患者有咳嗽、咳黄痰、发热症状，呈化脓性肺部感染表现[8-9]。胸部 CT 表现多样，最常见表现为实变和结节。有研究显示，免疫功能受损的患者更易发生结节、实变、肺空洞，免疫功能正常的患者多表现为支气管扩张和树芽征[10]，本例患者肺部表现以细支气管炎为主，CT 表现为“树芽征”。目前临床诊断诺卡菌感染的金标准是从血液、痰液、灌洗液、胸腔积液、脑脊液及其他病理组织标本中分离和培养出诺卡菌，培养诺卡菌的周期最快不超过 24 小时，但大多数诺卡菌生长缓慢，通常需要培养 2 周左右。故相比传统的实验室培养分离诺卡菌属，NGS 技术有更加准确、快速、全面的特点。治疗方面，磺胺类药物是治疗诺卡菌感染的首选药物。另外，诺卡菌对阿米卡星、利奈唑胺、三代头孢、碳青霉烯类、米诺环素，喹诺酮类药物也敏感。近年来磺胺类药耐药率逐渐升高，故主张参照药敏试验联合用药，建议治疗疗程为 6 ～ 12 个月。本患者应用复方新诺明联合米诺环素连续治疗 6 个月后得到改善。

三、要点提示

（1）黄甲综合征是一种罕见的临床综合征，是支气管扩张病因的鉴别诊断之一，患者出现黄甲或相应的甲床改变，同时伴有肺部病变（如支气管扩张、细支气管炎、胸腔积液等），临床上应警惕黄甲综合征的可能，如果有条件应查找是否存在淋巴回流障碍的客观证据，具备①“黄甲”，②支气管扩张、细支气管炎和（或）胸腔积液等呼吸系统表现，③淋巴水肿或者回流障碍，可诊断黄甲综合征。

（2）诺卡菌感染常见于免疫缺陷人群，但在慢性气道疾病的免疫正常人群中的报道亦越来越多，是临床上值得关注的一个问题。对于怀疑诺卡菌或其他特殊感染的慢性气道疾病患者，NGS 在早期诊断中具有应用价值。对于肺诺卡菌感染，尽早诊断并给予正规、足疗程的治疗，可改善疾病预后。

参考文献

[1] Samman PD，White WF. The“yellow nail”syndrome. Br J Dermatol，1964，76：153-157.

[2] Runyon BA，Forker EL，Sopko JA. Pleural-fluid kinetics in a patient with primary lymphedema，pleural effusions，and yellow nails. Am Rev Respir Dis，1979，119：821-825.

[3] Valdes L，Huggins JT，Gude F，et al. Characteristics of patients with yellow nail syndrome and pleural effusion. Respirology，2014，19：985-992.

[4] Woodfield G，Nisbet M，Jacob J，et al. Bronchiectasis in yellow nail syndrome. Respirology，2017，22：101-107.

[5] Hiller E，Rosenow ER，Olsen AM. Pulmonary manifestations of the yellow nail syndrome. Chest，1972，61：452-458.

[6] Riviere F，Billhot M，Soler C，et al. Pulmonary nocardiosis in immunocompetent patients：Can COPD be the only risk factor？ Eur Respir Rev，2011，20：210-212.

[7] Garcia-Bellmunt L，Sibila O，Solanes I，et al. Pulmonary nocardiosis in patients with COPD：Characteristics and prognostic factors. Arch Bronconeumol，2012，48：280-285.

[8] Huang L，Chen X，Xu H，et al. Clinical features，identification，antimicrobial resistance patterns of Nocardia species in China：2009-2017. Diagn Microbiol Infect Dis，2019，94（2）：165-172.

[9] Yang M，Xu M，Wei W，et al. Clinical findings of 40 patients with nocardiosis：A retrospective analysis in a tertiary hospital. Exp Ther Med，2014，8（1）：25-30.

[10] Fujita T，Ikari J，Watanabe A，et al. Clinical characteristics of pulmonary nocardiosis in immunocompetent patients. J Infect Chemother，2016，22（11）：738-743.

（李秋钰　梁瀛　孙永昌）

病例 28 干燥综合征合并肺部结节和多发囊状影

一、病历重现

患者，女性，64 岁。因“发现肺部结节 1 个月”就诊。患者 1 个月前体检行胸部 CT 发现肺内多发大小不等薄壁或无壁透亮影，双肺多发大小不等结节影，最大者位于右肺下叶，直径约 1.5 cm，似见分叶，肺门及纵隔见多发小淋巴结，双侧胸腔未见积液（图 28-1）。无发热、乏力、盗汗，咳嗽、咳痰、咯血、呼吸困难；无关节痛、皮疹、光过敏、脱发、雷诺现象、口腔溃疡、皮肤紧绷。患者精神、食欲、睡眠可，体重无明显变化，大小便正常。

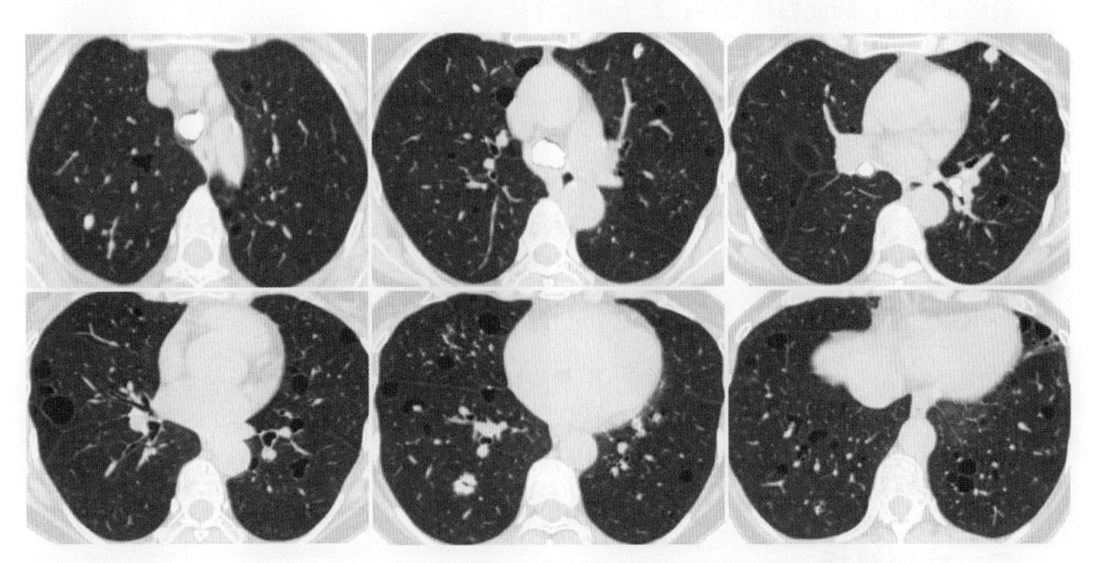

图 28-1 胸部 CT：肺内多发大小不等薄壁或无壁透亮影，双肺内多发大小不等结节影，最大者位于右肺下叶，直径约 1.5 cm，似见分叶，肺门及纵隔见多发小淋巴结，双侧胸腔未见积液

既往史和个人史：诊断干燥综合征 9 年，表现为口干及牙齿脱落。

查体：体温 36.1℃、脉搏 90 次 / 分、呼吸 18 次 / 分、血压 120/70 mmHg。双肺叩诊清音，呼吸音清晰，未闻及明显干湿啰音。心率 90 次 / 分，心律齐，各瓣膜听诊区未闻及杂音。腹软，肝脾肋下未触及。双下肢无水肿。

初步诊断：1. 肺部结节待查；2. 干燥综合征

入院后诊疗经过

血常规：WBC 3.03×10^9/L，中性粒细胞百分比 45.9%（绝对值 1.39×10^9/L），淋巴细胞百分比 35.6%（绝对值 1.08×10^9/L），单核细胞百分比 14.2%（绝对值 0.43×10^9/L），HGB 126 g/L，PLT 271×10^9/L；ESR17 mm/h；免疫球蛋白：IgG 19.1 g/L，IgM 0.78 g/L，IgA 4.12 g/L。

进一步行 PET-CT 检查，报告双肺可见多发结节，部分结节可见点状钙化灶，部分结节放射性摄取增高，较大者结节位于右肺下叶，大小约 1.5 cm×1.2 cm，可见浅分叶及小空洞，SUVmax2.3（图 28-2）。双肺可见多发大小不等的薄壁透亮影，较大者约 2.7 cm×2.5 cm。纵隔可见多发淋巴结，大部分呈稍高密度，较大者位于 4 L 区，大小约 0.8 cm×0.6 cm，SUVmax2.0。双侧肺门淋巴结放射性摄取增高，SUVmax3.3。

为了明确右下肺结节性质，行 CT 引导下经皮肺穿刺活检，病理报告：送检组织中可见团块状粉染无结构物质，结合特殊染色及免疫组化结果，符合淀粉样物质沉积。免疫组化结果：Kappa 及 Lambda（＋）。特殊染色结果：刚果红染色阳性，偏振光下显示苹果绿色双折光晶体（图 28-3）。

最终诊断：1. 肺淀粉样变性；2. 干燥综合征

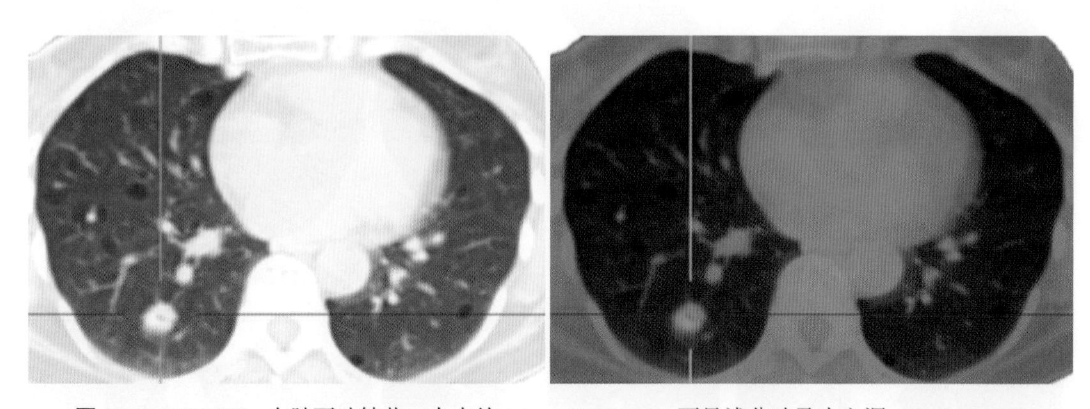

图 28-2 PET-CT：右肺下叶结节，大小约 1.5 cm×1.2 cm，可见浅分叶及小空洞，SUVmax2.3

二、病例解析

（一）肺淀粉样变性是 SS 罕见的肺部表现

该病例为老年女性，既往干燥综合征（SS）诊断明确，无咳嗽、咳痰、咯血、呼吸困难等症状，体检发现肺内多发大小不等薄壁或无壁透亮影、多发大小不等结节影，右下肺结节活检病理示送检组织中可见团块状粉染无结构物质，免疫组化 Kappa 及 Lambda（＋），刚果红染色阳性，偏振光下显示苹果绿色双折光晶体，SS 继发肺淀粉样变性诊断明确。

SS 是一种慢性自身免疫性疾病，主要特征为淋巴细胞浸润外分泌腺，在大多数患

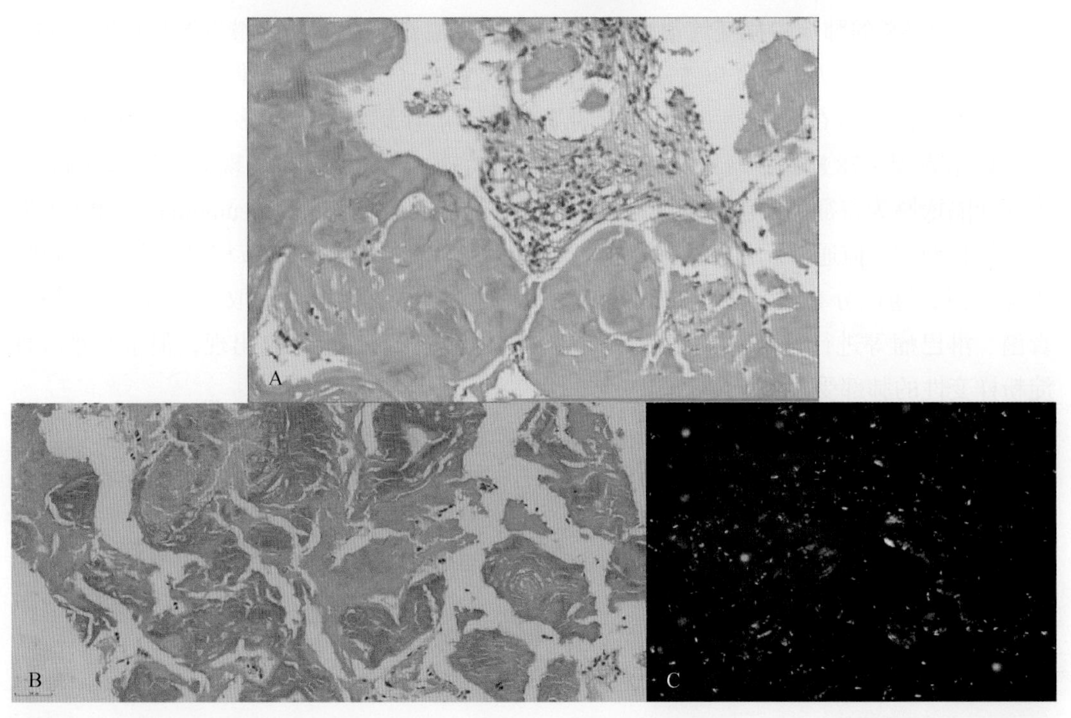

图 28-3 送检组织中可见团块状粉染无结构物质（**A**）；刚果红染色阳性（**B**），偏振光下显示苹果绿色双折光晶体（**C**）。

者中，局限于唾液腺和泪腺而表现为口干和眼干。SS 也是一种淋巴组织增生性疾病，从唾液腺的多克隆淋巴细胞浸润到寡克隆或单克隆 B 细胞增殖，可导致淋巴组织增生性疾病，例如单克隆丙种球蛋白病、淀粉样变性和恶性淋巴瘤[1]。10% ～ 20% SS 患者有肺部异常，包括气道异常、间质性肺病、血管及胸膜受累[2]。

淀粉样变性是一种由多种蛋白质的低分子量亚单位组成的高度有序原纤维在细胞外组织中沉积而引起的疾病，可导致重要器官的功能障碍并最终死亡[3]。目前已知的异常蛋白质达 30 多种，在苏木精-曙红染色切片中，淀粉样蛋白表现为均匀的嗜酸性物质。刚果红染色的沉积物在明场显微镜下呈橙红色，在偏振光下呈苹果绿色双折射。淀粉样变性有多种分类，最常见为免疫球蛋白轻链（AL 型）淀粉样变性和反应性（AA 型）淀粉样变性。

肺淀粉样变性主要包括三种类型：结节性肺淀粉样变性、弥漫性肺泡-间隔淀粉样变性和气管支气管淀粉样变性[4-5]。结节性肺淀粉样变性常通过胸部 X 线 /CT 检查偶然发现，表现为外周胸膜下、双侧 / 单侧、大小不一的结节，生长缓慢，预后通常较好。弥漫性肺泡-间隔淀粉样变性的特征是在肺泡间隔和血管壁中存在淀粉样蛋白沉积，常表现为进行性加重的呼吸困难和间质病变。影像学上表现为磨玻璃、网格影、小叶间隔增厚、微结节，牵拉性支气管扩张和蜂窝状结构，可伴有胸腔积液、胸膜增厚和纵隔淋巴结肿大。气管支气管淀粉样变性为淀粉样蛋白沉积于气管及支气管，患者表现为咳嗽和咯血，可出现大咯血，气道狭窄可引起喘息、远端肺不张、反复发生的肺炎或肺叶塌陷。

继发于 SS 的肺淀粉样变性很少见[6-8]。有研究总结了 37 例 SS 继发淀粉样变性的病例，发现绝大多数为女性（96.5%），咳嗽和呼吸困难（56%）是最常见的症状。肺淀粉样变性的诊断通常在 SS 之后，中位时间为 7 年[6]。在影像学上，多发性结节是最常见的影像学表现（78.8%），既可以是唯一表现（33.3%），也可以与表现为多发囊性病变、小叶间隔增厚为特征的淋巴细胞间质性肺炎（lymphoid interstitial pneumonia，LIP）同时存在（45.5%），但通常无肺外受累表现。SS 相关肺淀粉样变性的结节相对较大，不规则，边缘光滑，随机分布，常有钙化，PET-CT 绝大多数显示为正常摄取[8]，需要与结核、真菌、淋巴瘤等进行鉴别[9]。弥漫性肺泡-间隔淀粉样变性也可以出现，但常为系统性淀粉样变性的肺部受累。

治疗上，对于无症状或局限性肺受累者可以选择观察，但有研究发现，结节很少出现自发缓解，一些结节可以缩小或维持稳定，一些结节可能继续增大[7]，因此有学者建议可以尝试糖皮质激素或免疫抑制剂治疗。对于弥漫性肺泡-间隔受累者，由于病例数较少，尚无统一治疗方案，可以尝试糖皮质激素、化疗、利妥昔单抗、自体干细胞移植等治疗方法。

（二）SS 肺部囊性病变合并结节需与多种肺部疾病鉴别

在 SS 患者肺部影像学表现中，囊性病变约占 30%[2, 10]。我国某中心的研究发现肺部影像表现为弥漫性囊性病变的病例中，SS 占 3.76%（38/1010）[11]。囊性病变的形成可能是由于血管阻塞引起的缺血、阻塞后细支气管扩张或淋巴组织对细支气管的压迫而形成止回阀机制，导致远端细支气管过度充气。囊性病变的大小从 0.5 cm 到 7 cm 不等，壁薄，随机分布，通常在增厚的支气管下游。多发囊性病变合并结节最常见于 SS 继发 LIP、滤泡性毛细支气管炎，也可见于 SS 合并淀粉样变性或淋巴瘤。

1988 年，Kobayashi 等[12]最早在 SS 患者中报道了影像学表现为肺部囊性病变合并结节的肺淀粉样变性，之后亦陆续有报道[7, 13]。Baqir 等[8]总结了 8 例相似病例，其中 7 例为女性，中位年龄为 55 岁（32 ～ 75 岁），均为非吸烟者。常见症状为呼吸困难和咳嗽，但 4 名患者在没有呼吸道症状的情况下出现放射学异常。8 例患者均经刚果红染色确认了淀粉样蛋白的存在，并通过免疫组织化学或质谱法在 7 例患者中确定为 AL-kappa 型。

在 SS 患者中，肺结节最常见的病因为淋巴瘤[9]，LIP 可能进展为淋巴瘤，合并肺淀粉样变性者也可能同时合并 MALT 淋巴瘤[8]，因此对于肺多发囊性病变合并结节者，应当积极明确病理诊断。

三、要点提示

（1）肺淀粉样变性是 SS 罕见的肺部表现，通常在 SS 之后诊断，大多数病例为结节型淀粉样变性。多发性结节是最常见的影像学表现，也可以合并多发囊性病变。

（2）SS 肺部囊性病变合并结节需考虑 LIP、滤泡性细支气管炎、肺淀粉样变性、淋巴瘤等疾病，应积极行病理活检明确诊断，尤其应注意鉴别淋巴瘤。

参考文献

[1] Brito-Zeron P，Baldini C，Bootsma H，et al. Sjogren syndrome. Nat Rev Dis Primers，2016，2：16047.

[2] Flament T，Bigot A，Chaigne B，et al. Pulmonary manifestations of Sjogren's syndrome. Eur Respir Rev，2016，25（140）：110-123.

[3] Wechalekar AD，Gillmore JD，Hawkins PN. Systemic amyloidosis. Lancet，2016，387（10038）：2641-2654.

[4] Milani P，Basset M，Russo F，et al. The lung in amyloidosis. Eur Respir Rev，2017，26（145）：170046.

[5] Czeyda-Pommersheim F，Hwang M，Chen SS，et al. Amyloidosis：modern cross-sectional imaging. Radiographics，2015，35（5）：1381-1392.

[6] Rajagopala S，Singh N，Gupta K，et al. Pulmonary amyloidosis in Sjogren's syndrome：a case report and systematic review of the literature. Respirology，2010，15（5）：860-866.

[7] Li H，Lu Y. Pulmonary amyloidosis and cystic lung disease in primary Sjogren's syndrome：a case report and literature review. Clin Rheumatol，2021，40（8）：3345-3350.

[8] Baqir M，Kluka EM，Aubry MC，et al. Amyloid-associated cystic lung disease in primary Sjogren's syndrome. Respir Med，2013，107（4）：616-621.

[9] Casal Moura M，Navin PJ，Johnson GB，et al. Pulmonary nodules in patients with primary Sjogren's syndrome：causes，clinico-radiologic features，and outcomes. Respir Med，2020，174：106200.

[10] Gupta N，Vassallo R，Wikenheiser-Brokamp KA，et al. Diffuse cystic lung disease. Part Ⅱ. Am J Respir Crit Care Med，2015，192（1）：17-29.

[11] Cui H，Cheng C，Xu W，et al. The etiology of diffuse cystic lung diseases：an analysis of 1010 consecutive cases in a LAM clinic. Orphanet J Rare Dis，2021，16（1）：273.

[12] Kobayashi H，Matsuoka R，Kitamura S，et al. Sjogren's syndrome with multiple bullae and pulmonary nodular amyloidosis. Chest，1988，94（2）：438-440.

[13] Jeong YJ，Lee KS，Chung MP，et al. Amyloidosis and lymphoproliferative disease in Sjogren syndrome：thin-section computed tomography findings and histopathologic comparisons. J Comput Assist Tomogr，2004，28（6）：776-781.

（任佳琦　孙永昌）

病例 29

表现为重症肺炎的隐源性机化性肺炎

一、病例重现

患者女性，54 岁。因“发热伴咳嗽、气短 3 日”于 2020 年 9 月 6 日入院。患者于 3 日前无明显诱因出现发热，最高体温 38.5℃，伴咳嗽、咳黄色黏痰、活动后气短，无咽痛、肌肉酸痛、胸痛、咯血。就诊于我院发热门诊，血常规 WBC 8.65×10^9/L，中性粒细胞百分比 76.7%；胸部 CT 显示双肺多发实变，中、上肺病灶主要分布于支气管血管束周围，下肺病灶主要呈胸膜下分布（图 29-1）。诊断为“肺炎”，给予头孢曲松静脉输液 3 日，仍发热，体温最高 39℃，自觉气短加重，复诊查动脉血气分析示 pH 7.48，$PaCO_2$ 32 mmHg，PaO_2 54 mmHg，HCO_3^- 23.8 mmol/L，乳酸 1.0 mmol/L，以“肺炎，呼吸衰竭Ⅰ型”收入院。

既往史和个人史：6 年前诊断为“胃溃疡”。2020 年 8 月 6 日至 8 月 28 日自驾去甘肃、青海、山西、陕西等地旅游。职业为教师。

入院查体：体温 37℃，脉搏 83 次 / 分，呼吸 28 次 / 分，血压 96/57 mmHg，神清，全身皮肤未见皮疹，口唇轻度发绀，双下肺可闻及湿啰音，心、腹查体未见异常，关节无红肿压痛，双下肢无水肿。

辅助检查：血常规 WBC 9.34×10^9/L，HGB 105 g/L，中性粒细胞百分比 72.7%。尿常规阴性。CRP 236.3 mg/L（正常＜ 10 mg/L）。血降钙素原（PCT）0.098 ng/ml。血 ALT 43 U/L，AST 45 U/L，血钠 132.9 mmol/L、肾功能、心肌酶、血糖均正常，NT-proBNP 正常。新型冠状病毒核酸阴性，流感病毒抗原检测阴性。

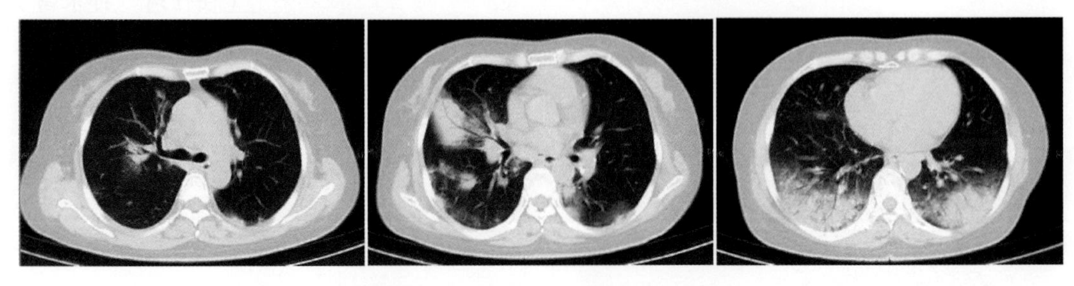

图 29-1 胸部 CT（2020-09-06）

入院后诊疗经过

入院后给予莫西沙星抗感染 3 日，仍发热，每日体温最高可达 39℃，且咳嗽、咳痰症状加重，又调整为头孢哌酮 / 舒巴坦和阿奇霉素静脉输液。同时完善病原学检查，痰涂片找细菌、结核、真菌均（－）。痰培养和血培养均（－）。血支原体、衣原体、军团菌抗体均（－）。尿肺炎链球菌和军团菌抗原均（－）。T-SPOT、G 试验和 GM 试验均（－）。血清肿瘤标志物均正常。血清 ANA、ANCA、类风湿因子、肌炎抗体谱均为（－）。

于 2020 年 9 月 8 日行支气管镜检查，镜下各级气道未见异常。于右肺中叶行支气管肺泡灌洗，于左肺下叶外基底段行经支气管透壁肺活检。支气管肺泡灌洗细胞计数为 12×10^4/ml，巨噬细胞 55%，淋巴细胞 37%，中性粒细胞 5%，嗜酸性粒细胞 3%。支气管肺泡灌洗细菌培养、腺病毒及流感病毒核酸检测和 GM 试验均为（－）。1 周后复查胸部 CT 显示双肺病变较前加重（图 29-2）。2020 年 9 月 15 日经支气管透壁肺活检病理报告：肺泡间隔轻度增宽，肺间质内灶状淋巴单核细胞浸润，倾向于机化性肺炎，但未见明确肺泡腔内肉芽组织。

患者此时仍发热，每日体温峰值均超过 39℃，咳嗽，大量白黏痰，气短加重。考虑抗菌治疗无效，停用抗菌药物，给予甲泼尼龙（40 mg/d）静脉点滴。次日体温明显下降，1 周后体温维持正常，咳嗽、气短明显好转，痰量减少。为明确诊断，9 月 23 日行超声引导下经皮肺穿刺活检；病理报告肺泡腔内可见多量 Masson 小体形成，符合机化性肺炎（图 29-3）。2020 年 9 月 28 日复查胸部 CT 示双肺多发实变较前明显减轻（图 29-4）。出院后继续口服激素，并逐渐减量，2020 年 12 月 24 日随访胸部 CT 示原双肺病变基本消失（图 29-5）。

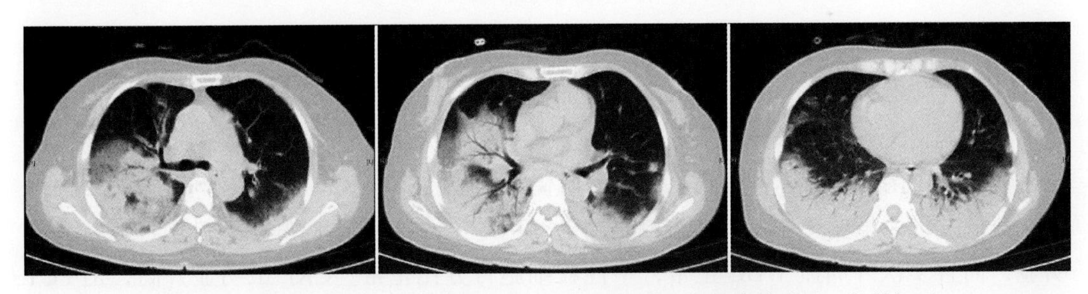

图 29-2 2020 年 9 月 14 日胸部 CT 显示双肺多发斑片状磨玻璃影，较前加重

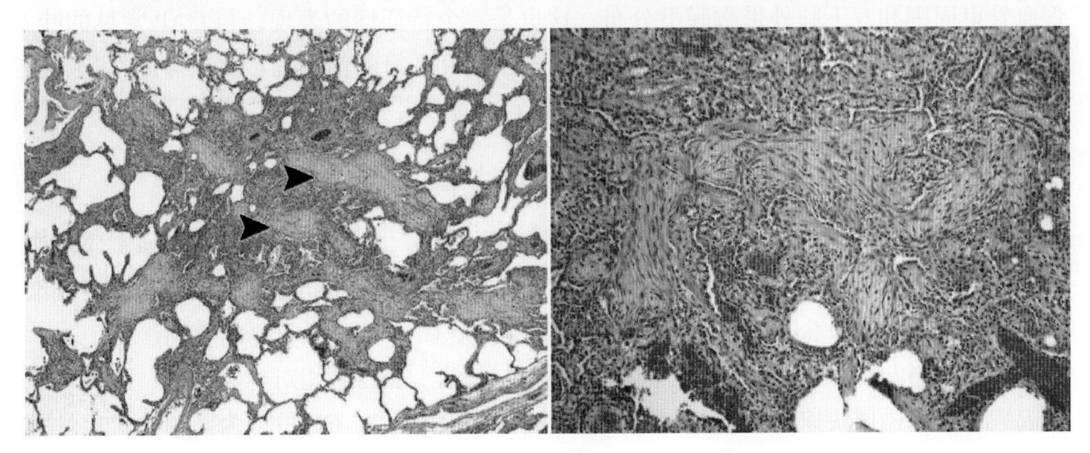

图 29-3 经皮肺穿刺病理示肺泡腔内可见多量 Masson 小体形成，符合机化性肺炎

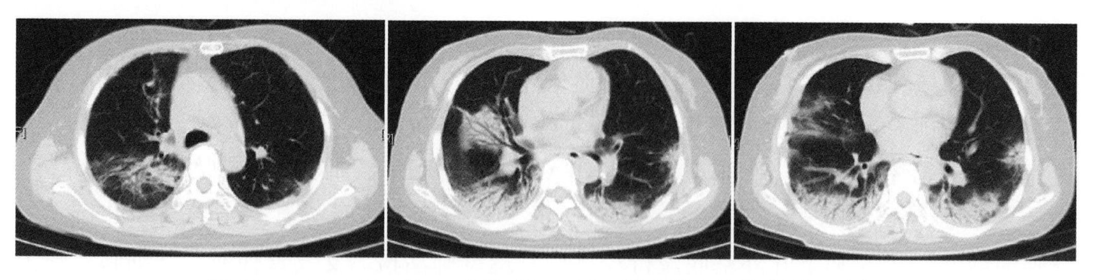

图 29-4 2020 年 9 月 28 日胸部 CT 示双肺多发实变较前明显减轻

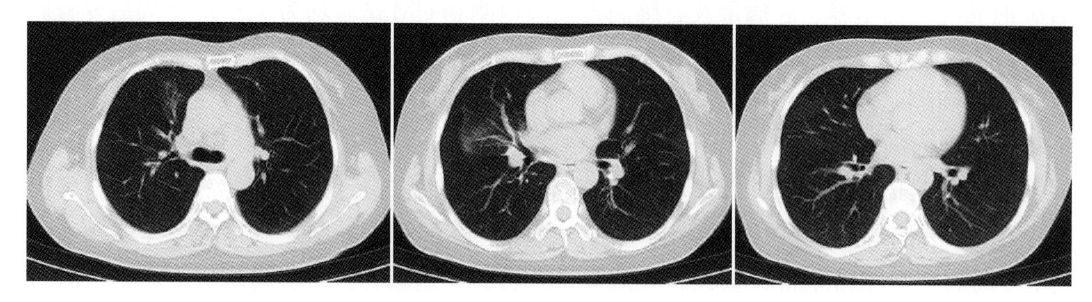

图 29-5 2020 年 12 月 24 日复查胸部 CT 示原双肺病变基本消失

二、病例解析

（一）不是所有的发热、肺部实变都是肺部感染

本例患者发热 3 日来诊，伴有咳嗽、气短，胸部 CT 显示双肺实变，初步诊断考虑社区获得性肺炎（community acquired pneumonia，CAP）。经过头孢曲松 3 日的初始经验性治疗，病情无好转。收入院后进一步评估，调整治疗方案为氟喹诺酮类抗菌药物，以覆盖包括军团菌在内的非典型病原体，病情仍无好转。

我们发现，虽然患者每日体温峰值可达 39℃，但精神食欲尚好，感染中毒症状并不明显，而且多次外周血 WBC 正常，中性粒细胞百分比正常。CRP 虽明显升高，但 PCT 正常；此与患者较为严重的“肺部感染”并不相符。此外，患者胸部实变影主要呈支气管血管束周围和双下肺外带胸膜下分布，这也是一个特征性的表现，与 CAP 常见的叶 / 段分布和细支气管 / 小叶分布不符。诸多与常见 CAP 不符的信息提示该患者的发热、咳嗽、气短、肺部实变，未必就是肺部感染所致。

（二）发热、肺部实变，可能是机化性肺炎

参考我国的《发热伴肺部阴影鉴别诊断专家共识》[1]，发热伴以气腔 / 肺实质病变为主的疾病谱，除了 CAP 还包括机化性肺炎（organizing pneumonia，OP）、嗜酸性粒细胞性肺炎、肺腺癌、淋巴瘤等。其中机化性肺炎就是 CAP 的一个重要的鉴别诊断。

典型的 OP 多为亚急性起病，病情经过相对较轻，与 CAP 相对容易鉴别；而对于急性起病和疾病进展快速且严重者，与 CAP 鉴别则较困难[2]。OP 可分为隐源性机化性肺炎（cryptogenic organizing pneumonia，COP）和继发性机化性肺炎（secondary organizing pneumonia，SOP）。SOP 的病因包括药物、放疗、结缔组织病等，仔细询问病史以及 ANA、ANCA、类风湿因子、肌炎抗体等实验室检查有助于排除 SOP[3]。OP 临床表现缺少特异性，包括呼吸系统症状，如咳嗽、气短，以及发热、乏力等全身表现。目前尚无特异性的实验室指标可用于 COP 的诊断。血常规可表现为 WBC 正常或增多，ESR 和 CRP 可增高[4]。有研究[5]显示 PCT 可作为 COP 和 CAP 的一个鉴别点，比外周血 WBC 和 CRP 更有价值。COP 时患者 PCT 大多正常或轻度升高，而 CAP 时则明显升高。典型 OP 的胸部影像学表现为双侧不对称性多灶性肺实变，呈胸膜下和支气管血管束周围分布，病变可具有游走性倾向[6]。与 CAP 相比，COP 的肺部实变双侧更常见，胸膜下和支气管血管束周围分布更常见，伴有胸腔积液者更少见[7]。此外，反晕征对于 OP 的诊断具有很好的提示意义[8]。COP 患者支气管肺泡灌洗液中各种细胞都可有不同程度的增加，其中以淋巴细胞增多最为显著，中性粒细胞、嗜酸性粒细胞也可增多，但不具备确诊价值，而 CAP 时支气管肺泡灌洗液中多以中性粒细胞明显升高为主。肺活检对 OP 的确诊至关重要。在细支气管和肺泡中发现有 Masson 小体的肉芽组织是 OP 典型的病理表现。OP 对糖皮质激素反应良好，大多数患者肺内病灶经激素治疗后可完全消失。

（三）“CAP”抗菌药物治疗的到位不越位，适时采用有创操作进行鉴别诊断

本例患者年龄＜ 65 岁，既往无基础疾病，发热门诊的医生选择头孢曲松作为初始经验性治疗药物，以覆盖 CAP 常见的包括肺炎链球菌在内的病原体，尚属合理。经过 3 日的初始治疗，患者病情并没有好转。收入院后进一步评估，结合患者发病前有外地旅游史，起病初期即出现了双肺多发实变和低氧血症，血象不高，血钠低，头孢曲松治疗无效。我们调整治疗方案为氟喹诺酮类抗菌药物，以覆盖包括军团菌在内的非典型病原体，这也是合理的。

莫西沙星 3 日之后调整为头孢哌酮 / 舒巴坦和阿奇霉素，是为了覆盖可能性较小的产超广谱 β 内酰胺酶肠杆菌和继续保留对非典型病原体如军团菌和衣原体感染的覆盖。毕竟该患者既往体健，无多药耐药病原体感染的高危因素。在实际临床中，很多临床医生面对患者病情的一步步加重，会“迫不得已”选择广谱抗菌药物甚至“联合广覆盖”。

在经验性治疗的同时，在恰当的时机做了支气管镜检查，进行了病原学和病理学检查，是这个病例得以正确诊治的关键所在。当抗菌药物从头孢曲松调整为莫西沙星仍无效时，通过支气管肺泡灌洗液对病原学做了全面而又具有针对性的检测，还获得了肺部组织病理，同时也对 OP 的继发病因进行了排查。从患者后面的疾病进程来看，这一适时的有创性操作为患者的确诊和治疗赢得了宝贵的时间。因为又过了 3 日之后患者的病情仍在进展，那时已很难耐受常规的支气管镜检查。患者血和支气管肺泡灌洗液提示所有的病原学检测结果均为阴性，同时经支气管透壁肺活检病理提示 OP。经过慎重分析，停掉了所有抗菌药物，给予了糖皮质激素治疗，患者病情开始好转，但这并没有就此终止我们对疾病确诊的“执念”。当患者氧合明显改善后，选择了经皮肺穿刺活检的方式获取了更大的肺组织标本来进一步确诊，最后的病理结果和临床疗效也达到了预期。

三、要点提示

（1）发热、肺部实变，经验性抗菌药物治疗效果不佳时，应想到 OP 的诊断可能。

（2）OP 临床表现可与 CAP 相似；与 CAP 相比，OP 的肺部实变双侧更常见，胸膜下和支气管血管束周围分布更常见，伴有胸腔积液者更少见，反晕征对于 OP 的诊断具有很好的提示意义。

（3）适时地进行支气管镜等检查，以获得病原和病理学结果，对于确诊至关重要。

参考文献

[1] 谢灿茂，罗益锋，陈起航；发热伴肺部阴影鉴别诊断共识专家组 . 发热伴肺部阴影鉴别诊断专家共识 . 中华结核和呼吸杂志，2016，39（3）：169-176.

[2] Gonçalves JR，Marques R，Serra P，et al. Acute fibrinous and organising pneumonia. BMJ Case Rep，2017：bcr2016218802.

[3] Yılmaz S，Akıncı Özyürek B1，et al. Retrospective evaluation of patients with organizing pneumonia：is cryptogenic organizing pneumonia different from secondary organizing pneumonia？ Tuberk Toraks，2017，65（1）：1-8.

[4] Zhang Y，Li N，Li Q，et al. Analysis of the clinical characteristics of 176 patients with pathologically confirmed cryptogenic organizing pneumonia. Ann Transl Med，2020，8（12）：763.

[5] Ito A，Ishida T，Tachibana H，et al. Utility of procalcitonin for differentiating cryptogenic organising pneumonia from community-acquired pneumonia. Clin Chem Lab Med，2019，57（10）：1632-1637.

[6] Chung MP，Nam BD，Lee KS，et al. Serial chest CT in cryptogenic organizing pneumonia：Evolutional changes and prognostic determinants. Respirology，2018，23（3）：325-330.

[7] 马丹，肖永龙，周科峰，等 . 机化性肺炎与社区获得性肺炎胸部 CT 的气腔实变影特征比较 . 中国呼吸与危重监护杂志，2018，17（3）：247-254.

[8] 路明，陈亚红，韩翔，等 . 胸部 CT 表现为反晕征五例并文献复习 . 中华结核和呼吸杂志，2016，39（10）：757-762.

（路明　张碧莹　沈宁）

病例 30

表现为双侧胸腔积液的结节病

一、病例重现

患者，女，52 岁，农民。因“咳嗽咳痰、气短 2 个月”入院。患者 2 个月前无明显诱因出现咳嗽，咳少量白痰，每日 4 ～ 5 口，伴活动后气短，平地步行 1000 米左右或上三层楼时出现，休息约 10 分钟后可缓解。自感乏力、纳差，无发热，无咯血、胸痛、双下肢水肿。就诊于当地医院，胸部 CT 示“肺炎，双侧胸腔积液”，予静脉点滴“头孢”14 天，上述症状无明显改善，复查胸部 CT 亦未见好转，遂于我院就诊。自发病以来，精神尚可，纳差，消瘦，近 2 个月体重减轻 2.5 kg，大小便无明显异常。

既往史和个人史：既往体健，否认烟酒嗜好，否认粉尘、有害物质接触史。

入院查体：体温 36.4℃，脉搏 70 次 / 分，呼吸 18 次 / 分，血压 120/70 mmHg。双侧锁骨上窝、腋窝、腹股沟可触及多发肿大淋巴结，直径 0.5 ～ 1.5 cm，质软，无明显压痛，可活动，无粘连。气管居中，右下肺叩诊浊音，左肺叩诊清音，右下肺呼吸音减低，未闻及啰音及胸膜摩擦音。心脏、腹部查体未见异常。双下肢无水肿。

辅助检查：血常规 WBC 6.1×10^9/L，中性粒细胞百分比 74.0%，HGB、PLT 正常；ERS 19 mm/h；尿便常规、肝肾功能正常；血清血管紧张素转化酶 78.92 U/L（正常值 12 ～ 68 U/L）。PPD_{5U}（＋），痰涂片找抗酸杆菌 3 次（－），痰细菌、真菌培养（－）。C 反应蛋白 1.28 mg/L，免疫球蛋白及补体正常，ANA、抗 ENA 谱、ANCA 均（－）。

行胸穿抽取胸腔积液（右侧），化验结果：比重 1.028，WBC 4.6×10^9/L，单个核细胞 96%，多核细胞 4%；总蛋白 42.5 g/L，LDH 360 U/L，葡萄糖 5.6 mmol/L，腺苷脱氨酶（adenosine deaminase，ADA）42 U/L，CEA 1.6 U/L；细菌培养、涂片找抗酸杆菌、找肿瘤细胞均（－）。

胸部 CT 检查显示双侧支气管血管束增粗，右中叶、左舌段少许纤维索条影，多发斑片影，双肺门淋巴结对称性肿大，伴纵隔淋巴结肿大，双侧胸腔积液伴胸膜增厚，右侧为著（图 30-1）。

全身浅表淋巴结超声报告双侧锁骨上、腋窝、腹股沟多发肿大淋巴结，最大直径 1.8 cm×1.5 cm，结构尚清，内可见血流信号。

初步诊断：胸腔积液性质待查，结节病？肺结核？结核性胸膜炎？

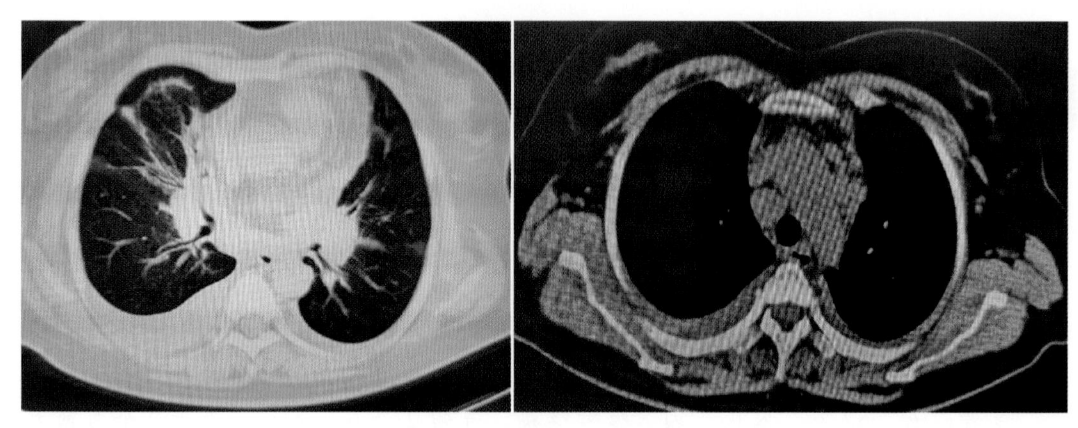

图 30-1 胸部 CT（入院前）

入院后诊疗经过

入院后分别行右锁骨上淋巴结穿刺活检及纤维支气管镜检查。支气管镜表现为气管、双侧支气管分支黏膜弥漫增厚、充血水肿，表面多发灰白色结节样病变，以左主支气管及左下叶分支支气管为著，左下叶支气管腔显著狭窄（图 30-2）。

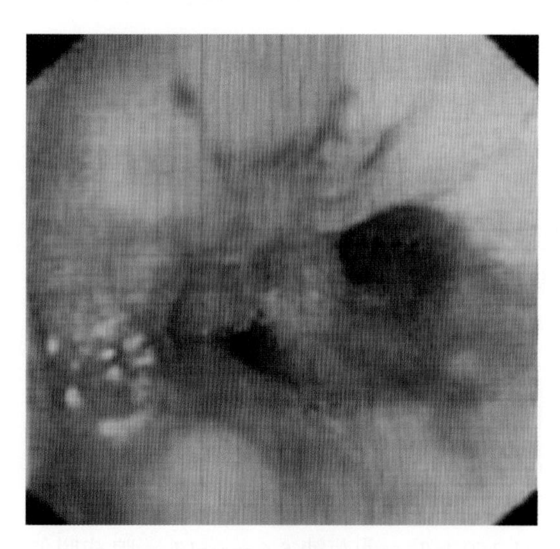

图 30-2 支气管镜（入院后）

分别于右中叶外侧段行气管刷片、支气管肺泡灌洗，左下叶取支气管黏膜活检。BALF 分析：细胞总数 5.98×10^5/L，巨噬细胞 41.0%，淋巴细胞 59.0%；淋巴细胞亚群 $CD4^+$ 82.7%，$CD8^+$ 9.5%，$CD4^+/CD8^+$ 8.71。支管镜刷片：涂片找抗酸杆菌、找瘤细胞均（－）。右锁骨上淋巴结活检及左下叶支气管黏膜病理报告肉芽肿病变，未见明显坏死，TB-PCR（－）。因未能除外结核病，给予四联抗结核药物治疗（异烟肼 0.3 g 1 次 / 日，利福平 0.45 g 1 次 / 日，乙胺丁醇 0.75 g 1 次 / 日，吡嗪酰胺 0.5 g 3 次 / 日）1 个月，复查全身浅表淋巴结 B 超及胸部 HRCT 均较前无明显好转，左侧胸腔积液较前有所增加。

因临床过程与结核病不符合，行内科胸腔镜检查：（右侧）壁层胸膜充血较明显，表面可见散在分布白色粟粒样结节病灶，近膈胸膜处病变较轻，脏层胸膜亦可见少许白色粟粒性结节病变。未见明显胸膜粘连。胸膜活检病理回报：非干酪性肉芽肿，符合结节病（图 30-3）。

停用抗结核药物，给予口服泼尼松40 mg/d起始治疗，其后规律服用，逐渐减量，疗程18个月后停药。口服泼尼松治疗2个月后肺部病变、双侧胸腔积液及肺门、纵隔淋巴结肿大明显好转。随诊3年，胸部HRCT未见复发表现。

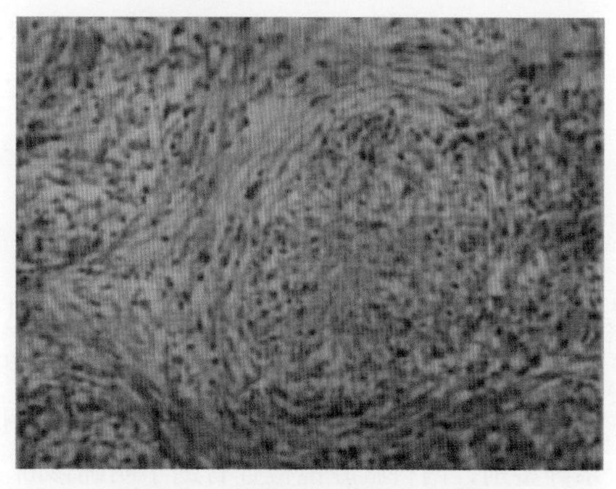

图 30-3 胸膜活检病理（入院后）

二、病例解析

（一）双侧胸腔积液可作为结节病的少见首发表现

结节病胸膜受累较为少见，占1%～4%，主要表现为胸膜增厚、胸腔积液、气胸、胸膜微结节，更为罕见表现为乳糜胸、血胸、嗜酸性粒细胞性胸膜炎等[1]。胸腔积液可单侧或双侧，多在起病后1～3个月出现，常伴有肺部受累，合并胸膜结节样病变。结节病胸腔积液的形成机制，可能由于脏层或壁层胸膜非干酪性肉芽肿病变累及，或胸膜淋巴、静脉回流受限所致。积液特点为少细胞，渗出液为主，细胞分类以淋巴细胞占优势，蛋白含量较LDH更加符合渗出液特点，提示毛细血管通透性变化较炎症刺激在胸腔积液生成中更为重要[1-2]。由于结节病所致胸腔积液常缺乏特异性表现，确诊常有赖于胸膜活检发现非干酪样坏死性肉芽肿，并除外结核等其他肉芽肿性疾病。

本例患者胸部CT除双侧胸腔积液外，表现为双肺门淋巴结对称性肿大，伴纵隔淋巴结肿大；BALF淋巴细胞百分比显著升高，淋巴细胞亚群$CD4^+/CD8^+$达到8.71。胸腔积液检查为渗出液，细胞分类以单个核细胞为主，ADA升高，支气管镜下黏膜充血水肿，表面多发灰白色结节样病变，支气管腔显著狭窄。先后行浅表淋巴结、气道黏膜活检，病理表现为肉芽肿性病变，未见明显坏死。在充分抗结核治疗1个月后，临床和影像学无明显改善，予内科胸腔镜检查。结合临床表现、治疗情况和多部位活检病理，诊断结节病。

（二）表现为胸腔积液的结节病的鉴别诊断要点

结节病胸腔积液多表现为渗出液，细胞分类计数以单个核细胞为主，常有ADA升高，因此对于细胞分类以单个核细胞为主的渗出液，应将结节病纳入鉴别疾病谱中，尤其是初始试验性抗结核治疗疗效欠佳者。由于结节病与结核病临床表现有诸多相似之处，甚至胸腔积液生化检查亦酷似结核性胸膜炎，故胸液常规及生化分析对于区分结节病与结核病意义有限[3]。此外，结节病还应与其他引起以单个核细胞为主的渗出液的疾病进行鉴别，如癌性胸腔积液、淋巴瘤胸膜受累，类风湿关节炎性胸膜炎等。内科胸腔镜对于所谓“不明原因的”胸腔积液，可显著提高诊断率[3-6]。

（三）表现为胸腔积液的结节病的治疗

结节病导致胸腔积液及胸膜结节样病变可自行缓解，但大部分病例仍需全身糖皮质激素（简称激素）治疗。本例患者未经激素治疗时，其胸部影像学无明显好转，左侧胸腔积液有所增加，口服泼尼松后，上述病变显著好转，提示本病中胸膜病变对激素治疗反应良好[6]。

三、要点提示

（1）双侧胸腔积液可作为结节病的少见首发表现，多为渗出液，细胞分类以单个核细胞为主，常有 ADA 升高，与结核性胸腔积液不易鉴别。

（2）结节病合并胸腔积液需与结核性胸膜炎、类风湿关节炎胸膜炎、淋巴瘤胸膜受累等鉴别，内科胸腔镜检查有助于明确诊断。

（3）结节病合并胸腔积液多需全身激素治疗，治疗反应好。

参考文献

[1] Sunnetcioglu A，Sertogullarindan B，Batur A，et al. A case of sarcoidosis with pleural involvement. Clin Respir J，2018，12（1）：334-336.

[2] Joshi S，Periwal P，Dogra V，et al. Sarcoidosis as unusual cause of massive pleural effusion. Respir Med Case Rep，2015，16：143-145.

[3] Wang F，Tong Z，Wang Z，et al. Application of medical thoracoscopy in diagnosis of sarcoidosis-related pleural effusion. Respirology Case Reports，2014，2（3）：99-101.

[4] 孙永昌，姚婉贞，沈宁，等 . 结节病胸膜病变分析并文献复习 . 中华结核和呼吸杂志，2006，29（4）：243-246.

[5] 王峰，童朝晖，王臻，等 . 结节病胸膜病变合并胸腔积液六例报告及文献复习 . 中华结核和呼吸杂志，2015，38（2）：99-104.

[6] Enomoto Y，Yokomura K，Suda T. Bilateral pleural effusion associated with military sarcoidosis. Am J Respir Care Med，2015，191（4）：474-475.

（丁艳苓　沈宁　朱红）

病例 31

支气管扩张和咯血——变应性支气管肺曲霉病

一、病例重现

患者，女性，58 岁。因“反复咳嗽、咳痰 20 余年，咯血 7 天”入院。患者 20 年前受凉后出现咳嗽，咳痰，为黄白黏痰，于当地医院就诊，诊断“支气管扩张”，抗感染治疗后好转。此后患者间断咳嗽、咳痰，秋冬季为著，每年发作 1 ～ 2 次。10 年前因发热、咳嗽咳痰就诊于某医院，根据胸部 CT 考虑“支扩，曲霉菌感染”（未见 CT 片及报告），予“制霉菌素”口服 6 个月，咳嗽、咳痰较前缓解。之后仍间断发热、咳嗽、咳痰，常于季节变化时发生。20 天前患者再次出现咳嗽、咳黄痰，每日 10 ～ 20 口，无臭味；伴发热，体温 37.6℃上下，有胸闷。自行口服“抗生素”治疗无好转，就诊于外院，胸部 CT 报告“支气管扩张合并感染”，予美罗培南抗感染治疗 10 天，诉咳嗽、咳痰较前好转，痰转为白痰，体温恢复正常。7 天前患者洗漱时出现咯血，为鲜血，咯血持续约 15 分钟，量约 100 ml，伴心悸，至我院急诊，血常规：WBC 8.2×10^9/L，中性粒细胞百分比 61.8%，嗜酸性粒细胞百分比 12.8%（绝对值 1.05×10^9/L）。胸部 CT 检查报告“双肺支气管扩张伴感染，双肺下叶病变，支气管黏液栓？”，予头孢他啶、左氧氟沙星抗感染，卡络磺钠、血凝酶止血等治疗后咯血略减轻，为进一步诊治收入院。此次发病以来，无皮疹、晨僵、关节痛，无腹痛、腹胀，无喘息。

既往史和个人史：幼时曾有反复咳嗽、咳痰病史。10 年前因左肺“结节样病灶”行手术切除（具体不详）。否认百日咳、麻疹等病史。

入院查体：体温 38.6℃，脉搏 110 次 / 分，呼吸 20 次 / 分，血压 110/60 mmHg。双颌下可及肿大淋巴结，约 1 cm×1 cm，质软，无压痛。左侧腋中线第 5 肋间处可见一长约 6 cm 陈旧瘢痕。左下肺可闻及湿啰音。心律齐，各瓣膜区未闻及杂音。腹软，无压痛和反跳痛，肝脾未触及。双下肢不肿。

辅助检查：

2021 年 10 月 10 日 胸部 CT：双肺支气管扩张，双肺下叶病变，支气管黏液栓？双肺磨玻璃密度影；肺门、纵隔肿大淋巴结（图 31-1）。

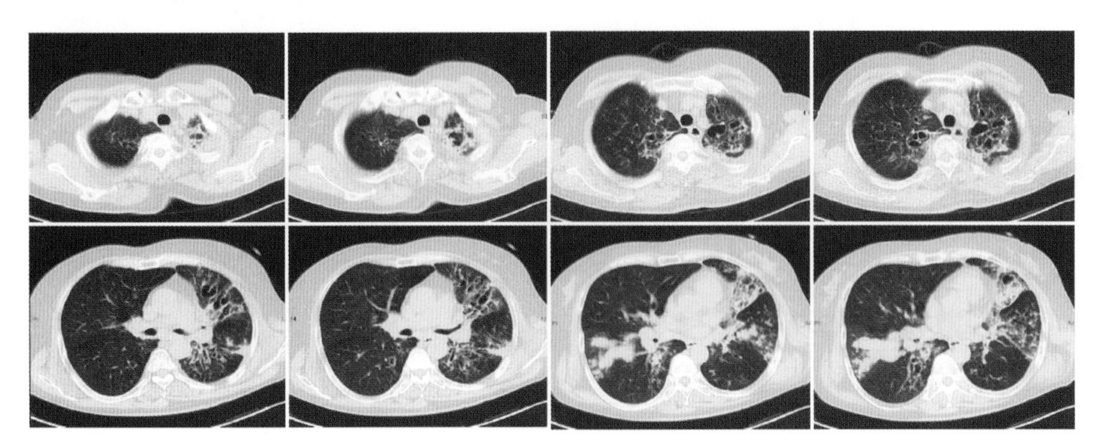

图 31-1 胸部 CT（入院前 1 天）

2021 年 10 月 12 日 血清过敏原总 IgE 检测＞ 5000 KU/L；烟曲霉（m3）过敏原 IgE 33.7（4 级）KU/L。

2021 年 10 月 13 日 曲霉菌抗体 IgG ＞ 500 AU/ml。

初步诊断： 1. 支气管扩张症伴咯血；2. 变应性支气管肺曲霉病?

入院后诊疗经过

入院后复查血常规 WBC 9.9×10^9/L，红细胞 3.7×10^{12}/L，HGB 104 g/L，中性粒细胞百分比 71.3%，嗜酸性粒细胞百分比 7.4%（绝对值 0.73×10^9/L）。PCT 0.143 ng/ml；ESR 108 mm/h；凝血、肝肾功能未见明显异常；CRP 24.1 mg/dl；痰铜绿假单胞菌核酸（＋），痰细菌培养（－），真菌培养（－）；T-SPOT（－）。行支气管镜检查，BALF 细胞计数及分类：细胞计数 330×10^4/L，中性粒细胞 40.6%，嗜酸性粒细胞 59.4%。

患者入院后间断咯血，呈鲜红色，每日 50 ～ 100 ml，先后予卡络磺钠、垂体后叶素、酚磺乙胺对症治疗，约 3 天后咯血逐渐好转；因发热，监测体温达 38.6℃，予亚胺培南西司他丁（泰能）抗感染治疗，3 天后患者体温降至正常，咳痰减轻。患者咯血好转后行肺功能检查：阻塞性通气功能障碍，舒张试验阳性。FEV_1/FVC 52%（舒张前）至 57%（舒张后），FEV_1%pred 41%（舒张前）至 52%（舒张后），舒张试验后 FEV_1 改善率 24%，绝对值增加 250 ml。

结合患者有支气管扩张（和黏液栓）、血清 IgE 明显升高、血清烟曲霉特异性 IgE 阳性、曲霉特异性 IgG 阳性、外周血嗜酸性粒细胞增高，符合变应性支气管肺曲霉病（ABPA），遂予伏立康唑 200 mg 2 次 / 日口服、醋酸泼尼松 30 mg 1 次 / 日口服。出院后随访，泼尼松 30 mg 1 次 / 日 2 周后逐步减量，未再出现发热或咯血，咳嗽咳痰症状缓解。治疗 3 个月复查胸部 CT，黏液栓和渗出影基本吸收（图 31-2）。

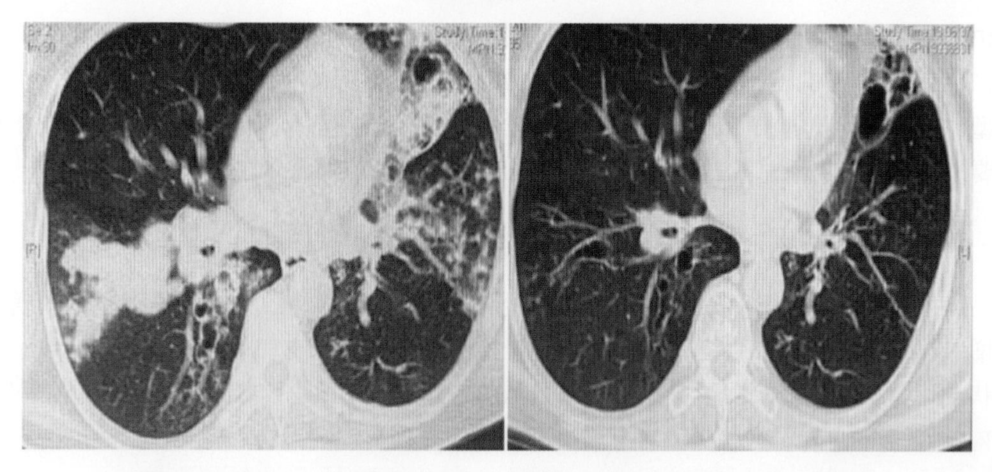

图 31-2 胸部 CT（治疗前后对比：左侧为治疗前，右侧为治疗 3 个月）

二、病例解析

（一）无哮喘表现的 ABPA 易误诊漏诊

变应性支气管肺曲霉病（allergic bronchopulmonary aspergillosis，ABPA）是烟曲霉致敏引起的一种肺部变应性疾病，典型的临床表现为反复发作的、难控制的喘息[1-2]。该病较为少见，临床易误诊或漏诊。在我国有的 ABPA 因黏液嵌塞 / 黏液栓表现为“结节、肿块样病变”或者引起“肺不张”，而被误诊为肺结核或肺癌，甚至进行手术切除。

ABPA 的诊断需要根据相应的临床症状、影像学表现和血清学检查结果来确立，包括①哮喘；②血清总 IgE 升高（通常＞ 1000 U/ml）；③血清烟曲霉过敏原 IgE 升高和（或）烟曲霉皮肤速发反应阳性；④血清曲霉菌抗体 IgG 升高；⑤胸部 X 线片或胸部 CT 显示支气管扩张。我国专家于 2017 年制订了 ABPA 诊治专家共识，提出了诊断标准（表 31-1）[2]，并于 2022 年进行了更新[1]。尽管 ABPA 作为真菌致敏性疾病，典型表现为哮喘[3-4]；但是，研究显示约 19% 被诊断患有 ABPA 的患者没有哮喘病史[5]。无典型哮喘症状的

表 31-1 变应性支气管肺曲霉病（ABPA）诊断标准

诊断标准（须具备第 1 项，第 2 项和第 3 项中的至少 2 条）
1. 相关疾病
（1）哮喘
（2）其他：支气管扩张症、慢阻肺、肺囊性纤维化等
2. 必须条件
（1）烟曲霉特异性 IgE 水平升高，或烟曲霉皮试速发反应阳性
（2）血清总 IgE 水平升高（通常＞ 1000 U/ml）
3. 其他条件
（1）血嗜酸性粒细胞计数＞ 0.5×10^9/L
（2）影像学与 ABPA 一致的肺部阴影
（3）血清曲霉特异性 IgG 抗体升高

ABPA 更易漏诊误诊。该患者中年女性，慢性病程 20 余年，以咳嗽咳痰为主要临床表现，反复多次就诊，诊断支气管扩张。从临床经验来看，对于表现为支气管扩张而没有典型"哮喘"症状的患者，外周血嗜酸性粒细胞增多是一条有用的线索，这种情况下就需要进一步检测血清总 IgE 和曲霉特异性 IgE。

（二）ABPA 的肺部影像表现

ABPA 的特异性影像表现为上叶为主的中心性支气管扩张，CT 扫描可见支气管管壁增厚、管径扩张和双轨征、印戒征，由于分泌物痰栓阻塞支气管可表现为条带状、分支状或牙膏状、指套状阴影。黏液嵌塞是 ABPA 常见的、有一定特征性的影像表现[6]；37% ～ 65% 的患者在病程中可有黏液嵌塞的影像表现。

（三）激素治疗

口服激素是治疗 ABPA 的基础治疗，不仅抑制过度免疫反应，同时减轻曲霉引起的炎症损伤[7]。根据指南及专家共识，不建议吸入激素（ICS）治疗。口服激素治疗反应较好，绝大多数患者于短时间内症状缓解、肺部阴影吸收。口服激素的疗效及疗程取决于临床分期。对于Ⅰ期（新发 ABPA）或者Ⅲ期（复发性活动性 ABPA）患者，通常采用泼尼松起始剂量为 0.5 mg/kg，1 次 / 日，2 周，继以 0.25 mg/mg，1 次 / 日，4 ～ 6 周，然后根据病情试行减量，一般每 2 周减 5 ～ 10 mg。治疗时间根据病情严重程度不等，一般在 6 个月以上。

（四）抗真菌治疗

抗真菌治疗对于激素依赖、激素治疗后复发患者，建议使用[8-10]。伊曲康唑、伏立康唑、泊沙康唑可减轻症状、减少口服激素用量，同时降低血清 IgE 水平。目前对于复发性、或复杂性病例建议联合使用抗真菌治疗。该患者病程长，病情较重，以咯血为突出表现，且同时存在曲霉菌抗体 IgG 阳性，故在激素治疗同时，联合使用伏立康唑抗真菌治疗。

三、要点提示

（1）对于临床表现为哮喘和（或）支气管扩张，影像表现为支气管扩张及黏液嵌塞征，血嗜酸性粒细胞升高的患者，需警惕有 ABPA 可能；应进一步行过敏原总 IgE 及烟曲霉特异性 IgE 检测以明确诊断。

（2）口服激素是 ABPA 的基础治疗。

（3）抗真菌治疗多用于激素治疗效果不佳或激素减量困难的病例。

参考文献

[1] 中华医学会呼吸病学分会哮喘学组 . 变应性支气管肺曲霉病诊治专家共识（2022 年修订版）.

中华结核和呼吸杂志，2022，45（12）：1169-1179.

[2] 中华医学会呼吸病学分会哮喘学组．变应性支气管肺曲霉病诊治专家共识．中华医学杂志，2017，2017（34）：2650-2655.

[3] Patel G，Greenberger PA. Allergic bronchopulmonary aspergillosis. Allergy Asthma Proc，2019，40（6）：421-424.

[4] 李然，胥杰，孙永昌，等．变态反应性支气管肺曲霉菌病11例临床分析．国际呼吸杂志，2011，31（21）：1601-1605.

[5] Oguma T，Taniguchi M，Shimoda T，et al. Allergic bronchopulmonary aspergillosis in Japan：a nationwide survey. Allergol Int，2018，67（1）：79-84.

[6] Agarwal R，Khan A，Aggarwal AN，et al. Role of inhaled corticosteroids in the management of serological allergic bronchopulmonary aspergillosis（ABPA）. Intern Med，2011，50（8）：855-860.

[7] Wardlaw AJ，Rick EM，Pur Ozyigit L，et al. New perspectives in the diagnosis and management of allergic fungal airway disease. J Asthma Allergy，2021，14：557-573.

[8] Elphick HE，Southern KW. Antifungal therapies for allergic bronchopulmonary aspergillosis in people with cystic fibrosis. Cochrane Database Syst Rev，2016，11：CD002204.

[9] Moreira AS，Silva D，Ferreira AR，et al. Antifungal treatment in allergic bronchopulmonary aspergillosis with and without cystic fibrosis：a systematic review. Clin Exp Allergy，2014，44（10）：1210-1227.

[10] Lewington-Gower E，Chan L，Shah A. Review of current and future therapeutics in ABPA. Ther Adv Chronic Dis，2021，12：20406223211047003.

（盖晓燕　王建丽　孙永昌）

病例 32

类风湿关节炎合并变应性支气管肺曲霉病

一、病例重现

患者，女性，79 岁。因“反复咳嗽、咳痰 3 年，加重伴咯血 4 个月”入院。患者 3 年前因受凉后出现咳嗽、咳痰、为黄脓痰，每日 2 ～ 3 口，伴发热，最高达 38.5℃，就诊于外院，予头孢类抗生素治疗（具体不详）后缓解。此后上述症状反复出现，平均每年 2 次，多发于春季，予头孢类抗生素治疗后症状缓解。4 个月前无明显诱因出现咳嗽、伴咯血，共约 3 次，量少，无发热、盗汗、乏力，无胸痛及呼吸困难，就诊于外院，胸部 CT 示“双肺支气管扩张、管壁增厚，左肺下叶为著”，予云南白药胶囊口服后未再咯血。1 个月前咳嗽、咳痰加重，为黄脓痰，每日 2 ～ 3 口，就诊于我院门诊，查血常规示 WBC 10.42×10^9/L，嗜酸性粒细胞百分比 10.4%（绝对值 1.08×10^9/L），胸部 CT 示“双肺支气管扩张，左肺下叶为著，周围见点片状磨玻璃密度影，右肺上叶后段实变”。予左氧氟沙星、阿奇霉素抗感染，硫酸沙丁胺醇吸入气雾剂、布地奈德混悬液吸入对症治疗，患者症状缓解。10 天前患者于门诊复诊，痰细菌培养生长肺炎克雷伯菌，外周血烟曲霉过敏原 IgE 升高，曲霉菌抗体 IgG 阳性，为进一步诊治收入院。

既往史和个人史： 支气管哮喘 50 年，间断使用吸入糖皮质激素、吸入糖皮质激素联合长效 β2 受体激动剂治疗；类风湿关节炎 10 年，口服雷公藤多苷片 3 粒 2 次 / 日、塞来昔布胶囊 200 mg 1 次 / 日治疗；高血压 11 年。对庆大霉素、链霉素、氨基比林过敏。其父亲患支气管哮喘。

入院查体： 体温 36.1℃，脉搏 90 次 / 分，呼吸 18 次 / 分，血压 126/66 mmHg。双肺叩诊清音，呼吸音清晰，可闻及湿啰音。心率 90 次 / 分，心律齐，各瓣膜听诊区未闻及杂音。腹软，肝脾肋下未触及。双下肢无水肿。左腕及左手第三近端指关节压痛，左手第三近端指关节略肿胀，双手可及 Heberden 结节及 Bouchard 结节，蛇形手畸形，无杵状指。

辅助检查： 胸部 CT 示双肺多发支气管扩张、管壁增厚，左肺下叶为著，周围见点片状磨玻璃密度影及索条影，边界模糊，右肺上叶后段见实变影，其内见支气管充气征（图 32-1）。

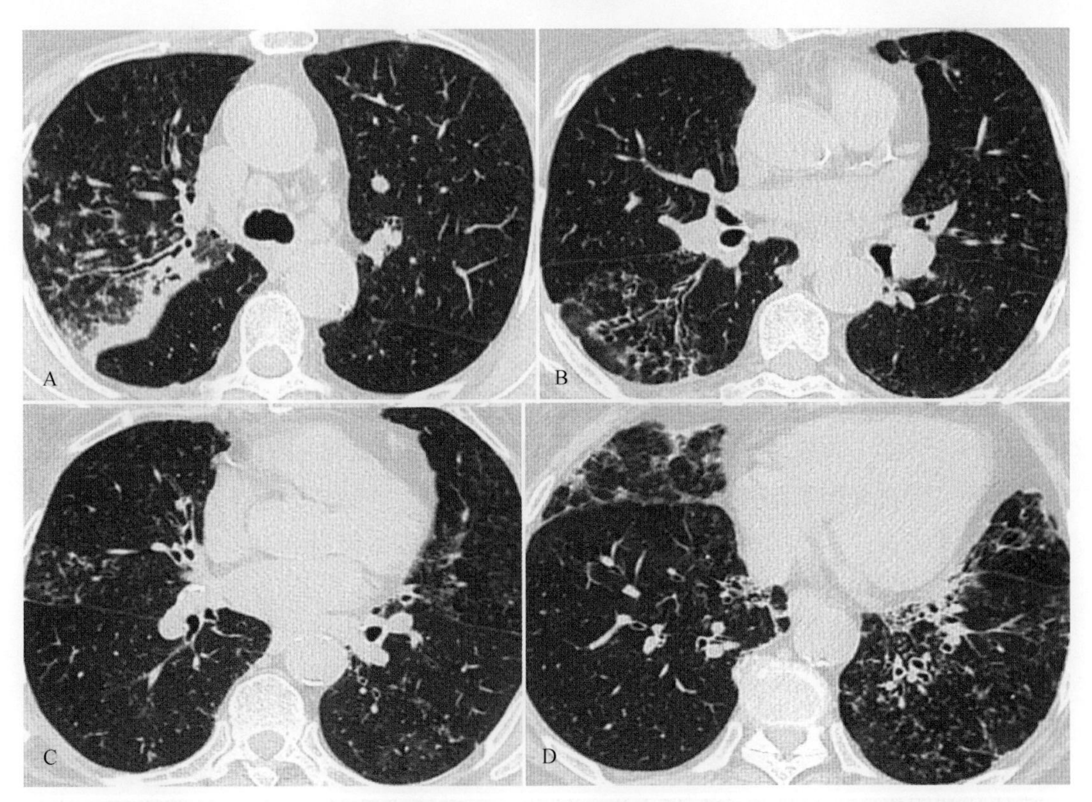

图 32-1　入院前 1 个月胸部 CT：双肺支气管扩张、管壁增厚，左肺下叶为著，周围见点片状磨玻璃密度影及索条影，边界模糊，右肺上叶后段见实变影，其内见支气管充气征

初步诊断：1. 支气管扩张合并感染；2. 支气管哮喘；3. 类风湿关节炎；4. 高血压 1 级（高危）

入院后诊疗经过

入院后予哌拉西林舒巴坦 5 g 3 次 / 日、阿奇霉素 0.25 g 1 次 / 日静脉输液抗感染治疗，乌美溴铵维兰特罗 1 吸 2 次 / 日，患者症状缓解。进一步实验室检查，血 G 试验、GM 试验（－）；过敏原总 IgE 368 KU/L，烟曲霉过敏原 IgE 8.83 KU/L（3 级），霉菌混合 IgE 1.21 KU/L（2 级），曲霉菌抗体 IgG 128 AU/ml。BALF 细胞计数及分类：总数 32.0×10^6/L，巨噬细胞 4.5%，嗜酸性粒细胞 14.3%，中性粒细胞 81.1%。痰涂片找结核菌、细菌、真菌未见异常，痰真菌培养（－）。血 ANA（－），类风湿因子 39.9 IU/ml，抗环瓜氨酸多肽抗体 625 U/ml，ANCA（－）。肺功能检查：（支气管扩张剂后）FEV_1 52.5%，FEV_1/FVC 63.97%，FVC 66.8%，RV/TLC 51.94%，D_{LCO} 56%，提示混合性通气功能障碍，残总比增加，弥散功能减低，支气管舒张试验（－）。

最终诊断为变应性支气管肺曲霉病（ABPA），类风湿关节炎。予伏立康唑 150 mg 2 次 / 日口服，布地奈德福莫特罗吸入剂吸入，雷公藤多苷片 30 mg 2 次 / 日联合塞来昔布 200 mg 1 次 / 日治疗。

二、病例解析

（一）ABPA是一种常被漏诊/误诊的疾病

该患者为老年女性，慢性病程，主要表现为反复咳嗽、咳黄脓痰，胸部CT示多肺叶支气管扩张、树芽征，支气管扩张诊断明确，本次加重表现为咳黄脓痰，血常规WBC增加，考虑合并细菌感染。

临床上导致支气管扩张的病因繁多，以感染后支气管扩张最常见，其他如免疫缺陷、自身免疫病等也不少见；该例支气管扩张考虑与类风湿关节炎相关。结合支气管哮喘病史，CT显示双肺支气管扩张，血清过敏原总IgE升高，烟曲霉过敏原IgE阳性，曲霉菌抗体IgG升高，外周血嗜酸性粒细胞计数升高，考虑诊断符合ABPA。ABPA是烟曲霉致敏的一种过敏性肺部疾病，表现为哮喘和反复出现的肺部阴影，可伴有支气管扩张。对于不典型的病例，临床上常存在漏诊和误诊。为了提高ABPA诊治水平，我国专家于2017年发布了ABPA诊治共识，提出ABPA诊断标准[1]为：①相关疾病：支气管哮喘；其他疾病：支气管扩张症、慢阻肺、肺囊性纤维化。②必需条件：同时具备血清烟曲霉过敏原IgE水平升高（＞0.35 kUA/L）或烟曲霉皮肤速发反应阳性；血清总IgE水平升高（＞1000 IU/mL）。③其他条件，满足至少2条：外周血嗜酸性粒细胞计数＞0.5×10^9/L，使用激素者可正常，以往的数据可作为诊断条件；影像学与ABPA一致的肺部阴影：一过性病变包括实变、结节、牙膏征或手套征、游走性阴影等，持久性病变包括支气管扩张、胸膜肺纤维化等；血清烟曲霉sIgG抗体或沉淀素阳性。该标准特别提出，如果满足其他条件，即使过敏原总IgE＜1000 IU/ml也可考虑诊断。该例患者虽然过敏原总IgE为368 KU/L（即368 IU/ml），但其他诊断条件均具备，亦符合ABPA诊断标准。

（二）使用生物制剂及免疫抑制剂可能为类风湿关节炎发生ABPA的危险因素

本例患者罹患类风湿关节炎，长期使用雷公藤及中药治疗。类风湿关节炎几乎可以累及肺部每个部位，包括大小气道、胸膜、肺血管和间质等，表现为间质性肺病、支气管扩张、类风湿结节、肺动脉高压、胸膜疾病等[2]。类风湿关节炎合并支气管扩张较为常见，发生率为20%～50%[3]，但类风湿关节炎合并ABPA鲜有报道[4-5]。目前已有报道类风湿关节炎患者接受甲氨蝶呤联合阿达木单抗[4]或依那西普联合托珠单抗[5]治疗过程中发生ABPA的病例，提示使用生物制剂可能为类风湿关节炎患者发生ABPA的危险因素。ABPA发病是由于曲霉孢子侵入气道，在气道内出芽发育长出菌丝，菌丝定植于气道而不侵犯组织，菌丝为过敏反应提供抗原刺激，导致曲霉致敏。曲霉致敏后发生过度活跃的Th2型免疫反应，释放白细胞介素-4、5、13、9，趋化因子-7等，产生强烈的炎症反应，导致IgE、真菌IgG抗体产生和持续气道炎症[6]。一方面，由于肿瘤坏死因子（TNF）-α 抑制剂的使用，曲霉更加容易定植于类风湿关节炎患者的气道；另一方面，TNF-α 抑制剂通过抑制 Th1 型免疫反应，抑制关节炎进展，因此在使用 TNF-α 抑制剂治疗类风湿关节炎的过程中，Th1/Th2 平衡被破坏，Th2 型免疫反应活跃，导致气道高反应以及气道炎症的加重。本例患者使用雷公藤治疗类风湿关节炎，而未使用 TNF-α 抑制剂，雷公藤及其他免疫抑制剂是否与 TNF-α 抑制剂存在相似机制促进 Th2 型免疫反应或存在其他机制促进 ABPA 发生，有待进一步研究明确。

三、要点提示

（1）类风湿关节炎合并 ABPA 临床少见。使用生物制剂及免疫抑制剂可能为类风湿关节炎发生 ABPA 的危险因素，其机制可能为抑制 Th1 型免疫反应，导致 Th1/Th2 平衡被破坏，Th2 型免疫反应过度活跃引起气道炎症反应。

（2）ABPA 常被漏诊或误诊，过敏原总 IgE 升高即使没有达到＞1000 IU/ml 的标准，亦不能排除 ABPA 诊断，需结合临床表现、胸部影像学及化验检查综合分析。

参考文献

[1] 中华医学会呼吸病学分会哮喘学组．变应性支气管肺曲霉病诊治专家共识．中华医学杂志，2017，97：2650-2656.

[2] Bulpa P，Dive A，Sibille Y. Invasive pulmonary aspergillosis in patients with chronic obstructive pulmonary disease. Eur Respir J，2007，30：782-800.

[3] Wang D，Zhang J，Lau J，et al. Mechanisms of lung disease development in rheumatoid arthritis. Nat Rev Rheumatol，2019，15：581-596.

[4] Kawasaki T，Kamiya M，Nakagawa A，et al. Allergic bronchopulmonary aspergillosis in a patient with rheumatoid arthritis under adalimumab therapy：a case report. Nihon Rinsho Meneki Gakkai Kaishi，2016，39：84-89.

[5] Honda H，Kida H，Yoshida M，et al. Recurrent allergic bronchopulmonary aspergillosis in a patient with rheumatoid arthritis treated with etanercept and tocilizumab. Mod Rheumatol，2011，21：660-664.

[6] Agarwal R，Sehgal IS，Dhooria S，et al. Allergic bronchopulmonary aspergillosis. Indian J Med Res，2020，151：529-549.

（任佳琦　盖晓燕　孙永昌）

病例 33

支气管哮喘合并气管支气管淀粉样变性

一、病例重现

患者，女性，67 岁。因“间断喘息 33 年，活动后气短 7 年，加重 22 日”于 2018 年 2 月 19 日入院。33 年前患者受凉后出现喘息，可闻及喘鸣音，平卧时明显，伴咳嗽，经治疗后缓解。此后上述症状每 1 ～ 2 年发作一次，多为冬季受凉后出现，均于当地医院予抗生素治疗（具体不详），症状持续 5 ～ 6 日可缓解，平素未应用支气管扩张剂及吸入激素。7 年前患者每逢立秋到山间活动时出现频繁打喷嚏、流涕、鼻痒和眼痒不适，脱离环境后缓解，同时出现活动耐力下降，登山步行 500 米即出现气短，未规律诊治。22 日前患者受凉后出现喘息，伴干咳、发热，体温最高 38.2℃，于当地医院应用抗生素治疗后（具体不详）症状无好转。4 日前就诊于我院急诊，予莫西沙星 400 mg 1 次 / 日抗感染、甲泼尼龙 40 mg 1 次 / 日静脉输液 3 日，辅以雾化、化痰治疗后症状稍好转，为进一步诊治入院。自发病以来，无咯血、鼻衄，无盗汗、消瘦，无皮疹、光过敏及关节肿痛。

既往史和个人史：高血压 18 年，规律服药，控制良好。发现腔隙性脑梗死 5 年，无言语、行动后遗症。4 年来左下肢外侧由大腿根部至足趾麻木，无活动受限，未诊治。否认肝炎、结核等传染病史。无吸烟、饮酒史。从事教师职业，多年接触粉笔末，否认哮喘等相关疾病家族史。

入院查体：体温 35.7℃，脉搏 73 次 / 分，呼吸 19 次 / 分，血压 145/66 mmHg，神志清楚，伸舌居中，舌体无肥大，无发绀，双肺叩诊清音，可闻及弥漫吸气相和呼气相干鸣音，右侧为著。心、腹查体无明显异常。双下肢无水肿。左侧腓肠神经支配区域针刺觉减退，深感觉正常，双侧肌力正常。

辅助检查：血常规 WBC 11.7×10^9/L，中性粒细胞百分比 82.5%，嗜酸性粒细胞百分比 0。胸部 X 线片：双肺纹理增多，右下肺少许炎症，左上肺纤维索条影，右侧少许胸腔积液（图 33-1）。

初步诊断：呼吸困难待查，支气管哮喘可能；高血压；腔隙性脑梗死

入院后诊疗经过

入院后完善相关化验检查，血过敏原总 IgE 444.0 KU/L，烟曲霉 IgE（－），霉菌混

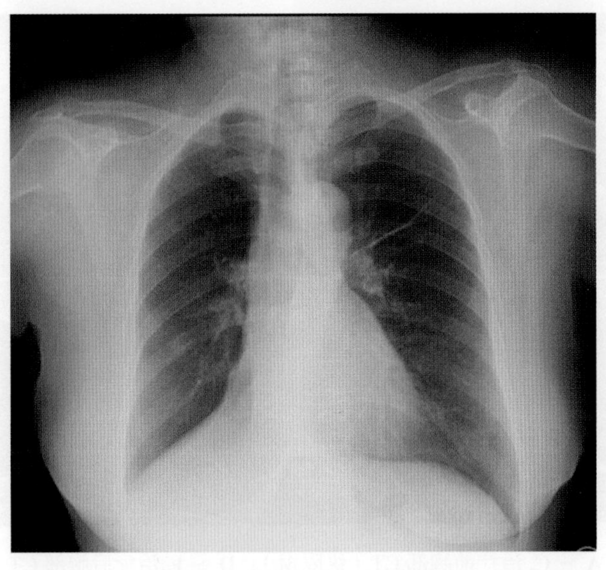

图 33-1　胸部 X 线（入院前）

合 IgE（－），艾蒿 IgE 100.0 KU/L，葎草 IgE 12.2 KU/L。肺功能示阻塞性通气功能障碍，残总比增加，弥散功能障碍，支气管舒张试验（－）：吸入支气管扩张剂前 FEV_1%pred 61.5%，FEV_1/FVC 55.73%；吸入支气管扩张剂后 FEV_1%pred 67.1%，FEV_1/FVC 60.8%；FEV_1 改善率 5.6%，绝对值增加 70 ml。胸部 CT 示气管及支气管壁多发增厚、钙化，右下肺不张（图 33-2 A ～ C 和图 33-3 A ～ C）。

为进一步明确气管及支气管壁多发增厚钙化原因，予患者行支气管镜检查，镜下见气管及双侧主支气管黏膜弥漫增厚，多发结节样隆起，管腔相对狭窄（图 33-4 A ～ G）；于左主支气管近端狭窄处取组织活检，病理回报示支气管黏膜下可见大量无定形蛋白样物质沉积，未见肉芽肿、多核巨细胞及其他特殊病变（图 33-5 A ～ C），特殊染色：刚

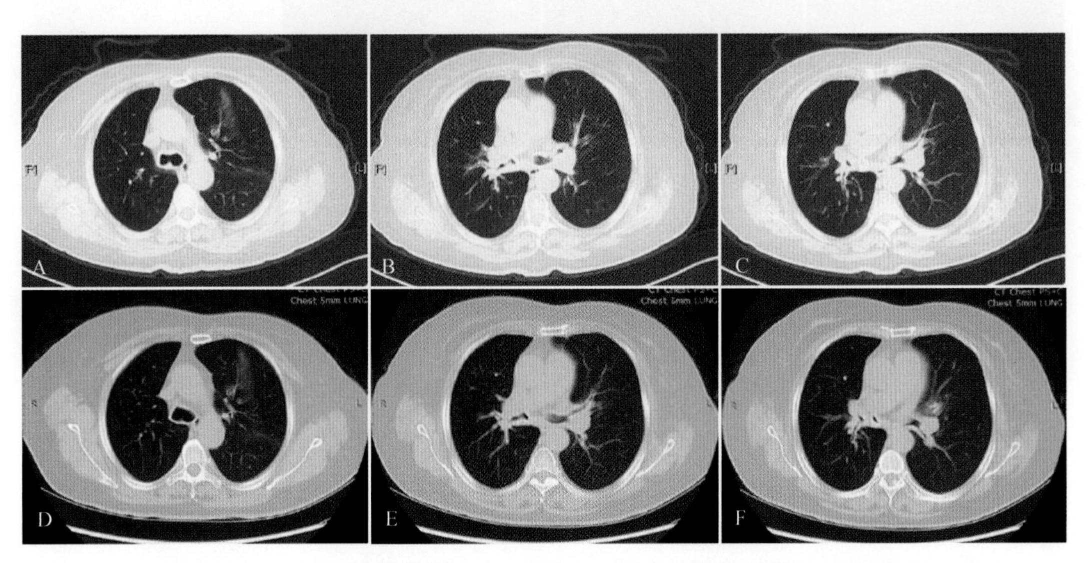

图 33-2　A ～ C. 治疗前胸部 CT（肺窗）；**D ～ F.** 治疗后胸部 CT（肺窗）

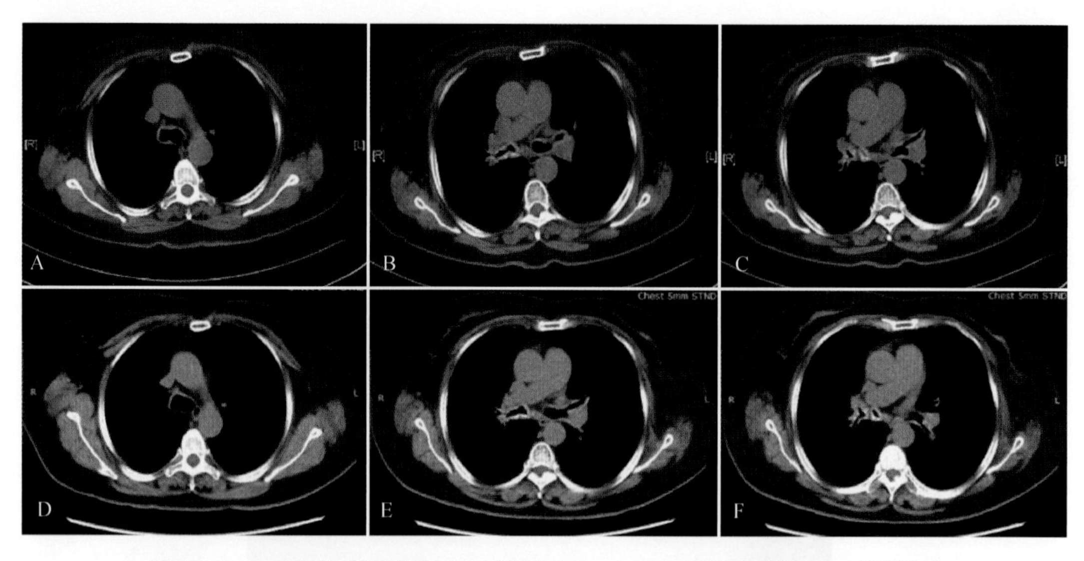

图 33-3　A ～ C. 治疗前胸部 CT（纵隔窗）；**D ～ F.** 治疗后胸部 CT（纵隔窗）

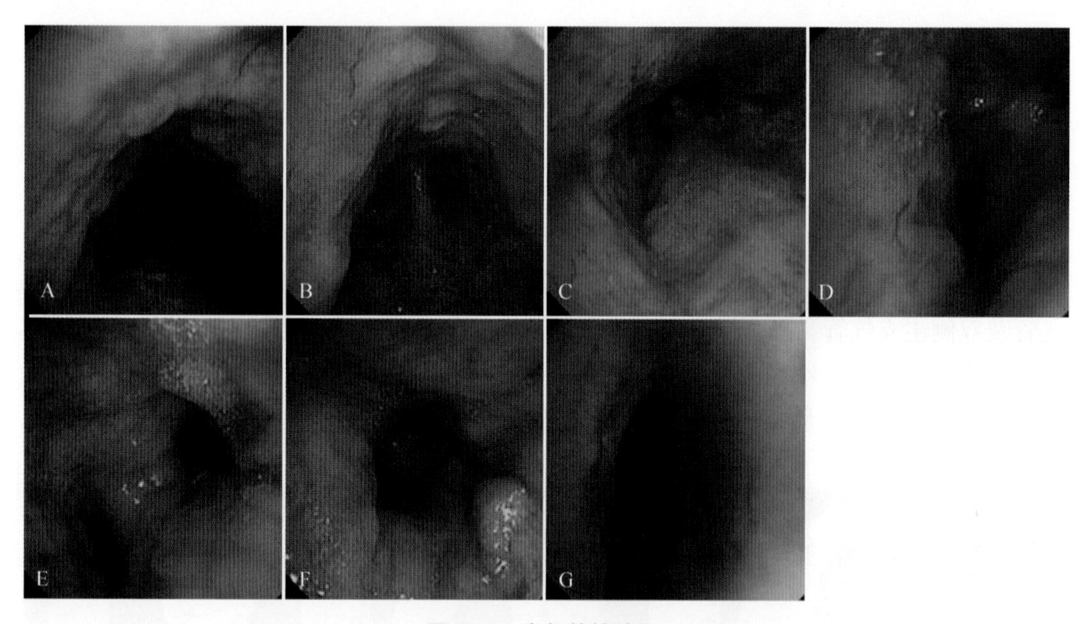

图 33-4　支气管镜检查

果红染色（＋）（图 33-5 D ～ F），纤维素染色（蓝色），VG 法（－），偏振光检测苹果绿双折光（＋）。结合患者胸部 CT、支气管镜及病理结果，最终诊断气管支气管淀粉样变性。

进一步评估患者是否存在其他部位淀粉样变性，查体未见舌体肥大及皮肤异常表现。血 NT-proBNP 正常，超声心动图大致正常。尿常规、肾功能及肾脏超声均未见异常。神经系统检查提示左侧腓肠肌受累，肌电图提示 CHEPs 异常信号（CHEPs：触热诱发电位，是一种评估客观疼痛觉的工具）。

患者入院后治疗方面，予甲泼尼龙 40 mg 2 次 / 日静脉输液治疗并逐渐减量，同时应

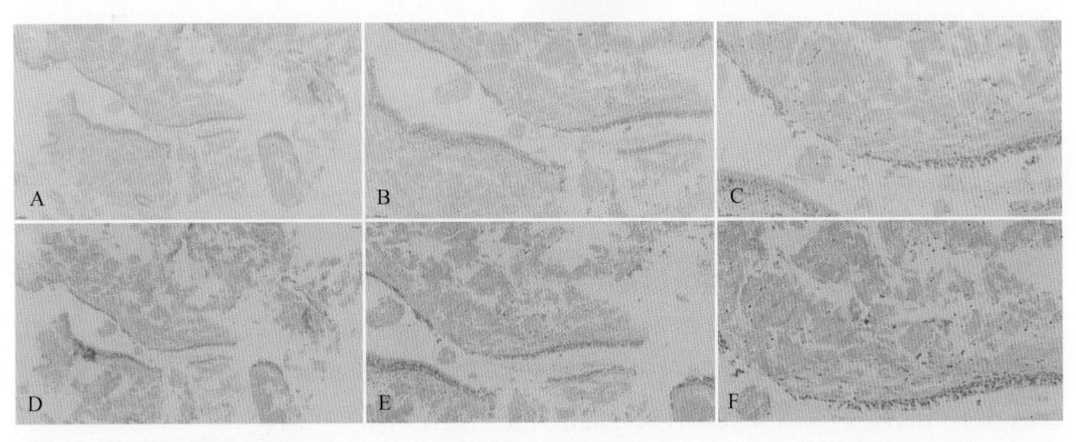

图 33-5 支气管黏膜病理结果（注：**A.** HE×100；**B.** HE×200；**C.** HE×400；**D.** 刚果红 ×100；**E.** 刚果红 ×200；**F.** 刚果红 ×400）

用布地奈德及复方异丙托溴铵雾化吸入治疗，患者呼吸困难症状逐渐好转。出院后规律吸入布地奈德福莫特罗、口服孟鲁司特治疗。出院 3 个月后复查胸部 CT 提示气道壁增厚较前部分好转（图 33-2 D ～ F 和图 33-3 D ～ F）。

二、病例解析

（一）气管支气管淀粉样变性临床症状不典型，与支气管哮喘难以鉴别，往往需胸部 CT 和病理活检明确诊断

肺淀粉样变性是一种较罕见的临床疾病，首次诊断多发生在 55 ～ 60 岁的患者中[1]，该病临床表现多样，可合并或不合并其他器官系统受累，发病率约（6 ～ 10）/100 000。气管支气管淀粉样变性是最常见的肺淀粉样变性类型，多独立存在，亦可发生于系统性淀粉样变性，病变常弥漫累及气道。临床可表现为咳嗽、喘息、呼吸困难、咯血及反复肺炎。胸部 CT 可表现为气道壁密度增高（钙化或骨化），与骨化性气管支气管病、复发性多软骨炎不同，可累及气管后壁膜部。气管壁密度增高、增厚伴长段管腔狭窄，高度提示气道淀粉样变性。在条件允许的情况下，PET-CT 对早期淀粉样变性的发现及治疗的反应均更敏感。淀粉样变性的诊断主要依赖病理活检结果，胸部 CT 亦可协助诊断。

既往仅有个案报道支气管哮喘合并肺淀粉样变性的病例[2]，更多病例报告提示气管支气管淀粉样变性与严重、控制不佳的支气管哮喘在临床表现上相似，难以鉴别，往往需要结合支气管镜及胸部 CT 等辅助诊断[3-7]。

该患者的病例特点是 67 岁老年女性，慢性病程，间断喘息 33 年，活动后气短 7 年，加重 22 日，吸入糖皮质激素及支气管扩张剂治疗后，症状明显好转，符合支气管哮喘特点。后因胸部 CT 可见气道增厚钙化，遂行支气管镜检查，组织活检病理报告支气管黏膜下可见大量无定形蛋白样物质沉积，刚果红染色（＋），偏振光检测苹果绿双折光（＋），且患者合并左侧腓肠肌受累，肌电图提示 CHEPs 异常信号，考虑合并气管支气管淀粉样变性诊断明确。

（二）气管支气管淀粉样变性需积极治疗，通常预后欠佳

一旦活检证实淀粉样变性，需积极采取治疗[8]，标准治疗方法为支气管镜下切除病变组织，也可选择激光治疗、支架置入或放射治疗等，多数患者需反复接受病变切除以控制进行性发展的呼吸道症状。该病的 5 年生存率约 30% ～ 50%，近端气道受累患者预后差于中远端气道受累患者[8]。

本病例化验检查未见浆细胞病相关证据，吸入激素及支气管扩张剂治疗后，呼吸道症状明显好转，长期吸入激素治疗后复查胸部 CT 提示气道增厚较前部分减轻。因此考虑长期哮喘控制不佳，在慢性气道炎症及反复急性感染的基础上，继发性淀粉样变性（AA 型）可能性大。AA 型淀粉样变性的治疗重点是控制原发疾病。

三、要点提示

（1）气管支气管淀粉样变性与支气管哮喘在临床表现上相似，通常难以鉴别；对于长期发作性喘息、诊断哮喘的患者，其他气道病变容易被忽视。

（2）对于经规范治疗后症状控制不佳的哮喘患者，需关注胸部 CT 气道病变情况，支气管镜检查有助于明确诊断。

参考文献

[1] Urban BA，Fishman EK，Goldman SM，et al. CT evaluation of amyloidosis：spectrum of disease. Radio Graphics，1993，13（1）：295-308.

[2] Winter JH，Milroy R，Stevenson RD，et al. Secondary amyloidosis in association with Aspergillus lung disease. British Journal of Diseases of the Chest，1986，80：400-403.

[3] Sreetharan SS，Prepageran N，Razak ARA，et al. Aerodigestive amyloidosis presenting as acute asthma. The Medical Journal of Malaysia，2003，58 2：290-293.

[4] Segura Méndez NH，Barragán Estrada Mde L，Paredes DML，et al. Asthma or laryngeal amyloidosis？ A report of a case and literature review. Revista Alergia Mexico，2006，53（1）：30.

[5] Kang HW，Oh HJ，Park HY，et al. Endobronchial amyloidosis mimicking bronchial asthma：a case report and review of the literature. Open Medicine，2016，11（1）：174-176.

[6] Rekik WK，Ayadi H，Ayoub A. Localized tracheobronchial amyloidosis：a rare cause of pseudo-asthma. Revue De Pneumologie Clinique，2001，57（4）：308.

[7] Serraj M，Kamaoui I，Znati K，et al. Pseudotumoral tracheobronchial amyloidosis mimicking asthma：a case report. Journal of Medical Case Reports，2012，6（1）：40.

[8] Czeyda-Pommersheim F，Hwang M，Chen SS，et al. Amyloidosis：modern cross-sectional imaging. Radiographics，2015，35（1）：1381-1392.

（常春　商莹　曹骊亭）

病例 34

Chiari 畸形 I 型合并阻塞性睡眠呼吸暂停和中枢性肺泡低通气

一、病例重现

患者，女性，55 岁。因“呼吸困难 1 个月，加重伴双下肢水肿 3 周”入院。患者于入院前 1 个月出现活动后呼吸困难，上 3 层楼需休息，伴头晕，就诊于心内科门诊，发现血压升高，最高达 160/90 mmHg，予“替米沙坦”降压治疗。入院前 3 周出现咳嗽、咳白痰，量中，无发热和痰中带血，活动后呼吸困难逐渐加重，同时出现双侧眼睑、颜面、双下肢可凹性水肿。夜间可平卧入睡，无夜间阵发性呼吸困难，无胸痛、心悸。予“左氧氟沙星”口服 7 天，咳嗽咳痰无明显缓解，活动后气短、水肿进一步加重，上一层楼或步行 100 m 即需要停下休息，乏力明显，为进一步诊治收入院。1 个月来体重增加 10 kg。

既往史和个人史：发现颈后枕部先天性毛细血管瘤 55 年；发现脊髓空洞症 35 年；脊柱胸段左侧弯 35 年；8 年前左股骨颈骨折行内固定术。否认糖尿病、冠心病病史。否认食物、药物过敏史。

入院查体：体温 36.8℃，脉搏 78 次 / 分，呼吸 18 次 / 分，血压 130/80 mmHg。体重 68 kg，身高 153 cm。神志清晰，颜面水肿，颈后、枕部可见皮肤隆起，毛细血管扩张。颈无抵抗，颈动脉搏动正常，颈静脉怒张，肝颈静脉回流征阴性。双肺呼吸音清晰，双肺底可闻及少许湿啰音。心界不大，心率 78 次 / 分，律齐，P2 ＞ A2，各瓣膜听诊区未闻及杂音，无心包摩擦音。腹软无压痛，肝脾肋下未触及，移动性浊音阴性。脊柱胸段左侧弯曲，双下肢膝关节以下可凹性水肿。

辅助检查：血常规、尿常规、肝肾功能、甲状腺功能均正常，血白蛋白 41 g/L。心肌酶：CK 44 U/L、CKMB 27 U/L、LDH 289 U/L，血 BNP 2748 pg/ml。胸部 X 线片：双肺未见明显实变影，心影增大，脊柱侧弯。心电图：V_1 ～ V_3 导联 ST-T 改变。超声心动图：肺动脉高压（中度），PASP 63 mmHg，三尖瓣反流（中度），右心增大，左心房增大，左心室舒张功能减退，LVEF 77%，心包积液（少量），下腔静脉增宽。24 小时动态血压：24 小时平均血压 129/78 mmHg，白天平均血压 131/78 mmHg，白天最高血压 166/99 mmHg，夜间平均血压 126/77 mmHg，夜间最高血压 144/88 mmHg。

初步诊断：肺动脉高压原因待查；右心衰竭；高血压 2 级，中危；先天性毛细血管瘤；

脊柱侧弯；脊髓空洞症

入院后诊疗经过

患者有活动后呼吸困难，颜面、双下肢水肿，血 BNP 升高，超声心动图示肺动脉高压，右心增大，考虑存在肺动脉高压和右心衰竭。从以下几个方面分析肺动脉高压和右心衰竭的原因：①心脏疾病：患者病史体征、心肌酶、心电图和超声心动图等相关检查不支持先天性心脏病（先心病）、右心室心肌梗死、右心室心肌病、缩窄性心包炎、左心衰竭合并右心衰竭等疾病。②结缔组织病：入院后化验血 ANA、抗核抗体谱、ANCA、类风湿因子均阴性，患者也无结缔组织病相关临床症状，此类疾病证据不足。③肺血栓栓塞症：患者 D-dimer 1.13 μg/ml，明显升高，行 CTPA 报告双肺动脉主干及分支未见确切栓塞征象；肺通气灌注显像大致正常；双下肢血管超声双下肢深静脉未见血栓；可以排除肺栓塞。④呼吸系统疾病：患者无慢性咳嗽、咳痰史，不吸烟；胸部 X 线片显示脊柱侧弯，心影增大（图 34-1）；胸部 CT 显示右侧胸腔少量积液，脊柱侧弯；肺功能为限制性通气功能障碍，FEV_1% 58%（绝对值 1.34 L），FEV_1/FVC 77%，TLC 56%，弥散功能减低，D_{LCO} 52%；血气分析（未吸氧）：pH 7.36，PaO_2 57 mmHg，$PaCO_2$ 67 mmHg。患者虽有脊柱侧弯和限制性通气功能障碍，但不足以导致肺动脉高压和右心衰竭，也不能解释新发现的呼吸衰竭Ⅱ型。⑤睡眠呼吸疾病：入院后发现患者睡眠打鼾，追问病史，患者打鼾 10 余年，近 1 个月加重伴日间困倦疲乏。入院后行多导睡眠监测示：AHI 64.5 次 / 小时（其中中枢性呼吸暂停指数 0.4 次 / 小时，阻塞性呼吸暂停指数 16.6 次 / 小时，混合性呼吸暂停指数 45.9 次 / 小时，低通气 1.7 次 / 小时），SpO_2 最低 43%，SpO_2 ＜ 90% 时间占总睡眠时间百分比为 60%，重度阻塞性睡眠呼吸暂停伴夜间重度低氧血症诊断明

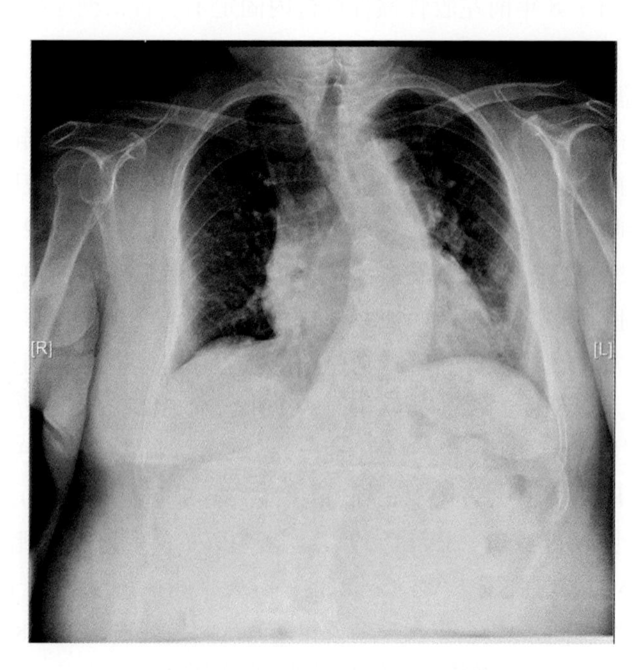

图 34-1 胸部 X 线片：脊柱侧弯

确，患者的肺动脉高压和右心衰竭有可能与睡眠呼吸疾病有关。

由于入院后发现患者存在呼吸衰竭Ⅱ型，考虑存在肺泡低通气，不能用呼吸系统疾病来解释，一度考虑是否有肥胖低通气综合征，但患者体重在入院前一个月明显增加，入院时 BMI 29 kg/m^2，利尿治疗数日后 BMI 27.8 kg/m^2，不符合肥胖低通气综合征诊断标准（BMI ＞ 30 kg/m^2）。考虑到患者有脊髓空洞症，不除外神经肌肉疾病导致肺泡低通气。详细查体发现患者左手大鱼际肌肉萎缩，声音略嘶哑，行颈椎核磁检查示 Chiari 畸形Ⅰ型（小脑扁桃体下疝畸形）、脊髓空洞形成（图 34-2）；纤维喉镜显示左侧声带麻痹。Chiari 畸形Ⅰ型可以引起脊髓空洞症和脊柱侧弯，也可以导致阻塞性睡眠呼吸暂停。此外，Chiari 畸形Ⅰ型可以继发中枢性肺泡低通气，可解释患者的呼吸衰竭Ⅱ型。重度阻塞性睡眠呼吸暂停和中枢性肺泡低通气最终导致患者出现肺动脉高压和右心衰竭。

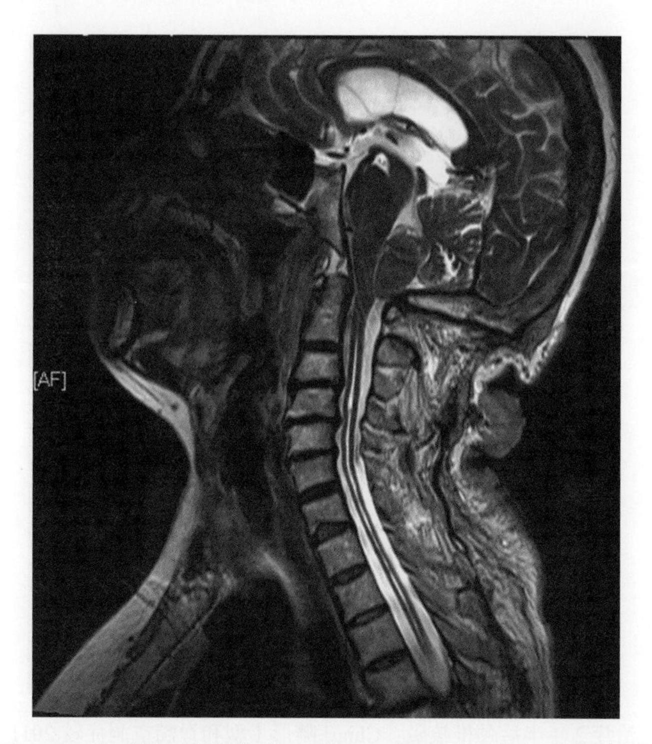

图 34-2　住院期间颈椎核磁：可见 Chiari 畸形Ⅰ型和脊髓空洞症

最终诊断为：Chiari 畸形Ⅰ型，脊髓空洞症，脊柱侧弯；阻塞性睡眠呼吸暂停低通气综合征（重度，以混合型为主）；继发性中枢性肺泡低通气；呼吸衰竭Ⅱ型；肺动脉高压（中度）；右心衰竭失代偿。

入院后予持续低流量吸氧，利尿治疗，同时夜间予具有备用频率的双水平气道正压通气（bilevel positive airway pressure，BiPAP）无创呼吸机治疗，呼吸困难明显好转。出院 3 个月随诊复查，眼睑、颜面、下肢水肿消失，体重下降 10 kg；无活动后呼吸困难。日间动脉血气分析（不吸氧）：pH 7.43，$PaCO_2$ 47 mmHg，PaO_2 71 mmHg；超声心动图：

肺动脉高压（PASP 为 41 mmHg）；三尖瓣反流（轻度）；左心室舒张功能减退，LVEF 69%。佩戴无创呼吸机复查睡眠呼吸监测：AHI 21 次 / 小时，低通气事件为主，SpO_2 最低 82%，SpO_2 < 90% 时间占总睡眠时间百分比为 10%，SpO_2 < 85% 时间占总睡眠时间百分比为 3%。2 年半后患者再次出现活动后气短，双下肢水肿，血气分析 pH 7.45，$PaCO_2$ 42.9 mmHg，PaO_2 57.2 mmHg。血 BNP 221 pg/ml。超声心动图：PASP 56 mmHg，LVEF 74%，左心室舒张功能减退。睡眠呼吸监测：AHI 90 次 / 小时，阻塞性事件为主，SpO_2 最低 47%，SpO_2 < 90% 时间占总睡眠时间百分比为 85%。颈椎 MRI 示脊髓空洞症较前加重（图 34-3）。积极控制右心衰竭，并调整无创呼吸机参数，并辅以夜间吸氧 3 L/min，复查睡眠呼吸监测：AHI 28 次 / 小时，SpO_2 最低 81%，SpO_2 < 90% 时间占总睡眠时间百分比降至 14%，SpO_2 < 85% 时间占总睡眠时间 1%。建议患者手术治疗，曾多家医院就诊，因手术风险大，患者拒绝。

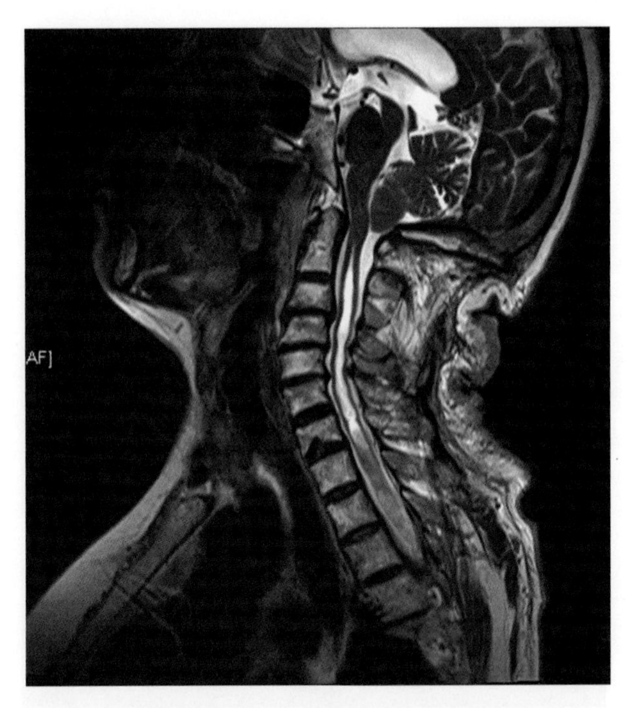

图 34-3 治疗 2 年半后颈椎核磁：Chiari 畸形Ⅰ型和脊髓空洞症较 2011 年有进展

二、病例解析

（一）Chiari 畸形Ⅰ型常常并发睡眠相关呼吸疾病，可以导致右心衰竭和呼吸衰竭

Chiari 畸形，又称 Arnold-Chiari 畸形或小脑扁桃体下疝畸形，是一种常见的先天性颅底部发育异常性疾病。其以后颅窝容积狭小，小脑扁桃体、蚓部及延髓等后脑组织被挤入枕骨大孔平面以下为特点。按其解剖结构差异分为四型：Ⅰ型为小脑扁桃体及下蚓

部疝至椎管内，延髓与第四脑室位置正常或轻度下移，可合并脊髓空洞症，一般不伴有脊髓脊膜膨出；Ⅱ型为小脑延髓、第四脑室均疝至椎管内，第四脑室正中孔与导水管粘连狭窄造成梗阻性脑积水，多伴有脊髓脊膜膨出；Ⅲ型除Ⅱ型特点外，常合并上颈段、枕部脑膜膨出；Ⅳ型合并表现为小脑发育不全畸形[1]。

Chiari 畸形Ⅰ型被称为"成人型"，因为此型患者多在成年后才出现症状。Chiari 畸形Ⅰ型并发脊髓空洞症的发生率为 50% ～ 70%[2]，可能与脑脊液回流受阻有关；脊髓空洞症由于肌力不平衡，多并发脊柱侧弯。Chiari 畸形Ⅰ型神经系统症状、体征可概括为枕骨大孔区综合征，即上颈神经根刺激、后组脑神经障碍、延髓及上颈髓受压体征、小脑功能障碍、椎动脉供血障碍等。本例患者的脊髓空洞症、脊柱侧弯、声音嘶哑和左手大鱼际肌肉萎缩均与 Chiari 畸形Ⅰ型相关。

Chiari 畸形Ⅰ型并发睡眠呼吸障碍近年来逐渐得到临床医生的重视，但由于涉及多个学科，临床上容易被漏诊，目前的文献资料也多为病例报道和小样本研究。Chiari 畸形Ⅰ型患者睡眠呼吸障碍发生率为 50% ～ 75%，包括中枢性睡眠呼吸暂停低通气综合征、阻塞性睡眠呼吸暂停、睡眠低通气、中枢性肺泡低通气，甚至可以表现为急性呼吸衰竭、呼吸停止及猝死[3-6]。导致中枢性睡眠呼吸暂停和中枢性肺泡低通气的机制可能为脑干受压或化学感受器功能异常影响到呼吸中枢；导致阻塞性睡眠呼吸暂停的机制可能为支配上气道扩张肌的传出神经受累、上气道肌肉和呼吸肌不协调、上气道反射受损、声带麻痹等。该患者以右心衰竭起病，同时发现存在肺动脉高压和呼吸衰竭Ⅱ型，抽丝剥茧，最后发现 Chiari 畸形Ⅰ型为其根本原因；由于 Chiari 畸形Ⅰ型继发了中枢性肺泡低通气和重度阻塞性睡眠呼吸暂停，在长期低氧和肺泡低通气的作用下，最终导致患者出现肺动脉高压和右心衰竭。

（二）Chiari 畸形Ⅰ型合并睡眠呼吸障碍的治疗[3-4，7-8]

对于 Chiari 畸形Ⅰ型，首选的治疗方法仍是外科手术，如后颅窝减压术等。手术对 Chiari 畸形Ⅰ型合并的睡眠呼吸障碍疗效不一。总体而言，手术对中枢性睡眠呼吸暂停和中枢性肺泡低通气改善较为明显，甚至可以完全缓解；但也有患者术后虽然中枢性睡眠呼吸暂停消失，但新出现阻塞性睡眠呼吸暂停的报道。对于阻塞性睡眠呼吸暂停，术后可以是完全缓解，也可以是部分缓解或无改善，这可能是由于压迫产生的永久损伤不能因手术而逆转；也有报道术后睡眠呼吸障碍反而加重。目前倾向于如果 Chiari 畸形Ⅰ型合并中枢性睡眠呼吸暂停，建议积极手术治疗；如果合并阻塞性睡眠呼吸暂停或肺泡低通气，则应手术同时予无创呼吸机治疗。本例患者因病情较重，已合并呼吸衰竭和右心衰竭，且颈后枕部有先天性毛细血管瘤，手术风险较大，患者未能接受手术治疗，予 BiPAP 呼吸机联合夜间低流量吸氧，临床症状和睡眠呼吸障碍参数均明显改善。由于患者不能耐受更高的呼吸机压力，睡眠呼吸监测参数并未达理想值，夜间低氧血症一直未能完全纠正，残留 AHI 较高。由于不能解除解剖异常，且在随访过程中发现脊髓空洞症还在进一步进展，尚需要密切观察病情变化及时处理。

三、要点提示

（1）Chiari 畸形Ⅰ型患者常常合并睡眠呼吸障碍，包括阻塞性睡眠呼吸暂停、中枢性睡眠呼吸暂停、肺泡低通气等，严重时可致呼吸衰竭、心力衰竭、猝死，但容易被忽视，建议常规筛查睡眠呼吸障碍。

（2）Chiari 畸形Ⅰ型合并睡眠呼吸障碍患者，手术治疗应放在首位，合并阻塞性睡眠呼吸暂停或肺泡低通气患者，应同时予无创呼吸机治疗。

（3）Chiari 畸形Ⅰ型患者合并睡眠呼吸障碍，单纯无创呼吸机治疗虽可以改善症状，提高患者生活质量，但不能控制疾病进展。

参考文献

[1] 贾建平，苏川 . 神经病学（第 8 版）. 北京：人民卫生出版社，2018.

[2] 闫明，党耕町，王超 . Arnold-Chiari 畸形 . 中国脊柱脊髓杂志，2003，13：252-255.

[3] Ferré Masó A，Poca MA，de la Calzada MD，et al. Sleep disturbance：a forgotten syndrome in patients with Chiari Ⅰ malformation. Neurologia，2014，29（5）：294-304.

[4] Leu RM. Sleep-related breathing disorders and the Chiari 1 malformation. Chest，2015，148（5）：1346-1352.

[5] Ferré á，Poca MA，de la Calzada MD，et al. Sleep-related breathing disorders in Chiari malformation type 1：a prospective study of 90 patients. Sleep，2017，40（6）：zsx069.

[6] Khatib MY，Elshafei MS，Shabana AM，et al. Arnold-Chiari malformation type 1 as an unusual cause of acute respiratory failure：a case report. Clin Case Rep，2020，8（10）：1943-1946.

[7] Del-Río Camacho G，Aguilar Ros E，Moreno Vinues B，et al. Reversible central sleep events in type I Chiari malformation. Sleep Med，2016，20：134-137.

[8] Jha DK，Gosal JS，Kumar R，et al. Delayed post-operative aggravation of sleep related disturbances in patients of basilar invagination with Chiari malformation：case report and review of the literature. Br J Neurosurg，2021，10：1-5.

（王建丽　张立强）

病例 35

表现为双肺多发气囊样病变的肺腺癌

一、病例重现

患者，女性，68 岁。因“间断咳嗽、咳痰 4 年，加重伴呼吸困难 2 年”入院。患者于 4 年前无明显诱因出现咳嗽，咳少量黄色黏痰，痰无臭味，无发热、胸痛、咯血。外院胸部 CT 示“左肺阴影”，考虑“肿瘤可能”（图 35-1），骨扫描及头颅 MRI 未见明显异常，先后行 CT 引导下肺活检及纤维支气管镜黏膜活检，病理结果均示“炎症”，未予特殊治疗。此后咳嗽、咳痰时轻时重，性质同前，自服“补肺丸”无效，未进一步诊治。3 年前因上述症状持续未缓解，于外院复查胸部 CT 示“右上肺新发病变”（图 35-2），口服“头孢”类抗生素 2 周，症状无明显改善，未进一步诊治。2 年前咳嗽逐渐加重，咳痰无明显变化，伴活动后气短，上 2 层楼即出现，休息 3 ～ 5 分钟后缓解，复查胸部 CT 示“右肺阴影较前增大，双肺结节影”（图 35-3），当地医院拟行纤维支气管镜检查，患者拒绝，未进一步诊治。此后患者上述症状进行性加重，咳嗽影响夜间睡眠，且平地快走即可出现明显气短，伴乏力、食欲减退。1 个月前于外院复查胸部 CT 示“双肺多发囊腔伴结节病变”（图 35-4），行纤维支气

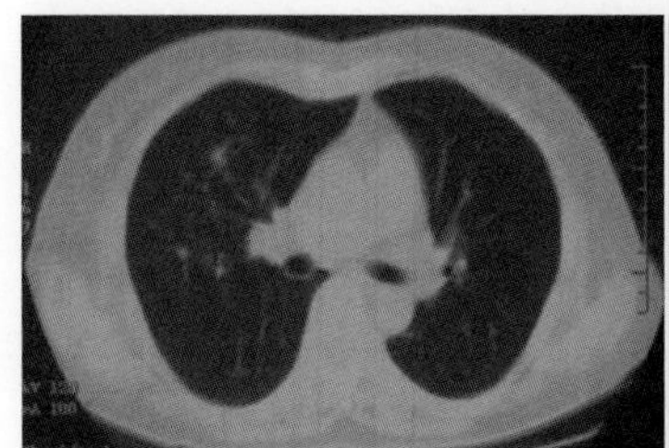
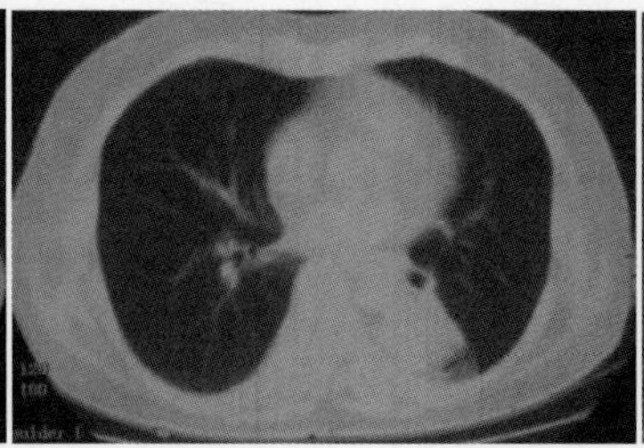
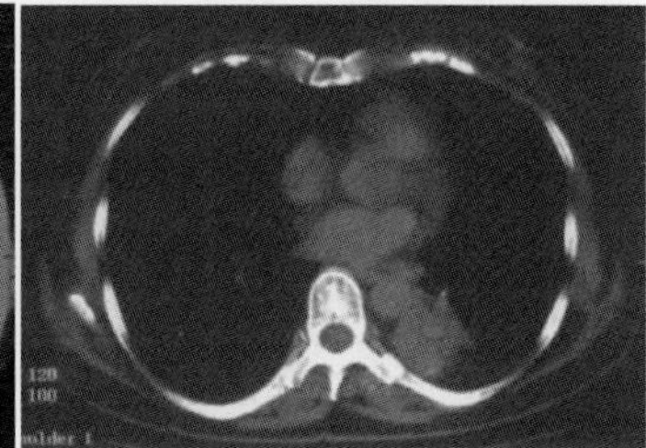

图 35-1 胸部 CT（4 年前）

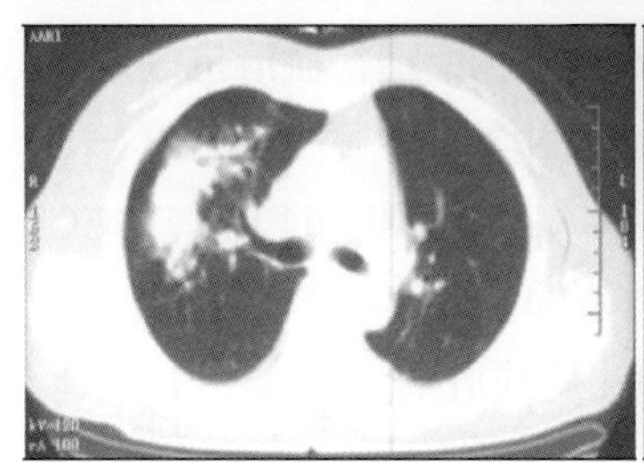
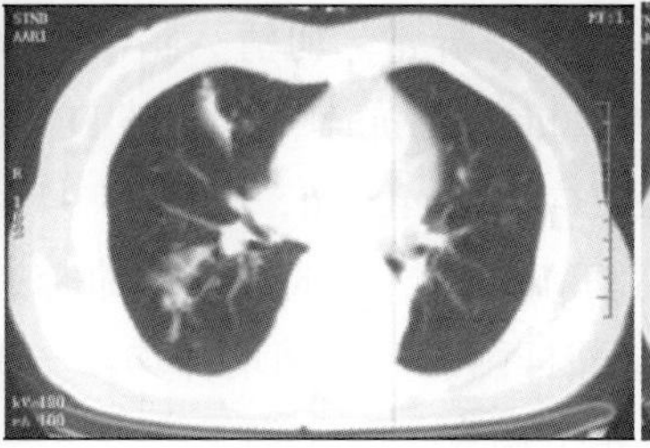
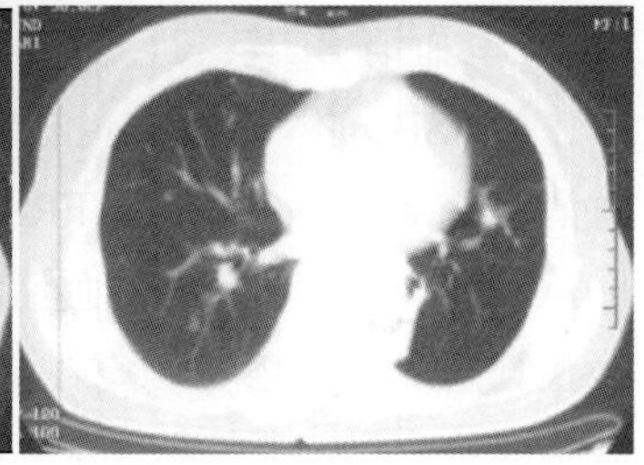

图 35-2 胸部 CT（3 年前）

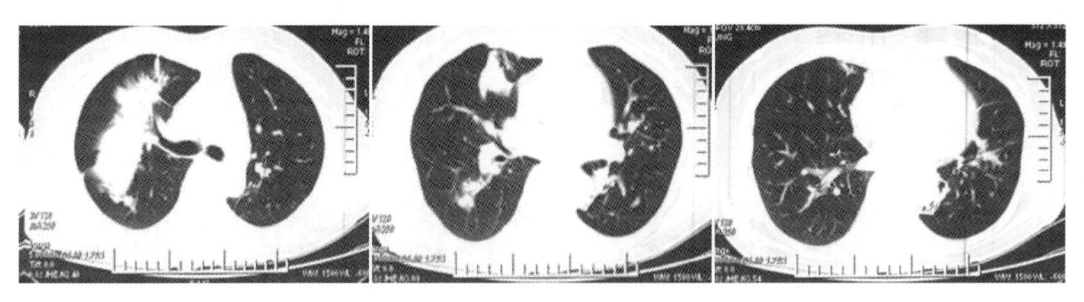

图 35-3 胸部 CT（2 年前）

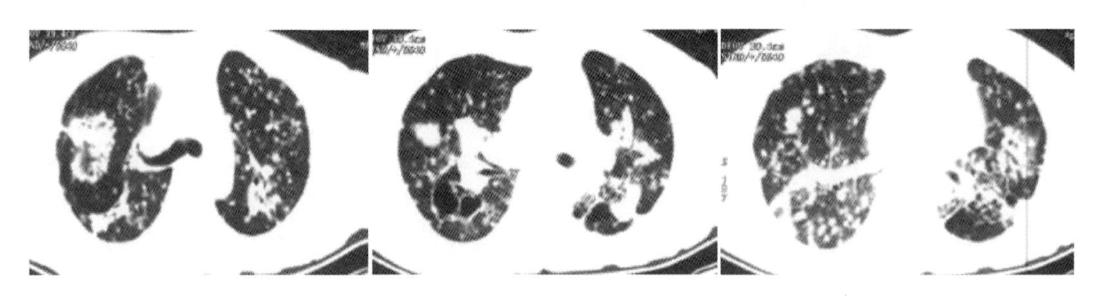

图 35-4 胸部 CT（1 个月前）

管镜检查考虑“炎症”，予“头孢”静脉点滴抗感染治疗 10 天症状无改善，现为进一步诊治收入我院。患者自发病以来，精神睡眠尚可，饮食欠佳，大小便无明显异常，体重较前减轻 2 kg。

既往史和个人史：结肠腺癌切除术后 17 年，术后化疗 2 周期，因药物副作用中断化疗，自诉随访未发现复发。居住地附近有煤矿矿井、火力发电站，使用煤矿燃料 20 余年。否认吸烟、饮酒史。

入院查体：体温 36.2℃，脉搏 112 次 / 分，呼吸 17 次 / 分，血压 110/65 mmHg。全身皮肤黏膜未见出血点、皮疹，浅表淋巴结未触及。口唇、甲床稍发绀，双肺叩诊清音，呼吸音清晰，未闻及啰音，心脏、腹部查体未见明显异常，无杵状指（趾），双下肢无明显水肿。

入院后诊疗经过

血常规：WBC 7.26×10^9/L，HGB 121 g/L，PLT 200×10^9/L，中性粒细胞百分比 76%，淋巴细胞百分比 13%。尿常规、便常规未见明显异常。血清 TP 65 g/L，血清 ALB 32 g/L，血清 BUN、Cr、心肌酶未见异常。血清 ANA 1∶160（胞质型），血清抗 SSA 抗体、抗 SSB 抗体、抗 Sm 抗体、抗 Jo-1 抗体、抗双链 DNA 抗体均（－），ANCA（－）。血清 NSE 18.5 ng/ml，CYFRA21-1 16.4 ng/ml，CA 125 94 U/L，CA 19-9 164 U/L，SCC、pro-GRP、AFP 均正常。血清 GM 试验、G 试验、烟曲霉过敏原 IgE、T-SPOT 均（－）。痰找真菌及真菌培养、痰找抗酸杆菌、痰细菌培养均（－）。痰找肿瘤细胞（－）。入院后胸部 CT 示双肺多发囊腔、结节病变（图 35-5）。

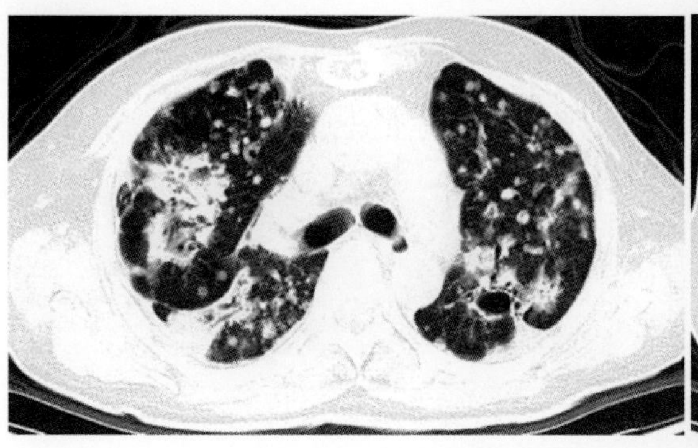
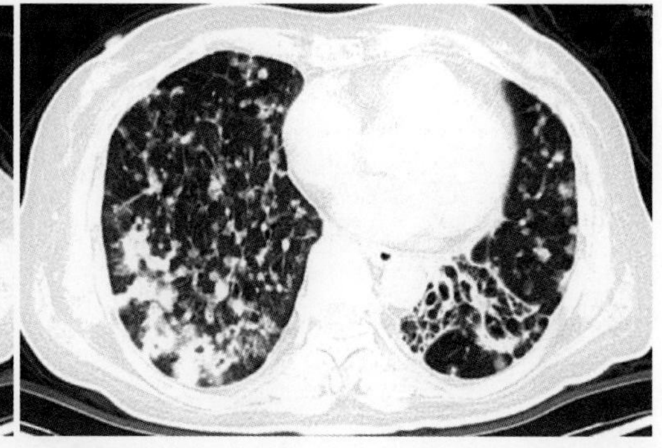

图 35-5　胸部 CT（入院后 5 天）

行支气管镜检查示右中叶内侧段开口处外压性狭窄，远端管腔通畅，双侧各级气道黏膜未见明显充血水肿，未见新生物（图 35-6）。支气管镜刷片找抗酸杆菌、找真菌、找肿瘤细胞均（－），支气管肺泡灌洗液 NGS 未检出致病微生物。全身 PET-CT 检查示双肺多发代谢活跃病变，伴支气管扩张及间质改变（图 35-7）。遂于超声引导下行经皮肺活检，病理回报：肺黏液性腺癌（图 35-8），靶向基因检测，KRAS 突变阳性，未检出 EGFR、ALK、ROS1 基因异常。

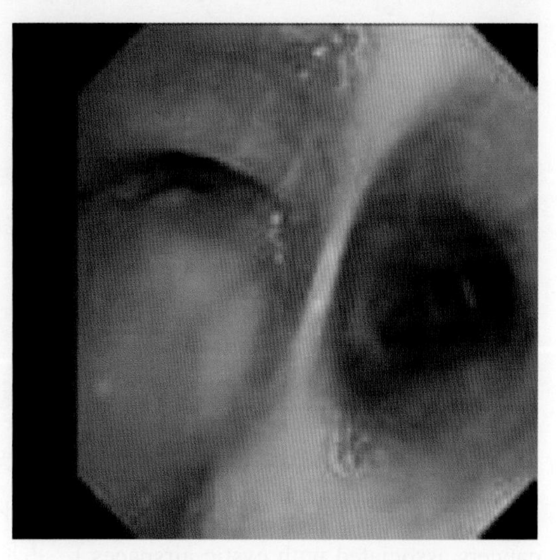

图 35-6　入院后支气管镜检查

最终诊断： 肺黏液性腺癌、结肠癌术后。

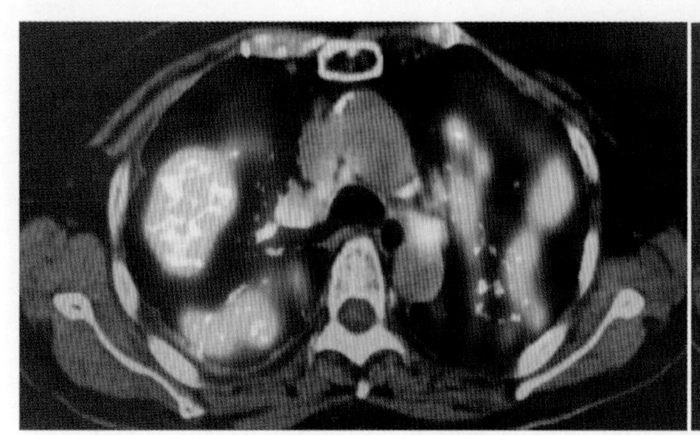
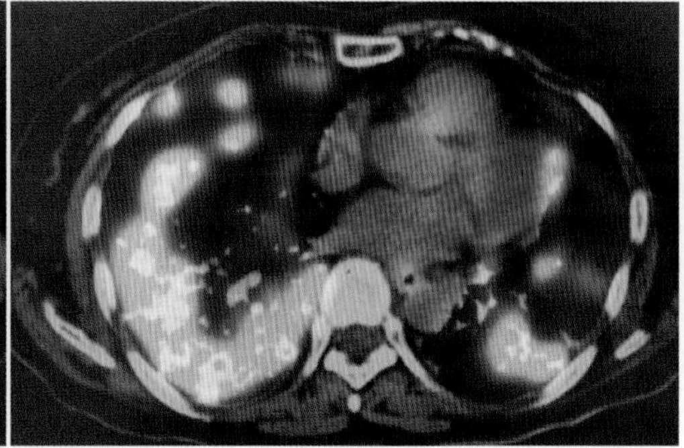

图 35-7　入院后 PET-CT 检查

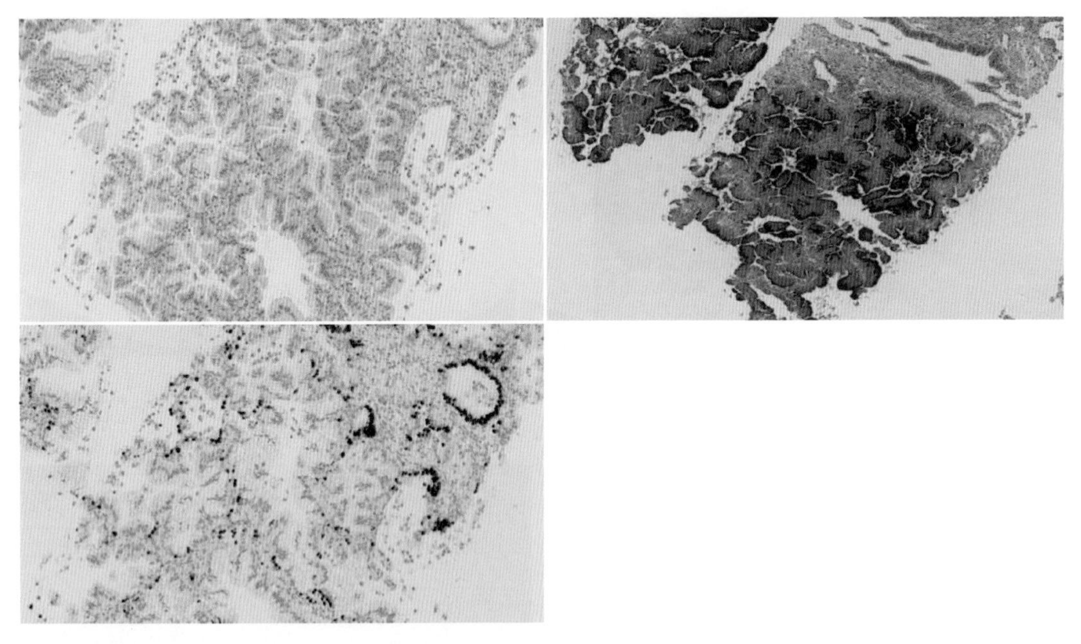

图 35-8 入院后肺穿刺病理

二、病例解析

（一）气囊样病变是肺腺癌的少见影像学改变

原发性肺癌的胸部影像学不仅可表现为实性或半实性结节、团块影，还可出现单发或多发囊腔样改变，伴有囊壁周或囊腔内实变、磨玻璃成分，即囊腔型肺癌（lung cancers associated with cystic airspaces），占原发性肺癌病例的 1% ～ 3.7%[1-3]。囊腔型肺癌的发生机制尚不明确，推测可能存在如下方式：肿瘤组织或瘢痕结构累及终末小气道，造成单向阀门效应，形成囊腔病变；肿瘤细胞沿已被破坏的肺结构（如肺气肿）贴壁生长；肿瘤细胞沿已经存在的囊腔病变（如肺囊肿、囊性支气管扩张等）贴壁生长；极少见情况下，肿瘤组织呈实性或半实性结节影，因其内血管成分不足，逐渐退化被吸收，或肿瘤组织内生成的黏液成分被排出，即形成囊腔病变[1, 4-5]。本病常见的病变演变方式包括囊腔壁逐渐增厚，出现临近囊腔外侧壁结节样病变；囊壁结节或实性成分体积逐渐增大，导致囊腔缩小，进而消失，被实变取代[2, 5-6]。囊腔型肺癌最常见的组织病理类型为腺癌（约占 80%），其中以黏液性腺癌相对多见，其次为鳞状细胞癌（约占 13%），其他类型（约占 7%）如类癌或小细胞肺癌等亦有报道[5, 7]；腺癌靶向基因检测研究较少，Fintelmann 等报道近半数患者 KRAS 表达阳性，提示预后不良[5]。

本病例肺部影像学演变特点为：①左下肺团块状实变影，边界较为清晰，其内有低密度区，其后体积逐渐缩小，演变成多囊腔病变，局部伴支气管扩张改变；②右上叶多发小斑片实变影、小结节病变，其后发展为团片状实变影，内有低密度区，周边分布小结节，后再出现体积缩小，实变内多发空腔改变；③右下肺肺门周实变影，其后演变成囊腔病变，囊壁不光滑，呈结节样不规则增厚；④伴随右上肺、右下肺实变进展，双肺多发结节影，大小不等，随机分布，部分呈小空洞改变，符合转移瘤特点。

（二）表现为气囊样病变的肺腺癌的临床特点

与其他非小细胞肺癌相比，本病多见于女性，临床表现以咳嗽、咳痰、气短为主，易发展为呼吸衰竭，而发热、咯血相对少见[8-9]。本病治疗原则与其他原发性肺癌相同，然而因影像表现易与感染或其他炎症性病变混淆，漏诊率较高，故治疗易被延误，影响预后[10]。

（三）表现为气囊病变的肺腺癌的鉴别诊断要点

本病需与空洞性病变（如肺结核、侵袭性肺曲霉病、肉芽肿性多血管炎等）及其他多发囊腔性病变（如肺朗格汉斯细胞增多症、肺淋巴管平滑肌瘤病、囊性支气管扩张症等）进行鉴别[4, 11]。PET-CT 对本病与良性病变鉴别意义有限，在囊壁或囊壁结节实性成分直径大于 8 mm 时，可有较高摄取，若小于 8 mm，则摄取不明显或呈轻度摄取[2,6]。因此，PET-CT 阴性不能完全除外本病。对于肺内囊腔病变，应关注影像演变过程，警惕肺癌可能，必要时尽早行病理活检。

三、要点提示

（1）原发性肺癌，尤其是肺腺癌可表现为单发或多发囊腔样改变，伴有囊壁周或囊腔内实变、磨玻璃成分。“实性病变”缩小或消失后出现囊腔样病变，亦应想到囊腔型肺癌的可能。

（2）表现为气囊样病变的肺腺癌多见于女性，发热、咯血较少见，咳嗽咳痰、气短多见，易于发展为呼吸衰竭。

（3）本病需与多种表现为气囊样病变的疾病鉴别，考虑肺癌时应尽早行病理活检明确诊断。

参考文献

［1］Byrne D，English JC，Atkar-Khattra S，et al. Cystic primary lung cancer：evolution of computed tomography imaging morphology over time. J Thorac Imaging，2021，36（6）：373-381.

［2］Snoeckx A，Reyntiens P，Carp L，et al. Diagnostic and clinical features of lung cancer associated with cystic airspaces. J Thorac Dis，2019，11（3）：987-1004.

［3］Snoeckx A，Reyntiens P，Pauwels P，et al. Molecular profiling in lung cancer associated with cystic airspaces. Acta Clin Belg，2021，76（2）：158-161.

［4］Sheard S，Moser J，Sayer C，et al. Lung cancers associated with cystic airspaces：underrecognized features of early disease. Radiographics，2018，38（3）：704-717.

［5］Fintelmann FJ，Brinkmann JK，Jeck WR，et al. Lung cancers associated with cystic airspaces：natural history，pathologic correlation，and mutational analysis. J Thorac Imaging，2017，32（3）：

176-188.

[6] Mascalchi M，Attinà D，Bertelli E，et al. Lung cancer associated with cystic airspaces. J Comput Assist Tomogr，2015，39（1）：102-108.

[7] Mascalchi M. Lung cancer associated with cystic airspaces in the screening perspective. Ann Surg Oncol，2020，27（Suppl 3）：960-961.

[8] Sabloff BS，Wistuba II，Erasmus JJ. Cystic bronchioloalveolar cell carcinoma. J Thorac Imaging，2005，20（2）：110-114.

[9] Gui X，Ding J，Li Y，et al. Lung carcinoma with diffuse cystic lesions misdiagnosed as pulmonary langerhans cell histocytosis：a case report. BMC Pulm Med，2020，20（1）：30.

[10] Dias-Santagata D，Akhavanfard S，David SS，et al. Rapid targeted mutational analysis of human tumors：a clinical platform to guide personalized cancer medicine. EMBO Mol Med，2010，2：146-158.

[11] Penha D，Pinto E，Taborda-Barata L，et al. Lung cancer associated with cystic airspaces：a new radiological presentationof lung cancer. J Bras Pneumol，2020，46（6）：e20200156.

（丁艳苓　李秋钰　孙永昌）

病例 36

恶性肿瘤模拟血管炎

一、病例重现

患者，男性，44 岁。因“咳嗽 1 个月，右胸痛 26 天，左胸痛 2 天”入院。1 个月前患者无明显诱因出现咳嗽，咳少量白痰，无臭味，夜间为主，未诊治。26 天前咳嗽加重伴右侧胸痛，为锐痛，深吸气或咳嗽时加重，不伴气短。于当地门诊就诊，胸部 X 线片及胸部 CT 提示“双肺渗出影，肺炎？”。给予“头孢美唑钠”静脉治疗 3 天（具体剂量不详），胸痛无好转，即联合“莫西沙星”口服 3 天，并收入当地医院诊治。入院后行胸部 CT 提示“双肺多发斑片状密度增高影，较前有进展，右侧第 5 ～ 7 肋骨骨折”，给予“莫西沙星”静点 2 周，胸痛、咳嗽有部分好转。2 天前患者无诱因再发左侧胸痛，性质同右胸，胸部 X 线片提示“左侧第 6 肋骨新发骨折”，为进一步诊治收入我院。自发病以来有乏力，食欲减退，无发热、皮疹及盗汗，无关节肿痛，无腹痛、腹泻，无恶心、呕吐。二便如常，体重下降 0.5 kg。

既往史和个人史：既往体健，无鼻窦炎，无鸟禽接触史。吸烟 27 年，1 包 / 日，近 1 个月戒烟。父亲因胃癌去世，母亲因消化道肿瘤去世（具体不详）。

入院查体：体温 36.4℃，脉搏 76 次 / 分，呼吸 20 次 / 分，血压 130/85 mmHg。神清，面色晦暗。全身浅表淋巴结未触及肿大。全身无皮疹及出血点。睑结膜无苍白。双侧腋区肋骨有压痛，胸骨无叩痛。双肺未闻及干、湿啰音。心、腹查体未见异常。双下肢无水肿。

辅助检查：血常规 WBC 5.12×10^9/L，中性粒细胞百分比 69.5%，淋巴细胞百分比 19.8%，嗜酸性粒细胞百分比 1%，HGB 122 g/L，PLT 265×10^9/L。尿常规：红细胞 2 ～ 3 个 /HP，潜血（±）。便潜血试验弱（+）。PCT 0.1 ng/ml。CRP 12 mg/L。肝肾功能正常。胸部 CT（图 36-1 与图 36-2）提示：双肺多发近胸膜斑片状絮状高密度影，纵隔淋巴结不大，双侧肋骨骨折，肺部病变在 14 天内有进展，部分结节变实变大，周围伴晕征。肺功能提示：阻塞性通气功能障碍（FEV1.0 实测值 / 预计值 62%），D_{LCO} 减少，气道可逆试验（－）。腹部 B 超、超声心动图未见明显异常。电子支气管镜检查提示：气道大致正常。支气管刷检可见大量上皮样细胞及较多中性粒细胞，上皮样细胞核大，胞质嗜酸，细胞成片，大部分已退变，无明确肿瘤性证据；BALF 细胞计数 60×10^4/ml，巨噬细胞 66%，中性粒细胞 18%，淋巴细胞 9%，嗜酸性细胞 7%。

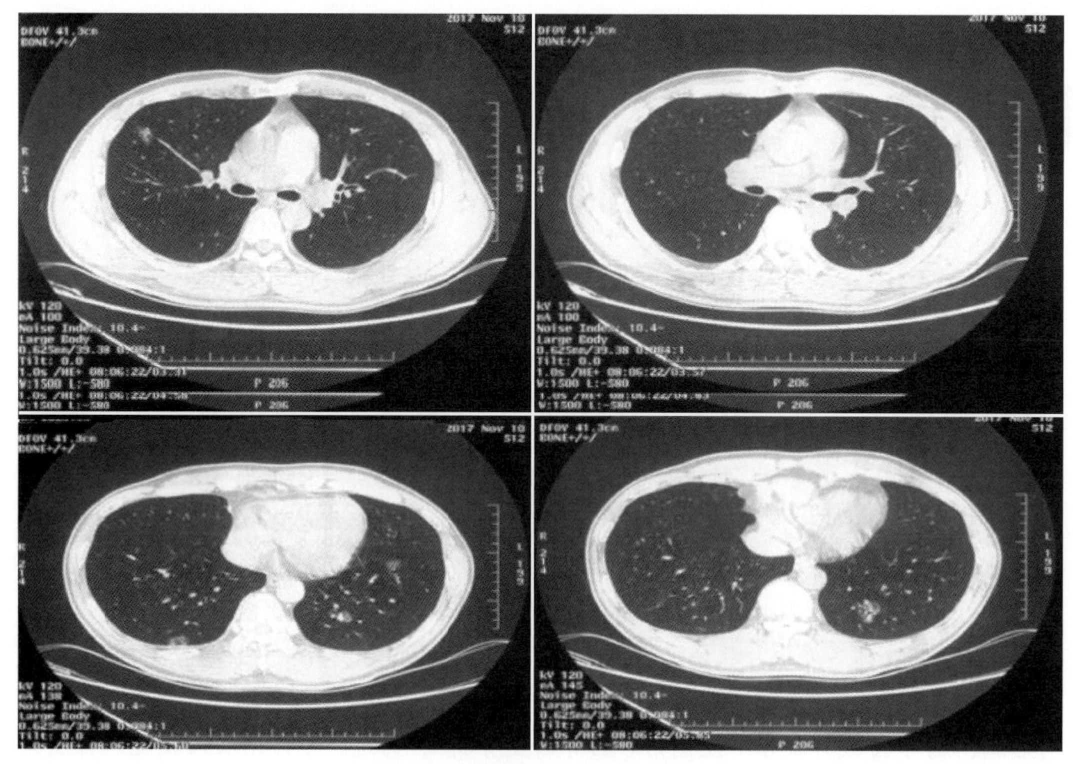

图 36-1　胸部 CT（入院前 22 天）

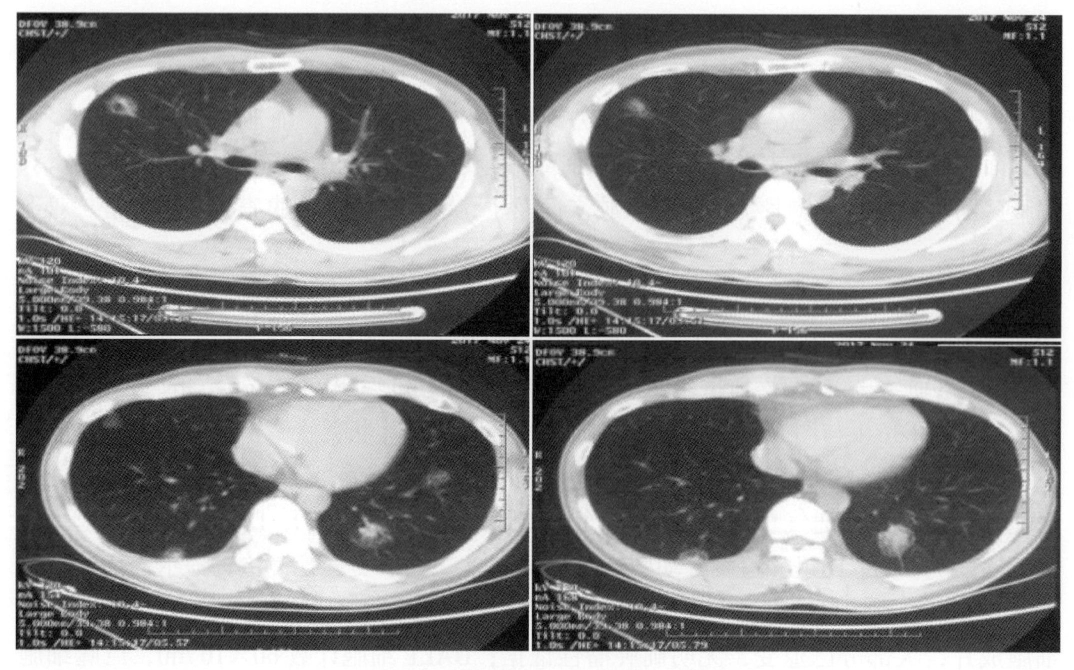

图 36-2　胸部 CT（入院前 8 天）

初步诊断：胸痛、双侧肋骨骨折、双肺多发结节性质待查？

入院后诊疗经过

入院后进一步检查，血生化（含血钙、血磷）、凝血、PCT、ESR、CRP 在正常范围；支原体抗体、军团菌抗体、T-SPOT、隐球菌乳胶试验均（－）。风湿三项、免疫球蛋白七项、免疫球蛋白固定电泳、尿轻链均正常，ANCA 及 ANA 谱均（－）。CEA 5.19 ng/ml（正常＜ 5 ng/ml），余肿瘤标志物正常。痰病原学（结核、真菌、奴卡菌、细菌）检查均（－）。

骨扫描提示：双侧肋骨骨折（右第 5 ～ 7 肋，左第 6 肋），不支持骨转移。复查胸部 CT 提示：双肺多发结节进一步增大、实变，部分伴空洞形成（图 36-3）。腹部 CT 提示：肝脏多发小囊肿，肝脏 S8 段小结节影，强化不均，性质待定。

全身 PET-CT（图 36-4）提示：双肺多发混杂磨玻璃密度影，部分伴空洞？代谢增高，坏死性肉芽肿性血管炎？腺癌？轻度鼻窦炎。肝脏灶状或点状低密度影，待进一步检查。

鼻窦 CT 提示副鼻窦炎，双侧下鼻甲肥厚。

因便潜血阳性，行胃镜检查提示：食管中段多发浅表糜烂，慢性浅表-萎缩性胃炎伴多发糜烂及出血，活检送病理。肠镜检查发现结直肠多发炎症性病变，性质待定，活检送病理。

因病理性骨折，不能除外浆细胞病，行骨髓穿刺检查提示：部分粒细胞可见中毒颗粒，余未见异常。结合临床表现和检验、检查结果，诊断和鉴别诊断考虑：①感染

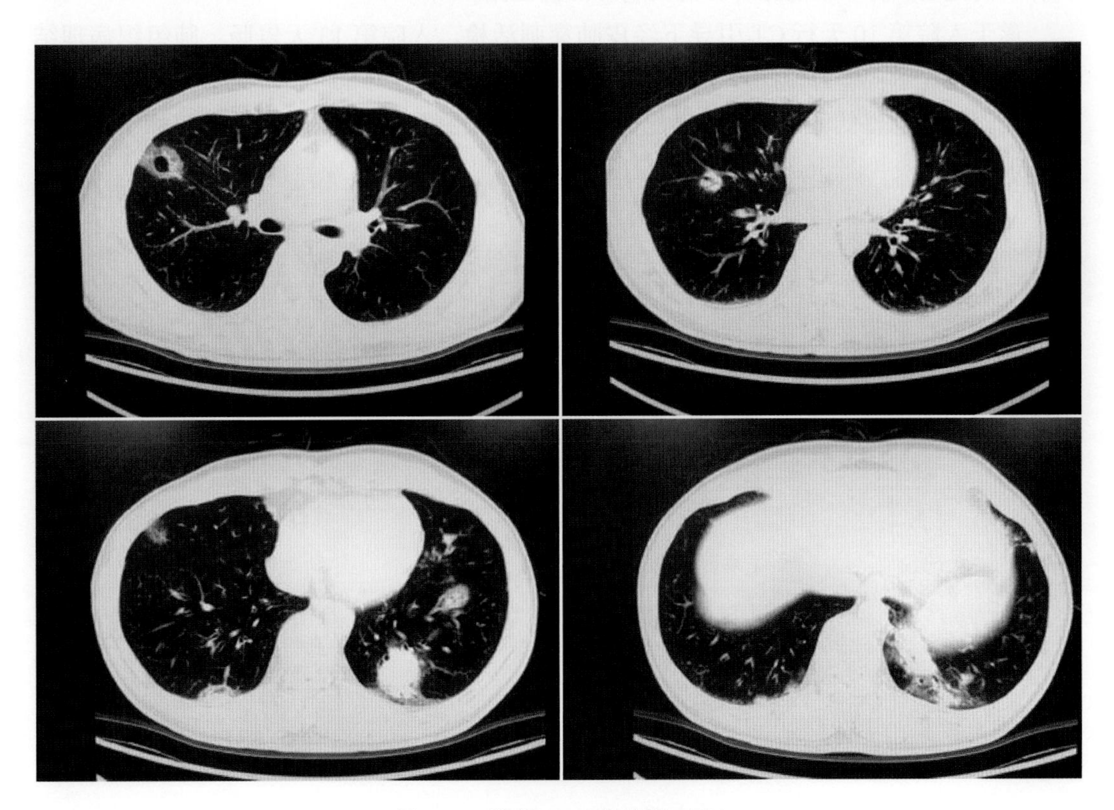

图 36-3 胸部 CT（住院第 5 天）

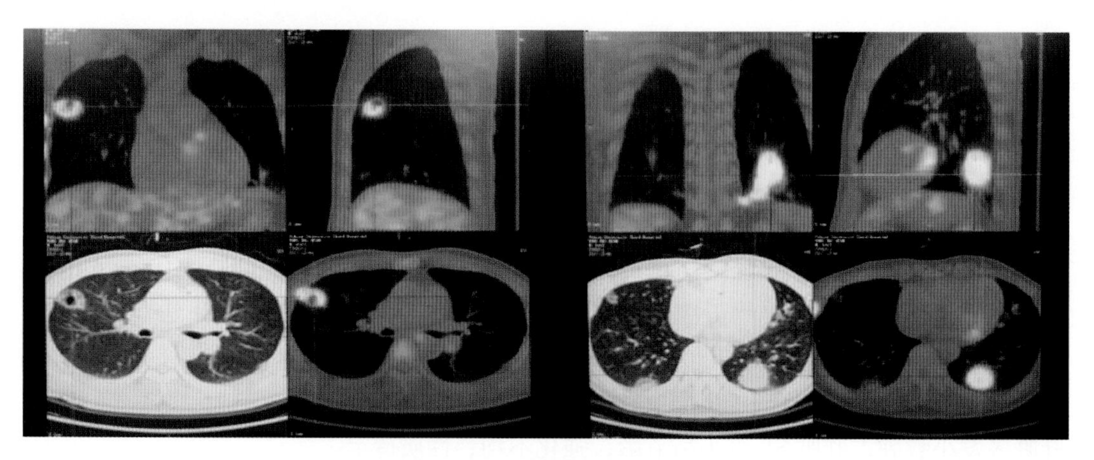

图 36-4　PET-CT（入院第 8 天）

性疾病如慢性肺脓肿、肺结核、奴卡菌肺病、隐球菌肺病无支持证据，不考虑。②非感染性疾病：a. 坏死性肉芽肿性血管炎：患者虽有乏力、体重下降，鼻窦 CT 符合鼻窦炎，胸部 CT 提示双肺多发斑片影，快速进展，部分伴空洞形成。但临床症状严重程度与影像表现不一致，无发热、咯血，无多系统受累表现，尤其肾脏无受累，血肌酐正常，ANCA（－），诊断证据不足。b. 肺癌、消化道肿瘤或其他部位肿瘤肺转移等，临床证据不足，但仍需病理活检证据。c. 血液系统疾病中，多发性骨髓瘤可除外，但淋巴瘤（累及肺、消化道、骨）不能除外，需要病理活检证据。

遂于入院第 10 天行 CT 引导下经皮肺穿刺活检。入院第 13 天胃肠、肺组织病理结果陆续回报提示：①胃镜病理（图 36-5）：ki-67 阳性细胞约 50%，可见部分 T 淋巴细胞聚集成团，考虑胃低分化腺癌伴淋巴间质反应？②肠镜病理：低级别管状腺瘤；③肺组织病理：血管炎（图 36-6）。BALF 流式细胞学检测提示 41.18% 异常成熟 T 细胞。

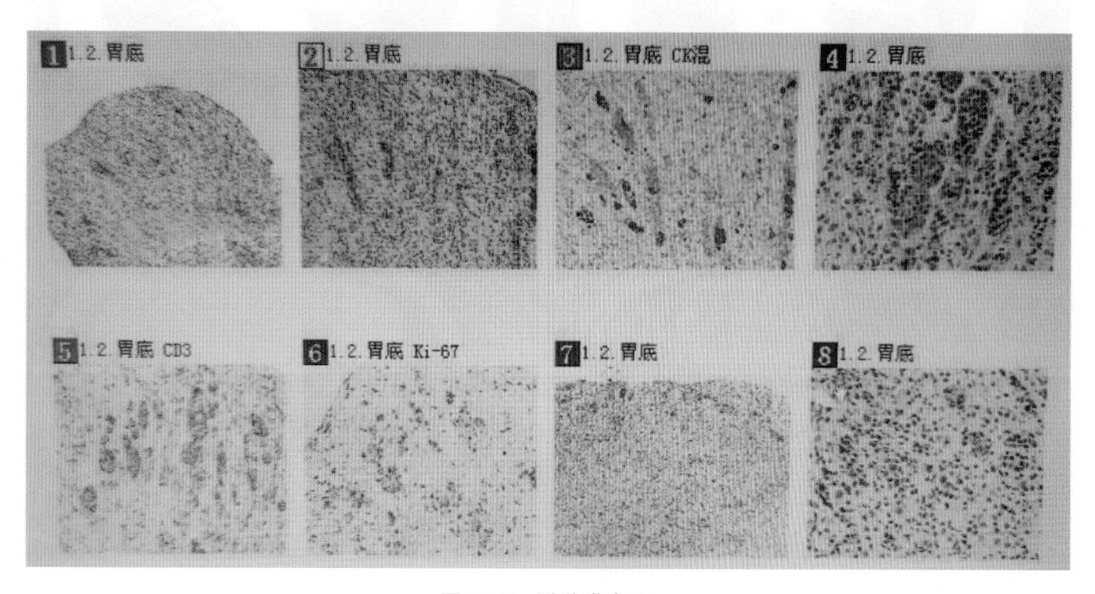

图 36-5　胃黏膜病理

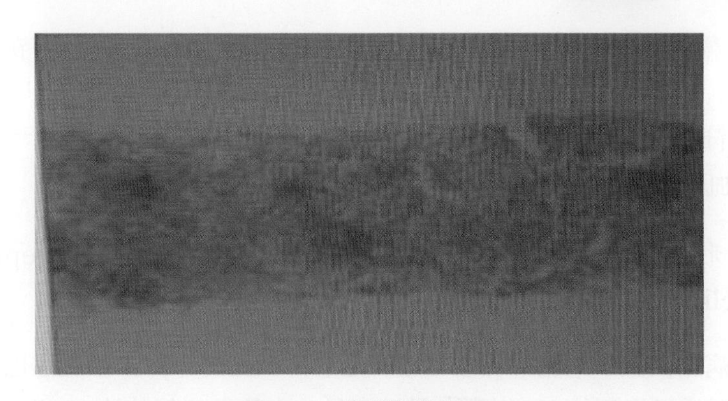

图 36-6 肺组织病理 HE

由于临床上血管炎证据不足，而 BALF 流式细胞分析发现较多的异常 T 淋巴细胞，综合考虑淋巴瘤可能性大。遂与病理科医师沟通讨论，进一步通过免疫组化和基因重排等技术重新对胃、肠和肺组织病理进行诊断分析。最终病理提示 T 细胞恶性淋巴瘤（累及胃、肠、肺），TCR-γδ 克隆性重排检测可疑阳性。患者转至血液科行改良 ECHOP 方案化疗；随访过程中血液科进一步更正诊断为非霍奇金淋巴瘤–单形性嗜上皮性肠道 T 细胞淋巴瘤。3 个月后患者因肠穿孔继发急性腹膜炎、血流感染死亡。

二、病例解析

（一）恶性肿瘤模拟血管炎

原发性系统性血管炎是以血管的炎症与破坏为主要病理改变的一组异质性炎症性疾病，可有多器官多系统受累，临床表现复杂多样，其病因不明。而感染、肿瘤、过敏、药物均可以模拟或继发出现血管炎表现，2012 年 Chanpel Hill 会议定义血管炎命名时将之归类为“可能病因相关性血管炎”[1]。及时识别、去除诱因，对于调整治疗方向、改善患者整体预后均有重要意义。特别是一部分恶性肿瘤可模拟各种原发性系统性血管炎的临床表现，如果未能及时识别，则会导致原发病诊治延误而错失治疗良机，并且非肿瘤治疗如免疫抑制剂的使用可能促成化疗抗药性的风险。

文献数据显示约 0.5% ～ 5% 血管炎患者实为恶性肿瘤，而恶性肿瘤出现血管炎样表现的只占 0.17‰[2]。有人报道 24 例恶性肿瘤模拟血管炎[3]，发病年龄平均为 43 岁 ±19 岁，男女比例 3∶1，起病到确诊恶性肿瘤的中位时间是 10 个月，其中 6 例病程＞ 12 个月，均为血液系统肿瘤。模拟血管炎类型以白塞病（6/24）、肉芽肿性多血管炎（6/24）和结节性多动脉炎（5/24）多见。病理类型明确的 22 例中以血液系统肿瘤多见（16/22），其中非霍奇金淋巴瘤最常见（14/16）。6 例模拟肉芽肿性多血管炎病例的临床特点是鼻窦受累、皮肤黏膜溃疡常见、肺部表现不典型、肾脏受累少见、ANCA 阴性，缺乏典型上下呼吸道和肾脏病变三联征表现。早期病理提示：大量炎症细胞浸润局部及坏死组织，并提示炎症细胞浸润血管壁的“典型血管炎”病变，最终反复活检后诊断为非霍奇金淋巴瘤。

本例患者鼻窦影像检查符合鼻窦炎，胸部CT提示：双肺多发结节、团块影，肺组织病理提示：血管炎改变，但患者无发热、咳嗽、咯血等呼吸道症状，肾功能正常，ANCA阴性不符合原发性系统性血管炎表现。随着淋巴瘤诊断的明确，考虑为恶性肿瘤模拟血管炎，血管炎病理类型为肉芽肿性多血管炎。

（二）单形性嗜上皮性肠道T细胞淋巴瘤（monomorphic epitheliotropic intestinal T-cell lymphoma，MEITL）[4]

属于原肠病相关性T细胞淋巴瘤Ⅱ型，是非常少见的一种T细胞淋巴瘤，多见于亚洲，占所有胃肠道淋巴瘤的1%以下。男性多见，中位发病年龄约50岁，临床表现无特异性，好发部位依次为小肠、大肠和胃，偶见发生于皮肤、卵巢等肠道外器官，肺累及罕见，少见全身淋巴结肿大和骨髓侵犯。肠梗阻及肠穿孔是其主要并发症。进展快，预后差，中位生存期仅11个月，5年生存率低于20%。组织学表现为肿瘤细胞形态单一，多为小至中等大小，伴有隐窝上皮浸润，邻近黏膜表现为绒毛萎缩、隐窝增生和上皮内淋巴细胞增多。免疫表型提示通常CD3、CD8、CD56阳性，Granzyme B、TIA-1、TCR基因也可以阳性。治疗尚未形成统一的标准。手术切除病变肠段的意义多在减轻肠梗阻和肠穿孔发生的危险。最常用的术后化疗方案为CHOP方案，但该病通常预后较差，患者常因肠穿孔及严重消化道并发症而死亡。

三、要点提示

（1）临床遇到ANCA阴性而疑似肉芽肿性多血管炎的病例，要想到肿瘤模拟血管炎的可能性。

（2）淋巴瘤诊断困难，即使取得病理组织，也不一定能够及时明确病理诊断。这种情况下，临床与病理建立有效沟通将有助于最终明确诊断。多次、多部位病理活检，结合恰当的免疫组化、流式细胞学和基因重排等技术有助于提升淋巴瘤病理诊断率。

参考文献

[1] 赵铖．血管炎新分类的启示．中华风湿病学杂志，2014，18（6）：261-364.

[2] Hutson TF，Hoffman GS. Temporal concurrence of vasculitis and cancer：a report of 12 cases. Arthritis Care Res，2000，13（6）：417-423.

[3] 施宏莹，赵丽丹，徐东，等．恶性肿瘤模拟血管炎24例临床分析．中华风湿病学杂志，2015，19（8）：534-539.

[4] 黄鹏宇，郭先文，左国文，等．单形性嗜上皮性肠道T细胞淋巴瘤1例．临床消化病杂志，2018，（2）：245-248.

（伍蕊　盖晓燕　朱红）

病例 37

原发于气管支气管黏膜相关淋巴组织（MALT）淋巴瘤

一、病例重现

患者，男性，52 岁。因“体检胸部 CT 发现右中间段支气管内结节 1 个月”入院。患者 1 个月前体检胸部 CT 显示“右中间段支气管内结节”，无发热、咳嗽咳痰。予口服抗菌药治疗半个月，复查胸部 CT，右中间段支气管内结节无变化，为明确病变性质入院。

既往史和个人史：既往体健。否认糖尿病、肿瘤病史，否认近期拔牙及醉酒史，否认食物、药物过敏史。

入院查体：体温 36.6℃，脉搏 70 次 / 分，呼吸 28 次 / 分，血压 110/60 mmHg。双肺可闻及散在湿啰音。心律齐，各瓣膜听诊区未闻及杂音。腹软，肝脾肋下未触及，无肌紧张，肠鸣音正常。双下肢无明显水肿。

辅助检查：胸部 CT（图 37-1）：右中间段支气管内高密度结节。

初步诊断：支气管内结节性质待查

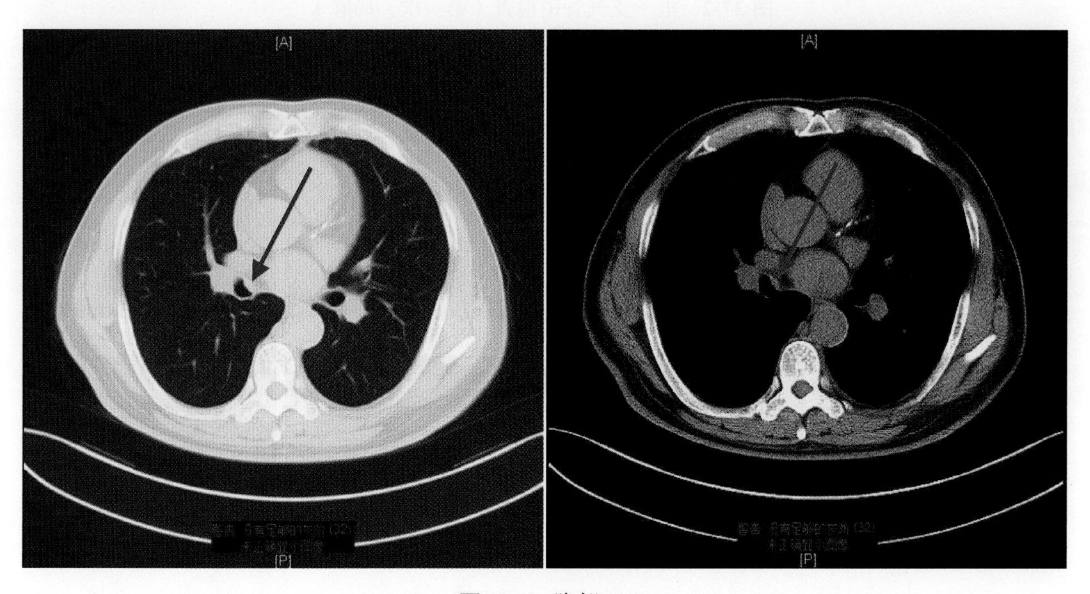

图 37-1 胸部 CT

入院后诊疗经过

血常规、红细胞沉降率、肝肾功能、电解质、血脂、血糖、甲状腺功能、粪便常规、尿常规未见明显异常；肿瘤标志物（CEA，SCC，CYFRA21-1，NSE，proGRP 等）未见明显异常；自身免疫抗体（－）。肺功能检查 FEV_1/FVC 70.88%，FEV_1 102.7%，D_{LCO} 73.5%。行支气管镜检查显示“右中间段支气管内肿物，恶性肿瘤？”（图 37-2），病理报告“炎性病变”。因病变性质不明，进一步行全麻硬质支气管镜检查（图 37-3）示“右中间段支气管内侧壁可见新生物，病变延伸至右肺中叶开口，病变表面光滑，右中间段支气管前壁亦可见数个结节样隆起；行右中间段支气管新生物冷冻切除术。”病理

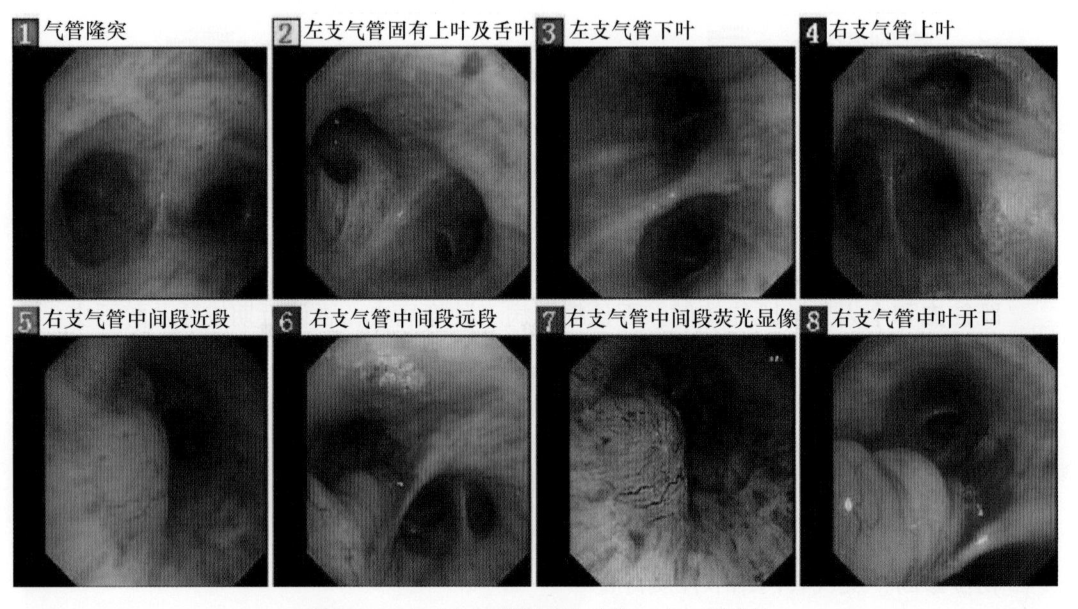

图 37-2 电子支气管镜检查（第一次，局麻）

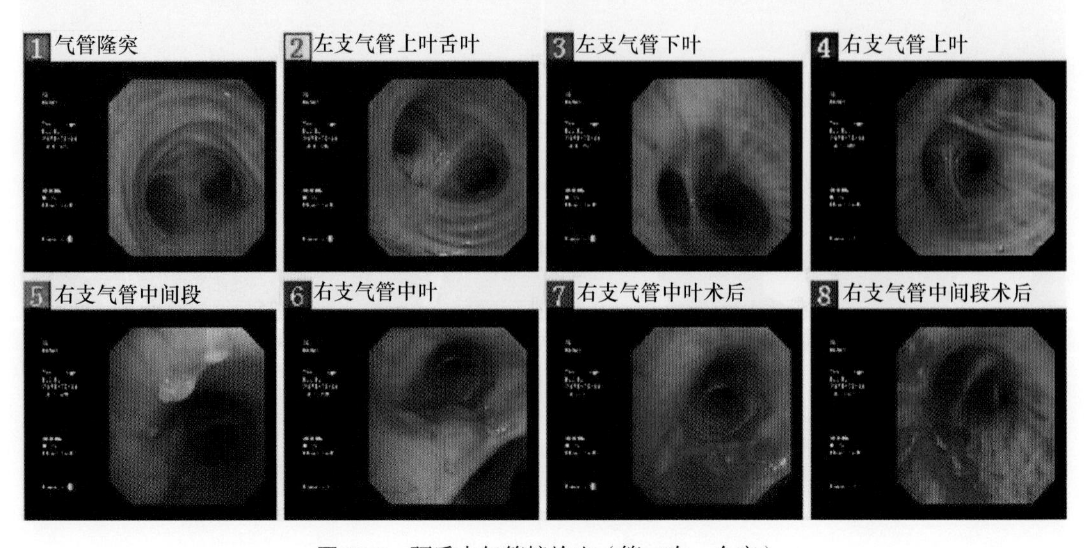

图 37-3 硬质支气管镜检查（第二次，全麻）

回报示“支气管黏膜下可见密集的淋巴样细胞浸润，细胞形态较单一，免疫组化结果倾向于黏膜相关淋巴组织结外边缘区淋巴瘤，基因重排结果示存在 IGH、IGK 基因克隆性重排。”请血液科会诊建议完善骨髓穿刺及 PET-CT 检查。骨髓穿刺未见明显异常。全身（躯干＋脑）PET/CT 肿瘤显像显示“脑＋躯干未见明确恶性肿瘤征象；脾大”。诊断原发于支气管的黏膜相关淋巴组织（MALT）淋巴瘤。

二、病例解析

（一）原发于气管支气管的淋巴瘤极少见

淋巴瘤累及肺部在临床上较为常见，大多数为其他部位的淋巴瘤直接侵犯或转移扩散所致，占 25% ～ 40%，但原发于肺的淋巴瘤（primary pulmonary lymphoma，PPL）非常少见[1-2]，仅占肺内原发肿瘤的 0.5%，占淋巴瘤的 1.0%。在影像学表现上，PPL 大多数为肺内肿块，边缘毛躁，周围可伴有斑片影或结节影，也可出现胸腔积液、空洞等。原发于气管支气管的淋巴瘤更为少见，多为个案报道[3-9]。该患者无特异性症状，表现为支气管内结节。此类病例不易发现，极易误诊漏诊。

（二）原发于气管支气管淋巴瘤的诊断标准

原发性气管支气管淋巴瘤的诊断标准：①淋巴瘤累及肺、肺门或初级支气管；②在诊断时及 3 个月内未发现胸腔外的淋巴瘤证据。原发性气管支气管淋巴瘤患者的中位年龄为 44 岁，范围为 4 ～ 81 岁[6]。症状不典型，主要表现为咳嗽、喘息和呼吸困难，可有胸闷、咳痰，咯血较少见。影像学表现为气管或支气管壁不规则增厚，管腔狭窄，可伴有肺不张，临床易误诊为肺癌、支气管结核、支气管哮喘。大约 75% 的原发于气管支气管的淋巴瘤患者在确诊时为Ⅰ期，22% 的患者为Ⅱ期。

本例患者无症状，影像学表现为右中间段支气管内结节，未发现气管以外或肺部以外的受累。胸部 CT、骨髓活检或 PET/CT 检查均未发现胸腔外的广泛淋巴结肿大依据，支气管镜检查发现支气管内结节，活检病理证实为少见的 MALT 淋巴瘤。

（三）支气管镜对于原发性气管支气管淋巴瘤的诊断价值

绝大多数确诊病例为经支气管镜活检诊断。支气管镜下主要表现为结节或黏膜肥厚，活检中出血不多。经支气管镜活检组织病理检查应注意尽量采集满意的组织以降低病理诊断误诊的概率。普通黏膜活检约有 50% 的患者可表现为支气管黏膜慢性炎症，常误诊为炎症性疾病。因此，一次支气管镜的结果不能排除淋巴瘤的诊断。该例患者第二次行支气管镜检查时，采用硬质支气管镜及冷冻活检，最终经病理确诊。曾有研究比较支气管内冷冻活检和普通黏膜活检的诊断阳性率，发现冷冻活检可以提供更好的标本并获得更高的诊断准确性[10-11]。

（四）MALT 淋巴瘤是原发性气管支气管淋巴瘤中的常见类型

黏膜相关淋巴组织（MALT）主要指呼吸道、胃肠道及泌尿生殖道黏膜固有膜和上皮细胞下散在的无被膜淋巴组织以及某些带有生发中心的器官化的淋巴组织，如扁桃体、小肠、阑尾等。而 MALT 在生理状态下并不存在，但可因长期的慢性刺激所致的免疫反应而产生，其常见病因是吸烟、感染、自身免疫性疾病等[12]。MALT 淋巴瘤在过去一直被认为是一种良性增生的淋巴细胞性肿瘤，其发病属慢性炎症过程，是自身免疫活动的表现。近代随着免疫组化技术的发展，发现其组织标本内存在单克隆的淋巴细胞群，且起源于 B 淋巴细胞。1994 年的 Real 分类将其正式纳入淋巴瘤，属非霍奇金淋巴瘤的一种独特亚型。2000 年 WHO 淋巴组织瘤分类，将其独立命名为黏膜相关淋巴组织结外边缘区 B 细胞淋巴瘤[12]。MALT 淋巴瘤是非霍奇金淋巴瘤亚型中第三大常见类型，仅次于弥漫性大 B 细胞淋巴瘤和滤泡性淋巴瘤，占所有 B 细胞淋巴瘤的 7% ～ 8%。而当该病发生于肺部时，这种淋巴瘤被认为是起源于支气管黏膜相关淋巴组织（BALTOMA），以表现为低度恶性 B 淋巴细胞样瘤细胞为主，并可见浆细胞样瘤细胞及单核细胞样瘤细胞。有人检索了关于原发气管支气管淋巴瘤的国内外文献，共 72 例，72 例中 7 例经气管支气管局部切除手术诊断，65 例经支气管镜下活检诊断。其中最常见的病理类型为 MALT 淋巴瘤，为 26 例（36.11%）[3]。支气管 MALT 淋巴瘤为低度恶性，组织学上呈相对良性，预后较好。

（五）治疗方案

鉴于原发性气管支气管淋巴瘤罕见，目前没有标准的治疗方案。多数学者认为手术是 PPL 的首选治疗方法。另外，PPL 对化疗和放疗具有较好的敏感性[3]，可单独使用或联合使用。对于有症状的气道狭窄患者，可予支架置入术，然后进行化疗、放疗或联合治疗[1]。随访主要依赖支气管镜检查。

三、要点提示

（1）支气管内结节不易发现，细致的影像学分析有助于病变的早期识别、早期诊治。

（2）原发性气管支气管 MALT 淋巴瘤是一类罕见的原发于肺部的恶性肿瘤，临床表现、影像学表现缺乏特征性，病理检查是确诊的金标准。

（3）支气管镜有助于诊断，镜下见结节、隆起或新生物等改变时，需警惕该病并积极行组织病理诊断，必要时可多次活检；全麻下行冷冻活检阳性率更高。

参考文献

[1] He H，Tan F，Xue Q，et al. Clinicopathological characteristics and prognostic factors of primary pulmonary lymphoma. J Thorac Dis，2021，13（2）：1106-1117.

[2] L'Hoste RJ Jr，Filippa DA，Lieberman PH，et al. Primary pulmonary lymphomas. A clinicopathologic analysis of 36 cases. Cancer，1984，54（7）：1397-406.

[3] Solomonov A，Zuckerman T，Goralnik L，et al. Non-Hodgkin's lymphoma presenting as an endobronchial tumor：report of eight cases and literature review. Am J Hematol，2008，83（5）：416-419.

[4] 杨霞，阮玉英，黎秋连，等 . 原发性气管支气管淋巴瘤两例报告并文献复习 . 中国呼吸与危重监护杂志，2017，16（3）：6.

[5] 孙江平，俞锐敏 . 气管支气管黏膜相关淋巴组织淋巴瘤一例 . 中国呼吸与危重监护杂志，2016，15（3）：298-302.

[6] 徐锋，徐作军 . 原发性气管非何杰金淋巴瘤一例并文献复习 . 中华全科医师杂志，2006，5（2）：119-121.

[7] Luick ML，Hansen EK，Greenberg MS，et al. Primary tracheal non-Hodgkin's lymphoma. J Clin Oncol，2011，29（8）：e193-195.

[8] Dkhissi Y，Alami B，Mai A，et al. Obstructive tracheal neoplasm：Primary tracheobronchial non-hodgkin lymphoma. Respir Med Case Rep，2020，29：100995.

[9] Takami A，Okumura H，Maeda Y，et al. Primary tracheal lymphoma：case report and literature review. Int J Hematol，2005，82（4）：338-342.

[10] Tsurutani J，Kinoshita A，Kaida H，et al. Bronchoscopic therapy for mucosa-associated lymphoid tissue lymphoma of the trachea. Intern Med，1999，38（3）：276-278.

[11] Hetzel J，Eberhardt R，Herth FJ，et al. Cryobiopsy increases the diagnostic yield of endobronchial biopsy：a multicentre trial. Eur Respir J，2012；39（3）：685-690.

[12] Isaacson PG，Berger F，Muller-Hermelink HK，et al. Extranodal marginal zone B-cell lymphoma of mucosa-associated lymphoid tissue（MALT lymphoma）In：Jaffe ES，Harris NL，Stein H，Vardiman JW，editors. World Health Organization classification of tumours；Tumours of haematopoietic and lymphoid tissues. Lyon：IARC Press，2001：157-160.

（盖晓燕　王建丽）

病例 38

表现为高热伴皮疹的间变性大细胞淋巴瘤

一、病例重现

患者，男性，41 岁。因“发热 2 周，皮疹 1 日”入院。患者入院前 2 周无明显诱因出现发热，体温最高 39.6℃，伴夜间盗汗、乏力，伴头痛、肌肉酸痛，无畏寒、寒战，无咳嗽、咳痰，无尿频、尿急、尿痛，无腹痛、腹泻。次日就诊于外院，查血常规未见异常，CRP 9.93 mg/L，先后予阿奇霉素 0.5 g 1 次 / 日口服 5 日、左氧氟沙星 0.5 g 1 次 / 日口服 4 日，患者仍间断发热。1 日前患者出现四肢及躯干散在红色皮疹，稍突起于皮面，无瘙痒，发热症状同前。现为求进一步诊治收入呼吸科，患者自发病以来，精神、饮食、睡眠可，二便正常，体重无明显变化。

既往史和个人史：既往体健。否认高血压、糖尿病等慢性疾病，否认药物过敏史，否认吸烟、饮酒史。

入院查体：体温 38.5℃，脉搏 123 次 / 分，呼吸 21 次 / 分，血压 120/70 mmHg。神志清楚，四肢及躯干散在红色丘疹，直径 2 ～ 8 mm，稍突起于皮面（图 38-1），双侧颈部、左侧耳前可扪及肿大淋巴结，大小约 1 cm，质中，可活动；双肺呼吸音清，未闻及干湿啰音；心律齐，各瓣膜听诊区未闻及杂音；腹软，无压痛、反跳痛；双下肢无水肿。

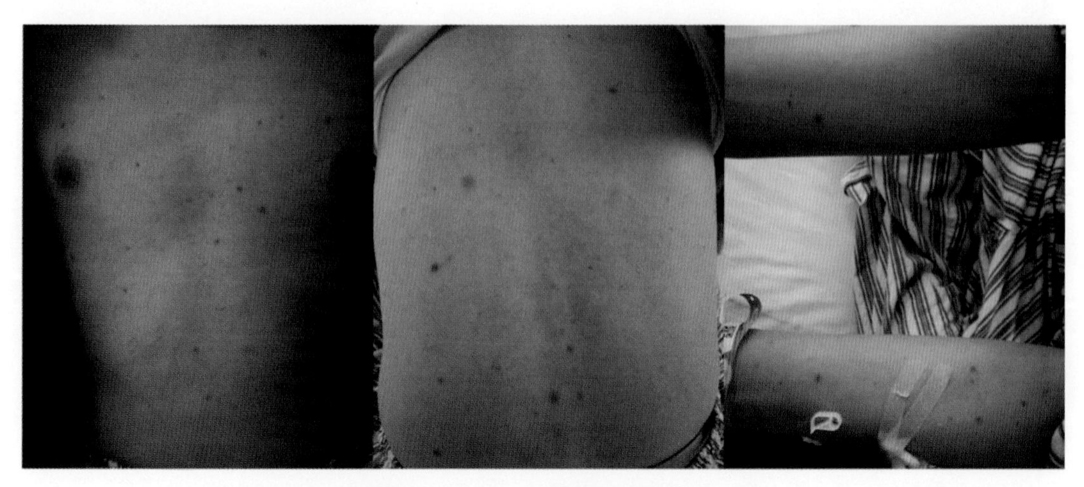

图 38-1 躯干、四肢散在红色皮疹

辅助检查：血常规：WBC 7.88×10^9/L，中性粒细胞比例 76.8%，HGB 138 g/L，PLT 345×10^9/L；PCT 0.569 ng/ml，ESR 72 mm/h；胸部 CT 显示左肺下叶小结节状高密度影，直径 5 mm，纵隔及肺门未见肿大淋巴结（图 38-2）。

初步诊断：发热伴皮疹原因待查

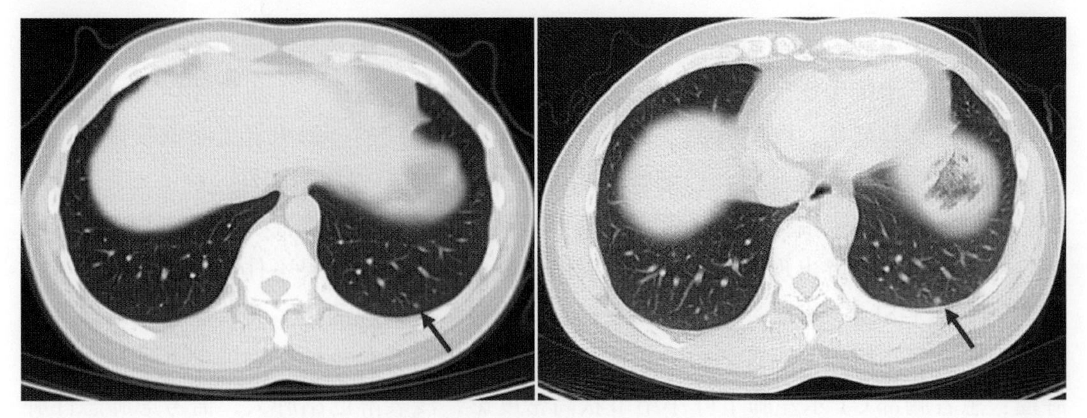

图 38-2　胸部 CT（左为入院前 6 天，右为入院第 1 天）

入院后诊疗经过

入院后完善血、尿、便常规，肝肾功能，凝血，甲状腺功能，肿瘤标志物在正常范围；进一步完善病原学检查，3 次血培养（－），痰培养、痰找抗酸杆菌、T-SPOT、肺炎支原体、衣原体、军团菌抗体、G 试验、GM 试验、甲乙流抗原检测、巨细胞病毒 DNA、EB 病毒 DNA 均（－）；免疫球蛋白、类风湿因子、ANA、抗 dsDNA 抗体、抗 ENA 抗体谱、ANCA 均（－）。入院后复查胸部 CT 示左肺下叶小结节较前稍增大（图 38-2）。淋巴结超声示双侧颈部多发小淋巴结，最大 1.3 cm×0.5 cm，左侧耳前腮腺内及腮腺周围淋巴结稍增大。腹部超声及超声心动图未见异常。

结合患者高热、中性粒细胞升高、CRP 及 PCT 升高，不除外细菌感染，入院后先后予患者头孢哌酮舒巴坦 3 g 2 次 / 日联合莫西沙星 0.4 g 1 次 / 日治疗 3 日、亚胺培南西司他丁 0.5 g 3 次 / 日治疗 5 日，患者体温未见下降，每日体温最高可达 40℃。进一步行血病原学宏基因测序未检出病原体。患者多种病原学检查均为阴性，且抗感染效果不佳，考虑感染引起发热可能性小。结合患者发热症状与皮疹存在时间相关性，予患者行右侧大腿处皮疹活检，病理报告形态学倾向于组织细胞增生性病变，核分裂象易见；免疫组化：CD20（－），CD3（部分细胞＋），CD4（＋），CD8（部分细胞＋），Ki-67（80%＋），CD163（－），CD56（－），CD30（＋），S-100（个别细胞＋），CD1a（－），Langerin（－），ALK1（＋）；分子病理：原位杂交 EBV-EBER（－）；结论：符合 ALK 阳性的间变性大细胞淋巴瘤。进一步行 PET-CT 示全身骨髓内多发代谢异常增高（SUVmax 22.3），骨质未见异常；左侧额部皮下（0.9 cm，SUVmax 9.5）、左侧耳前代谢增高结节（0.6 cm，SUVmax 6.5）；双肺门及纵隔多发代谢增高淋巴结（0.6 ～ 1.5 cm，SUVmax 11.6）；结肠及乙状结肠代谢弥漫性增高（SUVmax 11.9）。骨髓穿刺及活检未见淋巴瘤累及。结合症状及辅助检查，患者最终诊断为系统型 ALK $^{+}$间变性大细胞淋巴瘤。

二、病例解析

（一）伴有高热等 B 症状的皮疹应警惕淋巴瘤

患者中年男性，急性病程。临床表现为高热、皮疹、浅表淋巴结肿大，血炎症指标升高，多种广谱抗生素抗感染治疗无效。诊断及鉴别诊断考虑：①感染性疾病：患者急性病程，以高热起病，PCT 升高，首先考虑有无感染性疾病。但患者无咳嗽咳痰、尿频尿急尿痛、腹痛腹泻等症状，白细胞不高，多种病原学检查均为阴性，胸部 CT 未见肺部感染征象，抗感染治疗无效，考虑感染可能性小。②自身免疫性疾病：如 SLE、皮肌炎、血管炎等，患者出现发热、皮疹、淋巴结肿大，抗感染效果不佳，需考虑结缔组织病。但患者无 SLE、皮肌炎等特征性皮损，无光过敏、口腔溃疡、关节痛、雷诺现象等症状，未见多系统损害表现，自身抗体均阴性，考虑自身免疫性疾病证据不足。③恶性肿瘤：患者胸部 CT 示左肺下叶小结节状高密度影，浅表淋巴结肿大，需考虑肺恶性肿瘤。但患者起病急，肺部结节短期有变化，不支持原发性肺癌。血液系统肿瘤如淋巴瘤，可表现为高热、皮疹、浅表淋巴结肿大，且抗感染治疗无效，需高度怀疑。后行皮肤病理活检诊断淋巴瘤；进一步行 PET-CT 提示皮肤及软组织、淋巴结等受累，最终诊断为间变性大细胞淋巴瘤。

皮疹是淋巴瘤常见的临床表现之一，其中原发性皮肤淋巴瘤起自皮肤，并长期局限于皮肤，而继发性皮肤淋巴瘤是淋巴结或结外其他部位淋巴细胞浸润皮肤所致。T/NK 细胞淋巴瘤较 B 细胞淋巴瘤常见，前者占原发性皮肤淋巴瘤的 75% ～ 80%，其中蕈样肉芽肿占 50%。因此对于伴有高热症状的皮疹患者，需警惕有无淋巴瘤的可能性，同时行系统评估明确有无淋巴结及结外器官受累。

（二）区分不同类型的间变性大细胞淋巴瘤对诊疗及预后有指导意义

间变性大细胞淋巴瘤（anaplastic large cell lymphoma，ALCL）是 1985 年由德国病理学家 Stein 首先描述并确认的一种新的淋巴瘤类型，以强烈表达 CD30（Ki-1）的多形性大细胞增殖为主要特征[1]，肿瘤细胞具有下列特点：大间变性肿瘤细胞核呈马蹄形或多核形，包含多个或单个突出的核仁，细胞质丰富，常呈空泡状，倾向以黏结成团的模式生长，并优先累及淋巴窦[2]。60% ～ 85% 的患者可产生致癌性的异常间变性淋巴瘤激酶（anaplastic lymphoma kinase，ALK）[3]，从而具有独特的临床病理特征[4]。ALK 蛋白的表达与 t（2；5）易位相关，该易位导致 2 号染色体上的 ALK 基因与 5 号染色体上的核磷蛋白（nucleophosmin，NPM）基因融合，该基因编码一个 80 kDa 的 NPM-ALK 融合蛋白，其被认为通过细胞内底物的异常磷酸化在淋巴瘤发生中起关键作用[5]。

根据 2016 年 WHO 淋巴组织肿瘤分类，间变性大细胞淋巴瘤可分为 ALK $^{+}$ ALCL、ALK $^{-}$ ALCL 以及新纳入的乳房植入物相关的 ALCL[1]。间变性大细胞淋巴瘤可分为原发性和继发性；原发性 ALCL 根据临床特点和分子生物学特征，可分为原发系统型 ALK $^{+}$

ALCL、原发系统型 ALK⁻ALCL 和原发皮肤型 ALCL。

原发皮肤型 ALCL（primary cutaneous-anaplastic large cell lymphoma，PC-ALCL）和系统型 ALCL（primary systemic-anaplastic large cell lymphoma，PS-ALCL）是两种独立的亚型，其临床特征、治疗方案、预后明显不同，因此鉴别诊断是必不可少的[6]。PC-ALCL 可累及局部淋巴结，PS-ALCL 也可侵犯皮肤，表现为局限性或多灶性皮肤病变[5]，病理上均以表达 CD30 抗原的大间变肿瘤细胞为特征，但两者免疫表型不完全相同；皮肤型 ALCL 的皮肤淋巴细胞抗原（CLA）常为阳性，而上皮膜抗原（EMA）多为阴性，且几乎不表达 ALK，而 ALK 蛋白在超过半数的系统型 ALCL 中呈阳性表达，多数病例 EMA 阳性，有助于鉴别皮肤和淋巴结起源[7]。

该患者皮肤病理活检示 ALK 阳性，必须进行全身系统性评估，以便对原发皮肤型和累及皮肤的系统型 ALCL 进行鉴别和分期。该患者经 PET-CT 评估提示存在淋巴结及结外器官受累，考虑 ALK⁺系统型间变性大细胞淋巴瘤。在治疗上，PC-ALCL 中单发或局限性皮损常首选放疗或手术切除，多发性皮损可采用放疗或小剂量甲氨蝶呤，其 5 年及 10 年疾病生存率超过 90%[8]。而 PS-ALCL 患者预后较差，通常需要全身化疗，ALK⁺ ALCL 对化疗敏感，预后良好，5 年总生存率可达 70% ～ 85%，ALK⁻ ALCL 对化疗不敏感，5 年生存率约 30% ～ 50%。

（三）间变性大细胞淋巴瘤的皮损特点具有特征性

该患者临床主要表现为高热、皮疹，其特征性的皮损是诊断的重要线索，因此，对于淋巴瘤皮肤表现的识别是至关重要的，可协助明确诊断。

皮肤型 ALCL 多见于男性，诊断时中位年龄约 60 岁，常累及躯干和四肢，其次为头颈部，以单发病变多见，约 80%，表现为孤立或局部的皮肤肿瘤、结节，或局限于 1 个皮肤区域的几个分组结节或丘疹，可形成溃疡或引起坏死，约 25% 的患者可出现引流区域淋巴结受累。在部分患者中可观察到皮损的自发消退，但有复发倾向[8]。

而系统型 ALCL 仅占成人非霍奇金淋巴瘤的 2% ～ 8%，占儿童淋巴瘤的 10% ～ 15%[9]。ALK⁺ ALCL 多见于儿童和青少年，表现为浅表和腹腔淋巴结肿大，诊断时约 60% 病例已处于疾病晚期（Ⅲ～Ⅳ期），起病时多伴 B 症状并常见结外器官侵犯[10]，约 40% 患者存在 2 个及 2 个以上的结外病变，最常见部位为皮下组织（14%）、肺（14%）、皮肤（10%）和骨（6%），骨髓受累比例较低[2]。其常见的皮肤表现为单发或多发红色丘疹或结节[4]，但目前尚无文献详细描述系统型 ALCL 累及皮肤时的皮疹形态特点，多数为病例报告，以下为可检索到的部分病例中 ALK⁺ ALCL 的皮损特点（表 38-1），可分布于全身各个部位，可为单发或多发，皮损可表现为丘疹、红斑、结节、肿块。

此外，部分淋巴瘤患者皮肤病变可能是副肿瘤综合征的表现，并非恶性肿瘤细胞直接侵袭所造成的。有人曾报告了一例以皮肤病变起病的 ALK⁺系统型 ALCL，其皮损表现为躯干皮肤弥漫性发红，面部红色皮疹，手掌红斑以及足底皮肤脱屑，皮肤病理活检示非特异性炎性病变；被认为可能是副肿瘤综合征的表现之一[19]。

表 38-1 文献报道 ALK⁺间变性大细胞淋巴瘤的皮损表现

患者	年龄	性别	皮疹部位	皮疹类型	结局 / 随访时间
1 [11]	19 岁	女	躯干、四肢、面部	多发丘疹、红斑	死亡 /5 个月
2 [12]	9 个月	女	面部、前胸部	多发红斑	死亡 /9 个月
3 [13]	26 岁	男	面部、躯干、四肢	多发结节、肿块，部分表面破溃	不详
4 [14]	12 岁	女	左胸壁、腋窝	单发红色肿块，表面角化过度	好转 /3 个月
5 [15]	47 岁	男	左侧腋窝	单发红色肿块，表面溃烂	好转 /2 年
6 [16]	11 岁	男	躯干、四肢	多发红斑、丘疹	死亡 / 不详
7 [17]	25 岁	男	腹部、左侧腹股沟区	腹部浸润性红斑，满布红棕色结节；左侧腹股沟区域单发结节，表面脓疱	死亡 /1 年
8 [4]	37 岁	女	面部、躯干、四肢	广泛分布的红色斑块	复发 / 不详
9 [18]	54 岁	女	左额部	单发结节	复发 / 不详

三、要点提示

（1）皮肤表现可能是间变性大细胞淋巴瘤的主要症状，区分三种类型的 ALCL 对于正确选择治疗方案和评估预后至关重要。

（2）皮肤病理形态学、免疫表型和系统评估有助于鉴别诊断，特别是对于 ALK 阳性的间变性大细胞淋巴瘤，即使皮疹是唯一的表现，也应早期进行系统评估，明确有无淋巴结及结外其他器官受累。

（3）对于伴有高热、盗汗、消瘦等 B 症状的异常皮疹，应高度警惕淋巴瘤的可能性，皮肤科、血液科等多学科会诊有助于及时明确诊断。

参考文献

[1] Steven H. S，Elias C，Stefano A. P，et al. The 2016 revision of the World Health Organization classification of lymphoid neoplasms. Blood，2016，127（20）：2375-2390.

[2] Falini B，Pileri S Fau，Zinzani PL，et al. ALK ＋ lymphoma：clinico-pathological findings and outcome. Blood，1999，93（8）：2697-2706.

[3] Vasiliki L，Siddharth B，Megan S. Pathology and genetics of anaplastic large cell lymphoma. Semin Diagn Pathol，2020，37（1）：57-71.

[4] Ando K，Tamada Y，Shimizu K，et al. ALK-positive primary systemic anaplastic large cell lymphoma with extensive cutaneous manifestation. Acta Derm Venereol，2010，90（2）：198-200.

[5] Bennani-Baiti N，Ansell S，Feldman AL. Adult systemic anaplastic large-cell lymphoma：recommendations for diagnosis and management. Expert Rev Hematol，2016，9（2）：137-150.

[6] Xing X，Feldman AL. Anaplastic large cell lymphomas：ALK positive，ALK negative，and primary cutaneous. Adv Anat Pathol，2015，22（1）：29-49.

[7] Stein H，Foss HD，Dürkop H，et al. CD30（＋）anaplastic large cell lymphoma：a review of its histopathologic，genetic，and clinical features. Blood，2000，96（12）：3681-3695.

[8] Bekkenk M，Geelen F，Vader P，et al. Primary and secondary cutaneous CD30（＋）lymphoproliferative disorders：a report from the Dutch Cutaneous Lymphoma Group on the long-term follow-up data of 219 patients and guidelines for diagnosis and treatment. Blood，2000，95（12）：3653-3661.

[9] Tilly H，Gaulard P，Lepage E，et al. Primary anaplastic large-cell lymphoma in adults：clinical presentation，immunophenotype，and outcome. Blood，1997，90（9）：3727-3734.

[10] Irshaid L，Xu ML. ALCL by any other name：the many facets of anaplastic large cell lymphoma. Pathology，2020，52（1）：100-110.

[11] Yang S，Khera P，Wahlgren C，et al. Cutaneous anaplastic large-cell lymphoma should be evaluated for systemic involvement regardless of ALK-1 status：case reports and review of literature. Am J Clin Dermatol，2011，12（3）：203-209.

[12] Mihaela O，Behm FG，Raimondi SC，et al. ALK-positive anaplastic large cell lymphoma with leukemic peripheral blood involvement is a clinicopathologic entity with an unfavorable prognosis. Report of three cases and review of the literature. Am J Clin Pathol，2003，120（4）：617-625.

[13] 王绘霞，张江安，于建斌 . CD56 ＋，ALK ＋间变性大细胞淋巴瘤广泛累及皮肤 1 例 . 中国皮肤性病学杂志，2015，29（4）：391-393.

[14] 唐旭华，毛任翔，王芳 . 皮肤损害为首发表现的 ALK ＋系统型间变大细胞性淋巴瘤 1 例 . 皮肤性病诊疗学杂志，2012，19（6）：362-364.

[15] 刘佳，钟璐 . 原发性系统性 ALK 阳性间变大细胞淋巴瘤合并文献复习 . 实用癌症杂志，2018，33（6）：958-961.

[16] Yu X，Zhang J，Xu K，et al. Skin involvement as the first symptom of rapidly progressive ALK-positive systemic anaplastic large cell lymphoma. Clin Exp Dermatol，2017，42（5）：539-542.

[17] Murkute AS，Damle DK，Doshi BR，et al. Systemic anaplastic large cell lymphoma with secondary cutaneous involvement. Indian J Dermatol Venereol Leprol，2015，81（2）：208-210.

[18] Hosoi M，Ichikawa M，Imai Y，et al. A case of anaplastic large cell lymphoma，ALK positive，primary presented in the skin and relapsed with systemic involvement and leukocytosis after years of follow-up period. Int J Hematol，2010，92（4）：667-668.

[19] Vande Walle N，Van den Enden E，Fostier K，et al. Systemic anaplastic large cell lymphoma presenting with cutaneous manifestations in a young man：a case report. Acta Clin Belg，2012，67（2）：127-129.

（常春　商莹　曹骊亭）

病例 39

以乳糜胸首发的淋巴瘤

一、病例重现

患者，女性，63 岁。因“间断咳嗽 4 月余”收入院。

患者 4 个月前无明显诱因出现咳嗽，咳少量白痰，伴鼻塞、流涕，无胸痛、胸闷，无咯血，无发热、盗汗。自服新康泰克、蓝芩口服液 1 周后鼻塞、流涕等症状好转，但仍有间断咳嗽。10 天前患者就诊于外院，行胸部 X 线片检查示右侧肋膈角变钝，就诊于我院门诊，行 CT 检查示右侧胸腔积液，为进一步诊治收入我院。患者自发病以来，精神好，睡眠好，大小便如常，体重无明显下降。

既往史和个人史：30 年前因卵巢囊肿行子宫及双侧附件切除术，否认其他病史。其父亲因肝癌去世，否认家族性遗传病史。

查体：体温 36.6℃，脉搏 80 次 / 分，呼吸 18 次 / 分，血压 103/60 mmHg。双肺呼吸音清，右下肺呼吸音减低，未闻及干湿啰音，未闻及胸膜摩擦音。心律齐，各瓣膜听诊区未闻及杂音及额外心音。腹软，无压痛、反跳痛，双下肢无水肿。

入院后诊疗经过

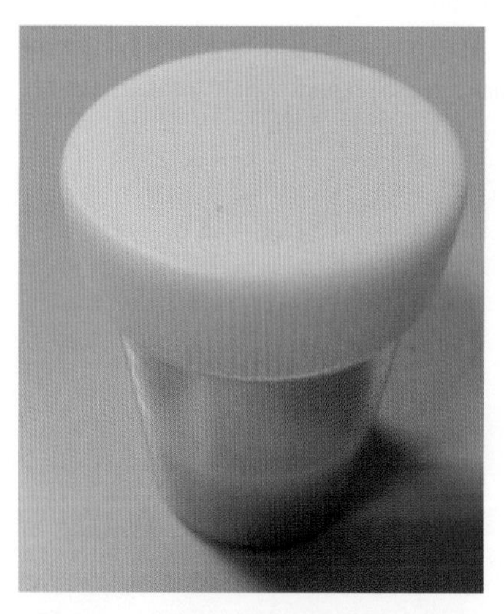

图 39-1 患者胸腔积液外观呈乳糜样

入院后根据患者胸部 CT 检查提示胸腔积液，行胸腔积液穿刺，穿刺液外观为乳糜样，比重 1.031，细胞总数 3371/μl，单个核细胞 88.0%，总蛋白 55.9 g/L，腺苷脱氨酶 5.0 U/L，乳酸脱氢酶 134.0 U/L，葡萄糖 8.1 mmol/L（图 39-1，图 39-2）。

因外观为乳糜样，送检脂质检查：苏丹Ⅲ染色阳性；总胆固醇 1.15 mmol/L，甘油三酯 5.53 mmol/L；当天患者外周血血脂：总胆固醇 2.34 mmol/L，甘油三酯 0.75 mmol/L。

胸腔积液甘油三酯明显升高，为乳糜胸，考虑病因可能为淋巴瘤。送检流式细胞学检测，报告胸腔积液中见大量成熟 T 细胞和部分成熟粒细胞，以及 7.53% 异常成熟 B 细胞，B 细胞淋巴瘤待除外。胸腔积液细胞学（病理）检查报告：送检沉渣中可见少量淋巴单核细胞、少量间皮细胞，偶见核不规则深染细胞，免疫组化

图 39-2 胸部 CT 显示右侧胸腔积液，纵隔内可见肿大淋巴结

示间皮细胞，未见确切肿瘤细胞。

进一步血液化验，血轻链蛋白：κ - 轻链 1710.0 mg/dl，λ - 轻链 187.0 mg/dl；尿轻链蛋白：κ - 轻链＜ 1.85 mg/dl，λ - 轻链＜ 5.00 mg/dl；免疫球蛋白（Ig）M 22.2 g/L；免疫球蛋白固定电泳：IgM 免疫电泳单克隆区带，轻链 κ 免疫电泳单克隆区带。

因超声检查显示右侧锁骨上区肿大淋巴结（结构不清）、双侧腋下多发小淋巴结（结构不清），遂行淋巴结活检（右腋下淋巴结），病理报告：送检物中可见大量淋巴细胞，以中小型细胞为主，细胞核较圆，可见染色质颗粒，细胞核的一致性较好。目前未见癌细胞，未见高级别淋巴瘤表现，但不能除外惰性淋巴瘤，但细胞学进一步精确诊断较困难。遂进一步行 PET-CT 检查，报告全身多发肿大淋巴结，代谢稍增高，淋巴瘤可能性大，骨髓受累不除外；纵隔多发肿大淋巴结或异常放射浓聚灶，最大者位于纵隔 7 区，约 3.7 cm×1.7 cm，SUVmax 2.8；双侧颈部及锁骨上区可见散大淋巴结，SUVmax 2.3；双侧腋窝见多发肿大淋巴结，SUVmax 2.5；胃底黏膜摄取增高，SUVmax 4.4；肾周、腹膜后及肠系膜根部见多发肿大淋巴结，SUVmax 2.9（图 39-3）。

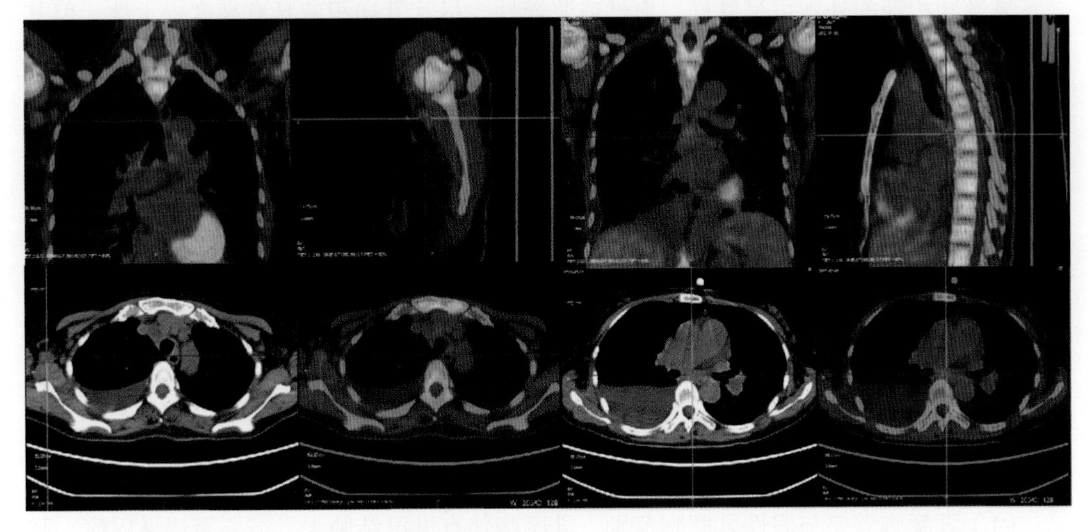

图 39-3 PET-CT 提示纵隔多发肿大淋巴结，最大者位于纵隔 7 区，SUVmax 达 2.8

患者胸腔积液流式细胞检查提示异常 B 细胞，固定电泳显示单克隆带，PET-CT 显示多发淋巴结高代谢灶，均提示血液系统肿瘤的可能。遂行骨髓穿刺活检，结果：髓中见 17.83% 异常成熟 B 细胞，考虑为小 B 细胞淋巴瘤（边缘区淋巴瘤可能）累及骨髓。免疫组化结果：MPO（部分＋），CD61（部分＋），CD71（部分＋），CD20（＋），PAX-5（＋），CD3（部分＋），Ki-67（小于 5%），CD10（个别＋），Bcl-6（－），Bcl-2（＋），CD5（散在＋），CyclinD1（个别＋），CD23（个别＋）。

因 PET-CT 检查显示胃底黏膜摄取增高，不排除黏膜相关淋巴组织（mucosa-associated lymphoid tissue，MALT）淋巴瘤可能。行胃镜检查，活检病理报告印戒细胞癌。进而行全麻胃内镜黏膜下剥离术，病理报告Ⅱb 型早期胃癌，黏膜内癌，印戒细胞癌，少部分呈低分化腺癌。后在全身麻醉下行腹腔镜远端胃癌根治切除术（毕Ⅰ式吻合），术后恢复良好。

最终诊断为：非霍奇金淋巴瘤，小 B 细胞类淋巴瘤，边缘区淋巴瘤ⅣA 期；早期胃癌Ⅱb 型，印戒细胞癌，低分化腺癌。

二、病例解析

乳糜胸是由各种原因（如胸导管受压或阻塞等导致压力增加而破裂）引起的流经胸导管回流的淋巴乳糜液从胸导管或其他淋巴管漏至胸膜腔，可伴有乳糜腹、乳糜心包[1]。

乳糜含有乳糜微粒形式的甘油三酯、T 淋巴细胞、电解质、蛋白质、免疫球蛋白和脂溶性维生素，而胸导管将乳糜从肠道运送至血流。胸导管始于乳糜池，沿腹主动脉右后方上行，穿过膈的主动脉裂孔进入胸腔的后纵隔内，至第 5 胸椎高度转至脊柱的左前方，出胸廓上口注入左静脉角。右侧乳糜胸多见于胸导管在第 5 胸椎水平以下损伤，而在此水平以上的损伤多引起左侧乳糜胸。恶性肿瘤是非创伤性乳糜胸的常见原因，主要为淋巴瘤，也可见于畸胎瘤、多发骨髓瘤等[2]。

乳糜胸积液的外观可呈乳样、血性或浆液性。尽管乳样积液具有高度提示性，但其并不是乳糜胸的特异性表现，胆固醇胸腔积液或脓胸也可见乳样积液[3]。乳糜胸患者的脂类分析是测量甘油三酯和胆固醇水平。真性乳糜胸患者的积液甘油三酯浓度一般＞ 1.24 mmol/L，胆固醇水平一般＜ 5.18 mmol/L；而假性乳糜胸含有高浓度胆固醇，通常＞ 5.18 mmol/L[4-5]。

该例患者以乳糜胸为主要症状，最终诊断淋巴瘤，经历了锁骨上淋巴结穿刺活检、PET-CT、胸腔积液流式细胞学检查、骨髓穿刺活检等多项检查，诊断过程复杂。临床上针对乳糜胸液的表现，要抽丝剥茧，循序渐进，通过各种手段获取明确的病理结果以确认诊断。

三、要点提示

（1）乳糜胸需要与假性乳糜胸鉴别，乳糜胸伴有淋巴结肿大，需要警惕淋巴瘤，胸腔积液流式细胞学检查可作为协助诊断的手段。

（2）针对患者的异常检查结果，要追根究底。该例患者除了淋巴瘤外，PET-CT 中提示胃部异常，同时诊断为胃部早期印戒细胞癌，进行了手术治疗。

参考文献

［1］McGrath EE，Blades Z，Anderson PB. Chylothorax：aetiology，diagnosis and therapeutic options. Respir Med，2010，104（1）：1-8.

［2］Cholet C，Delalandre C，Monnier-Cholley L，et al. Nontraumatic chylothorax：nonenhanced MR lymphography. Radiographics，2020，40（6）：1554-1573.

［3］Maldonado F，Hawkins FJ，Daniels CE，et al. Pleural fluid characteristics of chylothorax. Mayo Clin Proc，2009，84（2）：129-133.

［4］Hvass M，Fransen JL，Bruun JM. Chylothorax. Ugeskr Laeger，2017，179（51）：V05170429.

［5］Skouras V，Kalomenidis I. Chylothorax：diagnostic approach. Curr Opin Pulm Med，2010，16（4）：387-393.

（宋祝　王飞　孙永昌）

病例 40 多次经皮穿刺未明确诊断的肺部占位

一、病例重现

患者，男性，74 岁。因“咳嗽、胸闷 10 个月，发现肺部阴影 6 个月，咯血半个月”于 2019 年 8 月 10 日收入院。

患者 10 个月前无明显诱因出现咳嗽，干咳，无发热、咯血，伴轻微活动后胸闷。6 个月前进行常规体检，胸部 CT 报告“右肺上叶团块影，右肺门及纵隔多发肿大淋巴结，考虑炎症？占位？”。随后患者就诊于某肿瘤医院，行支气管镜检查，刷片未见肿瘤细胞，全身骨显像未见异常，自述除外了肿瘤。5 个月前再次就诊于某医院，行 CT 引导下肺组织穿刺活检，术后病理报告“未见肿瘤、感染证据”；行支气管肺泡灌洗液二代测序（NGS）提示麦氏放线菌，予以静点青霉素、莫西沙星 1 周，出院后先后予以阿莫西林、左氧氟沙星治疗 3 个月，口服莫西沙星、克拉霉素 3 周，静点阿莫西林克拉维酸钾 3 周，但患者仍间断咳嗽、低热，体温最高 37.5℃，活动后气短加重。2 周前，复查胸部 CT 提示右肺上叶病变较前增大，再次行 CT 引导下肺穿刺活检及脓肿引流，引流出血性黏稠液体；活检组织送检微生物 DNA 检测无阳性病原体发现，穿刺液真菌、细菌、厌氧菌培养均阴性。穿刺后患者出现咳嗽加重，伴有咯血，为鲜红色血痰，20 ～ 30 口 / 日，活动耐量进一步减低，步行 200 米即有胸闷，夜间无法平卧，为进一步诊治收入我科。患者自发病以来，睡眠差，饮食差，近半年体重减轻 11 kg。

既往史和个人史：2 年前行腰椎间盘突出手术治疗。1 年前行白内障手术。此次发病前有反复牙龈肿痛。吸烟 60 年，每天 40 ～ 60 支，已戒烟半年。少量饮酒。家族史无特殊。

入院查体：体温 36.5℃，脉搏 72 次 / 分，呼吸 18 次 / 分，血压 110/60 mmHg；双肺呼吸音清，未闻及干湿啰音，无胸膜摩擦音。心、腹查体未见异常。双下肢无水肿。

辅助检查 见图 40-1 至图 40-3。

入院后诊疗经过

患者老年男性，慢性病程。以干咳、胸闷起病，间断低热，近 2 周出现咯血。外院胸部 CT 显示右肺上叶巨大团块影，中央低密度区，但无空洞、液平，支气管镜灌洗液 NGS 提示麦氏放线菌，针对放线菌治疗 3 月余，复查 CT 提示病灶增大，抗感染治

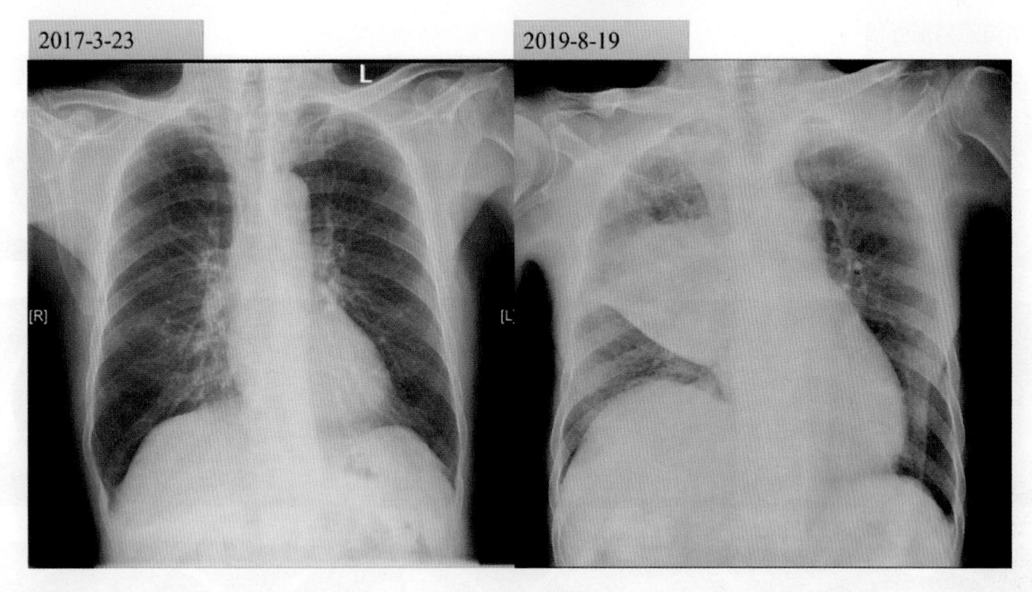

图 40-1 患者 2017 年 3 月体检时胸部 X 线片未见明显异常；2019 年 8 月入院时胸部 X 线片提示右肺占位伴右肺上叶不张

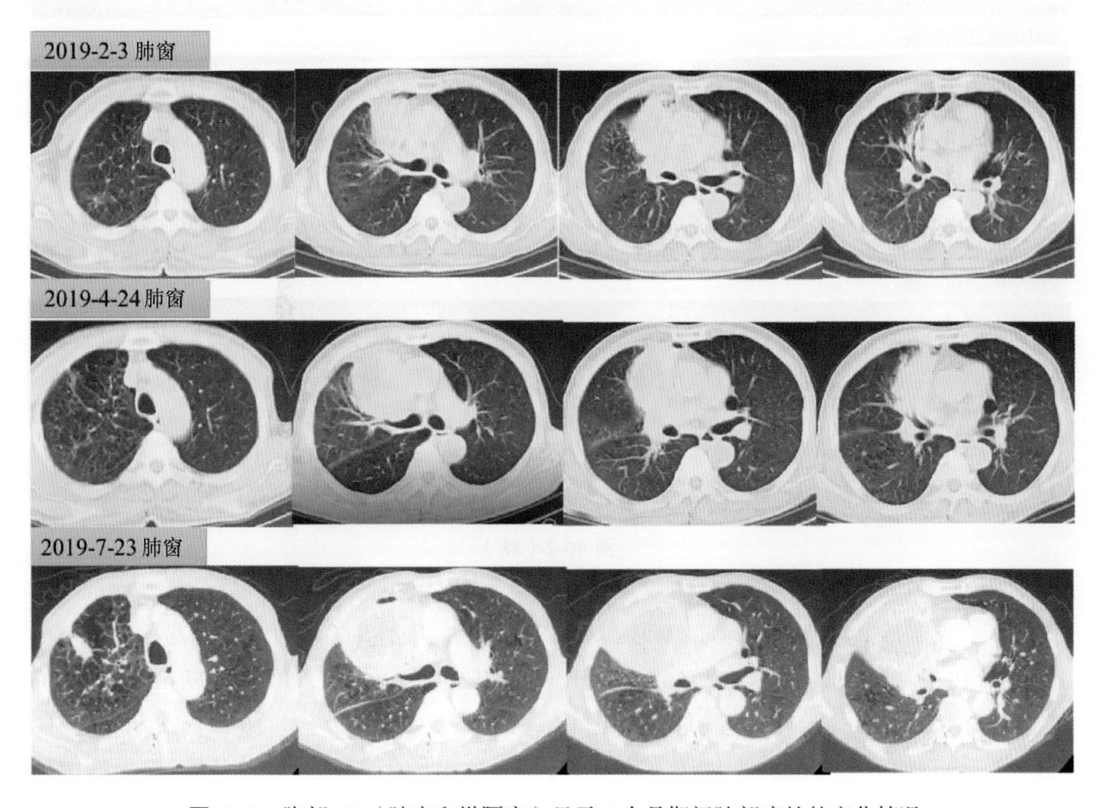

图 40-2 胸部 CT（肺窗和纵隔窗）显示 6 个月期间肺部病灶的变化情况

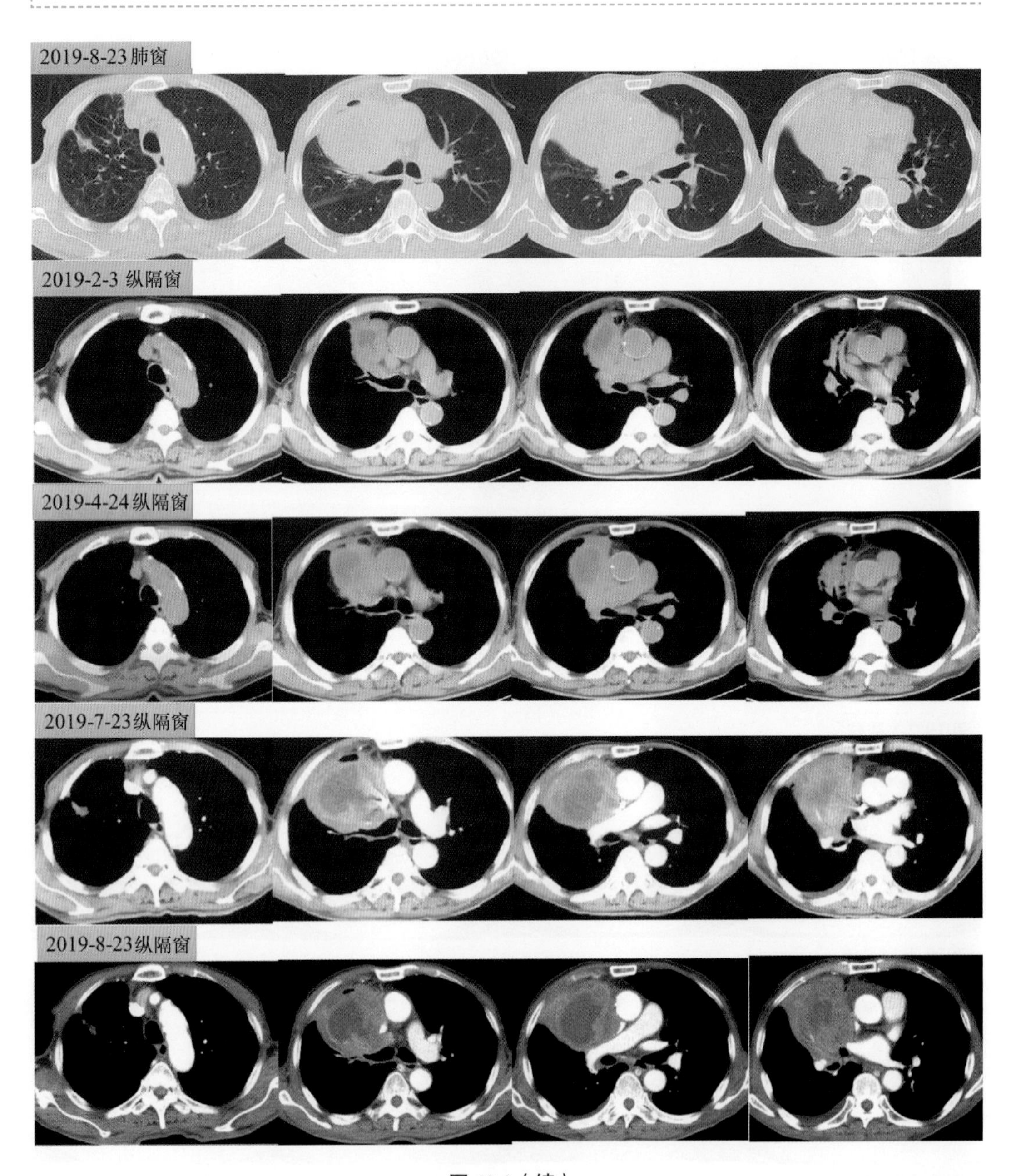

图 40-2（续）

疗无效。入院后检查，血常规：WBC 8.07×10^9/L，中性粒细胞百分比 79.1%，HGB 92 g/L，PLT 337×10^9/L；CRP 9.57 mg/dl，校正 ESR 30 mm/h，PCT 0.07 ng/ml。血 G 试验、GM 试验（－），新型隐球菌抗原检测（－）；T-SPOT（＋）。痰涂片革兰氏阴性杆菌（＋＋），革兰氏阴性球菌（＋），抗酸染色（－），未见真菌。痰培养无病原菌生长。自身免疫指标：ANA 1∶160 散点型，SSA52（＋＋），抗着丝点抗体（CENPB）（＋＋＋）；ANCA（－）。血肿瘤相关指标：CYFRA21-1 5.71 ng/ml（正常值 0 ～ 3.3 ng/ml）；神经元特异性烯醇化酶（NSE）19.51 ng/ml（正常值 0 ～ 17 ng/ml）；鳞状

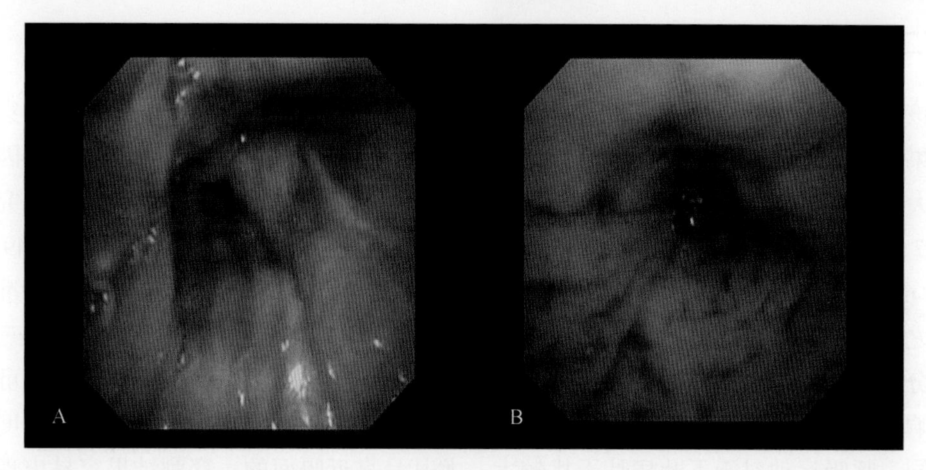

图 40-3 支气管镜检查显示右肺上叶开口狭窄：**A.** 右主支气管开口；**B.** 右支气管上叶开口

上皮细胞癌抗原（SCC）、CEA、AFP、CA199、CA724、胃泌素释放肽前体（proGRP）、PSA 正常。

浅表淋巴结超声报告右侧锁骨上区多发稍大淋巴结，大者 0.7 cm×0.6 cm，结构欠清，内部血流信号丰富。PET-CT 显示右肺中叶巨大占位性病变，内部密度不均匀，中心见低密度囊变区，肿块周围放射性摄取增高，SUVmax 12.1，最先考虑恶性病变；纵隔病灶侧及 7 区代谢轻度增高淋巴结，SUXmax 2.8，部分转移不除外；右侧胸腔及心包积液；双侧颈部及锁骨上区多发小淋巴结，代谢不高，倾向良性改变。

为了明确诊断，行支气管镜检查，见右上叶各段开口黏膜明显增厚、水肿，呈结节状改变，质地脆，易出血，上叶前段狭窄明显、阻塞（图 40-3）；右中叶黏膜增厚、水肿、管腔狭窄，呈外压性改变；右下叶支气管及左肺各叶段开口通畅，黏膜光滑。遂行右上叶支气管黏膜活检 6 块（病理 4 块，组织培养 2 块）。

同时行 B 超造影引导下肺组织穿刺活检：正常组织 9 秒开始增强，病变于 15 秒开始增强，周边呈迅速均匀高增强，中央为大片无强化区。超声造影引导下右肺低回声包块穿刺活检，取出组织 3 条，长度分别为 1.0 cm、1.3 cm、1.0 cm，送检病理及组织匀浆培养。穿刺针进入无强化区，抽出暗红色血性液体 2 ml，送检微生物培养。

B 超造影引导下肺穿刺病理和培养结果回报：穿刺液培养阴性。穿刺组织中可见肺泡上皮细胞轻度增生，肺泡间隔增宽，伴淋巴单核细胞及中性粒细胞浸润，局灶纤维组织增生及淋巴细胞聚集，未见确切肿瘤性病变。

随后支气管镜活检结果回报：活检组织培养（－）；病理（右肺上叶支气管）纤维组织内见癌浸润，结合免疫组化符合非角化型鳞状细胞癌，免疫组化结果：CK5/6（＋），P40（＋），NapsinA（－），TTF-1（－），CD56（－），CgA（－），Syn（－），CK 混（＋），ALK（D5F3）（－）。

最终诊断为鳞状细胞癌 T4N3M1a，锁骨上淋巴结、心包、胸腔转移。

二、病例解析

该病例右上肺肿块为鳞状细胞癌（鳞癌），但3次经皮穿刺活检均未能确诊，穿刺病理结果假阴性的原因需要分析。有研究表明经皮穿刺肺活检假阴性最主要的影响因素是病灶大小，对于21～49 mm的病变诊断准确性最高，高于小病灶和大病灶。该研究纳入了637例超声引导下肺穿刺活检病例，按照病灶大小分为三组：≤20 mm，21～49 mm，≥50 mm，三组诊断准确率分别为72.0%、86.8%和79.7%。病灶直径越小其诊断准确性也随之下降，这容易理解。而较大病灶诊断准确性差的原因是由于坏死的存在，三组坏死灶分别占3.9%、11.7%和28.8%，病灶越大坏死灶越大[1]。另外，病灶的位置可能也会影响穿刺诊断准确性，因为穿刺过程中不同部位的病灶受到呼吸运动的影响程度会有所不同，呼吸运动对于下叶病灶干扰较大，尤其是靠近膈面的，穿刺结果容易出现假阴性[2]。此外，穿刺过程中出现气胸可能也会影响穿刺准确性，因为气胸发生后病灶会发生移位、体积也缩小，导致无法穿刺命中病灶[2]。该患者虽然右上肺病变范围大，但是坏死面积也很大，从而导致三次穿刺活检结果假阴性。有研究表明超声造影相比于普通超声，更容易区别出病变组织内的坏死区域，从而提高穿刺诊断阳性率[3]。

对临床样本中的核酸进行高通量测序，能够快速、客观地检测临床样本中的较多病原微生物（包括病毒、细菌、真菌、寄生虫），对于鉴别感染性疾病和非感染性疾病非常有帮助。然而，目前尚缺乏针对二代测序（NGS）结果的确切判读标准，其结果应在与患者临床表现及实验室检查密切结合的前提下进行解读和验证，且对细菌、真菌等病原体尚不能准确判断菌群定植或感染状态[4]。肺放线菌病可能是由于口咽部及胃肠道反流物误吸所致，早期症状不特异，可以有低热、咳嗽、脓痰、消瘦等表现，晚期可累及胸壁形成脓胸、皮肤窦道，排出含有硫磺样颗粒的脓液，影像学也是以脓肿、坏死为主要特征。该患者虽然肺部病变表现为“脓肿”样改变，但起病时无发热、咳痰等感染表现，肺组织穿刺活检病理报告未见感染证据，仅根据支气管肺泡灌洗液NGS提示麦氏放线菌就诊断为放线菌病，诊断依据不充分，造成了误诊。

三、要点提示

（1）当肺部病变经过初始抗感染治疗无效时，要考虑非感染性病变，需应用多种手段积极获取病理诊断。

（2）坏死面积较大的肺鳞癌，经皮肺穿刺活检容易出现假阴性。在病变明显累及气道的情况下，经支气管镜活检有助于病理诊断。

（3）NGS作为感染性病变的诊断技术，提高了病原体检出率，但检测结果的解读应与临床表现及实验室检查密切结合。

参考文献

[1] Guo YQ，Liao XH，Li ZX，et al. Ultrasound-guided percutaneous needle biopsy for peripheral

pulmonary lesions：diagnostic accuracy and influencing factors. Ultrasound Med Biol，2018，44（5）：1003-1011.

［2］彭伟，张翔，李孝鹏，等．CT 引导下肺病变穿刺活检病理假阴性的影响因素分析．医学影像学杂志，2022，32（4）：606-609.

［3］公海童，李晓光，李荔．超声造影在周围型肺腺癌与鳞癌鉴别诊断及穿刺活检中的价值研究．中国超声医学杂志，2022，38（2）：151-153.

［4］中华传染病杂志编辑委员会．中国宏基因组学第二代测序技术检测感染病原体的临床应用专家共识．中华传染病杂志，2020，38（11）：681-689.

（宋祝　王飞　孙永昌）

病例 41

同时性多原发肺癌

一、病例重现

患者，男性，58 岁。因“咳嗽、咳痰半年，咯血 4 天”入院。患者半年前劳累后出现咳嗽，咳白痰，痰量多，吸烟后加重，伴咽痛、乏力、纳差、肌肉酸痛，伴胸闷、气短，活动后加重，就诊于当地医院考虑“上呼吸道感染”，予止咳、感冒药等对症治疗，肌肉酸痛、咽痛好转，仍有咳嗽、咳痰、活动后气短，未进一步诊疗。4 天前出现咯血，为鲜血，5 ～ 6 口 / 天，戒烟后咳嗽、咳痰较前好转，咯血量较前减少，为痰中带血，无发热、盗汗，无胸痛、心悸等不适，1 天前就诊于我院门诊，行胸部 CT 示“右肺上叶不规则团块影，大小约 32 mm×20 mm，边缘分叶、见多发毛刺。右肺门软组织影”（图 41-1），以“肺部占位，肺癌可能性大”收入院。患者自起病以来，神志清楚，食欲欠佳，睡眠可，大小便正常，体重无改变。

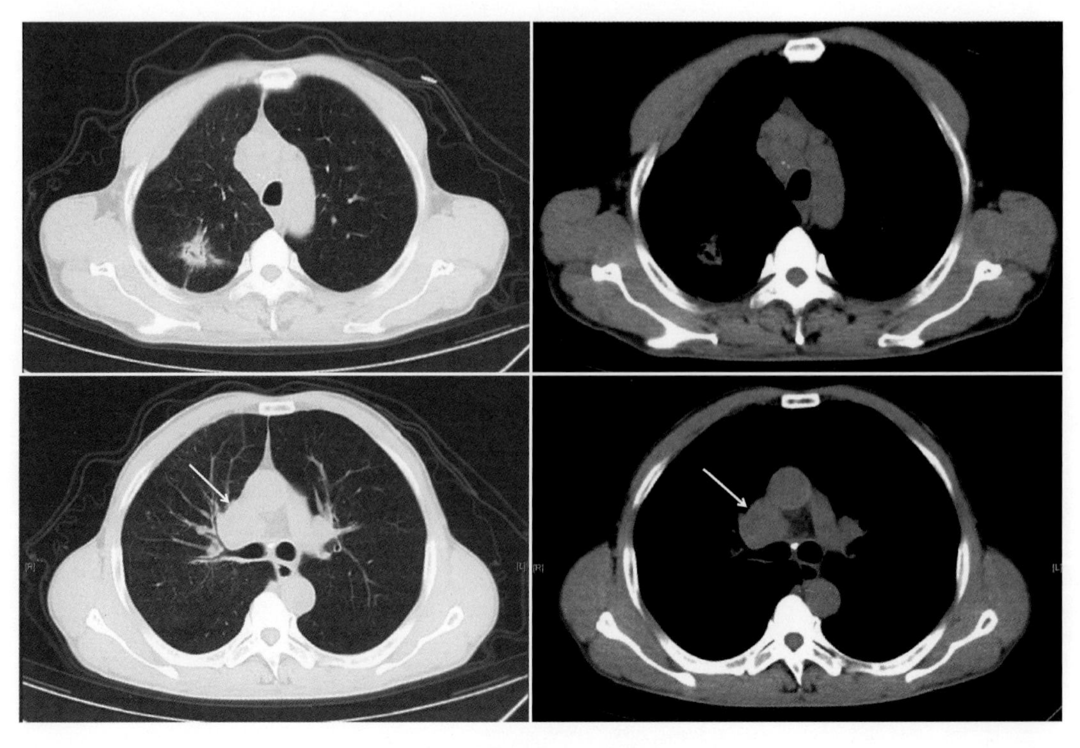

图 41-1 胸部 CT（入院前 1 天）

既往史和个人史：左肘外伤术后 2 年，脑梗死 1 年，平素服用复方羊角颗粒及脑心通胶囊，无遗留肢体、言语不利等。否认肝炎、结核、疟疾病史，否认高血压病史、糖尿病病史，新冠疫苗第二针接种完成。吸烟史，吸烟 40 年，10 支 / 天，未戒烟；饮酒 40 年，饮白酒 250 g/d。适龄结婚，育有 3 女，均体健。否认家族遗传病史。

入院查体：体温 36.1℃，脉搏 85 次 / 分，呼吸 18 次 / 分，血压 123/58 mmHg。神志清楚，右锁骨上可触及多个肿大淋巴结，大小约 3 cm×2 cm，质硬，边界清晰，固定，与周围组织粘连，无压痛。双肺呼吸音清，未闻及明显干湿啰音。余体格检查未见阳性体征。

入院后诊疗经过

入院后检查，动脉血气分析（未吸氧）：pH 7.41，$PaCO_2$ 37.8 mmHg，PaO_2 93 mmHg，HCO_3^- 23.5 mmol/L，Lac 1.1 mmol/L。PCT 0.556 ng/ml。血常规：白细胞 4.32×10^9/L，中性粒细胞百分比 63.4%，嗜酸性粒细胞百分比 2.8%。甲状腺功能、糖化血红蛋白、肝功能、肾功能、血脂、心肌酶、尿常规、便常规均正常。SCC 0.8 ng/ml，proGRP 1101.4 pg/ml，CYFRA 21-1 3.82 ng/ml，NSE 25.70 ng/ml，CEA 124 ng/ml。行支气管镜检查，镜下左侧下叶背段开口可见一个草莓样肿物，表面凹凸不平，易出血，管腔狭窄，周围黏膜水肿、增厚，背段内分嵴增厚，呈结节状（图 41-2），病变处黏膜活检病理回报：P40（+），CK5/6（+），甲状腺转录因子 -1（TTF-1）（－），NapsinA（－），Ki-67（增生活跃区域约 50%），符合非角化型鳞状细胞癌（图 41-3）。

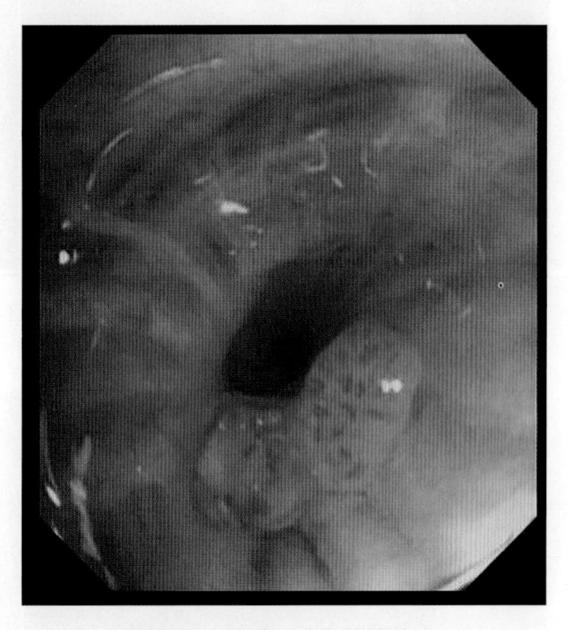

图 41-2 入院后支气管镜检查

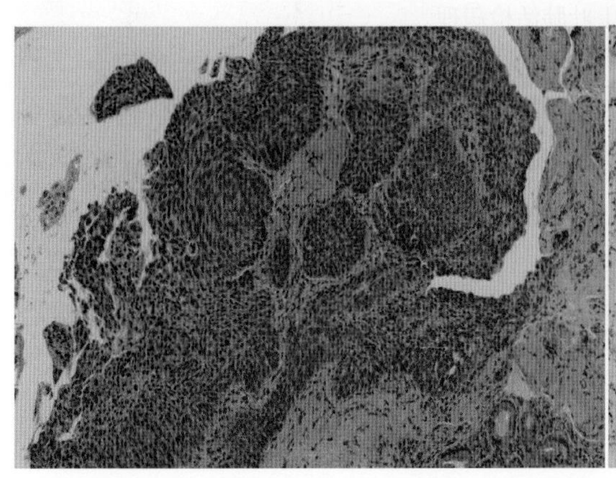

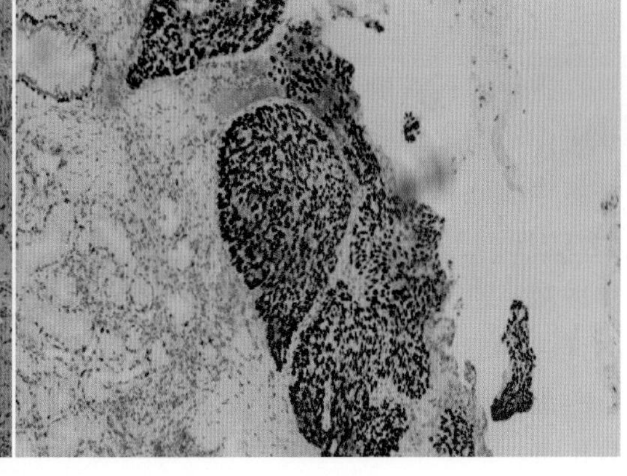

图 41-3 左肺下叶背段黏膜活检病理

全身PET-CT检查示右肺上叶不规则软组织密度肿块影，边缘毛刺，范围约3.8×2.3×5.0 mm，SUVmax 5.9，右肺门软组织肿块影（白色箭头），SUVmax9.7，考虑肺癌，伴右侧颈部、双侧锁骨上、纵隔及右肺门淋巴结转移，伴右侧腋窝区淋巴结转移不除外，伴多发骨转移（骶骨、左侧髂骨、左侧股骨上段SUVmax7.1）（图41-4）。行CT引导下经皮右肺上叶病灶活检，病理回报：肺组织中可见多灶状坏死，伴多量淋巴单核细胞及中性粒细胞浸润，局灶脓肿形成。肺泡间隔增宽、纤维化，多量Masson小体形成，仅局灶见少量具有一定异型性的不规则腺体，考虑原发性肺腺癌，免疫组化示：TTF-1（＋），NapsinA（＋），Ki-67（－）（图41-5）。

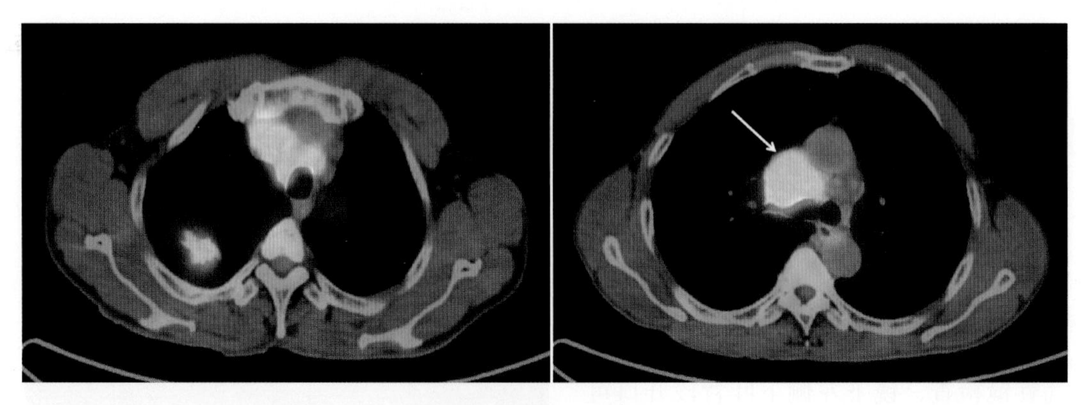

图41-4 PET-CT检查

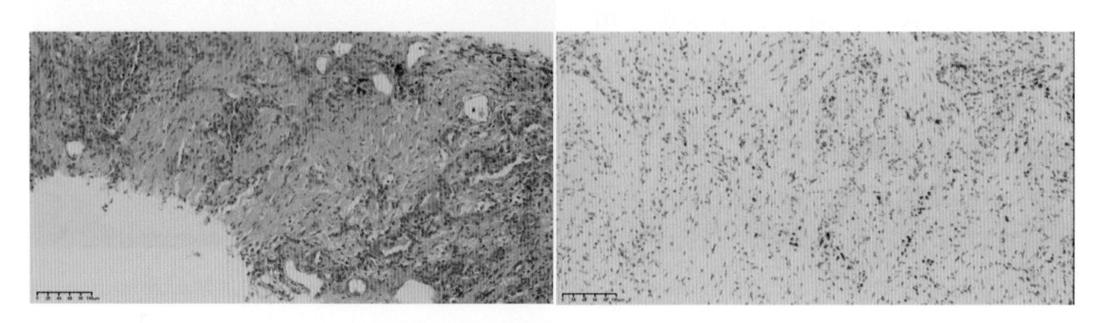

图41-5 右肺上叶肺活检病理

进一步行右侧颈部Ⅳ区淋巴结穿刺活检：可见低分化癌伴大片坏死，结合免疫组化考虑小细胞肺癌，不除外小细胞-非小细胞混合分化的癌，目前该穿刺组织中仅见小细胞癌成分。免疫组化示：TTF-1（弥漫强＋），NapsinA（－），CK7（＋），P40（－），CK5/6（－），CgA（弱＋），CD56（＋），Syn（＋），Ki-67（90%）（图41-6）。遂进一步取肺穿刺组织行基因检测结果显示：KRAS基因（－），TP53基因外显子5、6未检出突变，TP53基因外显子7、8检出错义突变。

最终诊断：同时性多原发肺癌（鳞状细胞癌、腺癌、小细胞癌），cT2N3M1c，Ⅳb期。

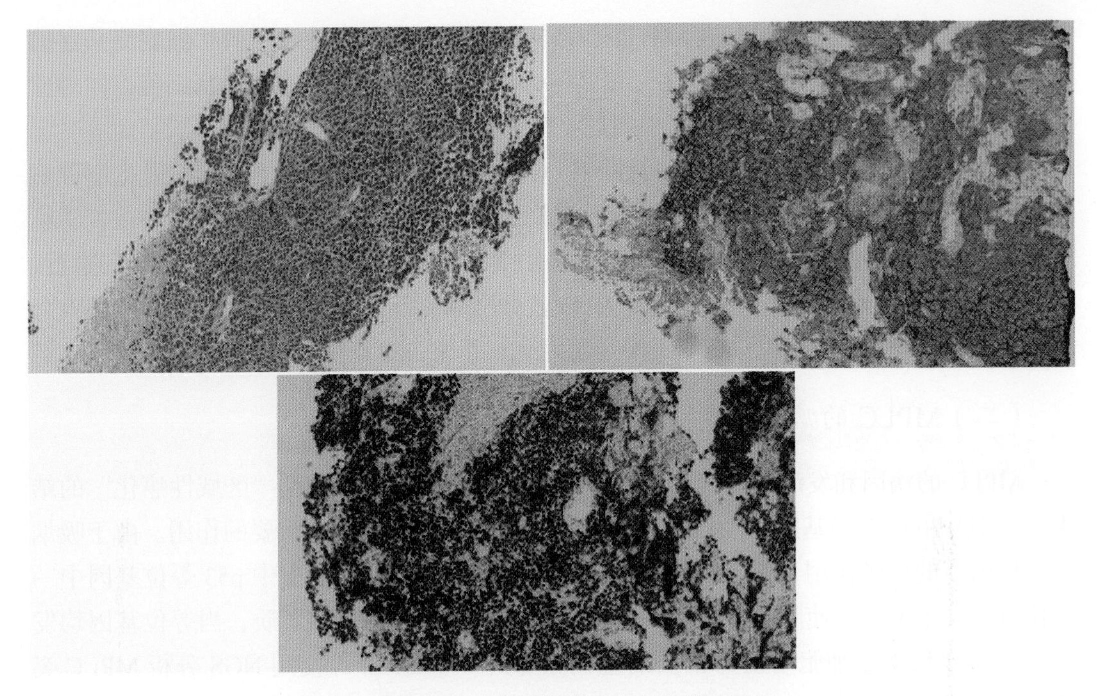

图 41-6 右侧颈部淋巴结活检病理

二、病例解析

（一）多原发肺癌（multiple primary lung cancers，MPLC）是肺癌中的少见特殊类型

近年来随着胸部薄层 CT 的应用和肺癌筛查的日益增多，MPLC 亦呈现增多趋势。1975 年，Martini 和 Melamed 分析了 50 例 MPLC 患者[1]，首次提出肺实质内的多个恶性肿瘤视为与转移不同的多个原发肿瘤的标准；同时性 MPLC：①肿瘤孤立且分离；②组织病理类型不一致，若组织病理类型相同，但肿瘤病灶在不同肺段、肺叶或不同侧，原位起源肿瘤，肿瘤之间无相同淋巴引流和全身转移。异时性 MPLC：①各个癌灶组织类型不同，或均由不同的原位癌起源；② 2 个或 2 个以上癌灶组织学类型相同，但癌灶之间发病时间不同，无瘤间隔时间至少达到 2 年以上，原位起源肿瘤，或位于不同肺叶且没有相同淋巴结引流和全身转移。2003 年美国胸科医师协会（ACCP）在原有基础上，对 MPLC 诊断标准进行进一步修订[2]，将异时性 MPLC 时间间隔延长至 4 年以上，同时增加了分子基因诊断。然而，迄今为止，虽然诊断标准有所改进，MPLC 的分类尚未达成共识。

MPLC 较为少见，国内外报道 MPLC 的发病率有较大的差异，国外报道为 6%，国内报道为 0.5%[3-4]，目前 MPLC 以多发原位腺癌为主，影像学可表现为多发磨玻璃结节，是 MPLC 中的特殊类型。Chen 等分析了 96 例诊断 MPLC 患者，研究结果显示多发磨玻璃影患者 5 年无复发生存率为 100%[5]，多进展缓慢，分期多为 I 期，推荐手术治疗，“各个击破”，预后良好。随着临床医师对 MPLC 的认识增加，其他病理类型有所增加，但小细胞肺癌比较罕见。在目前报道的 MPLC 中，小细胞肺癌与鳞状细胞癌共存的仅占 8.3%[6]，主要以个案报道为主。曹婧等人报道 1 例小细胞肺癌与鳞状细胞癌同时性 MPLC 的诊治[7]，国内国外暂无三种病理类型多原发肺癌报道。

本文报告了 1 例非常罕见的同时性 MPLC 的病例，同一患者身上，同时发生三种不同病理类型的肺恶性肿瘤，即鳞状细胞癌、腺癌和小细胞肺癌。鳞状细胞癌是在气管镜下发现的，为早期阶段。腺癌的体积比较大，小细胞肺癌原发灶考虑为右侧肺门附近，如图 41-1 和图 41-4 中白色箭头所示，锁骨上淋巴结穿刺病理证实为小细胞肺癌转移，故在肿瘤标志物上 proGRP、CEA 明显升高，SCC 正常，也符合其临床情况。

（二）MPLC 的病因和发病机制

MPLC 的病因和发病机制尚未明确，目前多数专家学者认为是“区域性癌化”的结果[8]。其中 p53 抑癌基因在 MPLC 的“区域性癌化”理论中具有重要的作用。由于吸烟等致癌因素的持续作用，引起肺的气道上皮中基因发生突变，上皮中 p53 等位基因中一个位点先发生突变，使肺多个中心同时具有肿瘤发生的区域性癌素质，当等位基因均发生突变后导致上皮细胞增殖异常及细胞凋亡障碍[8]。Izumi 等使用 NGS 分析 MPLC 突变谱的研究表明，MPLC 中伴随 EGFR 或 KRAS 突变的发生率明显增加，而其他大多数突变是随机发生的。非内在因素如吸烟状况、性别和年龄被认为是导致 MPLC 中伴随 EGFR 或 KRAS 突变的因素[9]。

本例患者基因检测结果 TP53 基因外显子 7 和 8 发生错义突变。TP53 为抑癌基因，在正常细胞中低表达，在恶性肿瘤中高表达。有文献研究显示，约 90% 的 SCLC 和 50% 的非小细胞肺癌（NSCLC）中发生改变，大部分（70% ～ 80%）突变是错义突变，其中外显子 4 ～ 8 是最常见的突变类型。TP53 突变是晚期肺癌的不良预后因素，其中不同的外显子突变预后有明显差异，外显子 5、7、8、9 这 4 种突变类型有良好的预后，多个外显子突变，提示预后不良。

（三）MPLC 的治疗

目前对于 MPLC 的治疗暂无权威指南共识推荐，根据最新的 ACCP 指南推荐，MPLC 的患者治疗前，应对每一处原发肿瘤进行 TNM 分期，若没有远处转移，有手术机会的病灶，手术治疗仍然是最佳选择，预后较好。对于 MPLC 为小细胞和非小细胞肺癌共存的患者，因小细胞肺癌恶性程度高，转移早，预后差，治疗仍具有挑战性。本例患者为外地患者，返回当地后，保守治疗，电话随访，确诊 5 个月后于家中去世。

三、要点提示

（1）对于多发肺结节需警惕 MPLC，尽可能多部位取材明确病理，同时行支气管镜检查，避免漏诊。

（2）肿瘤标志物异常升高，与病理不匹配时，需重复取材。

参考文献

[1] Martini N，Melamed M R. Multiple primary lung cancers. J Thorac Cardiovasc Surg，1975，70（4）：606-612.
[2] Detterbeck F C，Jones D R，Kernstine K H，et al. Lung cancer：Special treatment issues. Chest，2003，123（1）：244S.
[3] Sun L，Wan Y，Lin Q，et al. Multiple primary malignant tumors of upper gastrointestinal tract：a novel role of 18F-FDG PET/CT. World J Gastroenterol，2010，16（31）：3964-3969.
[4] Yi SZ，Zhang DC，Wang YG，et al. Clinical features and prognosis of multiple primary tumors of lung combined with other organs--report of 281 cases. Chin J Cancer，2006，25（6）：731-735.
[5] Nie Y，Chen K，Wang J. Multiple primary lung cancers：clinical and genetic features. J Thorac Dis，2018，10（12）：E832-E834.
[6] Ghattas C，Hundal M，Agustin M，et al. A rare type of synchronous multiple primary lung cancer：staging and treatment dilemma. Am J Respir Crit Care Med，2016，193：A6125.
[7] 曹婧，成建德，谢敏 . 一例小细胞肺癌与鳞状细胞癌同时性多原发肺癌的诊治 . 中国临床案例成果数据库，2022，4（1）：E00905-E00905.
[8] 崔京京 . 多原发性肺癌病例报告一例并相关文献复习 . 济南：山东大学，2012.
[9] Izumi M，Oyanagi J，Sawa K，et al. Mutational landscape of multiple primary lung cancers and its correlation with non-intrinsic risk factors. Sci Rep，2021，11（1）：5680.

（郭晨霞　闫崴　孙永昌）

病例 42 鹦鹉热衣原体肺炎并发重度 ARDS

一、病例重现

患者男性，50 岁。因“发热 4 天，咳嗽、咳痰、呼吸困难 2 天”入院。患者入院前 4 天旅行返家后出现发热，最高体温 40℃，伴乏力、肌肉痛，伴畏寒、寒战，无咳嗽、咳痰、咽痛、鼻塞、流涕。无恶心、呕吐，无腹痛、腹泻。无尿频、尿急、尿痛。无皮疹。自服复方氨酚烷胺片退热无效。2 天前出现呼吸困难，就诊于我院发热门诊，血常规：WBC 9.21×10^9/L，中性粒细胞百分比 82.9%，HBG 157.0 g/L，PLT 207.0×10^9/L；胸部 CT 示右肺上叶及中叶斑片状高密度影及磨玻璃密度影。诊断肺炎，给予莫西沙星 400 mg 每日一次静脉点滴，但患者呼吸困难加重，动脉血气分析 PaO_2 61 mmHg，给予鼻导管吸氧 3 L/min，呼吸困难继续加重、精神萎靡，改为面罩吸氧并逐渐上调至 10 L/min，氧合仍不能维持，遂给予气管插管机械通气治疗，收入 RICU。

既往史和个人史： 高血压 4 年余，口服拜新同及贝那普利（洛汀新）治疗，未监测血压。否认肝炎、结核、疟疾病史，否认糖尿病、脑血管疾病、精神疾病史，否认手术、外伤、输血史，否认食物、药物过敏史，预防接种史不详。1 周前曾因工作原因乘高铁自诸城至高密，4 天前乘坐高铁自高密返回北京。否认吸烟史，饮高度白酒 20 年，2 两 / 日。

入院查体： 体温 38.2℃，脉搏 128 次 / 分，呼吸 20 次 / 分，血压 140/88 mmHg。经口气管插管机械通气。发育正常，营养良好，镇静状态。全身皮肤黏膜无黄染，无皮下出血。全身浅表淋巴结无肿大。结膜正常，巩膜无黄染，瞳孔等大同圆，对光反射正常。双肺叩诊清音，双肺散在湿啰音，右肺为著。心率 128 次 / 分，律齐，各瓣膜听诊区未闻及杂音。腹软，无压痛，肝脾未触及。双下肢无水肿。

辅助检查： 动脉血气分析（FiO_2 100%）：pH 7.34，$PaCO_2$ 35.2 mmHg，PaO_2 56.7 mmHg，实际 HCO_3^- 18.1 mmol/L，实际 BE 6.5 mmol/L，Lac 2.5 mmol/L；尿肺炎链球菌抗原、血军团菌抗体、血肺炎支原体抗体均为（－）。血生化：ALT 51.0 U/L，AST 144.0 U/L，T-Bil 12.3 μmol/L，ALB 35.1 g/L，LDH 520.0 U/L，CK 10 470.0 U/L，CKMB 29.0 U/L，Na^+ 129.0 mmol/L，K^+ 3.05 mmol/L，总二氧化碳结合力 20.4 mmol/L。入院前胸部 CT（图 42-1）：右上肺渗出病变。

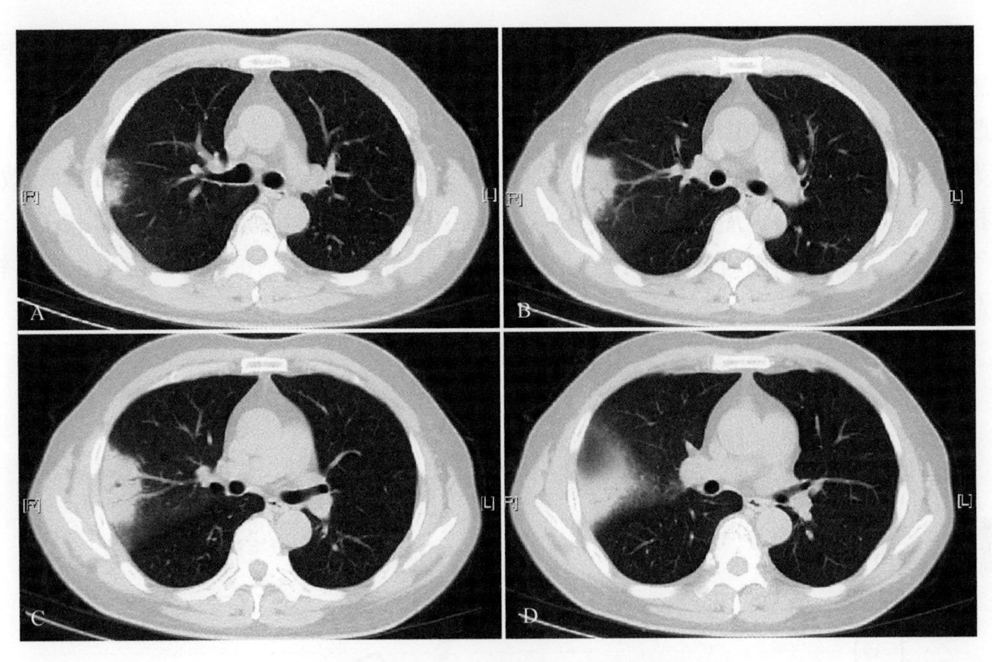

图 42-1 胸部 CT 可见胸膜下高密度渗出影

初步诊断：重症肺炎，重度 ARDS，高血压

入院后诊疗经过

患者病情危重，经验性抗感染治疗方案采用亚胺培南、左氧氟沙星、奥司他韦。同时应用镇痛镇静肌松治疗，鼻饲肠内营养液，静脉输注丙种球蛋白，保持水、电解质平衡。机械通气采用 A/C 模式，潮气量（V_T）450 ml，频率（f）14 次 / 分，PEEP 14 cmH_2O，FiO_2 100%。患者 PaO_2/FiO_2 维持在 60 mmHg 以下，高 PEEP 及肺复张后仍呈现逐渐下降趋势。床旁超声观察双肺实变明显。床旁右侧股静脉、右侧颈内静脉穿刺置管，启用静脉-静脉（V-V）ECMO 治疗，转速 3225 转 / 分，血液流速 4 L/min，氧流量 4 L/min，患者氧合改善。同时降低机械通气参数，并持续肝素泵入，每 4 小时监测 ACT（维持 140 ～ 180 秒）、APTT（维持基础值的 1.5 ～ 2.0 倍，通常 60 ～ 80 秒）。为尽快明确感染的病原体，留取痰培养、血培养。行床旁电子支气管镜检查，镜下见双肺各叶支气管开口通畅，黏膜充血水肿，未见狭窄和新生物。抽吸黄色黏稠痰 5 ml，右中叶行支气管肺泡灌洗，注入生理盐水 150 ml，回收 BALF 110 ml。

多次血培养、痰培养以及支气管肺泡灌洗细菌和真菌培养均为（－）。甲型流感病毒、乙型流感病毒核酸检测（－）。巨细胞病毒抗体、EB 病毒抗体（－）。涂片找抗酸杆菌（－），T-SPOT（－）。G 试验、GM 试验（－）。BALF 和外周血病原学二代测序（NGS）均提示鹦鹉热衣原体。综合上述检查，考虑鹦鹉热衣原体所致肺炎诊断明确。抗感染治疗方案调整为阿奇霉素 0.5 g 1 次 / 日静脉滴注，联合米诺环素 100 mg 2 次 / 日鼻饲。

患者收入 RICU 第 5 天，体温再度升高，考虑 ECMO 易合并耐药革兰氏阳性球菌血流感染，遂加用万古霉素 0.5 g 3 次 / 日静脉滴注，体温逐渐恢复正常。RICU 第 9 天，氧合改善，顺利停用 ECMO，继续机械通气。此时患者全身出现红色皮疹，瘙痒明显，考虑为万古霉素所致药物性皮疹，换用利奈唑胺后体温再度升高，效果不佳；第 11 天改为达托霉素静脉滴注，而后体温恢复正常（入 RICU 后体温变化见图 42-2）。第 12 天，拔除气管插管，改为无创通气进行呼吸支持。此后继续住院治疗 10 余天，病情逐渐好转，痊愈出院。

患者治疗期间胸部 X 线片变化见图 42-3。

拔除气管插管后复查胸部 CT 见图 42-4。

患者出院后 2 个月复查胸部 CT 见图 42-5。

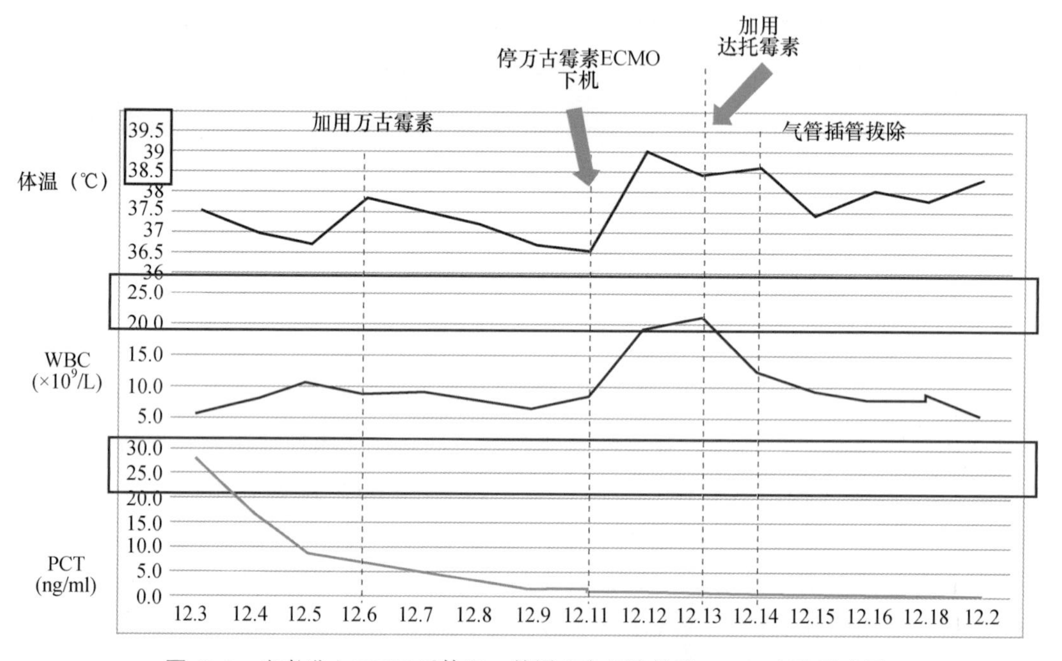

图 42-2 患者进入 RICU 后体温、外周血白细胞总数、PCT 变化示意图

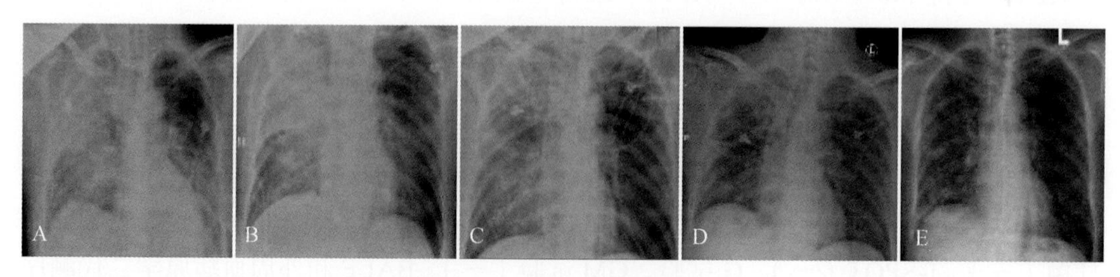

图 42-3 患者胸部 X 线片。**A.** 收入 RICU 第 1 天床旁胸部 X 线片；**B.** RICU 第 4 天床旁胸部 X 线片；**C.** RICU 第 10 天（停用 ECMO 后 1 天）床旁胸部 X 线片；**D.** RICU 第 13 天（拔除气管插管后 1 天）床旁胸部 X 线片；**E.** 出院前床旁胸部 X 线片

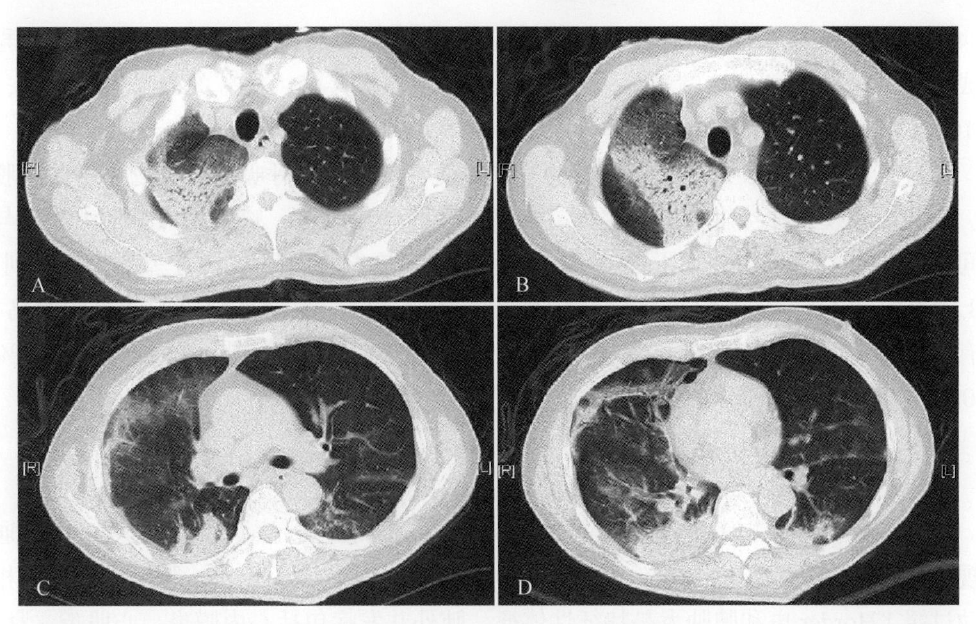

图 42-4 复查胸部 CT。拔除气管插管后 2 天复查，可见双肺多发渗出实变影，右肺为著

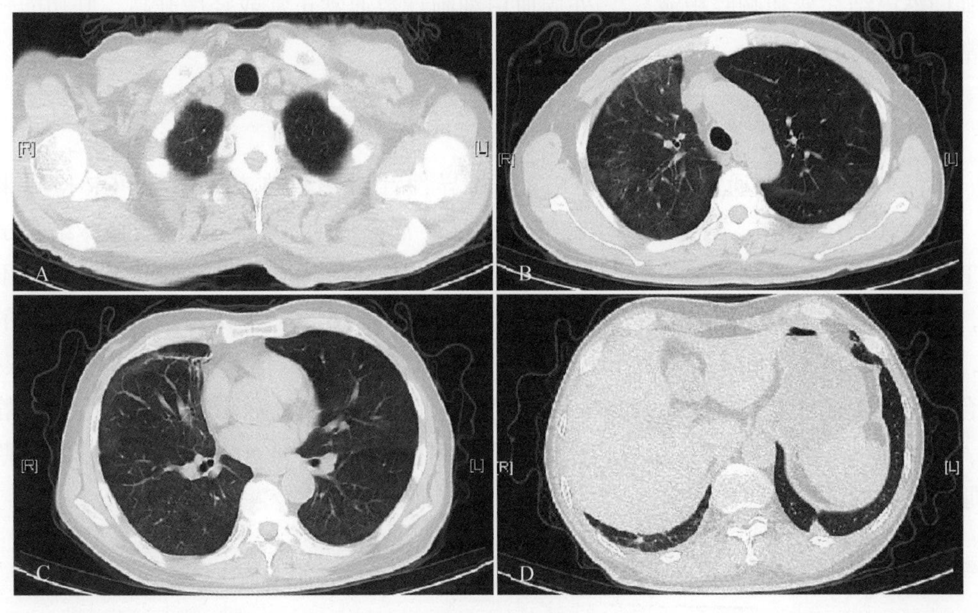

图 42-5 出院后 2 个月复查胸部 CT 结果。肺部实变渗出影基本吸收，部分残留磨玻璃影，右肺为著。双肺可见纤维索条形成

二、病例解析

（一）鹦鹉热衣原体感染的流行病学

鹦鹉热（psittacosis/ornithosis）是人畜共患疾病，属于衣原体科的一种专性细胞内病原体。自 1879 年首次描述以来，全世界已报告了人畜共患病和其暴发[1]。在 1975 年至

1984 年间向美国疾病控制和预防中心（CDC）报告的 1136 名患者中，72% 的人曾与宠物或家庭环境中的鸟类接触过，6% 的人曾与野生鸟类接触，12% 的人是家禽工人，只有 10% 的人没有明确的鸟类接触情况[2]。

通过直接接触或吸入受感染鸟类的干燥粪便、羽毛尘或呼吸道分泌物中的气溶胶传播。职业性或娱乐性接触鸟类的个人，如鸟类爱好者和兽医，感染的风险最大。人与人之间罕见传播[3]。根据外膜蛋白 A 基因序列，鹦鹉热衣原体分为 10 个基因型（A 到 G，E/B，M56，WC），基因型间寄主偏好和毒力存在差异。无论是健康的或患病的鸟类，都有可能释放鹦鹉热衣原体；我国市售鸡、鸭、鸽的感染率分别为 13.32%、38.92% 和 31.09%[4]。

（二）鹦鹉热的临床特征

鹦鹉热是一种影响多个器官系统的全身性疾病，而肺炎是最常见的表现。患者通常表现为流感样症状，包括高热、头痛、肌痛和干咳；可有痰中带血。腹泻常见，而相对心动过缓，Horder 斑和脾肿大是特征性体征。肺外并发症包括心内膜炎、心肌炎、肾病、肝炎、角结膜炎、关节炎和脑炎等。影像学表现以下肺叶节段性实变最为常见，少见合并肺门淋巴结病变和胸腔积液[5]。外周血白细胞计数通常正常或轻微升高，肝功能轻度异常。

（三）鹦鹉热的诊断

鹦鹉热的诊断需通过培养、血清学或特异性针对鹦鹉热衣原体的 PCR 检测来确定。病原体培养费时，需要三级生物安全设施。常见的血清学检测包括补体结合试验（CFT）、酶联免疫吸附试验和微量免疫荧光（MIF）试验，但这些检测既不敏感也不特异，虽然 MIF 试验被认为更具特异性；抗体效价在 1∶16 以上被认为是接触病原体的证据，而恢复期抗体效价 4 倍或以上升高，在与临床表现一致的情况下，可作为确诊依据。聚合酶链反应（PCR）基因检测技术灵敏度高、特异性高。高通量测序标本可包括静脉血、脑脊液、BALF、痰、拭子或实体组织等。目前二代测序（NGS）技术是诊断鹦鹉热衣原体肺炎的重要手段。

（四）鹦鹉热的治疗

四环素类，特别是多西环素（强力霉素），是首选治疗药物，通常在有效治疗后 48 小时内退热[6]。大环内酯类药物可作为替代疗法，是儿童的首选治疗药物，但对严重病例和妊娠期鹦鹉热可能无效。尽管喹诺酮类药物对鹦鹉热衣原体有体外活性，但临床效果尚不确定。通常建议的治疗时间至少为 10 ～ 21 天，以防止复发[7]。病灶吸收后，部分可遗留纤维索条影，严重者出现肺纤维化。

（五）合并重度 ARDS 时合理使用 ECMO 治疗

合并重度 ARDS 时 ECMO 是重要的呼吸支持手段，但要严格把握适应证。我国专家推荐[8]，对于 ARDS 进行 ECMO 挽救治疗的参考标准如下：采用肺保护性通气（潮气量 6 ml/kg，PEEP ≥ 10 cm H_2O）并且联合肺复张、俯卧位通气和高频振荡通气等处理，在吸纯氧条件下① PaO_2/FiO_2 < 100 mmHg，或肺泡-动脉氧分压差［P（A-a）O_2］> 600 mmHg，或通气频率> 35 次 / 分时 pH < 7.2 且平台压> 30 cmH_2O；②年龄< 65 岁；③机械通气时间< 7 天；④无抗凝禁忌。

ECMO 治疗期间导管相关血流感染和出血是两大并发症。血流感染的发生率为 3% ～ 18%[9]，病原菌以凝固酶阴性葡萄球菌最常见[10]。密切监测患者体温、血 WBC 变化，有助于早期发现血流感染，及时给予抗感染治疗。另外，ECMO 治疗期间使用肝素抗凝，目标为体内不出血、体外不凝血。活化凝血时间（ACT）建议每 2 ～ 4 小时监测一次，不同 ACT 检测装置其正常上限不同（多为 120 ～ 140 秒），推荐维持 ACT 为正常上限的 1.5 倍[8]。APTT 需要维持在基础值的 1.5 ～ 2.0 倍，通常 60 ～ 80 秒。ACT 和 APTT 二者联合使用，并密切监测临床出血倾向，在达到抗凝目标的同时可有效避免出血并发症。

三、要点提示

（1）社区获得性肺炎是常见病，而鹦鹉热衣原体肺炎通过常规病原学检查确诊困难，NGS 检测是目前重要的诊断手段。对于重症社区获得性肺炎，同时进行外周血和 BALF 标本 NGS 检测有助于明确病原体。

（2）鹦鹉热衣原体肺炎治疗与其他非典型肺炎不同，四环素类药物效果好，如多西环素。大环内酯类和喹诺酮类也有一定疗效，但不及四环素类。

（3）ECMO 是重度 ARDS 患者的重要呼吸支持手段，但应严格把握适应证。有效防治出血和感染并发症、病情好转后尽早撤离 ECMO，是避免治疗失败的重要因素。根据 ACT 和 APTT 调整肝素抗凝，避免出血并发症发生；根据体温和外周血 WBC 的变化，及时发现导管相关血流感染，给予抗感染治疗，在病情好转后尽早撤离 ECMO。

参考文献

［1］Beeckman DS，Vanrompay DC. Zoonotic Chlamydophila psittaci infections from a clinical perspective. Clin Microbiol Infect，2009，15（1）：11-17.

［2］Saeki S，Hirata I，Fukusako T，et al. A case of psittacosis with psychiatric symptoms，abnormal EEG，and abnormal SPECT. No To Shinkei，1996，48（12）：1141-1145.

［3］Hughes C，Maharg P，Rosario P，et al. Possible nosocomial transmission of psittacosis. Infect Control Hosp Epidemiol，1997，18（3）：165-168.

［4］Cong W，Huang SY，Zhang XY，et al. Seroprevalence of Chlamydia psittaci infection in market-sold adult chickens，ducks and pigeons in north-western China. J Med Microbiol，2013，62（Pt 8）：1211-1214.

［5］Coutts II，Mackenzie S，White RJ，et al. Clinical and radiographic features of psittacosis infection. Thorax，1985，40（7）：530-532.

[6] Stewardson AJ，Grayson ML. Psittacosis. Infect Dis Clin North Am，2010，24（1）：7-25.
[7] Yung AP，Grayson ML. Psittacosis—a review of 135 cases. Med J Aust，1988，148（5）：228-233.
[8] 中国医师协会呼吸医师分会危重症医学专业委员会，中华医学会呼吸病学分会危重症医学学组. 体外膜式氧合治疗成人重症呼吸衰竭推荐意见. 中华结核和呼吸杂志，2019，42（9）：60-84.
[9] Biffi S，Di Bella S，Scaravilli V，et al. Infections during extracorporeal membrane oxygenation：epidemiology，risk factors，pathogenesis and prevention. Int J Antimicrob Agents，2017，50（1）：9-16.
[10] Abrams D，Grasselli G，Schmidt M，et al. ECLS-associated infections in adults：what we know and what we don't yet know. Intensive Care Med，2020，46（2）：182-191.

（闫崴　王蒙　周庆涛）

病例 43

甲型流感并发重度 ARDS、消化道出血、横纹肌溶解症

一、病例重现

患者，男性，29 岁。因“发热 7 天，呼吸困难 1 天”急诊入院。患者 7 天前出现发热，体温最高 39℃，伴乏力；5 天前出现咳嗽、黄痰，伴恶心、呕吐、腹泻；1 天前仍发热，并出现呼吸急促，就诊于发热门诊，甲流和乙流快速抗原筛查阴性，动脉血气分析示 pH 7.48，$PaCO_2$ 28 mmHg，PaO_2 48 mmHg；胸部 X 线片示“双下肺炎症”，诊断为“重症肺炎、呼吸衰竭”转入急诊抢救室，给予无创通气治疗（EPAP 8 cmH_2O，纯氧吸入），并予亚胺培南 / 西司他丁、莫西沙星抗感染治疗，但监测血氧饱和度仍持续低于 90%，复查血气分析中 PaO_2 降至 35 mmHg；即刻予气管插管、机械通气，给予高呼气末正压（PEEP）（18 ～ 22 cmH_2O）及纯氧吸入，但血氧饱和度仍在 80% 左右波动。于抢救室行深静脉穿刺置管并给予 V-V ECMO 治疗，外周血氧饱和度可恢复至 90% 以上。此后行胸部 CT 显示“双肺渗出、纵隔气肿、双侧少量胸腔积液”，收入 RICU 进一步救治。入监护治疗病房后经鼻胃管回抽出暗红色血性胃内容物。

既往史和个人史：此次起病前 1 周其子曾“发热”，其父母均有“上感”表现。

入院查体：体温 36.9℃，脉搏 60 次 / 分，呼吸 20 次 / 分，血压 86/56 mmHg，SpO_2 94%。镇静及肌松状态；左肺可闻及支气管呼吸音，双下肺可闻及湿啰音；心律齐，未闻及杂音及额外心音；腹软，肝脾肋下未触及，肠鸣音减弱；双下肢无水肿。

辅助检查：血常规 WBC 5.06×10^9/L，中性粒细胞百分比 82.0%，HGB 90 g/L，PLT 123×10^9/L。血生化：ALT 137 U/L，AST 462 U/L，CK 18 642 U/L，CKMB 536 U/L，Cr 203 μmol/L，K^+ 3.29 mmol/L，Na^+ 123.9 mmol/L。动脉血气分析（无创通气，EPAP 8 cmH_2O，FiO_2 100%）：pH 7.44，$PaCO_2$ 31 mmHg，PaO_2 35 mmHg，HCO_3^- 21.1 mmol/L，乳酸 1.3 mmol/L，PCT 22.0 ng/ml。血肌红蛋白 932.8 ng/ml、尿肌红蛋白 2800 ng/ml。胸部 CT（图 43-1）：双肺多发磨玻璃影，双下肺大片实变影，纵隔气肿、双侧少量胸腔积液。

初步诊断：重症肺炎，重度急性呼吸窘迫综合征（ARDS），纵隔气肿，上消化道出血，横纹肌溶解症，急性肾损伤

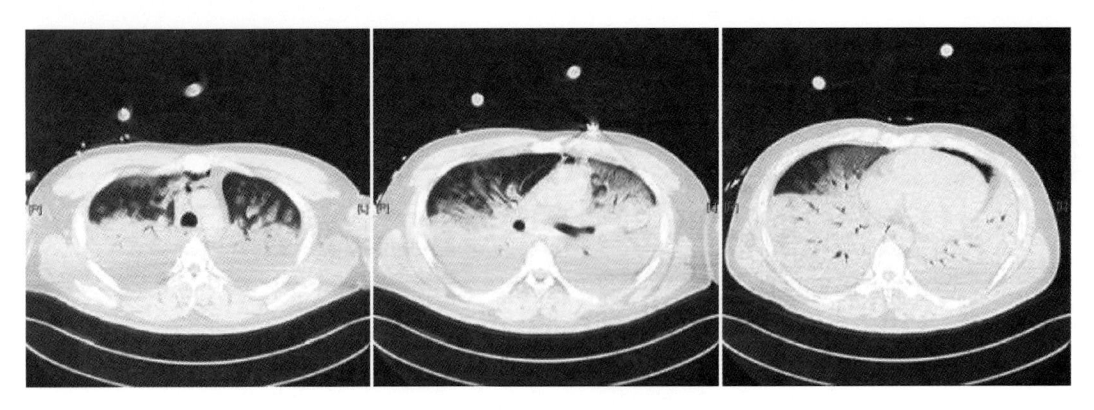

图 43-1 入院时的胸部 CT

入院后诊疗经过

血常规、血生化、PCT、血气分析的变化趋势见表 43-1。

表 43-1 入院后主要化验检查和支持治疗

项目	入院后							
	第 1 天	第 2 天	第 4 天	第 6 天	第 7 天	第 9 天	第 14 天	第 16 天
WBC（$\times 10^9$/L）	8.96	11.19	10.21	12.69	13.75	15.57	9.02	12.60
中性粒细胞百分比（%）	87.9	86.6	77.9	77.7	80.5	82.5	77.2	74.8
HGB（g/L）	112	119	102	90	95	99	90	107
PLT（$\times 10^9$/L）	102	103	86	134	182	264	354	556
PCT（ng/ml）	78.03	49.1	18.4	4.91	1.43		0.913	0.360
ALT（U/L）	92	89	57	66	50	45	62	73
AST（U/L）	358	302	254	86	61	43	48	51
CK（U/L）	11 509	13 827	6810	844	312	135	167	140
CKMB（U/L）	466	441	276	20	21	12	11	16
LDH（U/L）	1838	1921	1712	582	587	598	274	282
BUN（mmol/L）	7.7	7.7	10.2	16.5	18	22.3	19.6	20.2
Cr（μmol/L）	203	218	214	223	219	199	147	132
PaO_2（mmHg）	50.3	74.1	63.5	71.2	114	88.1	76.0	138
ECMO	上机	→	→	→	→	撤除		
有创通气	上机	→	→	→	→	→	撤除	
PEEP（cmH_2O）	8	4	6	12	12	6	5	
FiO_2（有创通气）	0.6	0.8	1.0	0.7	0.7	0.6	0.5	

收入 RICU 后即刻行床旁支气管镜检查并留取 BALF，送检病毒核酸检测，提示新型甲型 H1N1 流感病毒核酸阳性，故重症甲型 H1N1 流感病毒性肺炎诊断明确。此外，

入院后血培养提示头状葡萄球菌，考虑合并导管相关血流感染。治疗上相应给予奥司他韦抗流感病毒、万古霉素治疗葡萄球菌血流感染，同时考虑患者机械通气、留置中心静脉导管、ECMO 腔静脉套管、胃管、尿管等多种侵入性操作，且病情危重，故在上述抗感染基础上经验性联合亚胺培南 / 西司他丁治疗可能的革兰氏阴性杆菌感染。此外，给予免疫球蛋白静脉输注。

患者存在重度 ARDS 及纵隔气肿，在 V-V ECMO 支持下，给予保护性肺通气策略，潮气量设置为 4 ～ 6 ml/kg，PEEP 设置为 0 ～ 4 cmH_2O；由于合并上消化道出血，早期采用无肝素抗凝方案，在消化道出血停止后，从小剂量肝素（2 mg/h）开始抗凝，采用联合监测 APTT 及 ACT 的方法，以 APTT 延长 1.5 ～ 2.0 倍为主要抗凝目标，以 ACT 升高不超过 1.5 倍（一般在 140 ～ 160 秒）为辅助抗凝目标，逐渐调整肝素剂量，维持 ECMO 正常工作并将出血风险尽可能降至最低。住院第 4 天，纵隔气肿基本消失，监测肺顺应性改善，给予肺复张治疗（PEEP 40 cmH_2O，维持 40 秒），并通过递减法设置最佳 PEEP，维持平台压≤ 25 cmH_2O。患者呼吸衰竭逐渐纠正、肺部感染逐渐控制，于住院第 9 天撤除 ECMO，住院第 14 天拔除气管插管，序贯经鼻高流量吸氧，并逐渐过渡到鼻导管吸氧（表 43-1）。

关于横纹肌溶解症、急性肾损伤的处理：严格的液体管理，保证肾脏血流灌注，碱化尿液，促进横纹肌溶解后产生的毒素排出，同时兼顾心功能，减少肺水的生成，密切监测尿量、酸碱度、电解质等指标，避免肾毒性药物，患者肌酸激酶水平及肾功能逐渐恢复正常。

患者于住院第 24 天出院。出院时已床旁自主活动，无需吸氧，监测外周氧饱和度 95% 以上，复查胸部 CT 双肺炎症已基本吸收（图 43-2）。

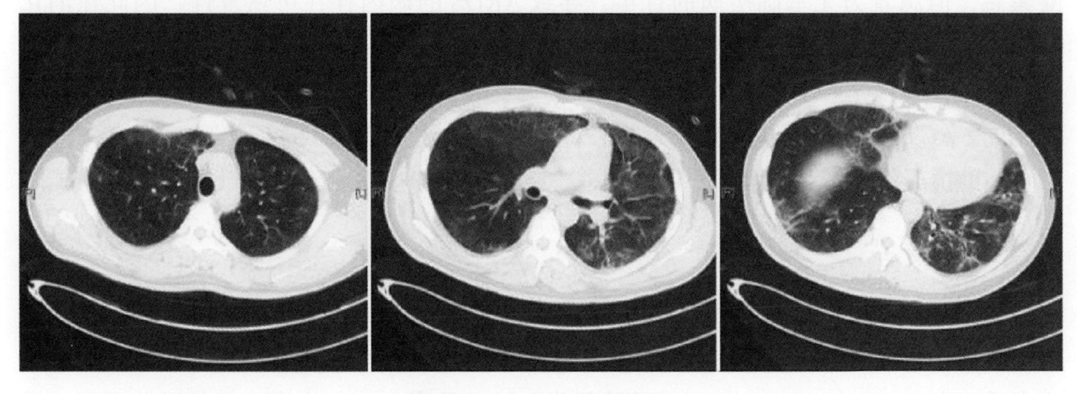

图 43-2　出院前的胸部 CT

二、病例解析

（一）流感病毒是 ICU 住院重症肺炎的常见病原体之一

该患者于流感季节发病，家中多人曾出现“上呼吸道感染”的表现，不排除家庭聚集性发病，临床表现及胸部 CT 符合重症社区获得性肺炎的诊断，BALF 新型甲型 H1N1

流感病毒核酸检测为阳性，符合重症流感病毒性肺炎的诊断标准[1]。在无基础疾病的青壮年 ICU 住院患者中，肺炎链球菌、金黄色葡萄球菌、流感病毒、腺病毒及军团菌属为常见的病原体，而对于流感季节且家庭聚集性发病的患者，更应该警惕流感病毒感染[2]。部分高危人群易发展为重症病例，应当高度警惕，包括：①年龄＜ 5 岁的儿童（年龄＜ 2 岁更易发生严重并发症）；②年龄≥ 65 岁的老年人；③伴有以下疾病或状况者：慢性呼吸系统疾病、心血管系统疾病（高血压除外）、肾病、肝病、血液系统疾病、神经系统及神经肌肉疾病、代谢及内分泌系统疾病、恶性肿瘤、免疫功能抑制等；④肥胖者（BMI ＞ 30 kg/m^2）；⑤妊娠及围产期妇女[1]。神经氨酸酶抑制剂（奥司他韦、扎那米韦、帕拉米韦）对甲型、乙型流感均有效，发病 48 小时内进行抗病毒治疗可减少并发症、降低病死率、缩短住院时间；发病时间＞ 48 小时的重症患者依然可从抗病毒治疗中获益。

（二）体外膜氧合（ECMO）在治疗重症流感病毒性肺炎中的作用

ECMO 是治疗重度 ARDS 的重要手段之一，我国《急性呼吸窘迫综合征患者机械通气指南》建议：给予重度 ARDS 患者机械通气联合 ECMO 治疗；建议给予新型甲型 H1N1 流感所致重度 ARDS 患者机械通气联合 ECMO 治疗[3]。在指南中提出，目前 ECMO 是重症 ARDS 患者在传统治疗措施失败后的最终补救措施，当重症 ARDS 患者满足下述条件时可考虑实施 ECMO：采用肺保护性通气并且联合肺复张、俯卧位通气和高频振荡通气等处理，在纯氧条件下，PaO_2/FiO_2 ＜ 100 mmHg，或肺泡-动脉氧分压差＞ 600 mmHg；通气频率＞ 35 次 / 分时，pH ＜ 7.2 且平台压＞ 30 cmH_2O；年龄＜ 65 岁；机械通气时间＜ 7 ～ 10 天；无抗凝禁忌[3]。该患者疾病早期存在上消化道出血，为抗凝禁忌，但患者为无基础疾病的青年，导致 ARDS 的病因存在可恢复性，因此在消化道出血期间，我们采用无肝素抗凝的 V-V ECMO；在消化道出血停止后，给予患者个体化的抗凝方案：先给予小剂量肝素抗凝，在无新发消化道出血的前提下，采用联合监测 APTT 及 ACT 的方法，以 APTT 延长 1.5 ～ 2.0 倍为主要抗凝目标，以 ACT 140 ～ 160 秒为辅助抗凝目标，对肝素剂量进行调整，维持 ECMO 正常工作并将出血风险尽可能降至最低。

（三）重度 ARDS 的机械通气方案

肺保护性通气（限制潮气量≤ 7 ml/kg 和平台压≤ 30 cmH_2O）、对于中重度 ARDS 患者采用高 PEEP（＞ 12 cmH_2O）及肺复张、对于重度 ARDS 患者实施俯卧位通气，是目前指南上建议的机械通气策略[3]。在本病例中，患者住院初期合并纵隔气肿，且已给予 V-V ECMO 支持，在保证最基本氧合需要的前提下，仅给予肺保护性通气，并使肺充分休息。随着病情改善，纵隔气肿基本吸收，呼吸力学监测肺顺应性略有改善，给予肺复张治疗一次，并给予高 PEEP，通过递减法的方式设置最佳 PEEP，维持平台压≤ 25 cmH_2O，既防止肺泡萎陷、改善氧合，又防止发生新的呼吸机相关肺损伤。

（四）重症肺炎并发症的处理

流感病毒感染的重症病例可发生横纹肌溶解症，严重者可导致急性肾损伤。横纹肌溶解症是由于横纹肌细胞受损或死亡导致细胞内物质释放入血而引起的一种临床综合征，引起横纹肌溶解的常见病原体包括军团菌、流感病毒和葡萄球菌。肌酸激酶升高达正常上限 5 倍以上或≥ 1000 U/L，血或尿肌红蛋白阳性可诊断。横纹肌溶解症引起的急性肾损伤临床上分为少尿型和非少尿型。少尿型大多数需肾替代治疗，预后差；非少尿型通过补液、利尿、碱化尿液等治疗后可恢复，部分病例通过血液净化治疗可能会缩短肾功能恢复时间[4]。本病例为明确的横纹肌溶解症伴急性肾损伤，但尿量始终在正常范围，属于非少尿型肾损伤。在液体管理中，既要保证肾血流灌注，又要兼顾 ARDS 及心功能，避免补液过多、过快引起肺含水量增加，同时注意碱化尿液，积极治疗原发病，尽量避免肾毒性药物，最终肾功能恢复正常，免于床旁血液净化治疗。

三、要点提示

（1）流感病毒是无基础疾病的青壮年发生重症肺炎的常见病原体之一，在流感季节，有可疑聚集性发病的流行病学史，影像学表现为双侧、多叶间质性渗出、磨玻璃影或实变影，临床上诊断为重症肺炎的病例中，要警惕流感病毒感染的可能。

（2）流感病毒所致重度 ARDS 在传统治疗措施失败后，ECMO 可作为最终补救措施，需要把握好 ECMO 的适应证和时机，评估患者的病因是否存在可恢复性。

（3）存在抗凝禁忌并非 ECMO 的绝对禁忌证，在出现严重危及生命的呼吸衰竭、传统机械通气治疗失败的情况下，无肝素抗凝的 ECMO 仍是重要的生命支持手段。在抗凝禁忌消除后，肝素抗凝应从小剂量开始，并实施个体化的抗凝方案，尽可能降低再次出血的风险。

（4）横纹肌溶解症是重症流感病毒性肺炎的并发症之一，可引起急性肾损伤，非少尿型患者通过补液、利尿、碱化尿液等治疗后可恢复，少尿型患者大多数需肾替代治疗。

参考文献

[1] 中华人民共和国国家卫生健康委员会，国家中医药管理局．流行性感冒诊疗方案（2020 年版）．中华临床感染病杂志，2020，13（6）：401-405，411.

[2] 中华医学会呼吸病学分会．中国成人社区获得性肺炎诊断和治疗指南（2016 年版）．中华结核和呼吸杂志，2016，39（4）：253-279.

[3] 中华医学会呼吸病学分会呼吸危重症医学学组．急性呼吸窘迫综合征患者机械通气指南（试行）．中华医学杂志，2016，96（6）：404-424.

[4] 周庆涛，沈宁，孙丽娜，等．重症肺炎并发横纹肌溶解症与急性肾衰竭的诊断治疗并文献复习．中华医院感染学杂志，2015，25（1）：133-135.

（梁瀛　周庆涛　孙永昌）

病例 44

肺炎克雷伯菌肝脓肿致脓毒性肺栓塞

一、病例重现

患者，女性，52 岁。因“发热、乏力伴呼吸困难 7 天”入院。患者入院前 7 天无明显诱因出现发热，体温最高 38℃，伴乏力、胸背痛、头痛，并觉呼吸困难，无明显咳嗽、咳痰，无腹痛腹泻、恶心呕吐。次日就诊于当地医院，予阿奇霉素静脉输液 2 天，发热、呼吸困难无改善。2 天前至我院急诊，查外周血 WBC 16.7×10^9/L，快速血糖 18.5 mmol/L，尿糖 4 +，尿酮体 4 +，动脉血气分析 pH 7.17，$PaCO_2$ 14 mmHg，PaO_2 91 mmHg，HCO_3^- 5.1 mmol/L，乳酸 1.0 mmol/L。胸部 CT 显示双肺多发结节影。初步诊断为糖尿病酮症酸中毒、肺部感染。予补液及胰岛素治疗，莫西沙星联合头孢他啶抗感染治疗，但患者仍发热，并逐渐出现昏睡，复查血气分析示 pH 6.89，$PaCO_2$ 50 mmHg，PaO_2 52 mmHg。即刻予无创呼吸机辅助呼吸，但呼吸衰竭未能纠正，遂给予气管插管、机械通气治疗。呼吸机模式辅助 / 控制性通气–压力控制模式（A/C-PC），呼吸频率（f）20 次 / 分，吸气压（Pi）18 cmH_2O，PEEP 15 cmH_2O，FiO_2 0.8。复查血气分析 pH 7.27，$PaCO_2$ 40 mmHg，PaO_2 83 mmHg（FiO_2 0.7），HCO_3^- 18.4 mmol/L，乳酸 1.7 mmol/L。复查胸、腹部 CT 显示肺内病变明显进展、肝内多发占位性病变。为进一步诊治收入 RICU。

既往史和个人史：既往体健。否认糖尿病、肿瘤病史，否认近期拔牙及醉酒史，否认食物、药物过敏史。个人史及家族史无特殊。

入院查体：体温 38.6℃，脉搏 110 次 / 分，呼吸 28 次 / 分，血压 110/60 mmHg。镇静状态，双侧瞳孔等大等圆，直径 3 mm，对光反射灵敏。双肺呼吸音清晰，双肺可闻及散在湿啰音。心律齐，各瓣膜听诊区未闻及杂音。腹软，肝脾肋下未触及，无肌紧张，肠鸣音正常。双下肢无明显水肿。

辅助检查：血常规：WBC 16.7×10^9/L，中性粒细胞百分比 87.0%，HGB 136 g/L，PLT 175×10^9/L。肝肾功能、心肌酶谱处于正常范围。PCT 17 ng/ml。快速血糖 18.5 mmol/L，糖化血红蛋白 14.3%。尿常规：尿糖 2 +～4 +，尿酮体 1 +～3 +。胸部 CT（图 44-1 和图 44-2）：双肺多发随机分布、大小不等结节影，部分结节可见“滋养血管征”，胸膜下结节影伴反晕征；肺部病变在 2 天内迅速进展，部分结节融合成大片实变及团块影。腹部增强 CT（图 44-3）：肝内多个类圆形不均匀强化区，大者位于肝右叶，2.7 cm×

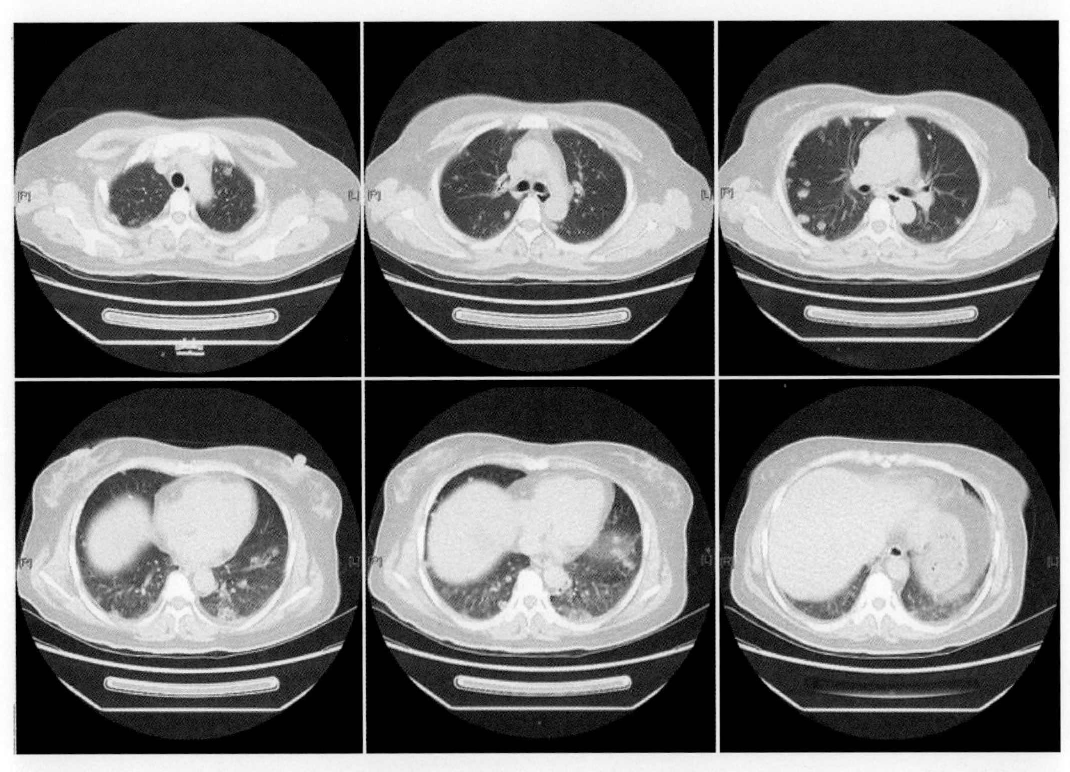

图 44-1　胸部 CT（入院前 2 天）

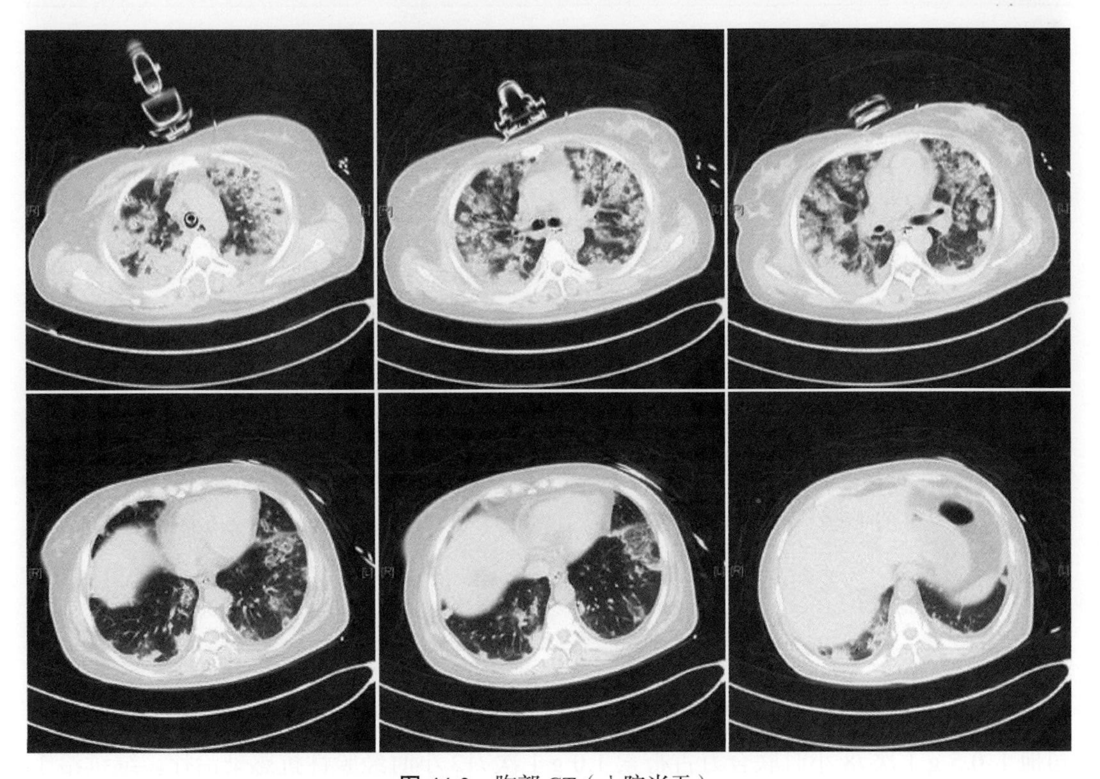

图 44-2　胸部 CT（入院当天）

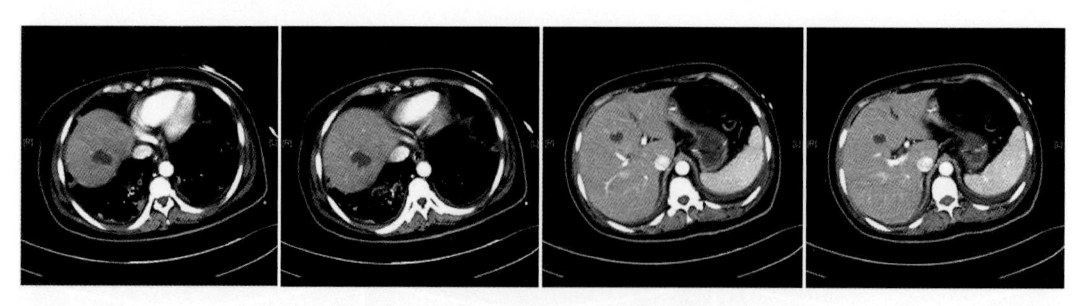

图 44-3　腹部增强 CT（入院当天）

2.0 cm×1.7 cm，盆腔少量积液。

初步诊断：双肺多发结节性质待查，血源性肺脓肿可能；肝内病变，肝脓肿可能；呼吸衰竭；糖尿病酮症酸中毒

入院后诊疗经过

血常规、血生化、PCT、血气分析的变化趋势见表 44-1。

表 44-1　入院后主要化验检查和支持治疗

项目	入院后								
	第 2 天	第 5 天	第 8 天	第 10 天	第 13 天	第 14 天	第 15 天	第 20 天	第 36 天
WBC（$\times10^9$/L）	9.07	12.04	9.60	11.30	7.93	7.3	8.37	12.4	4.93
中性粒细胞百分比（%）	90.5	83.4	82.7	95.4	90.4	88.7	85.7	85.8	74.1
PCT（ng/ml）	19.50	3.87	7.51	2.43	3.79	3.30	3.5	0.092	0.159
PaO_2（mmHg）	45 → 79.5	67.6	56.8	67.7	103	78.9	98.1	67.7	74.4
ECMO	上机	→	→	→	→	撤除			
有创通气	上机	→	→	→	→	→	→	撤除	
PEEP（cmH_2O）	10 → 8	10	6	10	6	6	6	6	
FiO_2（有创通气）	1.0 → 0.5	0.5	1.0	1.0	0.7	0.6	0.6	0.4	
FiO_2（HFNC/鼻导管）								0.5	0.3

入院后即刻留取血液培养及支气管肺泡灌洗液（BALF）培养，给予亚胺培南 / 西司他丁 0.5 g 1 次 /8 小时联合万古霉素 1.0 g 1 次 /12 小时经验性抗感染治疗。继续给予机械通气、营养支持、补液及胰岛素控制血糖，纠正酮症酸中毒及维持水、电解质平

衡。次日患者呼吸衰竭加重，在机械通气 PEEP 10 cmH_2O、FiO_2 1.0 条件下，PaO_2 为 45 mmHg，胸部 X 线片显示双肺渗出性病变较前进展。于是行穿刺置管开始静脉-静脉体外膜氧合（V-V ECMO）进行呼吸支持，低氧血症得以纠正（表 44-1）。入院第 3 天血培养及 BALF 细菌培养均报告肺炎克雷伯菌，肺炎克雷伯菌致肝脓肿、血流感染、血源性肺脓肿诊断明确。

住院第 14 天呼吸衰竭基本纠正，氧合改善，体温正常，胸部 X 线片显示双肺渗出性病变较前吸收。遂撤除 ECMO，继续机械通气治疗。继续亚胺培南 / 西司他丁抗感染治疗。

住院第 20 天患者神志清楚，咳嗽反射好，行自主呼吸试验，监测呼出潮气量 300 ml 左右，呼吸频率 21 次 / 分，外周氧饱和度 100%，复查胸部 CT（图 44-4）显示双肺浸润影较前明显吸收，伴双肺多发结节、团块及空洞影，可见液平，于当日撤除呼吸机、拔除气管插管，给予经鼻高流量氧疗（表 44-1）。

住院第 56 天患者病情稳定，未再发热，可自主咳嗽、咳痰，咳痰有力；未吸氧状态下外周氧饱和度可维持在 95% 以上。其间多次复查腹部超声显示肝内病变逐渐缩小、吸收；胸部 CT（图 44-5）显示双肺病灶进一步吸收，空洞性病变已完全闭合。住院第 57 天患者出院。

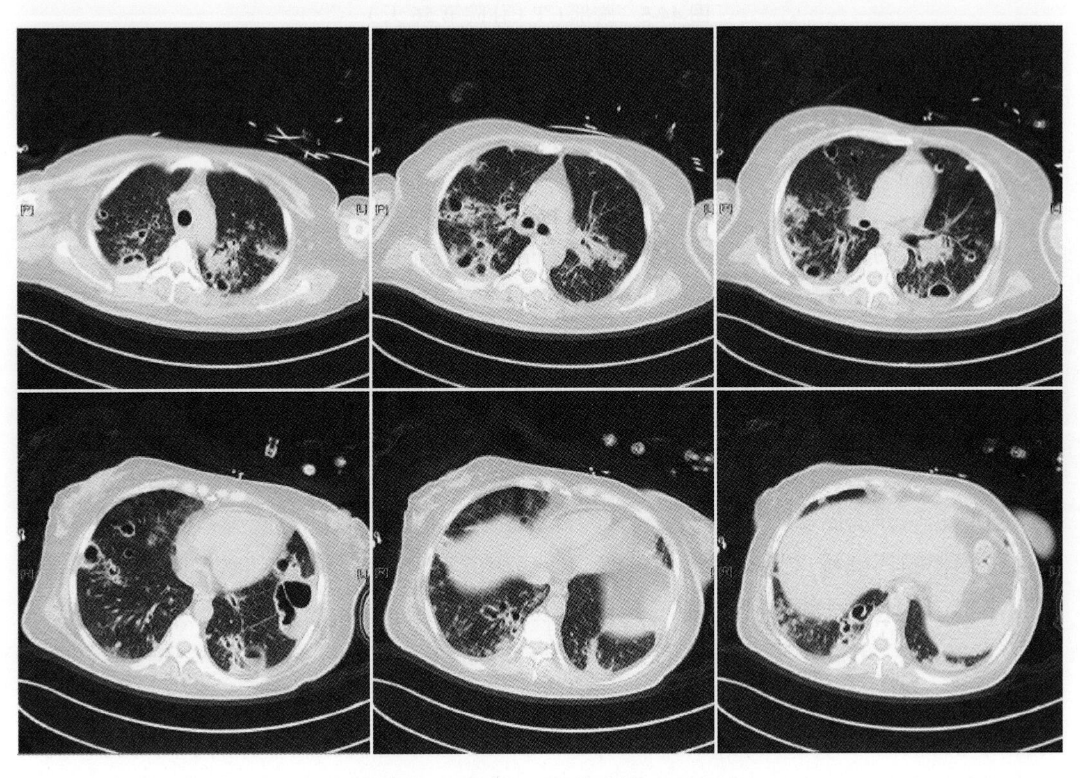

图 44-4 胸部 CT（住院第 20 天）

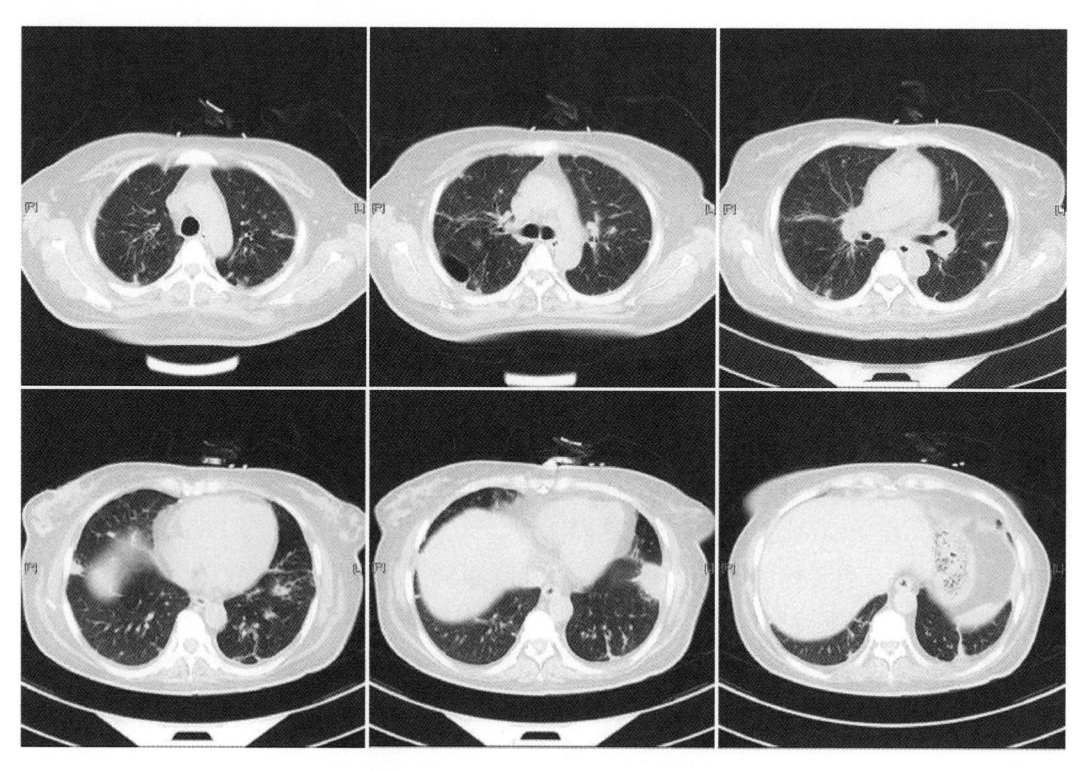

图 44-5 胸部 CT（住院第 56 天）

二、病例解析

（一）肺炎克雷伯菌是糖尿病患者肝脓肿最常见的病原菌

一项国内的荟萃分析发现肺炎克雷伯菌是细菌性肝脓肿的首要致病菌，占 54%，大肠埃希菌次之，占 29%；而在合并糖尿病的肝脓肿患者中，肺炎克雷伯菌感染的占比更是高达 66%，其次为大肠埃希菌，占 21%[1]。在欧美国家，细菌性肝脓肿的主要致病菌则是大肠埃希菌和链球菌属[2]，而在肺炎克雷伯菌所致肝脓肿的患者中，糖尿病仍然是最主要的危险因素[3]。因此，对于临床诊断为肝脓肿的患者，如果同时合并糖尿病，应高度怀疑肺炎克雷伯菌感染。本病例在入急诊后发现糖尿病酮症酸中毒，此后的血液培养及 BALF 培养均提示肺炎克雷伯菌，因此肺炎克雷伯菌肝脓肿、血流感染诊断明确。

该患者的病例特点是病情进展迅速，致病菌的播散能力及侵袭性特别强，提示有可能为高毒力表型的肺炎克雷伯菌（hypervirulent *K. pneumoniae*，hvKP），这是一类不同于以往"经典"的肺炎克雷伯菌（"classic" *K. pneumoniae*）的变异株，这类变异株在琼脂平板的菌落上能用细菌接种环或细针拉出＞ 5 mm 的黏液丝，曾被命名为高黏度表型的肺炎克雷伯菌（hypermucoviscous *K. pneumoniae*）。不过高黏性不等同于高毒力，荚膜血清型和特殊的序列型鉴定可能更有意义[4]。肺炎克雷伯菌的毒力和致病机制与细菌荚膜、脂多糖、黏附素和铁载体等因素有关。荚膜多糖 K1 血清型是高毒力肺炎克雷伯菌的主要类型，其生长及存活能力是"经典"肺炎克雷伯菌的 4 倍，可抵御抗菌肽、补体及巨噬细胞对菌体的杀伤。而且，高毒力表型的肺炎克雷伯菌还可以形成更多的生物被膜，抵抗宿主的防御机制并产生抗生素耐药，增强细菌的毒力[5]。由于客观条件限制，该病例患者未进行黏液拉丝试验及血清型、序列型鉴定，但结合临床表现及疾病进展，推测为高毒力肺炎克雷伯菌的播散性感染。

（二）肝脓肿血流播散可导致脓毒性肺栓塞

该患者另一个突出的特点为胸部影像学表现，双肺多发随机分布、大小不等的结节影及胸膜下结节影，而且在 2 天内迅速进展。病灶变化如此迅速，符合急性感染性疾病特别是血流播散性感染。该例影像学可归结以下 3 种特征性表现（图 44-6）：①外周分布为主的结节，且在随后观察中出现空洞及液平；②滋养血管征；③胸膜下楔形影（直径＜ 3 cm）；结合血培养阳性，可诊断脓毒性肺栓塞（septic pulmonary embolism）。脓毒性肺栓塞是一种非血栓性肺栓塞，是含有病原体的栓子脱落后随血流进入肺动脉系统而导致肺小动脉栓塞（或梗死）和局灶性肺脓肿[6]。一项系统综述显示，金黄色葡萄球菌是导致脓毒性肺栓塞的主要病原微生物，而肺炎克雷伯菌则是导致脓毒性肺栓塞最常见的革兰氏阴性杆菌，其中肝脓肿又是最为常见的原发感染灶[7]。

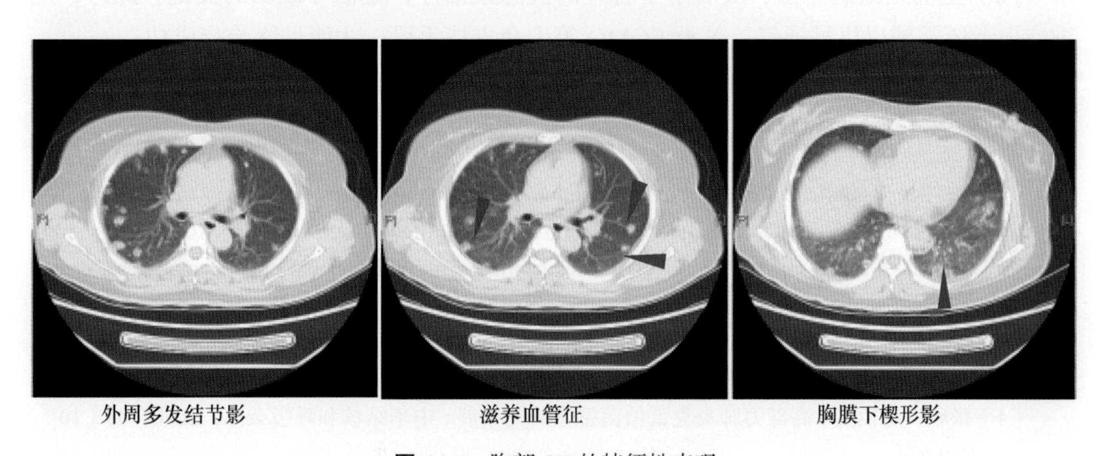

图 44-6　胸部 CT 的特征性表现

（三）抗菌药物的合理使用

从目前的报道来看，大部分高毒力表型的肺炎克雷伯菌菌株对氨苄西林以外的抗菌药物都非常敏感。经典的肺炎克雷伯菌产 ESBL 的比例是 50.0%，而高毒力型肺炎克雷伯菌产 ESBL 的比例仅为 9.09%。高毒力株对碳青霉烯类及氨基糖苷类的敏感性为 100%，对三代头孢菌素类的敏感性在 90% 以上[8]。因此，治疗高毒力型肺炎克雷伯菌感染的药物选择似乎并不存在太大的困难。该病例中的肺炎克雷伯菌对药敏试验中的所有抗生素均敏感，在住院期间给予亚胺培南 / 西司他丁治疗，出院后考虑患者病情稳定，为方便治疗给予厄他培南，临床治疗反应良好。

除了积极、充分的抗感染治疗以外，对于化脓性感染的基本治疗原则是脓肿引流或封闭化脓的腔隙，再有就是积极控制感染的源头。对细菌性肝脓肿的患者，应积极考虑脓腔的穿刺及引流。该患者肝脓肿为本次感染的主要源头，在临床治疗过程中曾考虑过超声引导下肝脓肿穿刺引流，但在疾病早期，肝脓肿未完全液化，而到了疾病的中后期，随着药物治疗起效，肝脓肿在吸收、缩小，因此，在维持药物抗感染治疗的同时，通过腹部超声密切观察肝脓肿的动态变化，抗感染的疗程应维持到肝脓肿和肺脓肿的脓腔完全吸收和闭合之后。

三、要点提示

（1）肝脓肿最常见的病原菌为肺炎克雷伯菌，糖尿病是肺炎克雷伯菌肝脓肿的重要危险因素。

（2）脓毒性肺栓塞是一种非血栓性肺栓塞，是含有病原体的栓子脱落后随血流进入肺动脉系统而导致肺小动脉栓塞（或梗死）和局灶性肺脓肿，影像学具有一定特征性表现。在导致脓毒性肺栓塞的病原菌中，金黄色葡萄球菌最常见，肺炎克雷伯菌则是最常见的革兰氏阴性杆菌，而肝脓肿则是最常见的原发感染灶。

（3）正确判断病原菌、及时给予合理的抗感染治疗，是治疗成功的关键。此外，危重症患者还需辅以机械通气，甚至 ECMO 等生命支持手段，才能最终治疗成功。

参考文献

[1] Luo M，Yang XX，Tan B，et al. Distribution of common pathogens in patients with pyogenic liver abscess in China：a meta-analysis. Eur J Clin Microbiol Infect Dis，2016，35（10）：1557-1565.

[2] Serraino C，Elia C，Bracco C，et al. Characteristics and management of pyogenic liver abscess：A European experience. Medicine（Baltimore），2018，97（19）：e0628.

[3] Fazili T，Sharngoe C，Endy T，et al. Klebsiella pneumoniae liver abscess：an emerging disease. Am J Med Sci，2016，351（3）：297-304.

[4] 张欣，陈佰义 . 高毒力肺炎克雷伯菌感染研究进展 . 中华结核和呼吸杂志，2020，43（10）：870-874.

[5] Shon AS，Bajwa RP，Russo TA. Hypervirulent（hypermucoviscous）Klebsiella pneumoniae：a new and dangerous breed. Virulence，2013，4（2）：107-118.

[6] Iwasaki Y，Nagata K，Nakanishi M，et al. Spiral CT findings in septic pulmonary emboli. Eur J Radiol，2001，37（3）：190-194.

[7] Ye R，Zhao L，Wang C，et al. Clinical characteristics of septic pulmonary embolism in adults：a systematic review. Respir Med，2014，108（1）：1-8.

[8] 黎斌斌，刘颖梅，王春雷，等 . 肺炎克雷伯菌血流感染的临床及分子特征 . 中华检验医学杂志，2015，38（9）：627-631.

（梁瀛　周庆涛　孙永昌）

病例 45

严重肥胖低通气综合征合并重症肺炎

一、病例重现

患者，男性，36 岁，体重 250 kg，身高 170 cm，BMI 86.5 kg/m^2。因“咳嗽、呼吸困难 10 余天，加重 9 小时”入院。患者 10 天前出现咳嗽、无痰，伴呼吸困难，活动后明显，无发热、胸痛、咯血，院外予抗生素（具体不详）治疗 1 周，症状无好转。9 小时前出现呼吸困难加重，伴嗜睡、口唇发绀，就诊于我院急诊，查血常规：WBC 13.01×10^9/L，中性粒细胞百分比 85.6%；血生化：ALT 119 U/L，AST 339 U/L；动脉血气分析（未吸氧）：pH 7.03，PaO_2 30 mmHg，$PaCO_2$ 114 mmHg；胸部 X 线片显示双肺渗出影、心影增大。诊断“呼吸衰竭Ⅱ型、肺炎”，给予气管插管机械通气治疗，模式辅助 / 控制（A/C），潮气量（Vt）520 ml，f 16 次 / 分，PEEP 10 cmH_2O，FiO_2 1.0，监测外周 SaO_2 为 90%，为进一步诊治收入 RICU。

既往史和个人史：自幼体型肥胖。否认烟酒嗜好。

入院查体：体温 37.1℃，脉搏 86 次 / 分，呼吸 16 次 / 分，血压 135/80 mmHg。镇静状态，双侧瞳孔等大等圆，直径 3 mm，对光反射灵敏。双肺呼吸音减弱，未闻及干、湿啰音。心律齐，各瓣膜听诊区未闻及杂音。腹膨隆，无肌紧张，肠鸣音正常。双下肢无水肿。

初步诊断：重症肺炎，呼吸衰竭Ⅱ型，肥胖低通气综合征，肝功能不全。

入院后诊疗经过

入院后根据跨肺压指导机械通气参数的个体化设置：气管插管机械通气治疗后，CO_2 潴留好转，但氧合改善不佳，一直需要较高吸氧浓度，考虑为严重肥胖低通气综合征所致；但是患者入 RICU 时肺顺应性差、气道阻力高，进一步增加潮气量可能导致并发症，故选择合适的 PEEP 是该患者机械通气治疗成功与否的关键。遂决定根据跨肺压指导 PEEP 滴定及呼吸机参数的个体化设置。经食管测压提示胸内压约 30 cmH_2O，予肺复张治疗后调整机械通气参数：压力支持通气（PSV）模式，压力支持水平（PS）14 cmH_2O，PEEP 28 cmH_2O，监测跨肺压呼气末 0 ～ 2 cmH_2O、吸气末 10 ～ 12 cmH_2O，患者氧饱和度逐渐改善，FiO_2 逐渐降至 0.4。后根据跨肺压监测结果每天调整呼吸机参数（表 45-1）。

入院后考虑患者为重症肺炎，给予亚胺培南 1 g 静脉输液 4 次 / 日抗感染治疗。后患者体温正常，痰量减少，复查胸部 X 线片肺部渗出较前吸收（图 45-1）。

入院第 5 天体温正常，痰量减少，肺部感染基本控制，患者自主呼吸能力可，神志清楚，咳痰有力，遂拔除气管插管，序贯无创通气治疗：模式 S/T，IPAP 35 cmH_2O，EPAP 25 cmH_2O，FiO_2 0.3。后逐渐调整无创通气参数为 IPAP 30 cmH_2O，EPAP 18 cmH_2O，FiO_2 0.3（夜间 12 小时）。入院第 14 天患者病情好转出院，院外予夜间无创通气治疗并控制饮食、适度减重。

表 45-1　呼吸机模式、参数及血气情况

项目	住院天数				
	1	2	3	4	5（拔管）
模式	A/C	PSV	PSV	PSV	PSV
Vt/PS	520 ml	14 cmH_2O	10 cmH_2O	14 cmH_2O	12 cmH_2O
PEEP（cmH_2O）	10	28	28	20	20
FiO_2	1.0	0.4	0.4	0.3	0.3
Vt（ml）	500	500	500	600	500
呼吸（次 / 分）	16	14	14	16	20
pH	7.272	7.414	7.37	7.44	7.42
PaO_2（mmHg）	68	76	84	75	82
$PaCO_2$（mmHg）	83	60	75	65	70
PaO_2/FiO_2	68	150	210	250	270

A/C：辅助 / 控制通气模式；PSV：压力支持通气模式；Vt：潮气量；PEEP：呼气末正压；PaO_2：动脉氧分压；$PaCO_2$：动脉二氧化碳分压；PS，压力支持水平

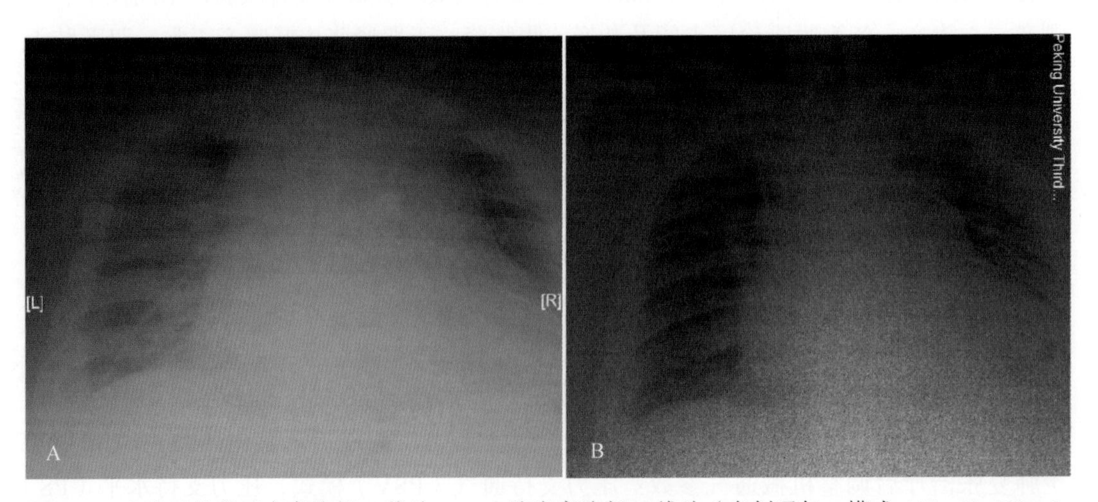

图 45-1　入院及拔管后床旁胸部 X 线片。**A.** 入院床旁胸部 X 线片（有创通气，模式 A/C，Vt 520 ml，频率 16 次 / 分，PEEP 10 cmH_2O，FiO_2 1.0，在肺复张及跨肺压监测 PEEP 滴定之前）：双肺体积明显缩小，双肺膨胀不全，双肺渗出性病变，心影增大，左侧胸腔积液可能。**B.** 拔管后床旁胸部 X 线片（无创通气，模式 S/T，IPAP 30 cmH_2O，EPAP 18 cmH_2O，FiO_2 0.3）：双肺体积较前增大，双肺渗出较前吸收

二、病例解析

（一）跨肺压监测指导 PEEP 滴定

目前肥胖患者的机械通气治疗和撤机是世界性难题。据统计，美国重症监护治疗病房每年接诊的患者中有约 25% 其 BMI ≥ 30 kg/m^2，约 7.5% 的患者存在病态肥胖（BMI ≥ 40 kg/m^2）。肥胖患者会有更长的机械通气时间及住院时间[1]。这些患者的特点是功能残气量减少，呼吸系统顺应性降低和气道阻力增加，从而导致呼吸功明显增加[2]。肺复张术和 PEEP 滴定法是有效的开放萎陷肺并防止肺塌缩的方法[3]。然而，现有的研究结果不足以确定肥胖患者所适宜的呼气末正压水平[4-5]：过低的 PEEP 导致肺无法复张，影响通气和氧合；过高的 PEEP 则可能导致严重的并发症，如气胸、纵隔气肿、低血压等。所以，如何选择合适的 PEEP 是病态肥胖患者机械通气治疗成功与否的关键。近期有国外文献报道跨肺压指导严重肥胖低通气综合征患者机械通气治疗成功的病例[6]，据此我们采用经食管测压估算胸内压，并根据跨肺压指导肺复张后 PEEP 的滴定，成功改善了患者的通气和氧合状态。另外，肥胖患者的拔管和无创通气序贯治疗亦是一项挑战性的工作。传统的自主呼吸试验不适合肥胖患者，建议使用滴定后的 PEEP 进行自主呼吸试验[7]。拔管后立即给予无创通气序贯治疗并调整合适的参数是成功与否的关键。

病态肥胖患者肺部通气和换气功能障碍主要是由于过高的胸内压导致的肺泡萎陷，从而导致功能残气量减少，肺顺应性降低和气道阻力增加。选择合适的 PEEP 以复张肺泡并维持正常的功能残气量是病态肥胖患者机械通气治疗成功与否的关键。近期针对 ARDS 的随机临床试验（RCT）研究显示以跨肺压指导的 PEEP 滴定及机械通气参数个体化管理可以显著改善患者的氧合及肺顺应性，且更大规模的多中心随机对照研究目前正在进行中[8]。跨肺压等于肺泡内压减去胸腔内压，是肺泡扩张的直接动力，它比平台压更能反映呼吸时肺泡所承受的压力差。肺泡内压可以通过呼吸机测定，而胸腔内压我们通过食管测压的方法估算得到。跨肺压监测的目标是使呼气末跨肺压大于 0 cmH$_2$O，维持肺泡的开放；吸气末跨肺压小于 20 ～ 25 cmH$_2$O，避免肺泡过度膨胀。通过跨肺压监测，我们可以滴定出肥胖患者最“适合”的 PEEP，从而安全有效地复张肺泡，维持功能残气量，改善通气和氧合。

（二）肺复张与 PEEP 滴定

在该病例的初始治疗中，使用容量控制通气，给予较低的 PEEP（10 cmH$_2$O），复查血气二氧化碳潴留明显好转，但氧合改善不佳，需要吸入纯氧才能维持氧合。其原因与严重肥胖导致的胸内压过高和肺体积减小有关，此时患者的肺顺应性差、气道阻力高，故需要使用较高的 PEEP 使肺泡复张。但是，如果我们单纯地上调 PEEP 而不做肺复张的话，反而会导致肺泡压力过高，毛细血管血流减少，进一步导致分流和右心后负荷增加，从而出现氧饱和度和血压下降。有 Meta 分析显示[9]，对于肥胖患者的机械通气治疗，肺复张后再进行 PEEP 滴定可以减少肺不张，提高肺顺应性，显著改善氧合而不影响血流动力学。故对于该患者我们使用肺复张（模式 CPAP，参数 40 cmH_2O，持续时间 40 秒）结合跨肺压指导 PEEP 滴定的方法进行机械通气设置，可快速改善患者的氧合情况。

（三）自主呼吸试验与序贯无创通气

使病态肥胖患者成功脱离机械通气往往是一项具有挑战性的任务。传统的自主呼吸试验通常使用最小通气支持（PEEP/CPAP ≤ 5 cmH_2O），但是病态肥胖患者如果降低 PEEP 支持，会很快出现肺泡萎陷，呼吸功增加，导致自主呼吸试验失败。因此，传统的自主呼吸试验不适合肥胖患者，应当使用滴定后的 PEEP（通过跨肺压监测得到）进行自主呼吸试验。拔管后立即给予无创通气，模式可选择 S/T 或 CPAP 模式，建议根据患者滴定的 PEEP 设定参数，并结合血气分析的结果及时调整。另外，选择合适的面罩以及保持上气道开放也很重要，肥胖患者多合并阻塞性睡眠呼吸暂停低通气综合征，待病情稳定后应完善睡眠呼吸监测并进一步调整无创通气参数。

三、要点提示

（1）病态肥胖指 BMI ≥ 40 kg/m^2，这些患者的特点是功能残气量减少，呼吸系统顺应性降低和气道阻力的增加，从而导致呼吸功明显增加。

（2）肺复张术和 PEEP 滴定法是有效的开放萎陷肺并防止肺塌缩的方法，跨肺压监测指导的 PEEP 滴定及机械通气参数个体化管理被证明是安全有效的。

（3）基于滴定的 PEEP 进行的自主呼吸试验和无创通气序贯治疗有助于提高撤机的成功率。

参考文献

[1] El-Solh A，Sikka P，Bozkanat E，et al. Morbid obesity in the medical ICU. Chest，2001，120（6）：1989-1997.

[2] Parameswaran K，Todd DC，Soth M. Altered respiratory physiology in obesity. Can Respir J，2006，13（4）：203-210.

[3] Richard JC，Maggiore SM，Jonson B，et al. Influence of tidal volume on alveolar recruitment. Respective role of PEEP and a recruitment maneuver. Am J Respir Crit Care Med，2001，163（7）：1609-1613.

[4] Behazin N，Jones SB，Cohen RI，et al. Respiratory restriction and elevated pleural and esophageal pressures in morbid obesity. J Appl Physiol，2010，108（1）：212-218.

[5] Marik P，Varon J. The obese patient in the ICU. Chest，1998，113（2）：492-498.

[6] Zhang C，Pirrone M，Imber D A，et al. Optimization of mechanical ventilation in a 31-year-old morbidly obese man with refractory hypoxemia. A & A Case Reports，2017，8（1）：7-10.

[7] Pirrone M，Fisher D，Chipman D，et al. Recruitment maneuvers and positive end-expiratory pressure titration in morbidly obese ICU patients. Crit Care Med，2016，44（2）：300-307.

[8] Talmor D，Sarge T，Malhotra A，et al. Mechanical ventilation guided by esophageal pressure in acute lung injury. N Engl J Med，2008，359（20）：2095-2104.

[9] Aldenkortt M，Lysakowski C，Elia N，et al. Ventilation strategies in obese patients undergoing surgery：a quantitative systematic review and meta-analysis. Brit J Anaesth，2012，109（4）：493-502.

（杜毅鹏　王蒙　沈宁）

病例 46

重症肺炎并发横纹肌溶解症和急性肾损伤

一、病例重现

患者，男性，40 岁。因“发热伴咳嗽、咳痰、呼吸困难 7 天”急诊入院。患者入院前 7 天无明显诱因出现发热，体温最高 39.9℃，伴寒战、咳嗽、咳黄黏痰，痰中带血丝，就诊于外院，考虑“肺炎”。予左氧氟沙星 0.5 g/d 静脉滴注，治疗 3 天效果不佳，仍发热，咳嗽、咳痰加重，伴夜间阵发性呼吸困难，需端坐呼吸，伴咳粉红色泡沫痰。1 天前就诊于我院急诊，查流感病毒抗原阴性，动脉血气分析提示Ⅰ型呼吸衰竭（具体见辅助检查），入抢救室后突发呼吸困难加重，随即意识丧失，四肢皮肤花斑、血压升高，血氧饱和度下降，予降压、吸痰、镇静、气管插管、呼吸机辅助呼吸、亚胺培南 / 西司他丁抗感染等治疗后患者生命体征逐渐平稳，收入 RICU 进一步治疗。

既往史和个人史：高血压病史 5 年，收缩压最高 160 mmHg，未治疗；脂肪肝、高脂血症 5 年，未治疗；慢性心力衰竭病史 1 年。否认近期拔牙及醉酒史，否认食物、药物过敏史。

入院查体：体温 39℃，脉搏 118 次 / 分，呼吸 39 次 / 分，血压 180/105 mmHg，体型肥胖，BMI 36.8 kg/m^2，镇静状态，双侧瞳孔等大等圆，直径 3 mm，对光反射灵敏。口唇发绀，双下肺可闻及湿啰音，心界向左扩大，心率 118 次 / 分，心律齐，心脏各瓣膜听诊区未闻及杂音，腹平软，无压痛、反跳痛，肝脾肋下未触及，双下肢水肿。

辅助检查：动脉血气分析（未吸氧）：pH 7.45，$PaCO_2$ 39 mmHg，PaO_2 24 mmHg，SaO_2 47%，HCO_3^- 26.5 mmol/L。血常规：白细胞 3.06×10^9/L，中性粒细胞百分比 88.9%，HGB 157 g/L，PLT 120×10^9/L。血 PCT 1.2 ng/ml。血清学检查：CKMB 50 U/L，CK 3 200 U/L、ALT 68 U/L，AST 131 U/L、LDH 1048 U/L、肌酐（Cr）196 μmol/L、BUN 14.1 mmol/L，NT-proBNP 1220 pg/ml，TnI 0.1 ng/ml，电解质正常。血 D-dimer 4.18 ng/ml。

胸部 X 线片显示心影大，双肺多发斑片、实变影，右侧胸腔积液（图 46-1）。

超声心动图检查报告左心房、左心室增大，左心室壁增厚，左心室舒张功能减退，LVEF 40%。

初步诊断：重症肺炎，Ⅰ型呼吸衰竭，慢性心力衰竭急性加重，急性肾衰竭，横

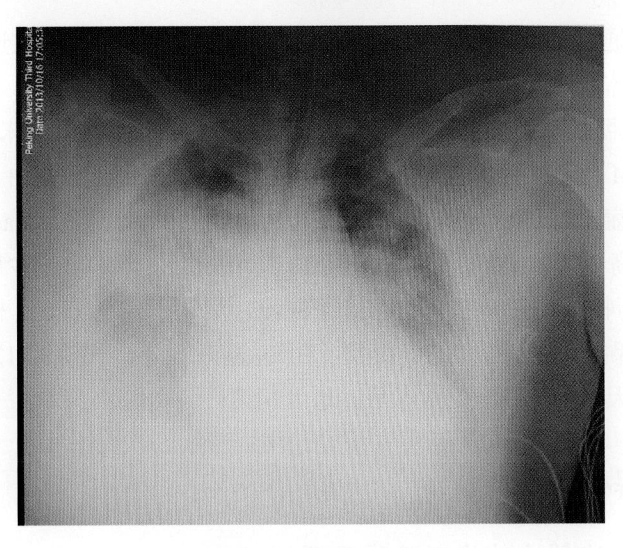

图 46-1 胸部 X 线片

纹肌溶解症

入院后诊疗经过

血常规、血生化、PCT、血气分析等变化趋势见表 46-1。

表 46-1 入院后主要化验检查和支持治疗

项目	入院后							
	第 1 天	第 3 天	第 5 天	第 9 天	第 10 天	第 12 天	第 13 天	第 19 天
白细胞（$\times 10^9$/L）	5.98	6.81	11.82	9.24	9.45	9.05		4.93
PCT（ng/ml）	43.14	23.15	6.46	0.716				0.105
氧合指数	91	152	158			213	213	221
有创通气	上机	→	→	→	→	→	撤除	
抗生素	亚胺培南 / 西司他丁		→	头孢哌酮舒巴坦＋米诺环素			→	停止
	左氧氟沙星	停止						
		利奈唑胺（斯沃）	→	→	→	→	→	停止
CK（U/L）	5403	10 109	4800	8000	1600	752		236
Cr（μmol/L）	194	192	242	183	155	104		72

患者重症肺炎诊断明确，经验性抗感染治疗方案为亚胺培南 / 西司他丁联合左氧氟沙星，治疗 3 天无效，仍高热。下呼吸道抽吸物和血培养结果均为耐甲氧西林葡萄球菌，考虑存在该菌导致的肺部及血流感染，给予利奈唑胺抗感染，体温逐渐下降，病情好转。用机械通气治疗，呼吸机模式 BIPAP，$P_{最高压力}$ 25 cmH_2O，$P_{最低压力}$ 10 cmH_2O，频率 15 次 / 分，吸气时间 1.0 秒，压力支持 15 cmH_2O，FiO_2 0.85。病情好转后改为撤机模式，住院

第13天停用机械通气、拔除气管插管。慢性心力衰竭按照脉搏指数连续心输出量监测（PICCO）进行液体管理及扩血管治疗。

患者CK升高明显（最高达10 109 U/L），尿液呈浓茶色且镜检未见红细胞，CK同工酶MM（CKMM）为100%、血肌红蛋白3000 ng/ml、尿肌红蛋白1883 ng/ml，考虑并发横纹肌溶解症（rhabdomyolysis，RM）进而导致急性肾损伤（acute kidney injury，AKI），血肌酐最高242 μmol/L、BUN最高17.5 mmol/L，但未出现少尿、无尿。在抗感染的同时，给予药物及物理降温，同时给予补液、利尿、碱化尿液、根据肌酐清除率计算给药剂量等肾保护策略，血CK、肌酐、BUN逐渐下降，住院第12天血肌酐、BUN恢复正常，第19天血CK降至正常水平。患者病情好转出院。

二、病例解析

（一）横纹肌溶解症的诊断及常见原因

横纹肌溶解症（RM）是各种原因导致的横纹肌细胞受损或死亡导致肌红蛋白释放入血而引起的一种临床综合征，伴血或尿肌红蛋白水平显著升高，尿色可呈茶色甚至酱油色，尿镜检无红细胞或极少量红细胞。诊断标准通常要求CK升高达正常值上限的5倍以上[1]或≥1000 U/L[2]。导致RM的原因包括遗传性和获得性因素，遗传性因素包括代谢紊乱如塔里病、线粒体病和肌炎等。获得性因素包括外伤、剧烈运动、昏迷、长期制动、癫痫、酒精、药物/毒物、感染、电解质紊乱等[3]。如同时满足在48小时内血肌酐上升≥26.5 μmol/L（≥0.3 mg/dl），或已知/假定肾功能损害发生在7日之内，血肌酐升至≥1.5倍基线值，或连续6小时尿量＜0.5 ml/（kg·h）即可诊断为急性肾损伤[4]。

（二）肺炎并发RM的常见病原体

重症肺炎并发RM并不少见，回顾分析国内外病例显示，并发RM的肺炎病原体最常见嗜肺军团菌，其他包括流感病毒、肺炎链球菌、肺炎支原体以及葡萄球菌[5-7]。近期随着新型冠状病毒肺炎的流行，也有较多新型冠状病毒肺炎合并RM的报道[8-10]。

在并发RM和AKI的重症肺炎中，葡萄球菌是主要病原体之一，且耐甲氧西林菌株并不少见，应在诊治过程中加以重视。可能与葡萄球菌致病力强、产杀白细胞素等多种毒素、易导致重症感染有关。有学者曾回顾文献发现在同时存在RM和AKI的20例重症患者中，虽然军团菌（7例）仍最常见，但葡萄球菌紧随其后，与流感病毒一样均为5例，且其中4例为耐甲氧西林菌株[11]。本病例病原学结果也为耐甲氧西林葡萄球菌，但因进行病原学检查之前患者曾在医院接受了近1周的诊疗，故病原菌不能排除医院获得性之可能。然而，目前国内外社区获得性肺炎诊治指南推荐的经验性治疗方案均不能覆盖耐甲氧西林葡萄球菌，容易导致治疗失败而增加患者的死亡风险。积极进行病原学检查对于确诊及改善患者预后意义重大。

（三）肺炎并发 RM 的治疗

病因治疗应积极抗感染，纠正原发病。RM 治疗应在疾病早期，通过及时大量补液、利尿、碱化尿液等预防或治疗部分非少尿型 AKI，而及时的血液净化治疗不仅有助于缩短肾功能恢复时间，且可改善危重病例预后[12]。

液体复苏需尽早开始，水化应一直维持到 RM 病情好转，或直到血清 CK 水平下降到＜ 5000 U/L，连续的 CK 监测有助于调整补液量。碱化尿液的目标是使尿 pH 值＞ 6.5，需监测血 pH 值并警惕低钙血症发生。对于甘露醇的使用，目前尚存在争议。此外，需要注意纠正电解质紊乱，如高钾血症及低钙血症等[3]。

肺炎并发 RM 的患者中，AKI 的发生率为 24%[5]。RM 一旦并发 AKI 则病死率显著升高，有报道可高达 42% ～ 51%[13]，而存活患者的肾功能几乎都能够完全恢复[11]。血液净化治疗能够减少肌红蛋白对肾脏的损害，有助于改善肾功能及患者预后。对于此类患者中的非少尿型 AKI，有研究提示虽然通过补液、利尿、碱化尿液等治疗肾功能也能恢复，但血液净化治疗可能会缩短肾功能恢复正常所需时间[14]。

三、要点提示

（1）重症肺炎患者并发 RM 临床并不少见，军团菌、病毒、肺炎链球菌、肺炎支原体、葡萄球菌是常见病原体，应积极进行病原学检查明确。

（2）重症肺炎并发 RM 患者，容易进展至 AKI 从而显著增加病死率。

（3）重症肺炎合并 RM 患者应及时给予补液、利尿、碱化尿液等治疗，部分患者还需进行肾替代治疗。肾替代治疗可能会缩短肾功能恢复所需时间。

参考文献

[1] Melli G，Chaudhry V，Cornblath D R. Rhabdomyolysis：an evaluation of 475 hospitalized patients. Medicine（Baltimore），2005，84（6）：377-385.

[2] Mannix R，Tan ML，Wright R，et al. Acute pediatric rhabdomyolysis：causes and rates of renal failure. Pediatrics，2006，118（5）：2119-2125.

[3] Cabral B，Edding SN，Portocarrero JP，et al. Rhabdomyolysis. Dis Mon，2020，66（8）：101015.

[4] Kellum J A，Lameire N. Diagnosis，evaluation，and management of acute kidney injury：a KDIGO summary（Part 1）. Crit Care，2013，17（1）：204.

[5] Takayanagi N，Tokunaga D，Kubota M，et al. Community-acquired pneumonia with rhabdomyolysis. Nihon Kokyuki Gakkai Zasshi，2005，43（12）：731-735.

[6] Bac A，Ramadan AS，Youatou P，et al. Legionnaires' disease complicated by rhabdomyolysis and acute renal failure：about a case. Pan Afr Med J，2016，24：126.

[7] Shahzad MA，Fitzgerald SP，Kanhere MH. Legionella pneumonia with severe rhabdomyolysis. Med J Aust，2015，203（10）：399-400.

[8] 姚秀娟，谢宝松，黄丽萍，等 . 新型冠状病毒肺炎合并横纹肌溶解综合征诊治的临床探索 . 国际呼吸杂志，2021，41（17）：1311-1314.

[9] Gefen AM，Palumbo N，Nathan SK，et al. Pediatric COVID-19-associated rhabdomyolysis：a case report. Pediatr Nephrol，2020，35（8）：1517-1520.

[10] Chedid NR，Udit S，Solhjou Z，et al. COVID-19 and rhabdomyolysis. J Gen Intern Med，2020，35（10）：3087-3090.

[11] 周庆涛，沈宁，孙丽娜，等. 重症肺炎并发横纹肌溶解症与急性肾衰竭的诊断治疗并文献复习. 中华医院感染学杂志，2015（1）：134-136.

[12] Fernandez WG，Hung O，Bruno GR，et al. Factors predictive of acute renal failure and need for hemodialysis among ED patients with rhabdomyolysis. Am J Emerg Med，2005，23（1）：1-7.

[13] Zutt R，van der Kooi A J，Linthorst G E，et al. Rhabdomyolysis：review of the literature. Neuromuscul Disord，2014，24（8）：651-659.

[14] Abe M，Kaizu K，Matsumoto K. Clinical evaluation of pneumonia-associated rhabdomyolysis with acute renal failure. Ther Apher Dial，2008，12（2）：171-175.

（孙晓燕　周庆涛　沈宁）

病例 47 系统性红斑狼疮所致弥漫性肺泡出血

一、病例重现

患者男性，35 岁，因“发热 11 天，咯血 5 天”收入院。患者 11 天前无明显诱因出现发热，体温最高 39.5℃，无咳嗽、咳痰、咯血，无咽痛、流涕、乏力，无腹痛、腹泻，无肌痛。就诊于外院，胸部 CT 提示“肺炎”，予莫西沙星口服治疗，体温仍间断升高，波动在 37.0 ～ 37.5℃。5 天前出现咳嗽、咳痰，痰中带血，为鲜红色血痰，2 ～ 3 口 / 次，每天约 50 ml，伴活动后呼吸困难、乏力、纳差，未就诊。此后咯血量逐渐增多，每天约 100 ml。1 天前就诊于我院急诊，血常规：WBC 12.86×10^9/L，中性粒细胞百分比 94.8%；PCT 0.68 ng/ml；胸部 CT 示双肺多发斑片状、片状高密度影，部分实变（图 47-1）。予止血、抗感染治疗，治疗期间再次出现咯血，为红色鲜血，咯血量达 200 ml，为进一步治疗收入院。患者自发病以来，睡眠差，精神差，食欲差，大便正常，体重无明显变化。

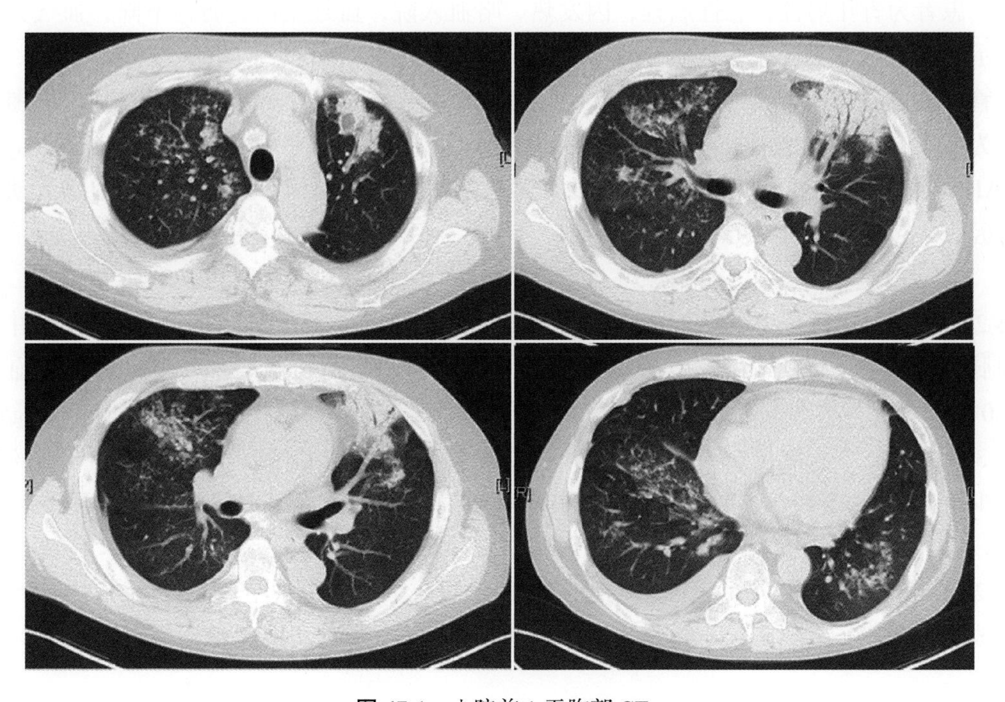

图 47-1 入院前 1 天胸部 CT

既往史和个人史：4年前从部队退伍，体检未见异常。2年前因呕吐、腹泻发现肌酐异常，于我院住院诊治，发现ANCA核周型1：40，抗核小体抗体（ANUA）弱阳性（＋），ANA均质斑点型1：640，抗dsDNA抗体1：20，抗SSA抗体强阳性（＋＋＋），肾穿刺病理提示新月体型狼疮性肾炎（Ⅱ型新月体型肾小球肾炎）Ⅳ-G（A/C），诊断为急进性肾炎、狼疮性肾炎、血栓性微血管病、肾性贫血，予甲泼尼龙500 mg/d静脉冲击治疗、血浆置换、吗替麦考酚酯治疗。此次入院前口服甲泼尼龙12 mg/d，规律血液透析，入院前为周二、周四、周六透析。

入院查体：体温37.6℃，脉搏114次/分，呼吸20次/分，血压159/119 mmHg，神志清，精神可，双肺底可闻及湿啰音。心律齐，各瓣膜听诊区未闻及杂音。腹平软，无压痛、反跳痛，肝脾未触及。肠鸣音正常，4次/分。双下肢无水肿。

辅助检查：血常规：WBC 12.86×10^9/L，中性粒细胞百分比94.8%，RBC 3.22×10^{12}/L，HGB 87 g/L，PLT 261×10^9/L。血D-dimer 0.47 μg/ml，FDP 5.3 μg/ml。血Cr 776 μmol/L，BUN 14.3 mmol/L，LDH 353 U/L；PCT 0.68 ng/ml；NT-proBNP ＞ 35 000 pg/ml。

初步诊断：①咯血；②慢性肾衰竭尿毒症期，狼疮性肾炎Ⅳ期、肾性贫血、肾性骨病、肾性高血压；③系统性红斑狼疮；④维持性血液透析

入院后诊疗经过

入院后完善检查，ANA斑点型1：160，抗dsDNA抗体（－），补体C3 0.568 g/L，补体C4 0.093 g/L，ANCA（－）；抗肾小球基底膜抗体（－）。床旁支气管镜检查，肺泡灌洗液呈血性。

患者为青年男性，急性病程，因发热、咯血入院，血红蛋白进行性下降，血气分析提示呼吸衰竭Ⅰ型（未吸氧状态下pH 7.46，$PaCO_2$ 26.2 mmHg，PaO_2 58.5 mmHg），鼻导管吸氧难以纠正，胸部CT显示沿支气管血管束分布的斑片状高密度影，肺门周围分布为主，支气管肺泡灌洗液呈血性，考虑弥漫性肺泡出血（diffuse alveolar hemorrhage，DAH）。结合既往系统性红斑狼疮病史，本次起病感染为诱因，系统性红斑狼疮活动为病因。

治疗过程（图47-2）：第2～4天、第6～10天行床旁血浆置换，置换量3 L/d；第2～4天，甲泼尼龙500 mg/d静脉冲击治疗，共3天，第5天减量至80 mg/d，并予静脉环磷酰胺（CTX）0.4 g一次。患者在第9天夜间咯血再次增加，总计鲜红色血痰280 ml，考虑存在病情反复，遂于第10～12天予第二轮甲泼尼龙冲击治疗（500 mg/d，共3天），第13天减量至80 mg/d并予一次静脉环磷酰胺（CTX）0.2 g治疗，咳血痰量减少至12 ml，且血红蛋白较前升高，胸部X线片较前好转（图47-3）。持续床旁血滤治疗，每天脱水量在3000 ml左右。患者咯血加重时经鼻高流量吸氧最高浓度100%，流速25 L/min，治疗好转后逐渐下调经鼻高流量吸氧浓度及流速分别至25%、15 L/min，后改为鼻导管5 L/min，外周血氧饱和度维持在95%左右，转入普通病房，最终好转出院。

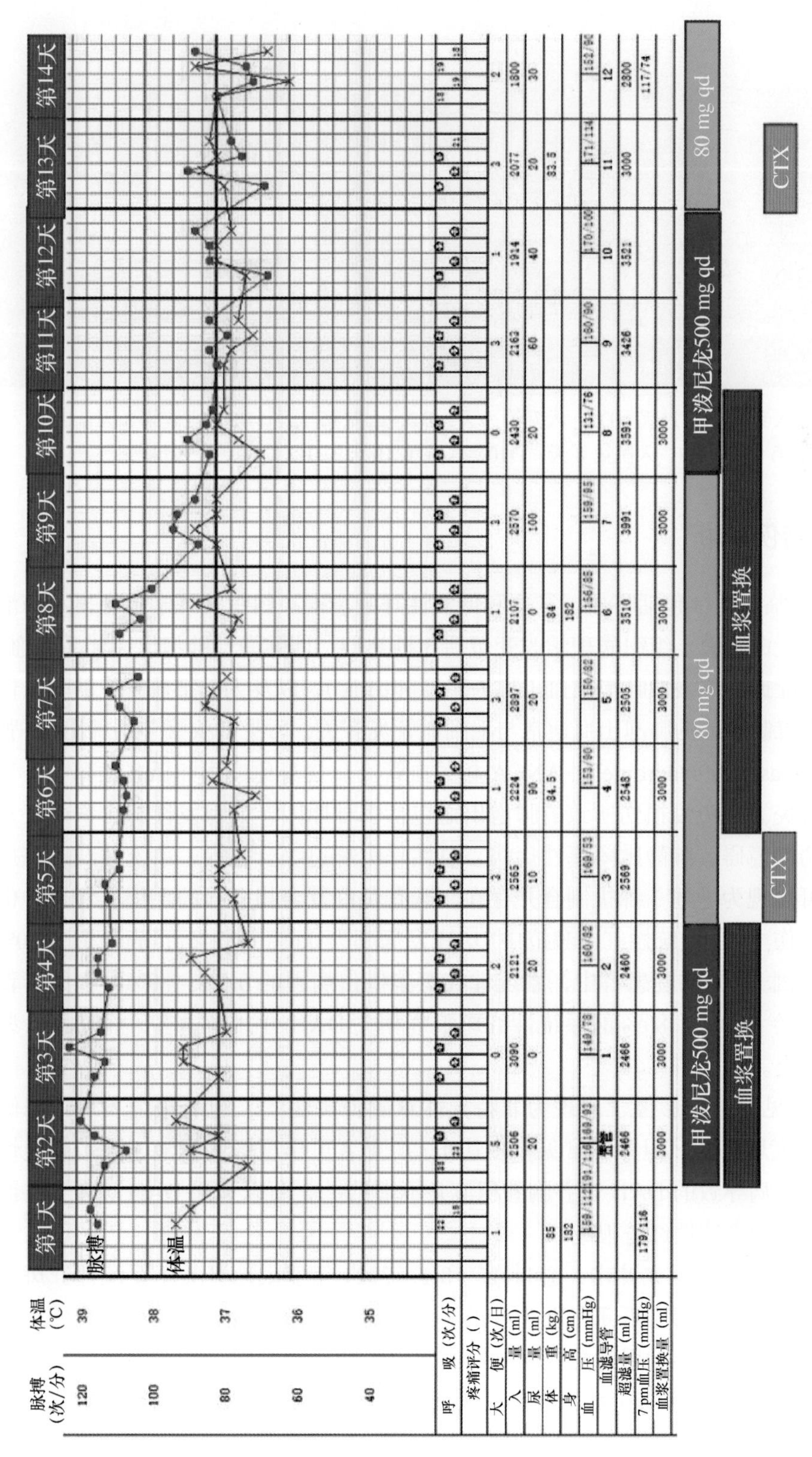

图 47-2　入院后治疗经过

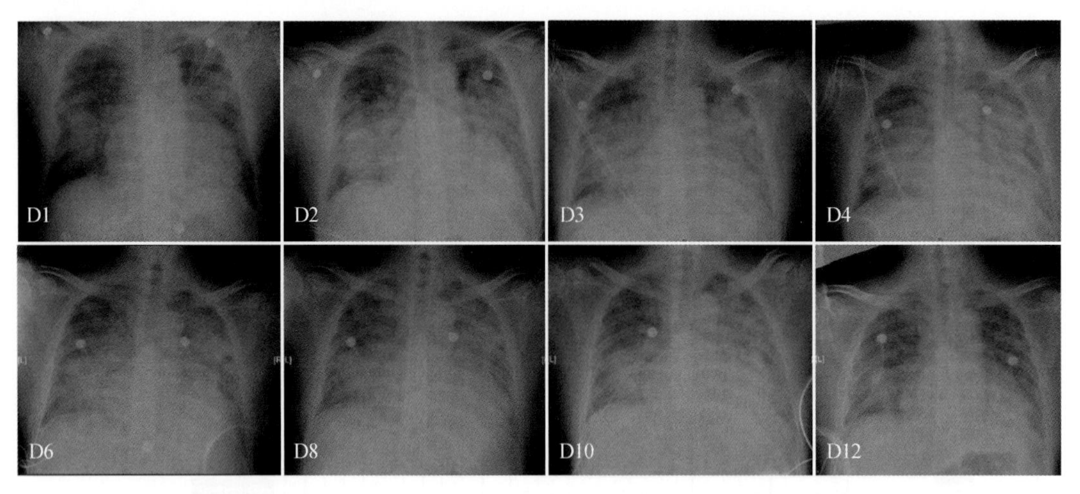

图 47-3 胸部 X 线片变化过程。D1，入院第一天；D2，入院第二天；D3，入院第 3 天；D4，入院第 4 天；D6，入院第 6 天；D8，入院第 8 天；D10，入院第 10 天；D12，入院第 12 天

二、病例解析

DAH 的临床特征包括咯血、贫血和低氧性呼吸衰竭。组织病理学检查显示肺泡内红细胞和纤维蛋白积聚。组织病理学改变包括 3 种类型，即弥漫性肺泡出血伴毛细血管炎、无肺泡破坏证据的弥漫性肺泡出血（称为轻度肺出血），以及无毛细血管炎的弥漫性肺泡损伤。免疫机制导致的肺泡出血通常与毛细血管炎有关，常见的疾病包括肺出血-肾炎综合征（Goodpastures syndrome）、ANCA 相关血管炎、自身免疫病和孤立性寡免疫复合物性毛细血管炎。非免疫损伤所致的肺泡出血包括多种原因，如特发性肺含铁血黄素沉着症、凝血功能障碍、肺静脉闭塞性疾病、急性呼吸窘迫综合征等。系统性红斑狼疮合并肺泡出血可表现为上述 3 种机制合并存在，既有免疫复合物介导的毛细血管炎，也有弥漫性肺泡损伤[1-2]。系统性红斑狼疮中 DAH 发病率为 0.6% ～ 5.4%，病死率为 50%，容易复发。在因 DAH 住院患者中，系统性红斑狼疮占病因的 0.5% ～ 9%。常见于青年女性（平均年龄 27 岁）。80% 的系统性红斑狼疮相关 DAH 合并肾损害，病理为Ⅲ型或Ⅳ型狼疮性肾炎。

DAH 常见的胸部影像学表现为非特异性双侧肺实变[3]，也有报道表现为单侧和局灶性小叶密度增高影，但并不常见。多达 1/3 的患者可出现胸腔积液。除了系统性红斑狼疮，其他疾病导致的 DAH 合并胸腔积液并不常见[4]，所以如果 DAH 患者合并胸腔积液，提示可能为系统性红斑狼疮。

治疗上推荐甲泼尼龙冲击，总量 4 ～ 8 g。2021 年亚太地区关于系统性红斑狼疮管理的共识声明建议，对于严重危及生命的系统性红斑狼疮表现，应考虑联合使用中等至大剂量糖皮质激素（包括甲泼尼龙静脉冲击治疗）和环磷酰胺[5]。当系统性红斑狼疮合并 DAH、血栓性血小板减少性紫癜和噬血细胞综合征时，可考虑进行血浆置换。本例患者第一轮激素冲击联合血浆置换后病情短暂好转，但激素减量过程中病情再次反复，经第二轮冲击及持续血浆置换后病情好转。

三、要点提示

（1）DAH 病情凶险，致死率高，需要早期识别。当患者出现咯血伴有血红蛋白快速下降，并出现肺部浸润影时，需要考虑 DAH。

（2）常见导致 DAH 的疾病包括系统性红斑狼疮、肺出血-肾炎综合征、ANCA 相关血管炎，均有相应特异性的抗体，对诊断具有重要意义。

（3）DAH 通常需要大剂量激素冲击联合血浆置换，激素剂量建议为 500 mg/d 至 1 g/d，血浆置换量可达 3000 ml/d。

参考文献

[1] Al-Adhoubi NK，Bystrom J. Systemic lupus erythematosus and diffuse alveolar hemorrhage，etiology and novel treatment strategies. Lupus，2020，29（4）：355-363.

[2] Lara AR，Schwarz MI. Diffuse alveolar hemorrhage. Chest，2010，137（5）：1164-1171.

[3] Reisman S，Chung M，Bernheim A. A review of clinical and imaging features of diffuse pulmonary hemorrhage. AJR Am J Roentgenol，2021，216（6）：1500-1509.

[4] Lichtenberger JP 3rd，Digumarthy SR，Abbott GF，et al. Diffuse pulmonary hemorrhage：clues to the diagnosis. Curr Probl Diagn Radiol，2014，43（3）：128-139.

[5] Lorenzo JPP，Sollano MHMZ，Salido EO，et al. 2021 Asia-Pacific League of Associations for Rheumatology Clinical Practice Guideline for Treatment of Gout. Int J Rheum Dis，2022，25（1）：7-20.

（宋祝　伍蕊　沈宁）

病例 48

巨细胞动脉炎伴耶氏肺孢子菌肺炎、呼吸衰竭

一、病例重现

患者，男，82 岁。因“间断发热 10 天”于 2021 年 7 月收入院。10 天前，患者无明显诱因出现低热，体温最高 37.5℃，无咳嗽、咳痰，无腹痛、腹泻，无畏寒、寒战。2 天前体温升高至 39.1℃，伴呼吸困难，外院查血常规：WBC 11.34×10^9/L，中性粒细胞百分比 82.3%，CRP 115.46 mg/L；胸部 CT 示双肺弥漫磨玻璃影，考虑“肺炎”；予莫西沙星及头孢他啶抗感染，发热及呼吸困难加重，转诊至我院急诊后收入 RICU。转运途中不吸氧时监测外周氧饱和度 70%，予面罩吸氧 10 L/min 维持。

既往史和个人史：冠心病、陈旧性心肌梗死 9 年，曾行 PCI 治疗。2 年前诊断右侧椎动脉闭塞、右颈动脉及锁骨下动脉狭窄，未诊治。4 个月前发热、头痛，诊断为左侧椎动脉狭窄、右侧椎动脉闭塞，于左侧椎动脉置入 1 枚支架。因发热无好转，于风湿免疫科就诊，PET-CT 示“双侧颞浅动脉、椎动脉、颈总动脉、颈内动脉颅外段代谢增高，符合巨细胞动脉炎表现”，诊断巨细胞动脉炎，予糖皮质激素治疗后发热及头痛缓解。目前口服甲泼尼龙 12 mg/d，甲氨蝶呤 10 mg，每周一次。诊断类固醇性糖尿病 4 个月，高脂血症 20 年，外周动脉硬化 10 余年。无吸烟史。

入院查体：体温 36.1℃，脉搏 92 次 / 分，呼吸 11 次 / 分，血压 123/71 mmHg；神志清楚，双下肺闻及少量湿啰音。心律齐，未闻及杂音。腹软，肝脾肋下未触及，无压痛。双下肢轻度对称性水肿，呈可凹陷性。

辅助检查：2021-07-20 胸部 CT：双肺多发片状磨玻璃密度及网格影；双侧胸腔积液（图 48-1）；超声心动图：二尖瓣反流（轻度），左心室舒张功能减退，左心房压（LAP）增高（18 mmHg），LVEF 72%。

入院诊断：①重症肺炎；② I 型呼吸衰竭；③巨细胞动脉炎；④冠状动脉性心脏病 陈旧性心肌梗死；⑤类固醇性糖尿病；⑥高脂血症；⑦外周动脉粥样硬化；⑧左侧椎动脉支架置入术后

入院后诊疗经过

入院后动脉血气分析：pH 7.47，$PaCO_2$ 30.9 mmHg，PaO_2 70.3 mmHg（面罩吸

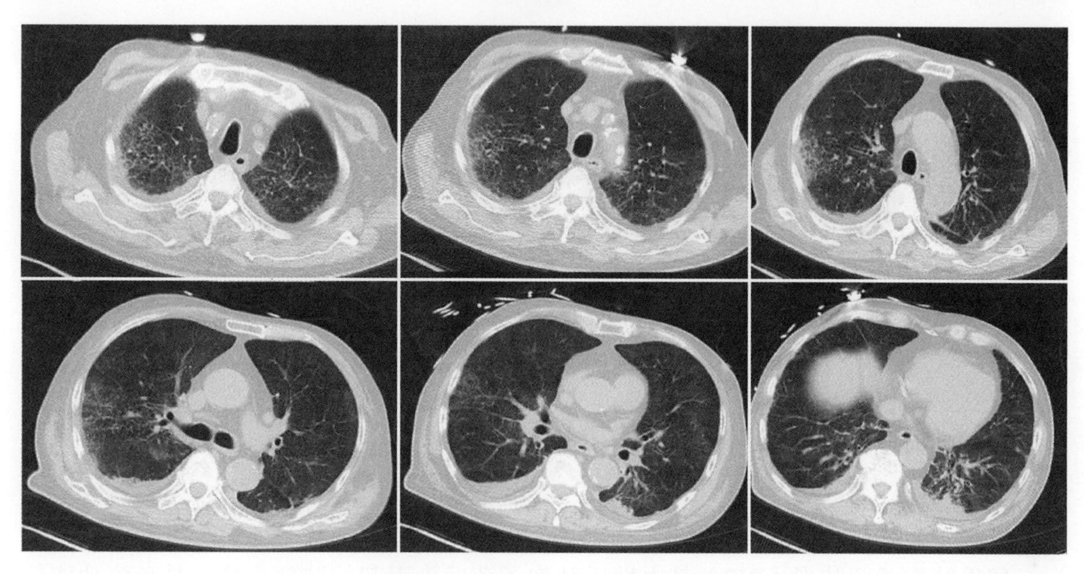

图 48-1 胸部 CT（入院前 1 天）

氧 3 L/min）。血常规：WBC 7.66×10^9/L，红细胞 3.6×10^{12}/L，HGB 121 g/L，中性粒细胞百分比 92%。PCT 0.676 ng/ml，糖化血红蛋白 A1c 7.6%，葡萄糖 7.1 mmol/L，白蛋白 21.3 g/L，NT-proBNP 285 pg/ml。肝功能、肾功能、电解质、凝血功能、术前免疫八项、隐球菌抗原均未见异常。外周血淋巴细胞亚群绝对计数：辅助 / 诱导性 T 淋巴细胞绝对计数 176.12/μl（参考值 404 ～ 1612/μl），抑制 / 细胞毒性 T 淋巴细胞绝对计数 38.72/μl（参考值 220 ～ 1129/μl）；血巨细胞病毒 DNA（－），G 试验（＋）；GM 试验（－）。痰细菌培养（－）。BALF 细胞分类示巨噬细胞 6%，淋巴细胞 11%，中性粒细胞 83%；G 试验（＋）；病原微生物二代基因测序（mNGS）耶氏肺孢子菌（＋）。

治疗：

（1）重症肺炎、呼吸衰竭：患者重症肺炎，病原体考虑耶氏肺孢子菌。予复方磺胺甲噁唑 4 片 4 次 / 日，甲泼尼龙 40 mg 2 次 / 日静脉输液治疗，哌拉西林舒巴坦（一君）0.5 g 每 8 小时 1 次抗感染治疗，同时予面罩吸氧 3 L/min。患者体温正常，呼吸困难程度减轻，3 天后转入呼吸科普通病房继续治疗。5 天后，甲泼尼龙减量至 40 mg 1 次 / 日治疗 5 天，后逐渐减量至 20 mg 1 次 / 日口服 4 天，甲泼尼龙 16 mg 1 次 / 日口服维持 2 周。复方磺胺甲噁唑治疗 21 天后，减量至 2 片 1 次 / 日维持。同时，莫西沙星静点治疗 2 周停用；患者体温正常，咳嗽、咳痰明显减轻，体温及血常规正常，肺炎好转，呼吸衰竭纠正。出院后 1 个月随访，复查胸部 CT 炎症明显吸收（图 48-2）。

（2）巨细胞动脉炎：考虑患者免疫抑制，暂停甲氨蝶呤治疗。激素如上述减量，出院时继续甲泼尼龙 16 mg 1 次 / 日治疗。辅以补钙、护胃治疗。

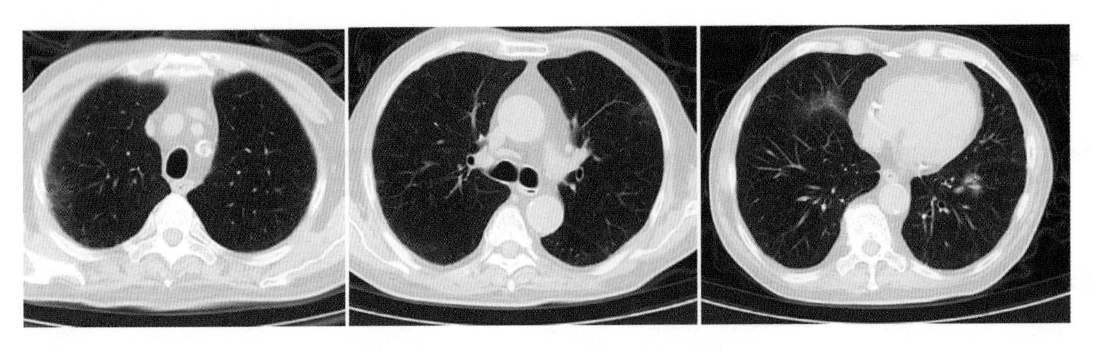

图 48-2 胸部 CT（出院后 1 个月）

二、病例解析

（一）耶氏肺孢子菌肺炎是免疫抑制人群的常见机会性感染性疾病之一

耶氏肺孢子菌肺炎（PJP）是由耶氏肺孢子菌感染引起的肺部炎症，是免疫功能低下患者最常见、最严重的机会性感染性疾病之一[1-2]。近年来，随着器官移植在临床广泛开展、免疫抑制剂和糖皮质激素等应用以及艾滋病的流行，PJP 发病率呈急剧增加的趋势[1-3]。该病潜伏期短，起病隐匿，临床表现缺乏特异性。常以发热、干咳和呼吸困难等不典型症状起病[4]，呼吸窘迫症状严重程度与肺部体征不匹配是本病的特点之一。PJP 典型的胸部 CT 表现为两侧肺门周围对称性磨玻璃影，由肺门向外周肺野发展并融合，并伴有不同程度的网状影或小叶间隔增厚，支气管血管束周围间质增厚等。

本病例为老年男性，急性病程，既往巨细胞动脉炎，长期糖皮质激素＋甲氨蝶呤免疫抑制治疗，发热、白细胞计数高，胸部 CT 示双肺磨玻璃渗出影，社区获得性肺炎诊断明确。吸氧 3 L/min 下，动脉血氧分压 70.3 mmHg，存在Ⅰ型呼吸衰竭。患者免疫功能低下，是 PJP 肺炎的高危人群。临床高度怀疑 PJP 肺炎，入院后积极明确病原学，最终确诊 PJP 肺炎。鉴别诊断方面，需与巨细胞病毒肺炎鉴别，巨细胞病毒肺炎可能有类似的临床及影像表现[5]，但本患者血及 BALF 中巨细胞病毒核酸阴性，巨细胞病毒肺炎可除外。

（二）BALF 对 PJP 的病原学诊断至关重要

PJP 多见于免疫功能低下人群，临床表现为发热、胸闷气短、咳嗽少痰。影像学表现为双肺多发磨玻璃阴影，但缺乏特异性。血清 G 试验和血清特异性抗体滴度是 PJP 诊断的辅助指标。痰和 BALF 找 PJP 病原体是重要的诊断手段。因 PJP 患者多为咳嗽少痰，直接咳痰或雾化导痰难以收集到满意的标本，敏感性低。在病情允许的情况下行支气管肺泡灌洗获取 BALF mNGS 检查，有助于明确病原。美国移植学会感染病实践委员会报告 BALF 检测敏感度高达 80% ～ 95%[6]。国内一项 37 例样本研究表明 BALF 的 mNGS 检测诊断 PJP 具有较高的敏感度（94.59%）和特异度（100%）[7]。尤其是对于危重症或不明原因感染者，mNGS 更能发挥其敏感性和特异性高、检测时间短等优势，并且 mNGS 对于免疫缺陷患者的病毒和细菌诊断阳性率高于传统方法 3 倍以上[8-10]。

（三）PJP 治疗方案

复方磺胺甲噁唑（TMP-SMX）是目前较为理想的基础治疗药物，初治有效率为 77%[1-3]。根据 2011 年美国胸科学会（ATS）成人呼吸与重症监护患者真菌感染治疗指南推荐，口服初始剂量为甲氧苄啶 15 ～ 20 mg/(kg · d）和磺胺甲噁唑 75 ～ 100 mg/(kg · d)，每日分四次给药[11-12]。其他二线药物包括伯氨喹（30 mg/d）、克林霉素（600 mg，3 次 / 日）、卡泊芬净（50 ～ 70 mg/d）等。PJP 患者多伴有低氧血症，推荐对 PaO_2 ＜ 70 ～ 80 mmHg 或肺泡气-动脉血氧分压差［P（A-a）O_2］＞ 35 mmHg 者，应尽早考虑使用皮质类固醇激素治疗。建议以甲泼尼龙 40 mg 2 次 / 日持续 5 天，在第 6 ～ 11 天每天 40 mg 1 次 / 日，在第 21 天减量至 20 mg 1 次 / 日[10]。因免疫功能低下患者肺部感染多为混合性感染，在治疗 PJP 同时，应兼顾其他细菌、真菌或病毒感染，给予相应抗感染治疗。早期及时停用或减量免疫抑制剂，可使免疫系统得到一定程度恢复，有利于感染治疗，但应警惕发生排斥反应的风险。

三、要点提示

（1）PJP 是免疫抑制患者严重并发症之一。及时明确诊断及针对性治疗尤为重要。BALF 的 mNGS 检查对于明确病原学起到重要作用。

（2）复方磺胺甲噁唑是 PJP 的基础抗感染药物，对于重症患者，联合激素治疗，有助于改善预后。

（3）对于重症患者，适当减量或停用免疫抑制剂，及时予以呼吸支持治疗，是救治成功的重要措施。

参考文献

［1］Song Y，Ren Y，Wang X，et al. Recent advances in the diagnosis of pneumocystis pneumonia. Med Mycol J，2016，57（4）：E111-E116.

［2］White PL，Backx M，Barnes RA. Diagnosis and management of pneumocystis jirovecii infection. Expert Rev Anti Infect Ther，2017，15（5）：435-447.

［3］Esteves F，Calé SS，Badura R，et al. Diagnosis of pneumocystis pneumonia：evaluation of four serologic biomarkers. Clin Microbiol Infect，2015，21（4）：379.e1-379.e10.

［4］张江伟，薛武军，燕航，等 . 肾移植术后合并耶氏肺孢子菌肺炎 20 例诊疗分析 . 中华器官移植杂志，2020，41（7）：417-422.

［5］Xue Y，Jiang L，Wan WG，et al. Cytomegalovirus pneumonia in patients with rheumatic diseases after immunosuppressive therapy：a single center study in China. Chin Med J，2016，129（3）：267-273.

［6］RouxA，CanetE，ValadeS，et al. Pneumocystis jirovecii pneumonia in patients with or without AIDS，France. Emerg Infect Dis，2014，20（9）：1490-1497.

［7］顾鹏，许书添，姜雪，等 . 外周血宏基因组二代测序对肺孢子菌肺炎的诊断价值 . 肾脏病与透

析肾移植杂志，2020，29（1）：8-13.

[8] 宏基因组分析和诊断技术在急危重症感染应用专家共识组 . 宏基因组分析和诊断技术在急危重症感染应用的专家共识 . 中华急诊医学杂志，2019，28（2）：151-155.

[9] Parize P，Muth E，Richaud C，et al. Untargeted next-generation sequencing-based first-line diagnosis of infection in immunocompromised adults：a multicentre，blinded，prospective study. Clin Microbiol Infect，2017，23（8）：574.e1-574.e6.

[10] Zhang K Y，Yu C，Li Y X，et al. Next-generation sequencing technology for detecting pulmonary fungal infection in bronchoalveolar lavage fluid of a patient with dermatomyositis：a case report and literature review. BMC Infect Dis，2020，20（1）：608.

[11] Limper AH，Knox KS，Sarosi GA，et al. American Thoracic Society Fungal Working Group. An official American Thoracic Society statement：treatment of fungal infections in adult pulmonary and critical care patients. Am J Respir Crit Care Med，2011，183（1）：96-128.

[12] Fishman JA，Gans H，AST Infectious Diseases Community of Practice. Pneumocystis jiroveci in solid organ transplantation：guidelines from the American society of transplantation infectious diseases community of practice. Clin Transplant，2019，33（9）：e13587.

（盖晓燕　王建丽）

病例 49

吉非替尼相关肺损伤

一、病例重现

患者，女性，81 岁。因“发热伴呼吸困难 2 日”入院。患者入院前 2 日无明显诱因出现发热，体温最高 38.3℃，伴呼吸困难、咳嗽，活动后症状加重，夜间不能平卧。遂于我院急诊就诊，查血气分析示Ⅰ型呼吸衰竭（见辅助检查），胸部 X 线片示双肺多发渗出性病变。予厄他培南联合莫西沙星抗感染、无创通气治疗。为进一步诊治收入院。

既往史和个人史：9 个月前因肺癌（腺癌）行右肺上叶切除术，术后未行放疗或化疗。约 40 日前发现 CEA 进行性增高，由 60 ng/ml 升至 526 ng/ml，开始规律口服吉非替尼，治疗期间出现皮肤瘙痒，症状轻，未予特殊诊治。高血压 10 余年，规律服用氨氯地平。苯巴比妥过敏。

入院查体：体温 38.3℃，脉搏 74 次 / 分，呼吸 21 次 / 分，血压 133/71 mmHg。右腋下皮肤可见手术瘢痕，全身浅表淋巴结未触及肿大，皮肤未见皮疹。双肺未闻及干、湿啰音。心脏及腹部查体未见异常。双下肢无水肿。

辅助检查：血 WBC 14.93×10^9/L，中性粒细胞百分比 90%。动脉血气分析（未吸氧）：pH 7.39，$PaCO_2$ 43 mmHg，PaO_2 35 mmHg，SaO_2 67%，乳酸 1.9 mmol/L，HCO_3^- 26.8 mmol/L。BNP 293 pg/ml。肝功能、肾功能、心肌酶、电解质均正常，白蛋白 27 g/L。血肺炎支原体抗体、军团菌抗体、结核菌抗体均（－）；咽拭子甲型和乙型流感病毒筛查（－）；G 试验（－）。胸部 X 线片示双肺多发渗出性病变（图 49-1）；胸部 CT 示右肺术后改变，双肺间质性病变，双侧胸腔积液（图 49-2）。

初步诊断：发热、肺部阴影待查，重症肺炎？间质性肺病？急性心力衰竭？药物相关肺损伤？

入院后诊疗经过

根据患者药物治疗病史，考虑吉非替尼相关肺损伤可能性大，给予甲泼尼龙 160 mg/d 静脉点滴。无创通气治疗，模式 S/T，IPAP 14 cmH_2O，EPAP 5 cmH_2O，频率 12 次 / 分，FiO_2 40%。复查动脉血气分析：pH 7.45，$PaCO_2$ 37.1 mmHg，PaO_2 59.2 mmHg，SaO_2 94.5%，乳酸 1.3 mmol/L，HCO_3^- 25.1 mmol/L。因不除外肺部感染，故继续厄他培南联合莫西沙星抗感染治疗。

入院第 3 日，患者体温恢复正常，呼吸困难好转，氧合改善，逐渐停用无创通气，改

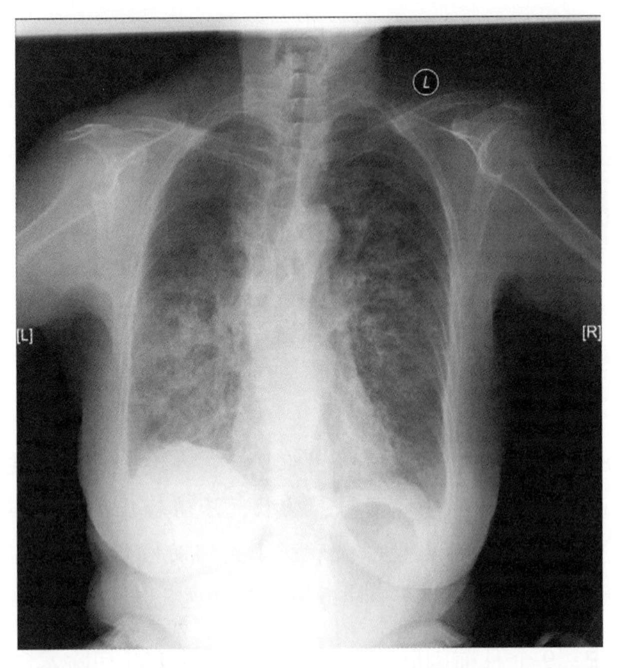

图 49-1 胸部 X 线片（入院时）：双肺多发渗出性病变

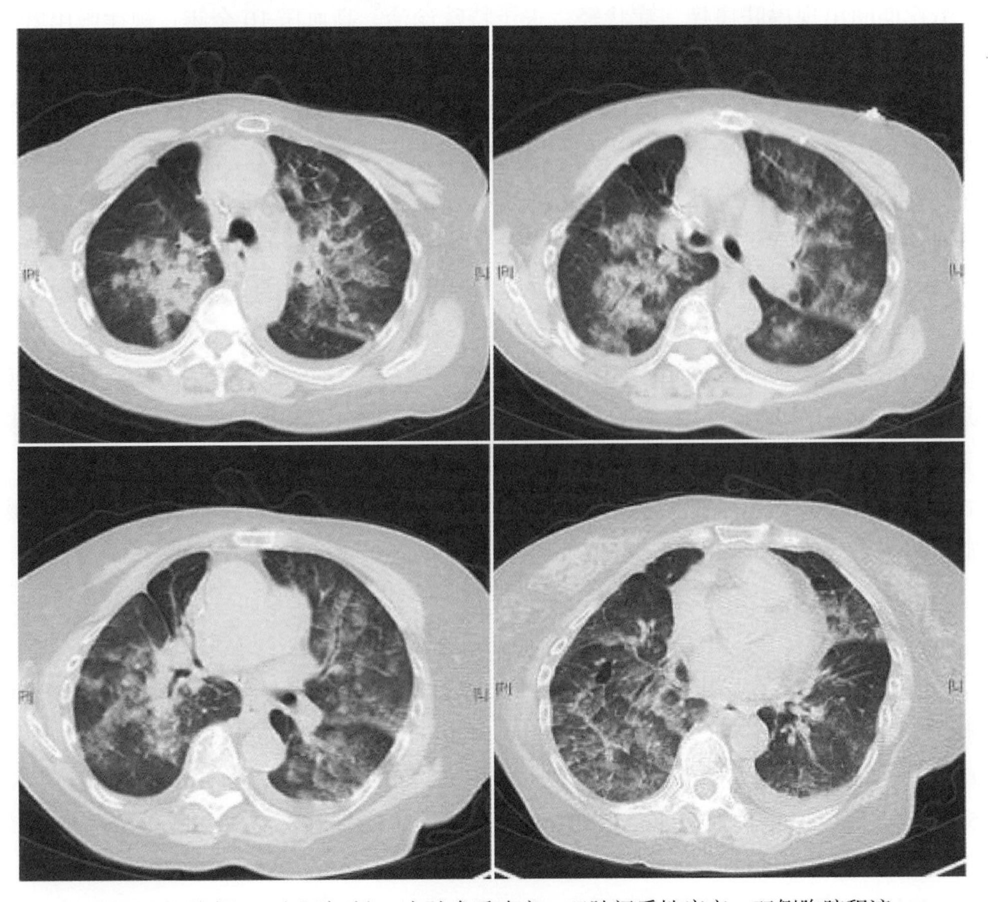

图 49-2 胸部 CT（入院时）：右肺术后改变，双肺间质性病变，双侧胸腔积液

为鼻导管吸氧 8 L/min，复查动脉血气分析：pH 7.48，$PaCO_2$ 41.2 mmHg，PaO_2 74.4 mmHg，SaO_2 97.1%，HCO_3^- 30.5 mmol/L。感染相关检查示 PCT ＜ 0.1 ng/ml；痰涂片及细菌、真菌培养、血培养均（－）；G 试验、GM 试验均（－）；血清病毒核酸检测（包含 CMV、呼吸道合胞病毒、腺病毒、柯萨奇病毒、疱疹病毒、肠道病毒、EB 病毒）（－）；T-SPOT（－）。血液肿瘤标志物 CEA 623.3 ng/ml，CYFRA21-1 6.17 ng/ml。自身抗体（－）。超声心动图示主动脉瓣反流（轻度）、三尖瓣反流（轻度）、LVEF 75%。以上检查结果不支持肺部感染、结缔组织病相关间质性肺病和心力衰竭，且糖皮质激素和无创通气治疗后迅速好转，支持吉非替尼相关肺损伤的诊断，将甲泼尼龙减量为 80 mg/d 治疗 3 日，之后 40 mg/d 治疗 3 日。

入院第 8 日，患者体温正常，呼吸困难缓解，改为鼻导管吸氧 2 L/min，复查动脉血气分析：pH 7.39，$PaCO_2$ 47.8 mmHg，PaO_2 108 mmHg，SaO_2 98.7%。复查胸部 CT（图 49-3）：双肺渗出病变明显吸收，双侧胸腔积液。病情明显好转，停用静脉糖皮质激素，改为口服泼尼松 20 mg/d 共 3 日，再减量至 10 mg/d 治疗 3 日后停药。

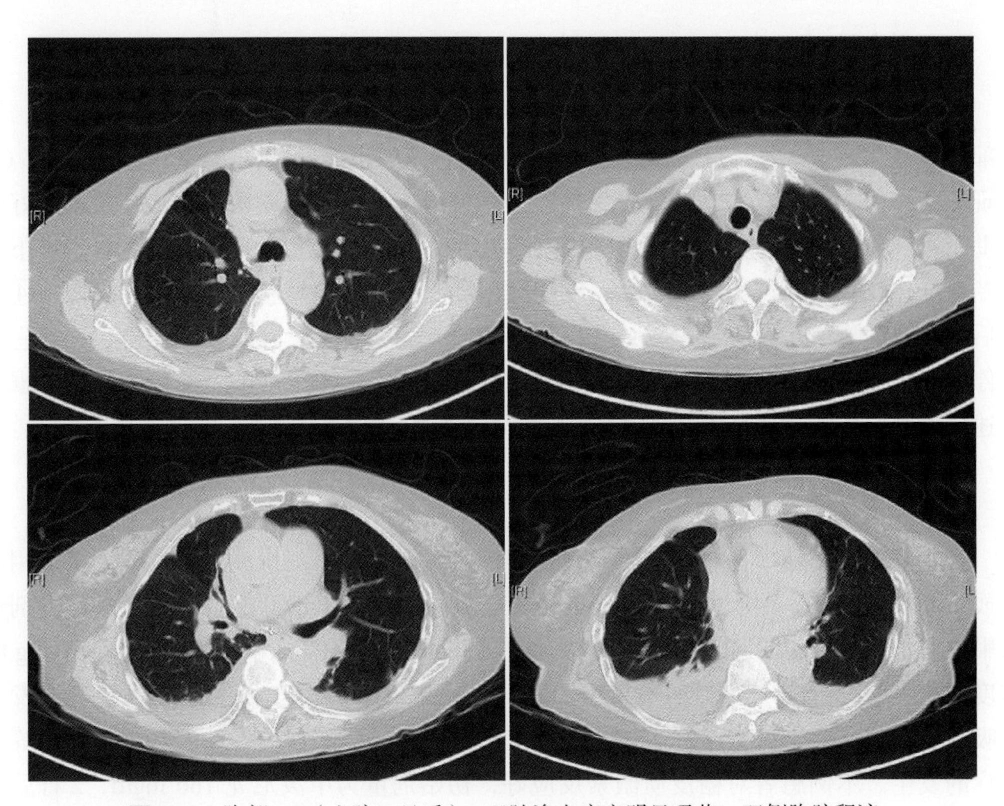

图 49-3 胸部 CT（入院 8 日后）：双肺渗出病变明显吸收，双侧胸腔积液

二、病例解析

（一）吉非替尼相关肺损伤的临床表现

吉非替尼是表皮生长因子受体（epidermal growth factor receptor，EGFR）基因具有

敏感突变的局部晚期转移性非小细胞肺癌患者的一线治疗药物。吉非替尼的主要副作用为皮疹和腹泻，吉非替尼相关肺损伤的发生率不高，为 0.7% ～ 5.3%[1]，但文献报道病死率可以高达 30% ～ 40%[2]。吉非替尼相关肺损伤与间质性肺病的临床症状类似，缺乏特异性表现，但临床研究显示，仍有其自身的一些特征。一项包含 24 项表皮生长因子受体酪氨酸激酶抑制剂（epidermal growth factor receptor tyrosine kinase inhibitor，EGFR-TKI）的三期临床试验的 meta 分析显示[1]，吉非替尼相关肺损伤的发生，起病时间从用药后 1 个月至 5 个月不等，多数患者出现在用药 8 周左右。患者的临床表现主要为进行性加重的呼吸困难，可伴有咳嗽和发热。化验检查显示血中性粒细胞增多和 CRP 升高，而不伴有嗜酸性粒细胞增多，血气分析提示低氧血症甚至Ⅰ型呼吸衰竭，高分辨 CT 可见双肺弥漫的磨玻璃影等间质性病变[3]。病理表现为弥漫性肺泡损伤，肺泡上皮肿胀，肺泡间隔增厚，伴淋巴细胞、中性粒细胞、嗜酸性粒细胞浸润，伴或不伴透明膜形成。靶向药物治疗与间质性肺病发病之间的时间间隔很短，胸部 CT 多表现为与弥漫性肺泡损伤一致的改变，患者病情较重，且预后不良。

（二）吉非替尼相关肺损伤的诊断

肿瘤患者均为免疫抑制人群，肿瘤治疗过程中出现吉非替尼相关肺损伤症状后，与肺部感染鉴别困难；尤其是病毒或肺孢子菌肺炎导致的机会性感染，临床症状和胸部 CT 表现非常相似。但患者病原学检查阴性、抗感染治疗无效、糖皮质激素治疗后迅速好转有助于鉴别。对于药物相关肺损伤，目前尚无统一的诊断标准。Camus[4] 等提出了下列诊断标准建议：①药物暴露史；②新发的肺部浸润影；③除外所有其他可能病因；④停药后症状及影像学表现明显改善；⑤再次用药后，病情恶化。然而在临床上，一些患者在停药后，症状并无改善；而多数情况下，再次给药也是不可能的。所以临床上多根据上述标准的前 3 条拟定诊断。

（三）吉非替尼相关肺损伤的治疗

吉非替尼相关肺损伤对糖皮质激素治疗反应好，但治疗剂量尚存争议，大多采用中等或小剂量激素，个别治疗反应不佳者可给予大量激素冲击治疗。目前报道的最高剂量为甲泼尼龙 1000 mg/d，连续 3 日，序贯泼尼松口服 50 ～ 60 mg/d，此后以每周 10 mg 的速度减量[5]。最小剂量为口服泼尼松 20 mg/d 起始，以每周 5 mg 的速度减量[6]。发生呼吸衰竭时建议给予机械通气治疗，推荐使用无创通气，能够改善预后并减少感染等并发症的发生。本例患者对糖皮质激素反应好，初始剂量为甲泼尼龙 160 mg/d，2 日后发热、呼吸困难等症状好转，此后逐渐减量，治疗 8 日后双肺间质性病变基本吸收。

（四）是否可以继续使用 EGFR-TKI 类药物

吉非替尼相关肺损伤病情缓解后，应永久停药。但如何继续使用 EGFR-TKI 类药物是一个相当棘手的问题。近年来有一些使用其他类型 EGFR-TKI 替代吉非替尼的尝试，比如有文献报道了使用厄洛替尼[7]或阿法替尼[8]进行替代的成功病例，但这些药物本身也存在诱发肺损伤的副作用[9-10]，因此很难找到一种安全的替代药物。

三、要点提示

（1）吉非替尼是一种临床应用较多的肺癌靶向治疗药物，其导致肺损伤的发生率低，且确诊困难，容易误诊，在临床工作中需加以重视。

（2）吉非替尼相关肺损伤对糖皮质激素治疗反应好，通常 3 ～ 5 日症状明显改善，7 ～ 14 日肺部病变明显吸收好转。

（3）对于吉非替尼相关肺损伤，即使治疗后病情好转，也不建议再使用吉非替尼。

参考文献

[1] Qi WX，Sun YJ，Shen Z，et al. Risk of interstitial lung disease associated with EGFR-TKIs in advanced non-small-cell lung cancer：a meta-analysis of 24 phase Ⅲ clinical trials. J Chemother，2015，27（1）：40-51.

[2] Shah RR. Tyrosine kinase inhibitor-induced interstitial lung disease：clinical features，diagnostic challenges，and therapeutic dilemmas. Drug Saf，2016，39（11）：1073-1091.

[3] Johkoh T，Lee KS，Nishino M，et al. Chest CT diagnosis and clinical management of drug-related pneumonitis in patients receiving molecular targeting agents and immune checkpoint inhibitors：a position paper from the fleischner society. Radiology，2021，298（3）：550-566.

[4] Camus P，Fanton A，Bonniaud P，et al. Interstitial lung disease induced by drugs and radiation. Respiration，2004，71（4）：301-326.

[5] Seto T，Seki N，Uematsu K，et al. Gefitinib-induced lung injury successfully treated with high-dose corticosteroids. Respirology，2006，11（1）：113-116.

[6] Zhang X，Li H，Zhu M，et al. Re-administration of gefitinib following diffuse interstitial lung disease in a patient with advanced lung adenocarcinoma：a case report and review of the literature. Oncol Lett，2015，9（5）：2419-2421.

[7] Chang SC，Chang CY，Chen CY，et al. Successful erlotinib rechallenge after gefitinib-induced acute interstitial pneumonia. J Thorac Oncol，2010，5（7）：1105-1106.

[8] Tani T，Naoki K，Asakura T，et al. Successful treatment of non-small-cell lung cancer with afatinib and a glucocorticoid following gefitinib- and erlotinib-induced interstitial lung disease：a case report. Mol Clin Oncol，2016，5（4）：488-490.

[9] Mangla A，Agarwal N，Carmel C，et al. Erlotinib induced fatal interstitial lung disease in a patient with metastatic non-small cell lung cancer：case report and review of literature. Rare Tumors，2016，8（3）：6410.

[10] Kashiwabara K，Semba H，Fujii S，et al. Tolerability and efficacy of afatinib at a low starting dosage in 10 elderly or low performance status patients with advanced refractory non-small-cell lung cancer. Respir Investig，2016，54（6）：468-472.

（张静　周庆涛　孙永昌）

病例 50

吸脂术后肺脂肪栓塞致 ARDS

一、病例重现

患者，女性，19 岁，因“发热、心悸 1 天”入院。患者 1 天前于外院行全身麻醉下吸脂及脂肪填充术（四肢及臀部吸脂，面部及胸部脂肪填充），术后约 8 小时出现心悸，心率增快，外院监测心率 120 次 / 分，外周血氧饱和度降低至 80%，同时出现发热，体温 37.4℃，伴咳嗽，咳少量淡黄色痰，无畏寒、寒战，无胸痛、呼吸困难，无头痛、头晕，偶有恶心，无呕吐，无腹痛，无全身皮疹。外院静脉补液后无好转，至我院急诊就诊，动脉血气分析示 pH 7.32，$PaCO_2$ 31 mmHg，PaO_2 53 mmHg，乳酸 2.37 mmol/L。胸部 CT 检查示“双肺多发斑片状实变影，双侧胸腔积液”（图 50-1）。血常规 WBC 10.52×10^9/L，中性粒细胞百分比 88.9%，PLT 311×10^9/L，HGB 116 g/L。快速 CRP 11.9 mg/L。予无创呼吸机辅助呼吸、抗感染及对症治疗，为进一步诊治收入 RICU。

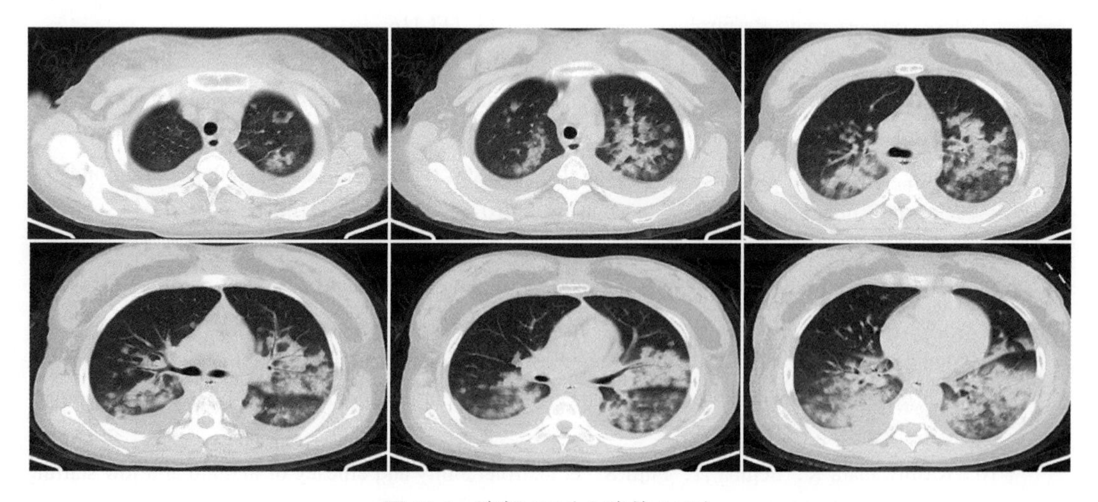

图 50-1 胸部 CT（入院前 1 天）

既往史和个人史：节食 6 年，为减肥常自行催吐，精神专科医院诊断“进食障碍”。近 2 年先后行颧骨整形术、隆鼻术。

入院查体：体温 37.2℃，脉搏 102 次 / 分，呼吸 25 次 / 分，血压 97/62 mmHg。神志清楚，对答切题，全身躯干及下肢弹力绷带加压状态，双肺未闻及干、湿啰音。心律齐，未及杂音，腹软，无压痛及反跳痛。双上肢无肿胀，双下肢弹力绷带包裹，轻压痛。

辅助检查：血 PCT 0.08 ng/ml，BNP 2122 pg/ml；新型冠状病毒核酸（－）、甲型和乙型流感病毒核酸（－）。胸部 CT（图 50-1）：双肺多发斑片状实变影及磨玻璃密度影，部分小叶间隔增厚；双侧胸腔积液；胸背部皮下软组织水肿。

初步诊断：急性呼吸窘迫综合征（ARDS），脂肪栓塞综合征？

入院后诊疗经过

患者入院后查血常规：WBC 7.62×10^9/L，中性粒细胞百分比 67.9%，HGB 99 g/L，PLT 263×10^9/L。血生化：白蛋白 22.2 g/L，血脂总胆固醇 0.03 mmol/L，甘油三酯 0.01 mmol/L，高密度脂蛋白胆固醇 0.02 mmol/L，低密度脂蛋白胆固醇 0.02 mmol/L。D-dimer 0.28 μg/ml，BNP 1104 pg/ml，PCT 0.091 ng/ml。转氨酶、心肌酶、肾功能、肌钙蛋白 T 未见异常。G 试验、GM 试验（－）。痰找细菌、真菌、结核菌、呼吸道病原菌核酸检测（－）。床旁超声心动图："三尖瓣反流（轻度），PASP 36 mmHg，LVEF 70%，右心室收缩功能正常，下腔静脉内径及呼吸变化率正常。"CTPA 示"双肺部分远端肺动脉分支对比剂充盈不均；双肺渗出性病变，较前略进展，双侧胸腔积液，双下肺膨胀不全，较前进展，胸背部皮下软组织水肿"（图 50-2）。颅脑 CT 未见明显异常。

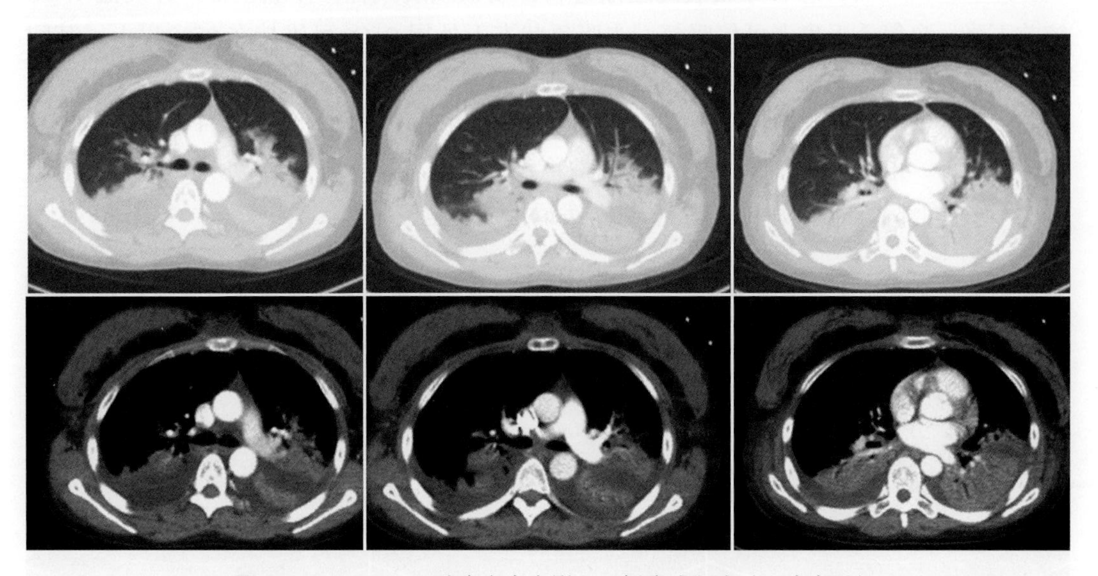

图 50-2 CTPA：双肺多发实变影，双侧胸腔积液（入院当天）

床旁支气管镜下行支气管肺泡灌洗，灌入 120 ml，回收 72 ml。BALF 细胞计数 13.5×10^9/ml，巨噬细胞 10.8%，淋巴细胞 7.2%，中性粒细胞 82%，嗜酸性粒细胞 0%。BALF 病理结果回报：送检涂片中可见多量组织细胞，部分组织细胞胞质内可见油红 O 染色阳性的小体，大小及数量不等，提示为脂滴。特殊染色：油红 O（＋）（图 50-3）。

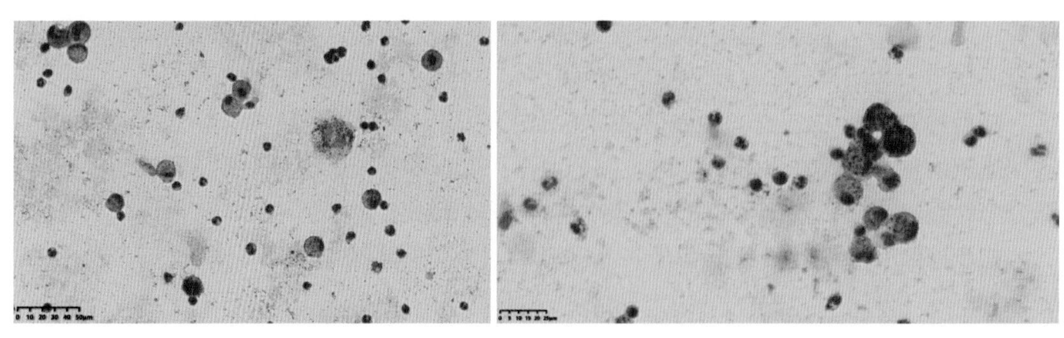

图 50-3 BALF 病理：光镜下可见肺泡巨噬细胞胞质内较多棕红色颗粒，油红 O 染色阳性，提示为脂滴

患者于吸脂术后突发Ⅰ型呼吸衰竭，无创通气 EPAP 5 cmH_2O、FiO_2 45% 条件下，动脉血气分析 PaO_2 76 mmHg，PaO_2/FiO_2 为 168 mmHg，胸部影像可见双肺多发斑片状实变影及磨玻璃密度影，表现为重力依赖性分布，ARDS（中度）诊断明确，给予无创通气、甲泼尼龙 40 mg 2 次 / 日静脉输液治疗。结合患者 BALF 病理结果油红 O 染色阳性，支持肺脂肪栓塞诊断。给予低分子量肝素 4000 U 1 次 / 日皮下注射；但患者自入院第 2 天月经期出血，第 3 天月经出血量较多，停用低分子量肝素。患者吸脂术后咳嗽、咳淡黄色痰，体温升高（37.4℃），外周血 WBC 升高，胸部 CT 示双肺斑片影，考虑合并肺炎，予莫西沙星经验性抗感染治疗。

经上述治疗后，患者呼吸衰竭逐渐好转，咳嗽咳痰减轻，体温正常，外周血 WBC 较前下降。自第 5 天患者可停吸氧，未吸氧状态下外周 SpO_2 可维持在 95% 以上。其间多次复查胸部 X 线片显示肺部病变逐渐吸收。自第 5 天予甲泼尼龙 40 mg 1 次 / 日静脉点滴，第 7 天出院。出院后继续口服醋酸泼尼松，40 mg 1 次 / 日连续 5 日，20 mg 1 次 / 日连续 5 日。出院 10 天后门诊复查，病情稳定，无不适，外周 SpO_2 98% ～ 99%（不吸氧），复查胸部 CT 明显好转（图 50-4），泼尼松减量至停用。

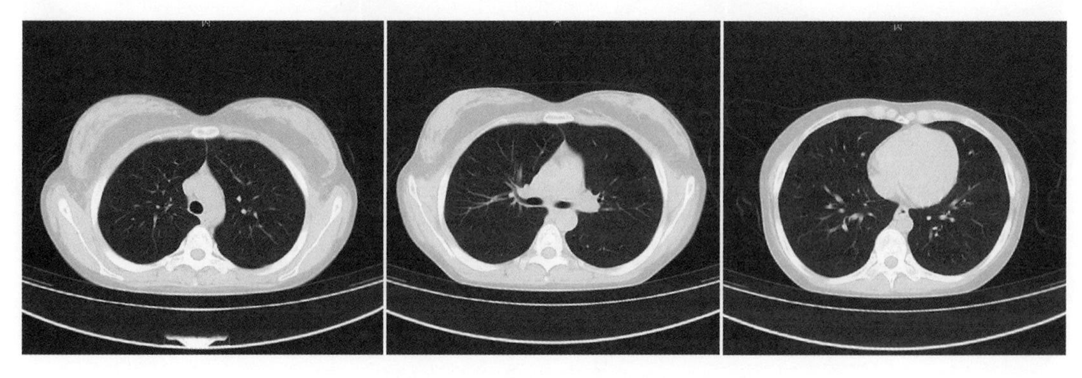

图 50-4 胸部 CT（出院后 10 天）

二、病例解析

（一）脂肪栓塞综合征可见于吸脂术后

脂肪栓塞综合征（fat embolism syndrome，FES）多发生于创伤后，因创伤导致脂肪

组织入血而引起的一系列病理生理改变，多见于长骨骨折后。其他非骨科的原因较为少见，包括胰腺炎、镰状细胞病、酒精性肝病，及美容外科手术如吸脂术、自体脂肪移植等[1]。近年来，随着美容技术的广泛开展，吸脂术及自体脂肪移植后脂肪栓塞的报道较前明显增加，应引起重视[2]。

FES 常见的临床表现包括肺部症状、中枢神经系统症状及皮肤症状，最典型的三联征为低氧血症、意识障碍和皮肤瘀斑。FES 无诊断金标准，需要综合临床表现、影像资料和危险因素做出诊断。目前临床上最广泛采用的是 Gurd 和 Wilson 于 1974 年提出的诊断标准[3]，以及 Schonfeld 等于 1983 年制订的 FES 评分量表[4]（表 50-1），每一项临床症状代表不同的分值，总分 5 分或 5 分以上可考虑诊断 FES。

表 50-1　Schonfeld 评分量表

症状	分值
皮肤黏膜出血点	5
肺部弥漫性浸润影	4
低氧血症（＜ 70 mmHg）	3
神经系统症状	1
体温＞ 38℃	1
心率＞ 120 次 / 分	1
呼吸频率＞ 30 次 / 分	1

注：5 分或 5 分以上可诊断脂肪栓塞综合征

（二）肺脂肪栓塞可导致 ARDS

肺脂肪栓塞（pulmonary fat embolism，PFE）是指肺实质发现脂肪球，脂肪颗粒影响肺循环而引起的一系列病理生理改变的临床综合征。多发生于创伤后 12 ～ 72 小时，主要症状为呼吸困难、低氧血症，无头痛、头晕、意识障碍等头部外伤的神经症状和皮肤黏膜出血点。肺脂肪栓塞可导致 ARDS，是导致肺脂肪栓塞患者死亡的主要原因[5]。ARDS 是由多种因素造成肺泡-毛细血管损伤形成的高通透性肺水肿，引起弥漫性肺泡损伤（如水肿、炎症、透明膜、肺泡不张或出血），其临床特点是低氧血症和双肺浸润性阴影，伴随分流量增加、生理死腔增加和肺顺应性降低。

本例行四肢及臀部脂肪抽吸术后数小时出现急性低氧血症，以及胸部 CT 典型“暴风雪样”改变，排除了心源性肺水肿和肺泡出血，符合 ARDS 诊断。结合 BALF 油红 O 染色阳性，支持肺脂肪栓塞诊断。该患者未见皮肤与神经系统损伤的表现。

文献报道肺脂肪栓塞的影像可表现为双肺磨玻璃密度渗出影和小叶间隔增厚，严重者表现为双肺弥漫实变影，与 ARDS 一致[6]，肺动脉充盈缺损并不常见。文献报道，肺脂肪栓塞患者中，仅 20% 患者在 CTPA 中可见到肺动脉充盈缺损[7]。

（三）肺脂肪栓塞的病理表现

关于肺脂肪栓塞的诊断，另外一种有效的检测方式为直接肺活检。肺组织切片中若见到血管内圆形 / 卵圆形阴性着色，提示脂肪栓子可能。在福尔马林中固定的肺组织切片可以在四氧化锇溶液中进行后固定和染色，然后进行石蜡包埋，血管内圆形、均匀、黑色的液滴提示为脂肪栓子。另外，油红 O 染色也有助于诊断，但仅限于冷冻切片组织，因为在对肺组织的标准处理流程中，脂质会被二甲苯和酒精溶剂溶解。肺活检尽管有效，但考虑到其创伤性，并不作为首选。研究发现，BALF 中巨噬细胞内出现脂滴，尤其是阳性细胞比例超过 30% 有助于诊断[8]，并有助于鉴别其他原因引起的 ARDS。

本例患者的 BALF 送检细胞病理过程中，同时送检了常规细胞病理标本（石蜡包埋、二甲苯脱蜡、酒精溶剂溶解），以及单纯细胞甩片两种标本，病理专家对两份标本分别进行了油红 O 染色。结果显示，常规细胞病理标本检测结果为阴性，而单纯细胞甩片油红 O 染色阳性（图 50-3）。常规病理标本的处理过程中，二甲苯脱蜡及酒精溶剂导致脂质溶解，结果可能导致假阴性。

（四）肺脂肪栓塞的治疗方案

对肺脂肪栓塞的治疗，呼吸支持至关重要。肺脂肪栓塞患者存在不同程度的低氧血症，保证氧合是治疗的关键。根据呼吸衰竭的严重程度，选择合适的供氧方式及呼吸支持治疗。对于呼吸衰竭严重的患者，可给予无创通气，必要时气管插管及有创机械通气，甚至对于严重呼吸衰竭的患者，可使用体外膜氧合。

药物治疗方面，糖皮质激素有助于抗炎、改善氧合、降低游离脂肪酸水平，因此被认为可以应用于肺脂肪栓塞及 ARDS 的治疗[9-10]。肝素的使用仍有争议。有学者认为，肝素有助于抗炎，同时促进脂肪酶的活性，促进血脂中脂质的清除。但也有学者认为，肝素可增加血液中游离脂肪酸，恶化炎症反应，增加肺损伤。同时，因肺脂肪栓塞多发生于创伤后，肝素引起的出血并发症也是众多学者不建议使用肝素的原因之一。

吸脂后肺脂肪栓塞的病死率为 10% ～ 15%，与呼吸衰竭的严重程度相关[2]。近年来随着重症医学救治水平的提高，病死率逐渐降低。肺部病变多数在 1 ～ 2 周可完全吸收。个案报道肺脂肪栓塞后可能遗留肺纤维化。

三、要点提示

（1）吸脂术可并发肺脂肪栓塞，发病迅速，病情进展快，可导致 ARDS。

（2）BALF 油红 O 染色有助于肺脂肪栓塞的诊断，标本处理过程中应避免进行二甲苯及酒精脱脂。

（3）呼吸支持及糖皮质激素治疗是肺脂肪栓塞治疗的主要手段。早期诊断和正确治疗是降低病死率、改善预后的关键。

参考文献

[1] 闫振锋，张宇，王丽飞，等. 脂肪栓塞综合征的诊治. 国际呼吸杂志，2018，38（11）：875-880.

[2] Cantu CA，Pavlisko EN. Liposuction-induced fat embolism syndrome：a brief review and postmortem diagnostic approach. Arch Pathol Lab Med，2018，142（7）：871-875.

[3] Gurd AR，Wilson RI. The fat embolism syndrome. J Bone Jt Surg Br，1974，56B：408-416.

[4] Schonfeld SA，Ploysongsang Y，Dilisio R，et al. Fat embolism prophylaxis with corticosteroids. A prospective study in high-risk patients. Ann Intern Med，1983，99（4）：438-43.

[5] 李亚华，陈刚. 肺脂肪栓塞致 ARDS 发病机制及药物治疗的研究进展. 国际呼吸杂志，2017，37（8）：633-637.

[6] Newbigin K，Souza CA，Torres C，et al. Fat embolism syndrome：state-of-the-art review focused on pulmonary imaging findings. Respir Med，2016，113：93-100.

[7] Dwivedi，S，Kimmel，LA，et al. Radiological features of pulmonary fat embolism in trauma patients：a case series. Emerg Radiol，2022，29：41-47.

[8] Mimoz O，Edouard A，Beydon L，et al. Contribution of bronchoalveolar lavage to the diagnosis of posttraumatic pulmonary fat embolism. Intensive Care Med，1995，21（12）：973-980.

[9] He Z，Shi Z，Li C，et al. Single-case metanalysis of fat embolism syndrome. Int J Cardiol，2021，345：111-117.

[10] Souza RL，Apgaua BT，Milhomens JD，et al. Severe fat embolism in perioperative abdominal liposuction and fat grafting. Braz J Anesthesiol，2016，66（3）：324-328.

致谢：感谢病理科朱翔教授提供病理图片！

（盖晓燕　孙晓燕　周庆涛）